ELSEVIER

第 **4** 版

过敏 ALLERGY

主 编　**Stephen T. Holgate**
　　　　Martin K. Church
　　　　David H. Broide
　　　　Fernando D. Martinez

主 译　赵作涛　李燕明　张理涛

主 审　刘光辉

人民卫生出版社
·北 京·

图书在版编目（CIP）数据

过敏 /（英）斯蒂芬·T.霍尔盖特
（Stephen T. Holgate）等主编；赵作涛，李燕明，张理
涛主译 . —北京：人民卫生出版社，2024.9
　　ISBN 978-7-117-35683-1

　　Ⅰ.①过… 　Ⅱ.①斯… ②赵… ③李… ④张… 　Ⅲ.
①变态反应病–诊疗 　Ⅳ.①R593.1

中国国家版本馆 CIP 数据核字（2023）第 230367 号

人卫智网	www.ipmph.com	医学教育、学术、考试、健康， 购书智慧智能综合服务平台
人卫官网	www.pmph.com	人卫官方资讯发布平台

图字：01–2020–0583 号

过　敏
Guomin

主　　译：赵作涛　李燕明　张理涛
出版发行：人民卫生出版社（中继线 010-59780011）
地　　址：北京市朝阳区潘家园南里 19 号
邮　　编：100021
E - mail：pmph @ pmph.com
购书热线：010-59787592　010-59787584　010-65264830
印　　刷：天津市银博印刷集团有限公司
经　　销：新华书店
开　　本：889 × 1194　1/16　印张：22
字　　数：681 千字
版　　次：2024 年 9 月第 1 版
印　　次：2024 年 10 月第 1 次印刷
标准书号：ISBN 978-7-117-35683-1
定　　价：289.00 元

打击盗版举报电话：010-59787491　E-mail：WQ @ pmph.com
质量问题联系电话：010-59787234　E-mail：zhiliang @ pmph.com
数字融合服务电话：4001118166　　E-mail：zengzhi @ pmph.com

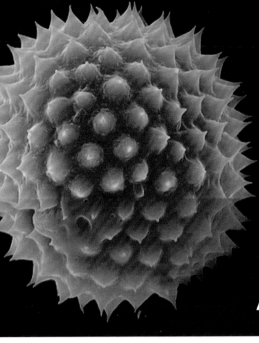

第4版

过 敏
ALLERGY

主 编
Stephen T. Holgate　　Martin K. Church　　David H. Broide　　Fernando D. Martinez

主 译
赵作涛　天津市中医药研究院附属医院　　　　李燕明　北京医院
张理涛　天津市中医药研究院附属医院

主 审
刘光辉　华中科技大学协和深圳医院

副主译
宋志强　陆军军医大学西南医院　　　　　　佟训靓　北京医院
张书辰　武汉大学中南医院

译 者 （按姓氏笔画排序）
王 玮　首都医科大学　　　　　　　　　　周 薇　北京大学第三医院
王良录　北京协和医院　　　　　　　　　　郑 瑞　山西医科大学第一医院
向 莉　首都医科大学附属北京儿童医院　　居 阳　北京医院
李燕明　北京医院　　　　　　　　　　　　赵 京　首都儿科研究所附属儿童医院
吴 宏　吉林大学第二医院　　　　　　　　赵作涛　天津市中医药研究院附属医院
佟训靓　北京医院　　　　　　　　　　　　徐子刚　首都医科大学附属北京儿童医院
宋志强　陆军军医大学西南医院　　　　　　郭胤仕　上海交通大学医学院附属仁济医院
张书辰　武汉大学中南医院　　　　　　　　隋海晶　北京大学第一医院

审 校 （按姓氏笔画排序）
王 玲　武汉大学中南医院　　　　　　　　陈玉迪　北京医院
甘 辉　武汉大学中南医院　　　　　　　　祝戎飞　华中科技大学同济医学院附属同济医院
付 维　武汉大学中南医院　　　　　　　　徐珊珊　哈尔滨市第一医院
刘 擘　北京大学第一医院　　　　　　　　栾婷婷　北京大学第一医院
刘光辉　华中科技大学协和深圳医院　　　　高亚东　武汉大学中南医院
孙媛丽　武汉大学中南医院　　　　　　　　曹 灿　武汉大学中南医院
李 巍　武汉大学中南医院　　　　　　　　崔晏文　武汉大学中南医院
肖照明　武汉大学中南医院　　　　　　　　梁慧玲　武汉大学中南医院
宋晓婷　北京大学第一医院　　　　　　　　董 翔　武汉大学中南医院
张 超　武汉大学中南医院　　　　　　　　谢 青　武汉大学中南医院
张肂肂　武汉大学中南医院　　　　　　　　颜希希　武汉大学中南医院

人民卫生出版社
·北 京·

Elsevier（Singapore）Pte Ltd.

3 Killiney Road

#08-01 Winsland House I

Singapore 239519

Tel：（65）6349-0200

Fax：（65）6733-1817

This translation of Allergy, 4/E by Stephen T. Holgate, Martin K. Church, David H. Broide and Fernando D. Martinez was undertaken by People's Medical Publishing House and is published by arrangement with Elsevier（Singapore）Pte Ltd.

Allergy, 4/E by Stephen T. Holgate, Martin K. Church, David H. Broide and Fernando D. Martinez 由人民卫生出版社进行翻译，并根据人民卫生出版社与爱思唯尔（新加坡）私人有限公司的协议约定出版。

过敏（第4版）（赵作涛、李燕明、张理涛主译）

ISBN：978-7-117-35683-1

赵作涛

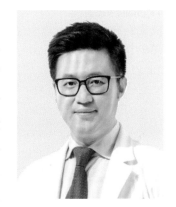

天津市中医药研究院附属医院皮肤医学部主任医师、副教授、博士研究生导师,中华预防医学会过敏病预防与控制专业委员会常委、秘书长,世界过敏组织(WAO)皮肤过敏专委会委员,全球过敏与哮喘联盟欧洲卓越网络(GA^{2}LEN)执行委员会委员。牵头制定2018、2021版国际荨麻疹诊疗指南、中国荨麻疹诊疗指南、中国特应性皮炎诊疗指南、药物激发试验专家共识、外用激素应用专家共识等。主持多项国家级课题,发表论文近百篇,参编多部教材和书籍。

李燕明

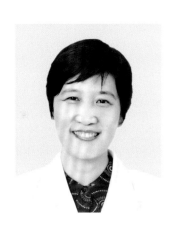

北京医院呼吸与危重症医学科主任,主任医师,博士生导师,国家呼吸医疗质量控制中心副主任,中国医师协会呼吸医师分会常委,北京医学会呼吸病学分会常委,中华预防医学会呼吸病预防与控制专业委员会常委,中国康复医学会呼吸康复专业委员会副主任委员等。主持多项国家级课题,发表论文近百篇,参编多部教材和书籍。

张理涛

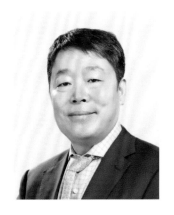

天津市中医药研究院附属医院副院长,主任医师、博士研究生导师、首届天津名医。天津市中西医结合皮肤病研究所所长,中华中医药学会皮肤科分会副主任委员,天津市医学会皮肤性病学分会主任委员,《中国中西医结合皮肤性病学杂志》常务副主编、编辑部主任,美国宾夕法尼亚大学客座教授。国内外期刊、会议发表文章近300篇(SCI累计影响因子>200分);主编、参编多部教材和书籍。

中文版序

随着工业化的快速发展、环境因素的影响及人类生活方式的改变,过敏性疾病在全球的发病率急剧上升,已成为一个严重的社会公共卫生问题。近几十年来,全世界有 20%~40% 的人口被过敏问题困扰,过敏性疾病被 WHO(世界卫生组织)列为全球第六大类慢性疾病。过敏性疾病作为一种常见病、多发病、遗传病、环境病、流行病和全身性疾病,越来越受到人类社会的广泛关注。过敏反应学作为 21 世纪最具潜力与前景的发展学科之一,得到了越来越多的重视。

本书是由众多过敏反应科专家编写的 *Allergy*(第 4 版)一书的中文版,由天津市中医药研究院附属医院赵作涛主任医师、北京医院李燕明主任医师和天津中医药研究院附属医院张理涛主任医师主译,对过敏性疾病的基本机制、遗传背景、流行病学概况,以及主要器官中发生的过敏反应的组织病理学特征、诊断和治疗进行了详细介绍。

本书主要内容包括过敏性疾病的发病机制、遗传背景、早期生命起源、流行病学、过敏原和空气污染物、过敏性疾病的诊断原则、药物治疗原理、过敏原特异性免疫治疗概况等。此外,本书还特别针对哮喘、过敏性鼻炎和鼻窦炎、过敏性结膜炎、荨麻疹及血管性水肿、接触性皮炎、食物过敏、职业性过敏、药物超敏反应、严重过敏反应、儿童哮喘与过敏、嗜酸性粒细胞增多症、系统性肥大细胞增多症分别做了专题介绍,并通过临床的实例分析,将每种过敏性疾病的基础理论和临床实践相结合,是一本值得推荐的知识性强、实用性高的过敏学科重要的参考书。另外,本书将全球过敏领域的最新进展融入其中,内容由浅入深,适合不同层次的医学专业人员使用。

希望通过该书的出版,进一步推动过敏性疾病的基础研究和临床研究,使过敏学科更好地在我国发展,为人类的健康事业作出更多贡献!

刘光辉
武汉大学中南医院过敏反应科
华中科技大学同济医学院附属同济医院过敏反应科
2023 年 7 月 6 日

1992 年,我们出版了第 1 版关于过敏性疾病的全新专著,用专门设计的、清晰和信息丰富的图表展示其机制。本书在纷繁复杂的参考书籍和相对浅显易懂的指南之间架起一座独特的桥梁。在这一版中,我们向读者介绍了参与过敏反应的单个细胞和介质,这些信息被用于描述组织病理学特征和发生在所有主要器官的过敏反应的诊断和治疗。

在准备第 2 版时,我们注意到了许多临床医生的反馈,他们问我们是否可以把重点放在过敏的临床表现上,并以坚实的科学背景来强化这一点。我们在第 3 版中保留了这种形式。这种形式在读者中引起热烈反响,进而荣获英国医学协会的"年度最佳图书"奖。

现在,在 Allergy 第 1 版问世 19 年后,我们又有了两位新编辑。Lawrence Lichtenstein 博士已经退休,我们欢迎 David Broide 博士和 Fernando Martinez 博士加入我们的编辑团队。我们也略微更新了格式,更加强调临床方面,将介绍过敏疾病机制的细胞科学减少至一个章节。此外,本版还增加了两个新的章节,一个章节关于嗜酸性粒细胞增多,包括嗜酸性粒细胞性食管炎,另一个章节关于系统性肥大细胞增多症。

有一件事没有改变,那就是我们邀请国际权威机构,通常是来自不同国家的两名或更多作者一起完成他们的章节。虽然这一做法并非没有逻辑问题,但我们认为它产生了一个更具权威性的文本,我们感谢所有作者的宽容。再次感谢为此书作出贡献的专家们。

作为读者,我们希望您能喜欢 Allergy 的第 4 版,并且发现它是生动有趣的和有教育意义的。如我们在前三版所希望的,请给我们您对这本书的反馈,以便我们在将来进一步完善它。

STH, MKC, DHB, FDM
2012

编者名录

主编

Stephen T. Holgate CBE BSc MB BS MD DSc CSci FRCP FRCP(Edin) FRCPath FSB FIBMS FMedSci
MRC Clinical Professor of Immunopharmacology
School of Medicine
Infection, Inflammation and Immunity Division
University of Southampton Southampton
General Hospital Southampton, UK

Martin K. Church MPharm PhD DSc FAAAAI
Professor of Immunopharmacology
Department of Dermatology and Allergy
Allergy Centre Charitè
Charitè Universitätsmedizin
Berlin, Germany
Emeritus Professor of Immunopharmacology
University of Southampton
Southampton, UK

David H. Broide MB ChB
Professor of Medicine
University of California, San Diego
La Jolla, CA
USA

Fernando D. Martinez MD
Regents' Professor
Director, BIO5 Institute
Director, Arizona Respiratory Center Swift-McNear Professor of Pediatrics
The University of Arizona
Tucson, AZ
USA

参编者

Mitsuru Adachi MD PhD
Professor of Medicine
Division of Allergology and Respiratory Medicine
School of Medicine
Showa University
Tokyo, Japan

Sarah Austin MS
Scientific Operations Manager
Laboratory of Allergic Diseases
National Institute of Allergy and Infectious Diseases
National Institutes of Health
Bethesda, MD
USA

Leonard Bielory MD
Director
STARx Allergy and Asthma Research Center
Springfield, NJ
Rutgers University
Center for Environmental Prediction
New Brunswick, NJ
Professor
Medicine, Pediatrics, Ophthalmology and Visual Sciences
New Jersey Medical School
Newark, NJ
USA

Stephan C. Bischoff MD
Professor of Medicine
Department of Clinical Nutrition and Prevention
University of Hohenheim
Stuttgart, Germany

Attilio L. Boner MD
Professor of Pediatrics
Pediatric Department
University of Verona
Verona, Italy

Larry Borish MD
Professor of Medicine
Asthma and Allergic Disease Center
University of Virginia
Charlottesville, VA
USA

Piera Boschetto MD PhD
Associate Professor of Occupational Medicine
Department of Clinical and Experimental Medicine
University of Ferrara
Ferrara, Italy

William W. Busse MD
Professor of Medicine
Allergy, Pulmonary and Critical Care Medicine
Department of Medicine
University of Wisconsin School of Medicine and Public Health
Madison, WI
USA

Virginia L. Calder PhD
Senior Lecturer in Immunology Department of Genetics
UCL Institute of Ophthalmology
London, UK

Thomas B. Casale MD
Professor of Medicine
Chief, Division of Allergy/Immunology
Creighton University
Omaha, NE
USA

Jonathan Corren MD
Associate Clinical Professor of Medicine
Division of Pulmonary and Critical Care Medicine
Section of Clinical Immunology and Allergy
University of California
Los Angeles, CA
USA

Peter S. Creticos MD
Associate Professor of Medicine
Medical Director
Asthma and Allergic Diseases
Division of Allergy and Clinical Immunology
Johns Hopkins University
Baltimore, MD
USA

Adnan Custovic DM MD PhD FRCP
Professor of Allergy
Head, Respiratory Research Group
University of Manchester
Education and Research Centre
University Hospital of South Manchester
Manchester, UK

Charles W. DeBrosse MD MS
Allergy and Immunology Fellow
Cincinnati Children's Hospital Medical Center
Cincinnati, OH
USA

Pascal Demoly MD PhD
Professor and Head
Allergy Department
Maladies Respiratoires – Hôpital Arnaud de Villeneuve
University Hospital of Montpellier
Montpellier, France

Stephen R. Durham MA MD FRCP
Professor of Allergy and Respiratory Medicine
Head, Allergy and Clinical Immunology
National Heart and Lung Institute Imperial College and Royal Brompton Hospital
London, UK

Mark S. Dykewicz MD
Professor of Internal Medicine
Director, Allergy and Immunology
Section on Pulmonary, Critical Care, Allergy
and Immunologic Diseases
Allergy and Immunology Fellowship Program
Director
Wake Forest University School of Medicine
Center for Human Genomics and
Personalized Medicine Research Winston-
Salem, NC
USA

Pamela W. Ewan CBE FRCP FRCPath
Consultant Allergist and Associate Lecturer
Head, Allergy Department
Cambridge University Hospitals
National Health Service Foundation Trust
Cambridge, UK

Clive E.H. Grattan MA MD FRCP
Consultant Dermatologist
Dermatology Centre
Norfolk and Norwich University Hospital
Norwich, UK

Rebecca S. Gruchalla MD PhD
Professor of Internal Medicine and
Pediatrics
Section Chief, Division of Allergy and
Immunology
UT Southwestern Medical Center Dallas,
TX
USA

**Melanie Hingorani MA MBBS
FRCOphth MD**
Consultant Ophthalmologist Ophthalmology
Department Hinchingbrooke Hospital
Huntingdon, Cambridgeshire
Richard Desmond Children's Eye Centre
Moorfields Eye Hospital
London, UK

John W. Holloway PhD
Professor of Allergy and Respiratory
Genetics, Human Development & Health
Faculty of Medicine
University of Southampton Southampton,
UK

Patrick G. Holt DSc FRCPath FAA
Head, Division of Cell Biology
Telethon Institute for Child Health
Research and Centre for Child Health
Research
University of Western Australia
Perth, WA, Australia

Alexander Kapp MD PhD
Professor of Dermatology and Allergy
Chairman and Director
Department of Dermatology and Allergy
Hannover Medical School
Hannover, Germany

Phil Lieberman MD
Clinical Professor of Medicine and
Pediatrics
University of Tennessee College of
Medicine
Memphis, TN
USA

**Susan Lightman PhD FRCP
FRCOphth FMedSci**
Professor of Clinical Ophthalmology
UCL/Institute of Ophthalmology
Moorfields Eye Hospital
London, UK

Martha Ludwig PhD
Associate Professor
School of Biomedical, Biomolecular and
Chemical Sciences
The University of Western Australia
Perth, WA, Australia

Piero Maestrelli MD
Professor of Occupational Medicine
Department of Environmental Medicine
and Public Health
University of Padova
Padova, Italy

Hans-Jorgen Malling MD DMSci
Associate Professor
Allergy Clinic
Gentofte University Hospital Copenhagen,
Denmark

Marcus Maurer MD
Professor of Dermatology and Allergy
Director of Research
Department of Dermatology and Allergy
Allergie-Centrum-Charité/ECARF
Charité – Universitätsmedizin Berlin Berlin,
Germany

Dean D. Metcalfe MD
Chief, Laboratory of Allergic Diseases
National Institute of Allergy and Infectious
Diseases
National Institutes of Health
Bethesda, MD
USA

Dean J. Naisbitt PhD
Senior Lecturer
MRC Centre for Drug Safety Science
Department of Pharmacology
University of Liverpool
Liverpool, UK

Hans Oettgen MD PhD
Associate Chief
Division of Immunology
Children's Hospital
Associate Professor of Pediatrics Harvard
Medical School
Boston, MA
USA

B. Kevin Park PhD
Professor, Translational Medicine
MRC Centre for Drug Safety Science
Department of Pharmacology
University of Liverpool
Liverpool, UK

David B. Peden MD MS
Professor of Pediatrics, Medicine and
Microbiology/Immunology
Chief, Division of Pediatric Allergy,
Immunology, Rheumatology and Infectious
Diseases
Director, Center for Environmental
Medicine, Asthma and Lung Biology
Deputy Director for Child Health,
NC Translational & Clinical Sciences
Institute (CTSA) School of Medicine
The University of North Carolina at Chapel
Hill
Chapel Hill, NC
USA

R. Stokes Peebles MD
Professor of Medicine
Division of Allergy, Pulmonary, and Critical
Care Medicine
Vanderbilt University School of Medicine
Nashville, TN
USA

Thomas A.E. Platts-Mills MD PhD FRS
Department of Medicine
Division of Allergy and Immunology
University of Virginia
Charlottesville, VA
USA

**Susan Prescott BMedSci(Hons)
MBBS PhD FRACP**
Winthrop Professor
School of Paediatrics and Child Health
University of Western Australia
Paediatric Allergist and Immunologist
Princess Margaret Hospital for Children
Perth, WA, Australia

Marc E. Rothenberg MD PhD
Professor of Pediatrics
Director, Division of Allergy and
Immunology
Director, Cincinnati Center for Eosinophilic
Disorders
Cincinnati Children's Hospital Medical
Center
University of Cincinnati College of
Medicine
Cincinnati, OH
USA

Hugh A. Sampson MD
Dean for Translational Biomedical
Sciences
Kurt Hirschhorn Professor of Pediatrics
Department of Pediatrics and Immunology
The Mount Sinai School of Medicine
The Jaffe Food Allergy Institute
New York, NY
USA

Glenis K. Scadding MA MD FRCP
Hon. Consultant Allergist and Rhinologist
Royal National Throat, Nose and Ear
Hospital
London, UK

Peter D. Sly MBBS MD DSc FRACP
Senior Clinical Research Fellow
Queensland Children's Medical Research
Institute
University of Queensland
Brisbane, Australia

Geoffrey A. Stewart PhD
Winthrop Professor
School of Biomedical, Biomolecular and
Chemical Sciences
The University of Western Australia
Perth, WA, Australia

**Philip J. Thompson MBBS FRACP
MRACMA FCCP**
Director, Lung Institute of Western
Australia Inc
Winthrop Professor of Respiratory
Medicine
Director, Centre for Asthma, Allergy and
Respiratory Research
University of Western Australia
Clinical Professor
Curtin University
Consultant Respiratory Physician
Sir Charles Gairdner Hospital
Western Australia
Perth, WA, Australia

Peter Valent MD
Associate Professor of Internal Medicine
Division of Hematology and
Hemostaseology
Department of Internal Medicine I and
Ludwig Boltzmann Cluster Oncology
Medical University of Vienna
Vienna, Austria

Erika von Mutius MD MSc
Professor of Pediatrics
Dr. von Haunersche Children's Hospital
Ludwig Maximilian University
Munich, Germany

**John O. Warner MD FRCP FRCPCH
FMedSci**
Professor of Paediatrics and
Head of Department
Imperial College
Honorary Consultant Paediatrician
Imperial College Healthcare NHS Trust
London, UK

Thomas Werfel MD
Professor of Medicine
Department of Dermatology and
Allergology
Hannover Medical School
Hannover, Germany

Bruce L. Zuraw MD
Professor of Medicine
University of California, San Diego and
San Diego VA Healthcare System
La Jolla, CA
USA

目　录

第一章　过敏性疾病的发病机制

Hans Oettgen 和 **David H. Broide**

内容释义

增加对介导过敏性炎症的机制了解可为靶向治疗的发展、过敏性疾病的预防和治疗提供扎实的理论基础。

免疫应答概述

免疫系统在宿主抗感染防御中扮演着重要角色,缺乏功能性免疫系统的个体容易受到多种病原体如病毒、细菌、真菌、原虫和多细胞寄生虫的感染。良好的免疫系统具备产生固有和适应性免疫应答的能力(图 1.1)。固有免疫系统包括多种细胞如位于组织内的上皮细胞、巨噬细胞和肥大细胞等快速应答型细胞以及从血液中募集的循环白细胞如中性粒细胞、嗜酸性粒细胞、嗜碱性粒细胞、单核细胞、自然杀伤(natural killer, NK)细胞和 NKT 细胞等。此外,固有免疫系统还包括某些体液免疫分子如补体、抗菌肽、甘露糖结合凝集素等,它们可快速产生对入侵微生物的应答,但这种应答是非抗原特异性的且不具备免疫记忆。相反,由 T 淋巴细胞和 B 淋巴细胞介导的适应性免疫对感染产生的应答时间较长(数天),但其具有抗原特异性和免疫记忆的特点。免疫系统功能障碍不仅会导致反复感染和免疫缺陷病的发生,还可引发自身免疫性疾病及过敏性疾病。本章我们将关注暴露于无害的以及环境普遍存在的因素如气传花粉或食物引发的影响生活质量的慢性过敏反应和威胁生命的急性严重的过敏反应,以及引起这些过敏反应可能的细胞和分子机制。

过敏性免疫应答概述

过敏性疾病如过敏性鼻炎、哮喘和食物过敏等以机体对环境中的过敏原产生 IgE 体液免疫应答为主要特征。遗传(见第二章)和环境因素与过敏性疾病(见第三、四章)的发生发展密切相关。免疫球蛋白 E(immunoglobulin E, IgE)介导的过敏反应经常发生于黏膜(如鼻黏膜、眼结膜、气道、胃肠道)和皮肤表面,因为这些解剖部位存在大量 IgE 致敏的肥大细胞。遗传易感个体初次暴露于低水平过敏原如植物花粉时,抗原提呈细胞(antigen presenting cells, APCs)对过敏原花粉进行摄取,在细胞内将其消化成为肽段后,通过人类白细胞抗原(human leukocyte antigen, HLA)将过敏原肽段提呈于 APC 表面(图 1.2)。当表达特异性抗原识别受体的 T 细胞与 APC 相互作用后,T 细胞被激活并表达以 2 型辅助性 T 淋巴细胞(helper T cell type 2, Th2)细胞因子谱为特征的多种细胞因子(图 1.3)。Th2 型细胞因子如白细胞介素(IL)-4 在诱导 B 细胞类别转换和表达 IgE,诱导骨髓中嗜酸性粒细胞增殖(由 IL-5 诱导),以及上调血管表面黏附分子、促进与过敏性炎症相关的循环炎性细胞

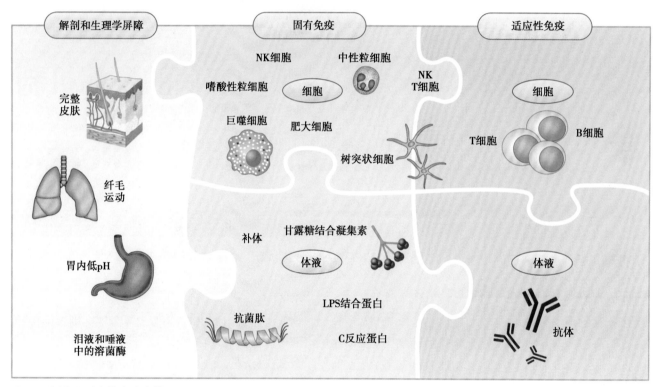

图 1.1　固有和适应性免疫应答

人体的微生物防御系统可被简单地分为三个水平：①解剖和生理学屏障；②固有免疫；③适应性免疫。与许多分类系统一样，一些细胞很难被明确界定。例如，NKT 细胞和树突状细胞既属于固有免疫又属于适应性免疫，不宜被固定划分到某个系统中。（资料来源 Figure 2 Turvey SE, Broide Drt, J Allergy Clin Immunol. 2010；125：S24-32.）

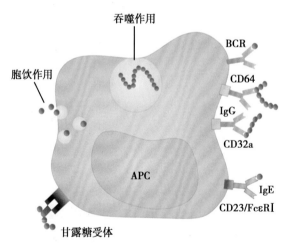

图 1.2　抗原摄取

抗原提呈细胞可通过不同的机制摄取抗原：①吞噬作用——由吞噬细胞如单核细胞和巨噬细胞执行；②B 细胞受体（BCR）——仅由抗原特异性 B 细胞有效完成；③由单核/巨噬细胞表达的 FcγR1（CD64）和多种 APC 表达的 FcγR2a（CD32a）介导；④由树突状细胞和单核细胞表达的 FcεR I 和由树突状细胞、巨噬细胞和 B 细胞表达的 FcεR II（CD23）介导，该过程在过敏反应中十分重要；IL-4 可诱导树突状细胞和单核细胞表达 CD23；⑤甘露糖受体——树突状细胞等 APC 有效结合糖基化蛋白的甘露糖残基；⑥胞饮作用——需要大量抗原且效率不高；但理论上所有类型 APC 均可通过此机制摄取抗原。

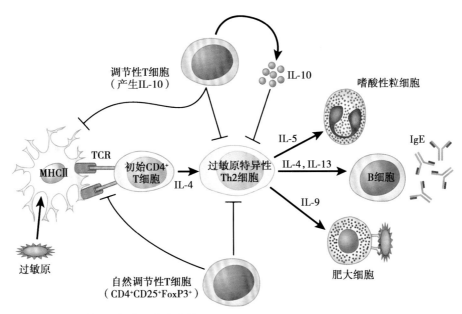

图1.3 过敏原诱导的免疫和炎症应答

过敏原刺激可诱导 Th2 细胞活化并表达多种细胞因子。其中 IL-4 可诱导 B 细胞发生类别转换产生 IgE；IL-5 可诱导嗜酸性粒细胞增殖；IL-9 可诱导黏液分泌和肥大细胞增殖；IL-13 亦可诱导 IgE 类别转换和气道高反应性。调节性 T 细胞可抑制 Th2 型免疫应答。理论上讲，过敏性炎症中 Treg 功能缺陷可能促进持续的 Th2 型炎症反应。TCR，T 细胞受体；nTreg，自然调节性 T 细胞。（资料来源 Figure 2 in Broide DH. J Allergy Clin lmmunol 2008；121：560-572.）

如嗜酸性粒细胞和嗜碱性粒细胞向组织浸润中发挥重要作用（表 1.1）。过敏原特异性 IgE（由初次暴露的过敏原所诱导）与肥大细胞和嗜碱性粒细胞表面高亲和力 IgE 受体结合后，使上述细胞处于致敏状态，这些细胞再次暴露于相同的过敏原后被迅速激活并释放组胺和其他多种炎症介质，进而导致过敏性炎症反应（图 1.4）。尽管 Th2 型免疫应答是过敏性炎症反应的特征，然而越来越多的证据表明其他免疫应答类型和炎症反应也可以促进过敏炎症反应。在本章中我们将探讨导致过敏性炎症反应发生发展的细胞和分子机制，从而为研发过敏性疾病的新型靶向治疗方法，寻找用以评估过敏性疾病的严重程度、疾病进展或治疗反应性的潜在生物标志物提供理论依据。

表 1.1　Th1 和 Th2 细胞因子表达谱

Th1	Th2
IFN-γ	IL-4
	IL-5
Th1 和 Th2	**IL-9**
IL-2	IL-13
IL-3	IL-25
GM-CSF	IL-31
	IL-33

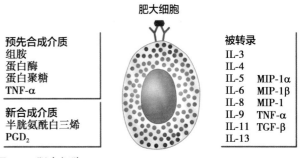

图 1.4 肥大细胞

一旦结合于 FcεR I 上的 IgE 识别过敏原后，可使 FcεR I 交联激活肥大细胞，通过胞吐作用将储存在分泌颗粒中预先合成的生物活性介质释放出来。此外，白三烯和前列腺素 D₂（PGD₂）由花生四烯酸代谢而来，细胞因子和趋化因子则被诱导转录。

IgE 和肥大细胞的主要作用

机体特应性（Atopy），指个体和 / 或家族具有对环境中过敏原产生特异性 IgE 抗体的倾向，对发达国家 30%~40% 的人口造成了影响。IgE 的产生可导致一系列超敏反应疾病的发生如严重过敏反应、过敏性鼻炎、过敏性皮炎和哮喘等。IgE、IgE 受体和一系列由 IgE 激活的效应细胞在脊椎动物进化的过程中持久存在，提示这种抗体类型具有重要的生理功能。IgE 可能有助于在初次感染时清除肠道寄生虫，在寄生虫流行地区，也能够保护已暴露个体免受再次感染。但在目前的临床实践中,IgE 相关临床功能是在暴露于过敏原后触发肥大细胞和嗜碱性粒细胞脱颗粒释放生物活性介质,从而介导速发型超敏反应。另外,由这些活化效应细胞产生的免疫调节和促炎细胞因子最终导致机体持续存在的慢性过敏性组织炎症。近年来,用奥马珠单抗阻断 IgE 已成为临床治疗的新选择。由于 IgE 在过敏性炎症中发挥着核心作用,因此,了解 IgE 的结构特征、免疫球蛋白重链基因位点构成以及调节 B 细胞产生 IgE 的细胞和分子机制尤为重要。

IgE 结构

一个过敏专科的医生几乎每天都需要通过皮肤试验或体外诊断技术去检测 IgE 抗体。明确机体对环境中气传过敏原、食物过敏原和昆虫毒液等产生的特异性 IgE 水平是过敏性疾病诊断的基础。IgE 类抗体是在 19 世纪 60 年代被发现的,晚于 IgM、IgD、IgG、IgA 的发现时间数十年,因此也是最后一个被发现的抗体类别。该抗体的发现基于以下研究:血清反应素(reaginic)的生化特征是具有将皮肤敏感性从过敏性供体被动转移到非过敏性受体皮肤的活性(Prausnitz-Kustne 试验,即被动转移皮肤试验);随着一些独特的骨髓瘤抗体血清学分类方法的建立,确定了新的抗体类别的存在,此类抗体具有热不稳定性,不能与补体结合,不能通过胎盘以及在免疫扩散实验中不能形成抗原抗体沉淀线;这种新的抗体位于血清 γ-球蛋白组分中。根据上述特征,日本、瑞士及英国等地的研究人员将其命名为 IgE。

IgE 在如此长的时期内令人难以捉摸,主要是因为与其他类别抗体相比,其在血清中的浓度较低且半衰期较短。IgG 抗体在血清中的水平一般高于 500mg/dl,而 IgE 则含量极低,即使在特应性个体中其血清含量也小于 0.2mg/dl。与 IgG 半衰期约为 3 周相比,循环 IgE 半衰期仅约为 2 天,然而,当 IgE 结合到组织肥大细胞时 IgE 却相当稳定,并可能持续数月。此特征对临床工作具有重要意义。对来自食物或药物过敏的供体实质器官进行移植时,若其含有 IgE 致敏的肥大细胞,可将系统性过敏转移给原本对过敏原耐受的受体。

IgE 与其他免疫球蛋白一样拥有基本相同的结构特点,即由两条相同重链(ε 链)和两条相同轻链(κ或 λ 链)组成的四肽链结构(图 1.5)。其中重链包含

了 5 个免疫球蛋白结构域,该结构域由大约 100 个氨基酸构成,其二级结构是由几股多肽链折叠形成的两个反向平行的 β 片层经一个链内二硫键连接而成的稳定的"β 桶状"结构。此结构域在多种蛋白质中存在,具有免疫学功能。由免疫球蛋白重链区(IgH)基因座 Cε 外显子(Cε1-4)编码的 ε 链的 4 个结构域,构成了抗体恒定区,因此 IgE ε 链较 IgG γ 链多 1 个恒定区结构域。由位于 IgH 基因座 5' 端 VDJ 序列编码的 ε 重链氨基端包含互补决定区的可变区,主要与特异抗原相结合。除了分泌型 IgE 的重链由 1 个可变区和 4 个恒定区结构域构成外,产生 IgE 的 B 细胞也表达模型 IgE 抗体,膜型 IgE 由 mRNA 替代剪接形成,该模型分子包含有将抗体锚定于细胞膜上的羧基端 M 结构域。ε 重链仅在 B 细胞历经体细胞基因重排并分化为 IgE 生成细胞后才会被装备产生(图 1.6)。

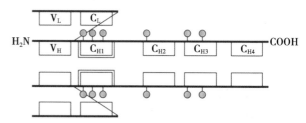

图 1.5　IgE 的结构

免疫球蛋白 E(IgE)包含了两条重链和两条轻链,其中重链含有 5 个免疫球蛋白结构域(V_H、C_{H1-4}),轻链含有 2 个免疫球蛋白结构域(V_L、C_L)。每一个结构域均含有一个链内二硫键。链间二硫键共价连接重链和轻链形成四肽链结构。糖基化位点用环形显示。可变区(V_H和 V_L)决定了抗体与抗原表位结合的特异性。IgE 的生物学功能主要通过 C_{H2} 和 C_{H3} 结构域与 IgE 受体(FcεRI 和 CD23)的结合来实现

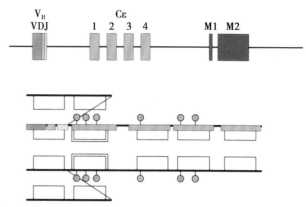

图 1.6　IgE 基因结构

IgE 的 ε 重链位于 IgH(免疫球蛋白重链)位点。其中 VDJ 序列编码重链可变区(V_H)结构域,而外显子 Cε1-4 编码恒定区结构域。此外,M 外显子编码膜型 IgE 的跨膜序列。

B 细胞的发育与分化：抗体多样性的产生

IgE 抗体主要由 B 细胞和它的效应细胞，即特异性抗体生成细胞 - 浆细胞产生。该种 B 细胞的发育主要经历两个阶段：B 细胞的抗原非依赖阶段发生在骨髓内，后者的 B 细胞库内存在各种不同的抗原特异性细胞；随后 B 细胞在外周进入抗原和 T 细胞依赖阶段，在这个过程中过敏原反应性 B 细胞克隆增殖、分化并产生 IgE 抗体。

B 细胞在骨髓内发育期间，共同淋巴样前体细胞经历了基因表达调控、体细胞基因重排等复杂的过程，最终发育为抗原特异性的成熟 B 细胞（图 1.7）。

表达 B 细胞表面分子是共同淋巴样前体细胞向 B 细胞谱系发育的首要标志，如始祖 B 细胞（pro-B cell）开始表达 CD19 等分子。此时，细胞还不能产生任何免疫球蛋白链。一系列有序的 DNA 重排在这些前体细胞 IgH 基因座 5'端的 V、D 和 J 片段开始启动（图 1.8），进而组装成 VDJ 基因片段，即编码免疫球蛋白重链可变区结构域的 V_H 外显子（图 1.9）。IgH 的胚系基因是以分隔开的基因片段形式成簇存在的，基因重排时，在众多的 V、D、J 基因片段中随机取用其中之一形成 VDJ 基因片段，使得 V_H 结构域产生了组合多样性。此外，V-D-J 基因片段之间插入、替换或缺失核苷酸造成不精确连接即连接多样性的产生。以这种方式重新组装的 V_H 外显子产生了大量结构和

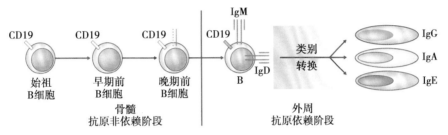

图 1.7　B 细胞发育
B 细胞起源于骨髓多能造血干细胞，其发育经历两个阶段。抗原非依赖阶段，以表达 B 细胞谱系标志物（包括 CD19）、μ 链以及完整的膜细胞表面 IgM 为特征。膜型 IgM 的表达是鉴定 B 细胞的主要依据。抗原依赖阶段在骨髓外发生，此时抗原特异性 B 细胞克隆扩增，在 T 细胞的辅助下，B 细胞发生免疫球蛋白类别转换，进而产生抗体介导的体液免疫应答。

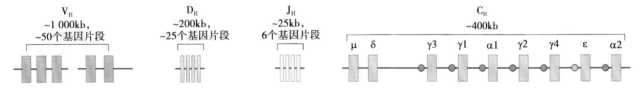

图 1.8　免疫球蛋白重链（IgH）基因座
编码免疫球蛋白重链可变区和恒定区的基因片段位于第 14 号染色体上的一个非常大的基因座位（>1 000kb）。IgH 主要部分是 V_H 基因片段，其与 D_H 和 J_H 基因片段一起编码免疫球蛋白重链可变区。重链恒定区结构域则由与抗体类别相符的 C_H 外显子簇编码，每一个相应的 C 区外显子的上游都有一个转换区序列（用环状图形表示），后者介导免疫球蛋白类别转换。

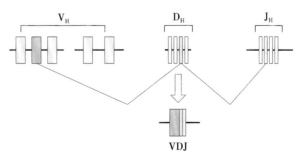

图 1.9　V-D-J 基因重排
B 细胞在骨髓发育阶段，体细胞基因重排造就了免疫球蛋白重链可变区高度多样性的形成。V_H、D_H 和 J_H 基因片段被随机选用并组合在一起。组合多样性是由随机 V、D、J 基因片段的取用引起的，而连接多样性则是由插入、替换或缺失核苷酸等不精确连接所造成的。这种体细胞基因重排的随机和可塑过程赋予 V_H 序列极大的多样性，这是胚系基因组基因分别编码某种序列所无法比拟的。

排列上的抗原特异性,而胚系基因中由特定基因分别编码某种序列的方式不可能产生如此巨大的多样性。基因重排使 V_H 外显子得以组装完成,并位于 $C\mu$ 外显子的上游,从而构成了一个编码 μ 链(早期前 B 细胞,early pre-B cell)的完整转录单位。虽然在免疫球蛋白轻链缺失的情况下,单独的 μ 链并不能在细胞表面表达,但它们仍可在胞质中被检测到,μ 链也可与所谓的替代轻链($\lambda 5$ 和 V-pre-B)组装进而在细胞表面表达,此事件标志着 B 细胞发育至晚期前 B 细胞(late pre-B cell)阶段。这种前 B 细胞受体(pre-BCR)的装配触发了第二轮 VDJ 重排,这次是轻链基因座(κ 或者 λ)进行重排,与此同时,抑制另一条同源染色体重链基因的重排,即等位排斥,从而确保 B 细胞产生的抗体具有单一抗原特异性。轻链重排的成功使一个细胞有能力产生完整的 IgM 和 IgD,从而完成 B 细胞发育过程。

免疫球蛋白类别转换:B 细胞产生 IgE 抗体

B 细胞在骨髓中的发育过程是抗原非依赖的,且储备了可产生高度多样性和特异性抗体的细胞库。一旦迁出骨髓,这些 B 细胞克隆则具备了产生抗原特异性 IgM 和 IgD 抗体的能力。为了产生其他类型免疫球蛋白(IgG、IgE 和 IgA),B 细胞必须经历"免疫球蛋白类别转换"(immunoglobulin isotype switching)的过程。这个过程主要发生于骨髓外二级淋巴器官和黏膜部位,由抗原驱动并依赖于 T 细胞的参与。发生类别转换的免疫球蛋白重链仍然表达相同的可变区(V_H),保留了最初 B 细胞克隆的特异性,而仅仅发生重链恒定区(C_H)的改变,因此,类别转换大大增强了抗体的效应功能。在分子遗传学水平上,免疫球蛋白类别转换是由缺失性类别转换重组介导的,这个过程与 B 细胞发育中涉及的 VDJ 重排一样,涉及不可逆的体细胞基因重排。

B 细胞类别转换是由细胞因子信号和细胞表面共刺激分子的相互作用所调节的。以 IgE 为例,来自活化 T 细胞分泌的 IL-4 和 / 或 IL-13 以及由相同的辅助 T 细胞表达的 CD40 配体(CD40L,CD154)信号效应共同启动这个过程。细胞因子及其刺激信号对于有效启动类别转换都是必需的。这些刺激信号将在反应性 B 细胞核内触发一系列有序事件,例如,靶向激活 IgH 基因座特定区域转录,引起 DNA 断裂,在修复后最终导致 VDJ 片段与合适的 CH 外显子连接在一起。

免疫球蛋白重链(IgH)基因座位于染色体 14q32.33 上,跨度超越 1 000kb,以 V、D 和 J 外显子起始,接着是 $C\mu$ 和 $C\delta$ 外显子簇以及编码其他 Ig 重链类型的 CH 外显子(图 1.8)。细胞因子刺激 B 细胞产生 IgE 类别转换的最早事件是胚系 mRNA 转录本的形成。IL-4 和 IL-13 可引发胞内 STAT-6 信号转导和 $C\varepsilon$ 位点胚系转录(图 1.10)。从胚系结构看,$C\varepsilon$ 基因座不仅包含编码 ε 重链恒定区的 4 个 $C\varepsilon$ 外显子,同时也包含一个 IL-4 应答启动子(携带 STAT-6 反应元件),一个 $I\varepsilon$ 外显子,一个转换区($S\varepsilon$),以及 $C\varepsilon1-4$ 下游编码跨膜型 IgE 的 M 序列。尽管在这个过程中形成的转录本并不编码功能蛋白(mRNA 5' 端 $I\varepsilon$ 密码子中包含终止密码子),但这个转录过程对于类别转换的启动仍然非常重要。

由 ε 启动子起始的转录导致活化诱导胞嘧啶脱氨酶(activation-induced cytidine deaminease,AID)向 ε 基因位点募集,该过程由 CD40L 信号诱导。AID 的功能是使位于富含胞嘧啶的 $S\varepsilon$ 区域的脱氧胞苷脱去氨基而成为脱氧尿苷。接着,它们成为尿嘧啶 DNA 糖基化酶(uracil DNA-glycosylase,UNG)的底物。

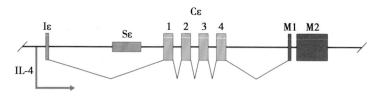

图 1.10 $C\varepsilon$ 基因座结构

在类别转换重组之前,编码 IgE 恒定区结构域的 $C\varepsilon$ 基因座遗传元件位于 IgH 基因位点近 3' 端(见图 1.8)。该基因座包含一套完全自主的基因,包括一个 IL-4 应答启动子(包含 STAT-6 结合元件),编码 IgE 重链恒定区的 $C\varepsilon1-4$ 外显子,以及在 B 细胞内编码 IgE 跨膜区疏水序列的 M 外显子。IL-4 或 IL-13 的刺激可导致 B 细胞转录活化形成 ε 胚系转录本(εGLT),但它们并不编码任何功能性产物。相反,转录有助于募集重要的类别转换元件装配到 $C\varepsilon$ 位点。$S\varepsilon$ 是一个富含胞嘧啶的区域,在类别转换过程中是双链 DNA 断裂发生的区域。

该酶主要诱导 Sε 内单链 DNA 出现缺口（nicks）。高密度缺口会引导核酸内切酶造成 DNA 双链断裂（double-stranded break，DSB）。因此，UNG 和 AID 对类别转换都很重要。这两个基因的任何一个发生突变，都将使个体罹患常染色体隐性遗传病，即高 IgM 综合征，该病患者可产生大量 IgM 抗体，但完全无法转换为其他类别抗体，导致抗体缺陷从而引起频繁发作的严重的细菌性鼻窦 - 肺感染。

与由 ε 基因座转录所驱动的事件一致，Sμ 基因

座上游上千碱基的位置也可引入 DSB。最终，通过 DNA 修复机制（Artemis，DNA 连接酶 IV，ATM）元件的作用，这些远距离的 DSB 退火并导致来自 IgH 基因座 5' 末端 VDJ 基因片段与下游 Cε 外显子毗邻，同时形成转换切除环（图 1.11）。ε 胚系转录本和 ε 转换切除环均可在气源性过敏原暴露的个体气道黏膜上检测到，提示这是一个气道局部激活的过程。经历这个过程的 B 细胞不可逆地失去了产生 IgM 和 IgG 的能力，而倾向于产生 IgE 抗体。

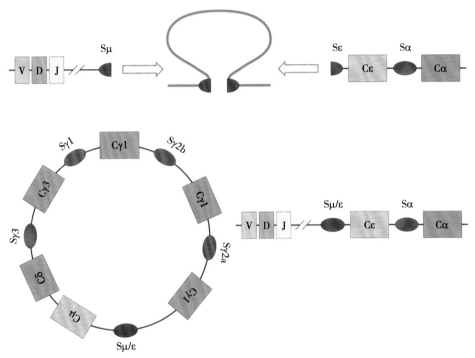

图 1.11　缺失性类别转换重组

在 IL-4 和 CD40L 刺激的 B 细胞内，Cε 位点的转录通过酶的作用使 Sε 和 Sμ 位点上游诱导 DNA 双链断裂（DSB），远距离 DSB 退火并由细胞 DNA 修复机制介导并生成两个产物：一个完整的包含 VDJ 片段和 Cε 外显子的 ε 重链基因；一个环形 DNA 游离片段（转换切除环），其在发生类别转换 B 细胞内随着细胞分裂而逐渐被稀释。

T 细胞有助于 IgE 类别转换

B 细胞内发生的 IgE 类别转换依赖于 CD4⁺ Th 细胞提供的帮助。T 细胞主要通过分泌细胞因子以及与 B 细胞的直接接触进而发生细胞表面分子相互作用的方式，为 B 细胞内发生的 IgE 类别转换提供帮助（图 1.12）。Th 细胞表面 T 细胞受体（T cell receptor，TCR）可特异性识别 B 细胞表面主要组织相容性复合物（major histocompatibility complex，MHC）II 类分子提呈的抗原肽，同时，导致胞内细胞因子转录（包括 IL-4）和 CD40L（CD154）的表达，后者仅在活化 Th 细胞上表达。CD40L 继而与组成性表达在 B 细胞表面的 CD40 结合提供活化刺激信号，在 IL-4 的协同作

用下，诱导 ε 胚系转录和 AID 表达，启动 IgE 类别转换。CD40-CD40L 相互作用还可促进 B 细胞表面 B7 家族共刺激分子的表达，从而可与 T 细胞表面相应受体结合进一步扩大细胞因子信号。这种严格的设计安排确保了类别转换的抗原特异性。

靶向 ε 基因位点的转录和免疫球蛋白类别转换需要细胞因子信号，特别是来自 T 细胞的 Th2 细胞亚群分泌的 IL-4（图 1.13）。Th2 细胞主要由抗原刺激的 Th0 细胞分化而来，可产生过敏反应相关的细胞因子，IL-4、IL-5、IL-10 和粒细胞 - 巨噬细胞集落刺激因子（GM-CSF）。Th0 细胞的分化依赖于 IL-4 以及 IL-4 受体下游信号转录因子 STAT-6 的活化。STAT-6 可诱导 Th2 型细胞因子以及其他转录因子（包括 GATA-3，Maf 和 NIP45 等）的产生，这也是稳定的 Th2 基因表

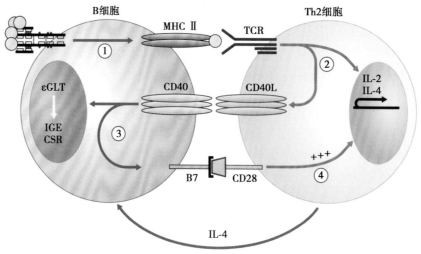

图 1.12 T 细胞辅助 IgE 类别转换

T-B 细胞相互作用程序涉及细胞 - 细胞间接触、分泌细胞因子和启动类别转换。B 细胞通过膜表面 Ig 摄取特异性抗原并进行处理。接着，抗原肽由 B 细胞表面 MHC Ⅱ类分子提呈给反应性 T 细胞克隆的 T 细胞受体（TCR）。这种相互作用可诱导 T 细胞表面的 CD40L（CD154）以及细胞因子如 IL-4 的表达。CD40L 再与 B 细胞表面的 CD40 结合。在 IL-4 的辅助下，启动胚系转录和激活缺失型类别转换通路元件的表达。CD40 也能促进 B7 家族共刺激分子的表达，它们与 Th 细胞上相应受体结合可扩大细胞因子反应和细胞的增殖。εGLT，ε 胚系转录；CSR，类别转换重组。

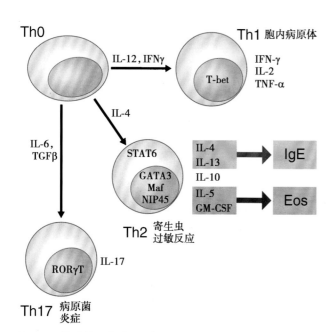

图 1.13 辅助性 T 细胞亚群

B 细胞发生 IgE 类别转换依赖于可产生 IL-4 的 Th 细胞亚群（Th2 细胞）。在接受抗原刺激后，Th0 细胞可以向辅助性 T 细胞表型中的任何一种继续分化。在微环境中存在的 IL-4 有助于 Th0 细胞向 Th2 细胞分化，后者可产生 IL-4 和 IL-13（这些细胞因子可诱导 IgE 产生并参与过敏性炎症反应），以及 IL-10、IL-5 和 GM-CSF，它们在嗜酸性粒细胞增多症中也很重要。Th0 细胞在 IL-12 和干扰素 -γ（IFN-γ）的作用下可分化为 Th1 细胞，后者产生 IFN-γ、IL-2 和 TNF-α，同时对胞内病原体的清除起到重要作用。IL-6 和 TGF-β 的存在下，Th0 细胞可向 Th17 细胞分化。源于该细胞类型的 IL-17 家族细胞因子在胞外菌感染和一些炎症性疾病中具有重要作用。Th 细胞亚群均以表达特定转录因子为特征：如 Th1 细胞为 T-bet，Th2 细胞为 GATA-3、Maf 和 NIP45，Th17 细胞为 RORγt。

达谱。由于 Th2 克隆扩增需通过进一步细胞分化，由 STAT-6 信号通路诱导的特异性基因表达模式，谱系特异的转录因子表达，以及非 Th2 型细胞因子基因的沉默，都被 DNA 去甲基化和染色质重塑等表观遗传机制（epigenetic mechanism）调控，且永久稳定。Th2 细胞除了细胞因子表达谱外，另一个特征为细胞表面表达 CRTH2 及 ST2，其中 CRTH2 是前列腺素 D$_2$（PGD$_2$）受体，由活化肥大细胞产生；ST2 是 IL-1 家族成员 IL-33 的受体，而 IL-33 是一种可增强 Th2 应答的细胞因子。

Th 细胞分化模式的一个主要悖论是 Th2 细胞需要它们自己产生的 IL-4 来诱导自己分化。相似地，Th1 细胞需要它们自己产生干扰素（IFN-γ）诱导自身分化。在过敏反应中一个重要的但没有完全被阐释的问题是"在过敏性反应的进程中，什么是组织中 IL-4 最初的来源？"目前认为，一些具有固有免疫功能的效应细胞可能发挥着相同或相似的效应。现已知活化的肥大细胞可产生 IL-4。由于这些细胞主要位于皮肤和黏膜组织这些过敏原最初接触的部位，而且它们可被非特异性刺激活化，因此肥大细胞来源的 IL-4 可能是启动 Th2 型免疫级联反应的始动因素。近来研究发现，嗜碱性粒细胞与肥大细胞一样，亦可表达 FcεRI，同时是 I 型超敏反应生物活性介质的重要来源，因此它们也被认为是 Th2 应答的诱导者，但与肥大细胞不同的是，嗜碱性粒细胞并不表达表面受体 c-kit。嗜碱性粒细胞可组成性表达大量 IL-4，同时在过敏性疾病的动物模型中去除此类细胞可导致 Th2

应答减弱。NK T 细胞,表达 NK 细胞和 T 细胞的表面标志物,其稳定表达的 Vα14TCR 可相对特异地识别 CD1 分子提呈的糖脂和磷脂类抗原,同时,NKT 细胞表达丰富的 IL-4,研究提示,该细胞与人和动物模型的过敏性反应有关。

IgE 受体

IgE 通过两种受体发挥其生物学作用:FcεRI(高亲和力 IgE 受体)和 CD23(低亲和力 IgE 受体,亦称 FcεRⅡ)。FcεRI 以下述两种形式中任意一种表达:一种是 $\alpha\beta\gamma_2$ 四聚体,这种结构主要表达在肥大细胞和嗜碱性粒细胞上,另一种是缺少 β 链的 $\alpha\gamma_2$ 三聚体,可以在许多其他细胞中表达(图 1.14)。α 链包含两个胞外免疫球蛋白结构域,该区域可特异性地与 IgE 重链 C_{H2}、C_{H3} 结构域相结合。这是一种高亲和力的相互作用,其亲和常数为 $10^{-8}M$。与 Fcγ 受体相反,生理条件下,FcεRI 被配体(IgE)所占据。受体的 β 链仅出现在肥大细胞和嗜碱性粒细胞表面的四聚体中,属于四螺旋(Tetraspanner)家族蛋白,为 4 次跨膜蛋白且其氨基端和羧基端均位于胞质内。β 链的主

要功能是放大 FcεRI 信号,但是对于后者信号转导最重要的可能是 γ 链,它以二硫键连接的二聚体形式存在。γ 链和 β 链胞内段均含有免疫受体酪氨酸激活基序(immunoreceptor tyrosine-based activation motif,ITAM),胞内 ITAM 上酪氨酸残基磷酸化,可继续引发下游受体相关酪氨酸激酶的磷酸化。

src- 家族的蛋白酪氨酸激酶 lyn 与 FcεRI 相关。与多价过敏原结合的 IgE 通过与受体胞外区结合促进 FcεRI 的聚集,有助于 lyn 介导的胞内 ITAMs 的磷酸化,它们作为 SH2 结构域的结合位点,进一步募集酪氨酸激酶 sky,进一步地通过磷酸化连接蛋白 LAT、Gads 和 SLP-76,导致信号分子复合物的装配。这些信号分子继而募集磷脂酶 Cγ(PLCγ),其可裂解膜磷脂酰肌醇二磷酸(phosphatidylinositol bisphosphate,PIP_2)产生三磷酸肌醇(inositol trisphosphate,IP_3)和二酰甘油(diacylglycerol,DAG)。IP_3 可促进内质网释放储存的 Ca^{2+},导致胞内 Ca^{2+} 浓度增加(译者注:原书中对 PLCγ 下游信号通路的描述与国内外免疫学教材有所偏差,故进行修订)。Ca^{2+} 浓度增加可有效触发肥大细胞脱颗粒。由 DAG 和 Ca^{2+} 的增加诱导蛋白激酶 C(PKC)活化,进一步激活肥大细胞基因转

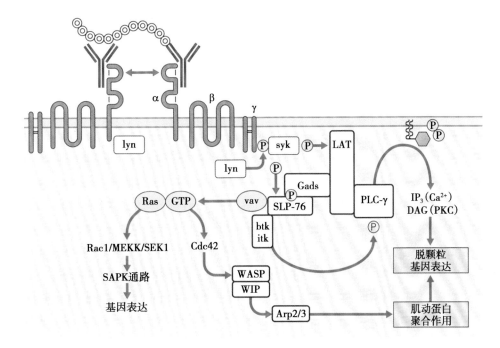

图 1.14 FcεRI 结构及信号通路
肥大细胞和嗜碱性粒细胞上高亲和力 IgE 受体(FcεRI)是一个四聚体结构(αβγ2)。缺乏四次跨膜 β 链的三聚体结构存在于在其他细胞类型上。受体的 α 链包含两个胞外免疫球蛋白结构域,通过 IgE 重链 CH2、CH3 结构域与其结合。FcεRI 与多价抗原 -IgE 复合物的相互作用导致受体聚集。在胞质中,与 FcεRI 相关的蛋白酪氨酸激酶 lyn,可将 β 链和 γ 链中包含的免疫受体酪氨酸活化基序(ITAM)酪氨酸残基磷酸化。酪氨酸激酶 sky 通过 SH2 位点与这些磷酸酪氨酸结合,进一步通过磷酸化连接蛋白 LAT,Gads 和 SLP-76,导致信号分子复合物的装配。它们继而募集磷脂酶 Cγ,裂解膜磷脂酰肌醇二磷酸(PIP₂),产生三磷酸肌醇(IP₃)和二酰甘油(DAG)。IP₃ 促进胞质内钙离子浓度增加(内质网释放储存的 Ca²⁺)。被 DAG 和 Ca²⁺ 活化的蛋白激酶 C(PKC)导致基因转录和表达。通过连接蛋白 vav 活化的 Ras-GTP 交换因子将导致 SAPK 通路和细胞骨架(WASP/WIP)通路活化,两者均可驱动下游基因表达,引起肌动蛋白骨架变化。

录。除了 PLCγ 通路,许多相似的级联信号通路包括应激活化的蛋白激酶(stress-activated protein kinase, SAPK)和细胞骨架(WASP)通路均可由 FcεRⅠ 的聚集而引发,最终均可调节肥大细胞脱颗粒和基因表达。微环境中 IgE 的含量以正反馈环路形式调节细胞表面 FcεRⅠ 表达水平。因此抗 IgE 治疗的结果之一是下调 FcεRⅠ 表达水平,随之使肥大细胞活化所需的抗原刺激阈值相应增高。

CD23 是低亲和力 IgE 受体,与 FcεRⅠ 相比其结构和生物学功能均有所不同。它是 C 型凝集素家族成员为 Ⅱ 型膜蛋白(氨基端位于胞内),CD23 有两个剪切异构体,即 CD23a 和 CD23b。CD23a 主要表达在 B 细胞上,CD23b 在多种细胞类型上表达包括朗格汉斯细胞、滤泡树突状细胞、T 细胞、嗜酸性粒细胞和消化道上皮细胞。CD23 为三聚体结构,具有长的胞外卷曲螺旋柄,其头部为富含 N- 糖基化的三个球状结构可结合 IgE(图 1.15)。CD23 易被多种蛋白水解酶从细胞表面裂解,包括一些过敏原中的酶(如屋尘螨 Der p1)和金属蛋白酶 ADAM10 等。像 FcεRⅠ 一样,CD23 的表达是由微环境 IgE 水平所调节的。被 IgE 占据的受体可保护其免于蛋白酶介导的脱落。

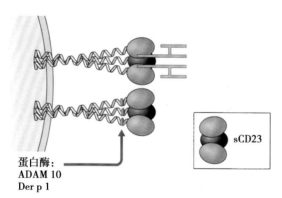

图 1.15　CD23 的结构
CD23 以 Ⅱ 型(氨基端位于细胞内)跨膜蛋白形式表达,球形 IgE 结合部位于长卷曲螺旋柄头部。受体包含一个蛋白酶敏感的位点,其可被内源性(ADAM10)或者过敏原(包括 Der p 1)蛋白酶消化,脱落形成可溶性受体 sCD23。IgE 与 CD23 结合后可抑制这个过程从而稳定细胞表面 CD23。

膜型和可溶性 CD23 具有多种生物学功能。已证实在过敏原特异性 IgE 存在的条件下,CD23 可介导 B 细胞摄取过敏原 -IgE 复合物,该过程中 IgE 有助于抗原提呈。CD23 表达在肠道上皮细胞表面时,可能以相似的方式,通过过敏原 -IgE 复合物方式介导个体食物过敏原的转胞吞作用。B 细胞上的模型 CD23 可抑制 IgE 产生。相反,有报道认为可溶性 CD23 片段会增加 IgE 的产生,其原因可能是阻断 IgE 与模型 CD23 的相互作用。此外,CD23 可与 B 细胞表面 CD21 分子(EB 病毒受体,EBV)结合,可溶性 CD23 与 CD21 相互作用可能会发挥其诱导 IgE 产生的效应。

过敏反应中的免疫应答

树突状细胞

位于皮肤和黏膜的树突状细胞(dendritic cell, DC)发挥独特的哨兵角色,它们通过表达模式识别受体,如 Toll 样受体(Toll like receptors, TLR)、NOD 样受体、C- 型凝集素受体等识别病原体、过敏原或抗原的共同基序。DC 也可通过炎症介质受体(损伤相关分子模式,如尿酸、高迁移率蛋白 B1 等)感受组织损伤,从而作为固有和适应性免疫应答之间的桥梁。DC 源于骨髓中 CD34+ 前体细胞,在不同细胞因子影响下进一步分化为不同亚群,主要包括表达特异性标志物的髓样 DC(如朗格汉斯细胞、炎性树突状上皮细胞)和浆细胞样 DC。DC 独特之处在于它们具有长的树状突起这一典型形态学特征,同时表达高水平的 MHC 分子以提呈抗原(图 1.16)。

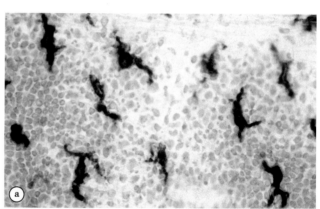

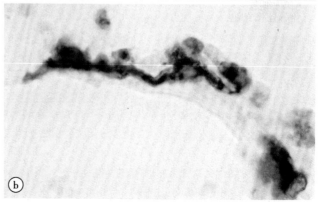

图 1.16　气道内树突状细胞网络
(a) MHC Ⅱ类分子染色示正常气道树突状细胞(大鼠),切向切面;
(b) 大鼠肺泡间隔 MHC Ⅱ+ 树突状细胞。

DC 捕获过敏原对于随后的免疫应答非常重要。过敏原也可通过间接机制激活 DC,该机制涉及其他细胞如上皮细胞。例如,屋尘螨可通过上皮细胞表达的受体(TLR、C 型凝集素、蛋白酶激活受体 2)活化该细胞,导致后者释放细胞因子如胸腺基质淋巴细胞生成素(thymic stromal lymphopoietin, TSLP)、IL-25、IL-33 等,上述细胞因子激活的 DC 则成为 Th2 型免疫应答的诱导者。

对于过敏性炎症反应特别重要的是,DC 表达高亲和力 IgE 受体,其可介导向 T 细胞的提呈。DC 表面的 FcεR I 与肥大细胞和嗜碱性粒细胞的不同,它仅表达两条链(α、γ),而肥大细胞和嗜碱性粒细胞表达三条链(α、β、γ)(图 1.17)。过敏原特异性 IgE 与 DC 表面高亲和力 IgE 受体结合后导致 Th2 细胞过敏原识别阈值降低到 1%。DC 一旦被活化,则迁移到引流淋巴结,在此处将处理过的抗原提呈给 T 细胞。随着过敏原暴露,DC 是募集 Th2 细胞的趋化因子 TARC(CCL17)和 MDC(CCL12)的主要来源。因此,DC 不仅能提呈过敏原以活化 T 细胞,而且在 Th2 细胞向过敏性炎症部位的趋化过程中发挥重要作用。

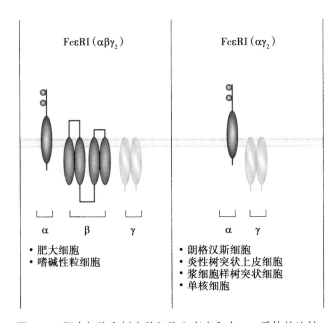

图 1.17　肥大细胞和树突状细胞上高亲和力 IgE 受体的比较
肥大细胞表达由 4 条链(αβγ₂)构成的 FcεR I 受体,而树突状细胞则表达由 3 条链(αγ₂)组成的 FcεR I 受体。

效应 T 细胞亚群

初始 CD4⁺ T 细胞在抗原存在时,根据其暴露的微环境中抗原不同可分化为效应 Th1、Th2、Th9 或 Th17 细胞。这些 T 细胞亚群因其表达的细胞因子谱

的不同可促进不同类型炎症反应的发生。特别是,Th2 细胞与过敏性炎症反应密切相关。

Th1 和 Th2 细胞

小鼠 CD4⁺ T 细胞是最早被确认和分类的,基于每个亚群表达细胞因子谱的不同而分为功能不同的 Th1 或 Th2 亚群(表 1.1)。虽然 Th1/Th2 极化在小鼠模型中是明确的,但在人类的 T 细胞亚群中并不清晰,人类 T 细胞亚群可分泌混合的细胞因子谱。因此,Th1 和 Th2 细胞并不是两个完全不同的 CD4⁺ T 细胞亚群,而是代表了高度异质的 CD4⁺ Th 细胞介导的免疫应答中不同的极化形式。其他 T 细胞群包括 Th17 和 Th9 细胞的发现,表明免疫应答中 Th1 和 Th2 模式的局限性(图 1.18)。虽然有上述认识,然而 Th1 细胞依然在细胞免疫中发挥着重要的作用,它们通过表达细胞因子,如 IFN-γ、IL-2、肿瘤坏死因子(TNF-α)等促进细胞毒性 T 细胞和巨噬细胞发挥作用。而 Th2 细胞可调节 IgE 合成(IL-4)、嗜酸性粒细胞(IL-5)、肥大细胞增殖(IL-9)及气道高反应性(IL-13)。Th2 型细胞因子在过敏性炎症反应和寄生虫感染中作用是显著的,这两种情况均与 IgE 产生和嗜酸性粒细胞增多症相关。初始 T 细胞所处的细胞因子微环境在对初始 T 细胞分化为 Th1 还是 Th2 细胞具有重要作用。因此,初始 Th 细胞可在环境(如细胞因子)和抗原提呈水平起作用的遗传因素共同影响下形成 Th1 或者 Th2 细胞。特别地,IL-4 在使初始 T 细胞分化为 Th2 细胞,IFN-γ 和 IL-12 在 Th1 细胞的分化中发挥着重要作用。除了局部细胞因子微环境,诱导 T 细胞活化的抗原水平(高或低剂量抗原),来自 APC 共刺激信号的传递,以及活化后细胞分裂的数量均影响 Th1 与 Th2 细胞的分化。大量的研究支持 Th2 型应答与过敏性疾病的发生有关这一理论,这些疾病包括过敏性哮喘、过敏性鼻炎和过敏性皮炎等。但是,这一理论假说仍需要进行多方面的研究和完善。

转录因子和 Th2 型细胞因子的表达

在哮喘和过敏性反应中,转录因子对细胞因子基因表达调节的作用日益受到重视,以转录因子为治疗靶点的新的治疗策略,可抑制在过敏性炎症发生中发挥重要作用的细胞因子的功能。转录因子是胞内的信号蛋白,与靶基因的调节序列结合,促进(转录激活)或者抑制(转录抑制)基因转录,对后续细胞因子 mRNA 和蛋白质的产生均有影响。过敏性炎症反应

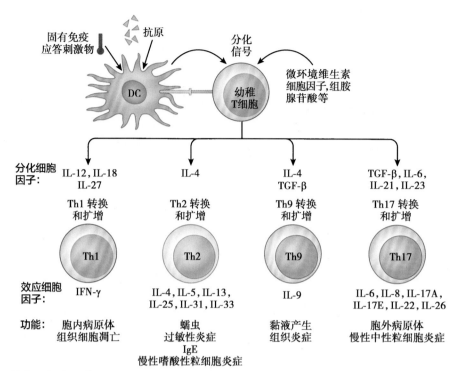

图 1.18 效应 T 细胞亚群

在树突状细胞进行抗原提呈后，初始 T 细胞可分化为 Th1、Th2、Th9 和 Th17 效应 T 细胞亚群。它们的分化需要细胞因子和其他辅助分子，其主要来源于树突状细胞和微环境。T 细胞活化后，IL-4 可增强 Th2 细胞分化和克隆扩增，造成持续的过敏反应；IL-12、IL-18 和 IL-27 可诱导 Th1 型细胞的分化；IL-4 和 TGF-β 可诱导 Th9 细胞的分化；IL-6、IL-21、IL-23 和 TGF-β 可诱导 Th17 细胞的分化。(资料来源 Figure 1 in Akdis CA, Akdis M. J Allergy Clin lmmunol. 2009; 123: 735-746.)

的基因转录调控是由一些信号依赖转录因子介导的，这些转录因子根据其结构分为不同的种类。在 Th2 型免疫应答中发挥重要作用的转录因子有 GATA-3、STAT-6、c-MAF 和 NF-ATc 等。相反，STAT-4 和 T-bet 是介导 Th1 型免疫应答重要的转录因子。

STAT-6

转录因子 STAT-6 与 IL-4 依赖性基因的上调相关，如编码 IL-4 受体 (IL-4R)、IgE、趋化因子受体 (CCR4、CCR8) 的基因等，它们在过敏性疾病中发挥着重要作用。STAT-6 在支气管上皮的表达水平与哮喘的严重程度相关。STAT-6 也可被其他 Th2 型细胞因子如 IL-5 和 IL-1 活化，导致局部 Th2 型免疫效应的放大。

GATA-3

转录因子 GATA-3 选择性表达于 Th2 细胞，同时对 Th2 分化发挥着重要作用，但该作用不依赖于 STAT-6。GATA-3 调节 IL-4 和 IL-5 的转录，与 STAT-6 类似，GATA-3 可作为一种染色质重塑因子，有助于 Th2 型细胞因子 IL-4 和 IL-13 的转录。

c-MAF

转录因子 c-MAF 是一个 Th2 型特异的转录因子，其可在 Th2 分化早期被诱导，并转录激活 IL-4 启动子。哮喘患者 c-MAF 表达增高。

NF-AT

转录因子 NF-AT 由 4 个不同成员构成，它们主要表达于 T/B 淋巴细胞、肥大细胞和 NK 细胞。NF-AT 转录因子中的成员 NF-ATc (亦称 NF-AT2) 在 Th2 免疫应答过程中扮演重要角色。

T-bet

转录因子 T-bet 调节 Th1 型细胞因子的表达多于 Th2 型细胞因子，T-bet 缺陷与哮喘小鼠模型中气道反应性增高相关。哮喘患者的气道也发现了 T-bet 表达的降低。

Th9 细胞

IL-9 被认为是 Th2 细胞分泌的细胞因子，其可促进黏液的分泌和肥大细胞增生 (图 1.3)。近年来，一个新的不同于 Th2 细胞的 Th9 细胞已被发现，后者不表达任何已经确定的转录因子如 GATA-3、T-bet、RORγt 或 Foxp3，表明 Th9 细胞不同于 Th2、Th1、Th17 和 Treg 细胞亚群 (图 1.18)。目前并不知道在体内的过敏性反应中，分泌 IL-9 的 T 细胞是否与 Th2 细胞不同，或者 Th2 细胞是否可向 Th9 细胞转化。

Th17 细胞

Th17 细胞与中性粒细胞介导的炎症反应有关，因此科学家们在中性粒细胞相关的疾病如细菌感染、慢性阻塞性肺疾病（COPD）以及囊性纤维化等疾病中对 Th17 细胞的作用进行了研究。自从 IL-17 发现以来，一些同源蛋白质也相继被鉴定出来。目前已知 IL-17 细胞因子家族共有 6 个成员，它们分别被命名为 IL-17A~F。IL-17 家族成员中 IL-17A 和 IL-17F 拥有最大的同源性，同时也许是这个家族中最具有特征性的细胞因子。相反，IL-17E（亦称 IL-25）是同源性最远的成员。IL-17A 的增高与中性粒细胞性炎症相关，这也是重症哮喘和激素抵抗型哮喘的特征。IL-17A 也与哮喘患者气道高反应性密切相关。Th17 细胞释放的细胞因子包括 IL-17A、IL-17F 和 IL-22（图 1.18），它们可进一步诱导多种趋化因子和生长因子从而促进中性粒细胞和巨噬细胞在局部聚集。Th17 细胞的诱导需要通过 STAT-3 信号通路和转录因子 RORγt 和 RORα 的活化。

Treg 细胞

调节性 T 细胞是指主动调控或抑制其他细胞功能的一群 T 细胞，通常执行抑制功能。因此，在过敏性炎症中，Treg 细胞抑制 Th2 细胞效应，可能对限制过敏性炎症反应发挥重要作用（图 1.19）。例如，过敏原免疫治疗可诱导 Treg 细胞，其表达的抑制性细胞因子如转化生长因子（TGF）-β、IL-10 等可下调过敏性炎症反应。因此，过敏原免疫治疗在过敏性鼻炎中的有效性机制之一可能是诱导了 Treg 细胞。Treg 细胞亦存在不同亚群如 CD4$^+$CD25$^+$nTreg、iTreg、Th3、Tr1 等（译者注：近年来免疫学界对调节性 T 细胞（Treg）的亚群有新的认识，通常诱导性调节性 T 细胞（iTreg）包括 iTreg、Th3 和 Tr1，而后两者的分化、标志物与功能也有待进一步研究，故进行修订），在这些细胞中，表达转录因子 Foxp3 的 CD4$^+$CD25$^+$nTreg 在过敏性炎症中研究最为广泛。它们可自然发生，诱导免疫耐受，阻止自身免疫性疾病的发生，同时也可抑制 Th2 型免疫应答。

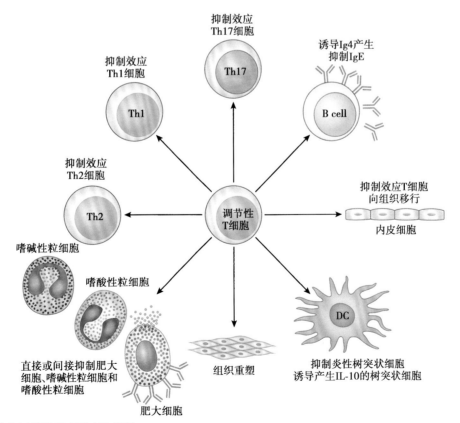

图 1.19 Treg 细胞和过敏性炎症反应的抑制

Foxp3$^+$CD4$^+$CD25$^+$Treg 细胞【译者注：近年来免疫学界对调节性 T 细胞（Treg）的亚群有新的认识，通常诱导性调节性 T 细胞（iTreg）包括 iTreg、Th3 和 Tr1，而后两者的分化、标志物与功能也有待进一步研究，故进行修订。】主要通过下列几种方式调节过敏原特异免疫应答：抑制树突状细胞的生物学功能；抑制 Th1、Th2 和 Th17 细胞；抑制过敏原特异性 IgE，诱导 IgG4 和 / 或 IgA 的产生；抑制肥大细胞、嗜碱性粒细胞和嗜酸性粒细胞；与局部组织细胞相互作用引起组织重塑；抑制效应 T 细胞向组织迁移。（资料来源 Figure 2 in Akdis CA, Akdis M. J Allergy Clin lmmunol. 2009；123：735-746.）

过敏中的炎症反应

过敏原

　　过敏原被 APC 摄取、加工、处理后被提呈给 T 细胞，进而活化 T 细胞，启动免疫应答和后续炎症反应。另外，某些过敏原如屋尘螨具有蛋白酶活性，它们可增加上皮细胞通透性以促进过敏原穿过黏膜，以及激活上皮细胞上蛋白酶受体而释放细胞因子，促进 Th2 型细胞因子反应。尽管过敏原主要是大分子糖蛋白，但它们似乎并不像常规的氨基酸结构一样，能够有能力启动过敏性疾病。"职业性过敏原"也没有共同的结构特点，但却有多种低和高分子量化合物为代表，包括金属酸酐，胺类，木屑，金属，有机化合物，动物和植物蛋白以及生物酶等。铂盐和低分子量酸酐等可作为半抗原，与蛋白质结合后被 IgE 识别，并与肥大细胞相互作用。

肥大细胞

　　肥大细胞在黏膜表面启动 IgE 介导的过敏反应中发挥着关键作用。高亲和力 IgE 受体交联导致储存在胞质颗粒内的生物活性介质释放（如组胺、类胰蛋白酶、TNF-α），产生脂类介质（如 PGD_2 和 LTC_4），以及细胞因子基因转录。肥大细胞的重要功能将在"过敏原暴露后的早期相反应"一节中进一步讨论，前述 IgE 部分也已有所讨论。

早期相反应细胞因子：TNF-α 和 IL-1β

　　TNF-α 和 IL-1β 被定义为早期反应促炎细胞因子，它们可上调一些细胞因子的促炎活性。巨噬细胞是 TNF-α 和 IL-1β 的主要来源。但是，TNF-α 也可由肥大细胞、淋巴细胞、嗜酸性粒细胞、成纤维细胞和上皮细胞产生。TNF-α 和 IL-1β 能够促进更多细胞因子和生物活性介质的合成和释放，上调内皮细胞上黏附分子的表达，促进成纤维细胞胞外基质的产生。

上皮细胞

　　上皮细胞的完整性和屏障功能可将其下组织暴露于潜在抗原的机会降到最低。一些过敏原（如 Der p1）的蛋白水解功能使其具有额外特性，通过裂解细胞间黏附分子而方便其穿过上皮细胞屏障。上皮细胞可被早期相反应细胞因子包括 TNF-α 和 IL-1β 激活。在这些细胞因子的作用下，上皮细胞产生趋化因子、细胞因子和自身活性物质，从而促进过敏反应（图 1.20）。特别是，上皮细胞产物对嗜酸性粒细胞、淋巴细胞、巨噬细胞及中性粒细胞有较强的化学趋化作用。上皮细胞是嗜酸性粒细胞趋化因子如 Eotaxin-1、RANTES、MCP-4，以及 $CD4^+$ 记忆 T 淋巴细胞趋化因子如 RANTES、MCP-1 和 IL-16 的主要来源。

TSLP，IL-25，IL-33

　　目前认为，细胞因子胸腺基质淋巴细胞生成素（TSLP）、IL-25 和 IL-33 在过敏性炎症的 Th2 型免疫应答的启动、放大以及维持中发挥重要作用（图 1.20）。

TSLP

　　在过敏性皮炎患者皮肤活检标本和哮喘患者的气道中均发现 TSLP 水平升高。哮喘患者气道 TSLP 水平升高与疾病严重程度相关。TSLP 可来源于上皮细胞或非上皮细胞，能够上调树突状细胞共刺激分子 OX40 配体的表达，因此有助于 Th2 型免疫应答。

IL-25

　　IL-25（也称为 IL-17E）是 IL-17 细胞因子家族成员。哮喘和过敏性皮炎中均可检测到 IL-25 的增高。哮喘小鼠模型的研究提示 IL-25 对 Th2 型免疫应答的促进和维持均发挥重要作用。IL-25 可由包括上皮细胞、肥大细胞、嗜酸性粒细胞和嗜碱性粒细胞在内的多种细胞产生。

IL-33

　　IL-33（IL-1 细胞因子家族成员）可上调 Th2 细胞的细胞因子产生。IL-33 可来源于上皮细胞、巨噬细胞和树突状细胞。重症哮喘患者气道中 IL-33 的表达增高。

上皮细胞和 Th2 型反应

　　TSLP、IL-25 和 IL-33 均由上皮细胞产生，而且这 3 种细胞因子增强局部黏膜组织 Th2 型过敏性炎症反应的作用是明确的。此外，IL-25 和 IL-33 均可诱导上皮细胞产生 TSLP，该现象提示它们可能通过相互作用从而在黏膜表面发挥生物学功能。

嗜酸性粒细胞

　　过敏性炎症反应是以骨髓、血液和组织中嗜酸性粒细胞数量增加为特征的。IL-5，作为 Th2 细胞来

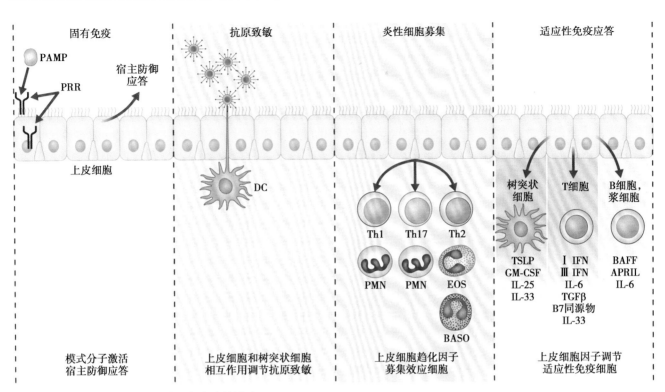

图1.20 上皮细胞对固有和适应性免疫应答影响

上皮细胞表达模式识别受体并向气道释放抗微生物分子。它们也能与上皮间和上皮下的 DC 相互作用,改变 DC 能力从而与 T 细胞作用。在炎症和免疫应答过程中,上皮细胞释放特异性趋化因子,募集粒细胞和 T 细胞亚群,从而参与特异性免疫应答。最终,上皮细胞通过表达可溶性和细胞表面分子,改变气道内 DC、T 细胞和 B 细胞功能而调节适应性免疫反应。DC,树突状细胞;PAMP,病原相关分子模式;PRR,模式识别受体;PMN,多形核白细胞;EOS,嗜酸性粒细胞;BASO,嗜碱性粒细胞;APRIL,B 细胞增殖诱导的配体;TSLP,胸腺基质淋巴细胞生成素;BAFF,TNF家族 B 细胞活化因子。(资料来源 Figure 1 in Schleimer RP, Kato A, Kern R, et al. J Allergy Clin Immunol. 2007; 120: 1279-1284.)

源的细胞因子,是一个重要的谱系特异的嗜酸性粒细胞生长因子,对骨髓中嗜酸性粒细胞的产生发挥着重要作用。嗜酸性粒细胞从骨髓经过血流与内皮细胞表面的黏附分子结合,并移行至过敏性炎症反应部位。嗜酸性粒细胞在 CC 亚家族趋化因子特别是Eotaxin-1 和 RANTES 的作用下趋化到组织内。一旦进入细胞外基质中,嗜酸性粒细胞的存活会因 IL-5、GM-CSF 以及与细胞外基质的纤连蛋白黏附而增强。组织中正常嗜酸性粒细胞的生命周期为 2~5 天,但是在这些因子的影响下,其存活期通过减少细胞凋亡而被延长到 14 天甚至更长时间。嗜酸性粒细胞生命周期的延长可能导致过敏性炎症部位嗜酸性粒细胞数量的增加。成熟嗜酸性粒细胞的胞质颗粒具有一些对寄生虫、过敏性炎症组织中包括上皮细胞在内的多种宿主细胞产生"毒性"作用的蛋白质。在已确定的过敏性疾病中,活化的嗜酸性粒细胞是人半胱氨酰白三烯(cysteinyl leukotrienes, CysLTs)的主要来源,其可导致平滑肌收缩、黏液分泌、微血管渗漏以及气道高反应。体内嗜酸性粒细胞活化的机制虽尚不十分明确,但是在体外已有研究表明,嗜酸性粒细胞上 IgA 受体的交联或嗜酸性粒细胞黏附在纤连

蛋白的 CS-1 区域,均能够刺激其胞内生物活性介质释放。

嗜酸性粒细胞被认为是一类促炎细胞,与哮喘和一些过敏性疾病的多种特性有关。它们通常具有特征性的双叶核,每个细胞胞浆具有核心的膜包颗粒,该颗粒主要包含碱性蛋白质例如主要碱性蛋白(major basic protein, MBP)(图 1.21)。另外,嗜酸性

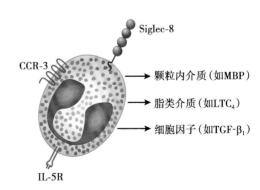

图1.21 嗜酸性粒细胞

嗜酸性粒细胞表达受体一旦被配体结合后可诱导它们增殖(IL-5 受体,IL-5R),向组织趋化(CCR3)和凋亡(Siglec-8)。嗜酸性粒细胞通过释放预先合成的颗粒内介质如主要碱性蛋白(MBP),新合成的脂类介质(如 LTC$_4$)和转录表达的细胞因子(如 TGF-β)导致炎症。(资料来源 Figure 3 in Broide DH. J Allergy Clin Immunol. 2008; 121: 560-570.)

粒细胞包含了大量的初级颗粒,其缺乏核心,大小各异。这些颗粒包含了夏克-雷登晶体蛋白(Charcot-Leyden crystal protein, CLC protein),它是哮喘患者中痰液的特征性结构。正常的嗜酸性粒细胞包含大约5种无膜包被的脂质小体,它们是主要的花生四烯酸储存单位,同时它们还含有前列腺素和白三烯的合成是必需的环氧合酶和5-脂加氧酶。总体上讲,由嗜酸性粒细胞产生的细胞因子量比其他细胞类型产生的要低,过敏性炎症部位的嗜酸性粒细胞数目的增加可能会部分补偿细胞因子量的减少。

抗IL-5抗体的研究表明它可明显减少血液中超过90%嗜酸性粒细胞。在特发性嗜酸性粒细胞增多症中给予抗IL-5抗体的治疗,可减少嗜酸性粒细胞的数目并降低治疗该疾病所使用的皮质类固醇的剂量。在哮喘中,对于痰液中嗜酸性粒细胞增多的患者,抗IL-5抗体治疗可减少其急性加重,但基于痰液嗜酸性粒细胞水平未入组到临床研究的哮喘患者,抗IL-5抗体治疗并不能改善其症状或者气道高反应性。另外,在轻度哮喘患者中抗IL-5抗体治疗可减轻细胞外基质重塑的水平,这种重塑的缓解与气道中嗜酸性粒细胞数量的降低以及该细胞分泌的TGF-β1的减少密切相关。

中性粒细胞

中性粒细胞在组织中增多是细菌感染导致炎症的主要标志。过敏原的暴露则更易使嗜酸性粒细胞募集而非中性粒细胞。在哮喘患者急性加重期和重症哮喘患者或突然死于哮喘的患者中可检测到中性粒细胞数量的增加。在这些重症哮喘患者中,中性粒细胞数量增加可能与感染、抑制中性粒细胞凋亡的

皮质类固醇的应用,以及中性粒细胞主动性募集有关。重症哮喘患者可检出中性粒细胞趋化因子IL-8和Th17细胞水平的增加。中性粒细胞能够产生大量的促炎介质包括酶、氧自由基、脂类介质和细胞因子,从而吸引并且活化更多中性粒细胞(图1.22)。目前尚不清楚中性粒细胞是否对哮喘患者气道反应性存在影响。选择性中性粒细胞抑制剂(例如以IL-8或者IL-8受体为靶向)的研究将更多地关注于选择性删除中性粒细胞对哮喘或过敏性炎症反应发展的影响。

巨噬细胞

巨噬细胞是固有免疫系统的重要组成部分,它们利用其吞噬作用清除微生物(图1.23)。巨噬细胞上表达的Toll样受体在其活化过程中发挥重要作用。过敏性炎症组织部位的巨噬细胞来源于骨髓中的单核细胞。除了具有吞噬和抗原提呈功能以外,基于巨噬细胞释放的介质谱还具有促炎或者抗炎的作用。例如,巨噬细胞可释放促炎细胞因子(如IL-1β和TNF-α)和趋化因子(如IL-8),它们在过敏性炎症部位均可被检测到。另外,巨噬细胞可释放具有生物活性的脂类,反应性氧中间物和反应性氮中间物。巨噬细胞可被过敏原-低亲和力IgE受体(FcεRⅡ)复合物,以及Th2型细胞因子(IL-4和IL-13)和LTD₄激活。因此,在过敏性炎症部位,巨噬细胞可通过多种机制被活化并表达促炎细胞因子。巨噬细胞也能够表达抗炎细胞因子,包括IL-1R拮抗剂、IL-10和IL-12,它们使巨噬细胞具备了下调过敏性炎症反应的潜能。有些证据表明在过敏性哮喘患者外周血单核细胞和肺泡巨噬细胞中抗炎细胞因子IL-10表达减少。

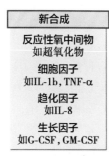
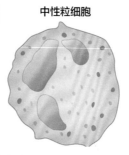

新合成	中性粒细胞	预先合成
反应性氧中间物 如超氧化物		**嗜天青颗粒** 如弹性蛋白, 防御素, 髓过氧化物酶
细胞因子 如IL-1b, TNF-α		
趋化因子 如IL-8		**明胶酶颗粒** 如明胶酶 (包括MMP-9)
生长因子 如G-CSF, GM-CSF		

图1.22 中性粒细胞介质

中性粒细胞是大量预先合成和新合成生物活性介质的来源。MMP-9,基质金属蛋白酶;G-CSF,粒细胞集落刺激因子;GM-CSF,粒细胞-巨噬细胞集落刺激因子。

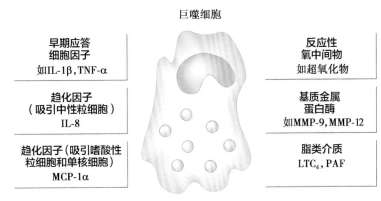

图 1.23 巨噬细胞介质

巨噬细胞是许多预先合成和新合成生物活性介质的来源。MCP,巨噬细胞趋化蛋白。

巨噬细胞亚群：M1 与 M2 型巨噬细胞

有越来越多的证据表明不同的巨噬细胞亚群（M1 和 M2）其生物学功能不同,其中 M2 型巨噬细胞在 Th2 细胞介导的炎症中发挥更重要的作用。Th2 型细胞因子 IL-4 可诱导 M2 样巨噬细胞分化的能力提示 M2 型巨噬细胞可能在过敏性炎症反应部位发挥重要作用。相反,Th1 型细胞因子如 IFN-γ 或者细菌产物如 LPS 可促进 M1 型巨噬细胞分化,后者可诱导强烈的 IL-12 介导的 Th1 型免疫应答。有证据显示不同的单核细胞亚群（$Gr1^-/Ly$-$6C^{low}$ 和 $Gr1^+/Ly$-$6C^{hig}$）亦有不同的功能和命运,例如分化为 M1 或 M2 型巨噬细胞。

过敏反应中巨噬细胞的主要功能

健康人肺泡巨噬细胞可能发挥抑制炎症的功能,但在哮喘患者中巨噬细胞表型可趋向于促进炎症的改变。另外,过敏性患者单核细胞表面 IgE 受体表达增加,而通过该受体的抗原提呈,将近百倍或更高效地活化抗原特异性 T 细胞。因此,在过敏性炎症反应中,肺泡巨噬细胞群功能的改变将提升抗原提呈功能并丧失免疫抑制能力。这是由于局部环境的改变,特别是 GM-CSF 的重要作用。此外,肺部中新招募的单核细胞数量的增加很可能有助于哮喘患者抗原提呈功能的增强。

骨髓

骨髓可能通过产生效应粒 - 单核细胞和粒 - 单核祖细胞（译者注：原书中为白细胞祖细胞,译者认为该词汇与本段文字所表述的内容之间有一定歧义,故进行修订）在过敏性炎症反应中发挥重要作用。大多数与过敏性炎症反应相关的效应细胞,即嗜碱性粒细胞、嗜酸性粒细胞、中性粒细胞和单核细胞,均在骨髓中产生,并且迁移到过敏性炎症部位。另外,过敏原暴露能够诱导骨髓粒 - 单核祖细胞（译者注：原书中为白细胞祖细胞,译者认为该词汇与本段文字所表述的内容之间有一定歧义,故进行修订。）例如嗜酸性粒细胞祖细胞迁移到组织中过敏性炎症部位,在局部微环境刺激下,它们可分化为成熟的嗜酸性粒细胞。因此,骨髓可能不仅是成熟粒 / 单核细胞的来源,也是它们前体细胞的来源,后者可迁移到过敏性炎症部位继续分化。

神经

神经调节机制可能通过与炎性细胞相互作用或直接对靶器官如平滑肌、黏液腺和血管产生效应而在过敏性炎症中发挥作用。已有研究发现胆碱能神经、肾上腺素能神经、非胆碱非肾上腺素能神经以及神经肽类如 P 物质、降钙素基因相关肽（calcitonin gene-related peptide，CGRP）、血管活性肠肽（vasoactive intestinal polypeptide，VIP）和神经生长因子（nerve growth factor，NGF）可促进过敏性炎症。研究最多的神经通路之一是感觉神经反射通路。过敏性炎症部位局部组织感觉神经的激活会进一步活化胆碱能反射。受到刺激的胆碱能神经可快速诱导平滑肌收缩、黏液分泌和血管舒张。血管舒张会导致过敏性炎症部位如鼻部出现充血症状。在过敏性炎症部位特别是缺少上皮覆盖后的感觉神经可被非特异理化刺激物、缓激肽、组胺、白三烯和前列腺素所激活。另外,炎症介质也可能作用于接头前神经受体以调节神经递质的释放。例如,肥大细胞介质（特别是组胺和 PGD_2）和嗜酸性粒细胞介质可上调胆碱能神经节活性。

细胞因子、趋化因子和黏附分子对过敏反应的调节

细胞因子是什么?

细胞因子是细胞外信号分子,可与细胞表面的细胞因子受体结合以调节免疫应答和炎症反应。迄今为止,科学界已经定义了七十余种细胞因子(如 IL-1~35,生长因子等)。过敏性炎症的发作期,某些细胞因子表达增高(表 1.2)。细胞因子主要作用于邻近细胞(旁分泌效应),也可作用于其自身(自分泌效应),但较少远距离作用于其他器官的细胞(系统效应)。细胞因子能够协调过敏性炎症反应的发生发展和缓解等多个环节。在过敏性炎症中,细胞因子不仅在骨髓中很活跃,还可调节炎症细胞发育和分化(如 IL-5 可诱导嗜酸性粒细胞形成),同时也在过敏性炎症部位表达(例如哮喘患者下气道),在此它们可调节免疫

应答和炎症反应。细胞因子通过复杂的网络可促进或抑制炎症。在炎症反应过程中,细胞因子表达谱、效应细胞上细胞因子受体表达谱,以及它们表达的时间将决定应答主要产生促炎还是抑炎效应。靶细胞上高亲和力细胞因子受体的活化可诱导一系列胞内信号通路级联反应,进而调节特异基因转录并最终参与炎症反应。明确过敏性炎症反应中细胞因子的来源和作用特点是相当大的进步(表 1.2)。整体上讲,这些研究提示细胞因子具有重叠性(例如,不同细胞因子具有相同的效应),不同类型的细胞能产生相同的反应,或者对同一种细胞因子产生反应。因此,在过敏性炎症治疗中,如果不同的细胞因子发挥同样的作用,中和单一细胞因子的治疗方案可能很难成功。然而,风湿性关节炎也与多种细胞因子的表达相关,中和其中一种细胞因子(如 TNF)则取得了明显的治疗效果。因此,在过敏性炎症反应中,进一步了解细胞因子通过何种机制促进炎症的发展,可能会发现干预治疗的关键细胞因子靶点。

表 1.2　过敏性炎症中的细胞因子

细胞因子	细胞来源	作用
IL-1β	单核细胞,巨噬细胞,平滑肌细胞,内皮细胞,上皮细胞	活化 T 细胞和内皮细胞
IL-2	T 细胞,NK 细胞	促进 T 细胞增殖与克隆扩增
IL-3	T 细胞,肥大细胞,嗜酸性粒细胞	刺激肥大细胞与嗜碱性粒细胞发育,促进嗜酸性粒细胞存活
IL-4	Th2 细胞,嗜碱性粒细胞,NK T 细胞,肥大细胞,嗜酸性粒细胞	促进 T 细胞向 Th2 细胞分化,IgE 类别转换,上调内皮细胞 VCAM-1 表达
IL-5	T 细胞,肥大细胞,嗜酸性粒细胞	促进嗜酸性粒细胞生长,分化和存活
IL-6	单核细胞,巨噬细胞,嗜酸性粒细胞,肥大细胞,成纤维细胞	促进 T 细胞分化为 Th17 细胞,促进 B 细胞分化为浆细胞
IL-8	巨噬细胞,T 细胞,肥大细胞,肥大细胞,内皮细胞,成纤维细胞,中性粒细胞	促进中性粒细胞活化和分化,中性粒细胞的趋化因子
IL-9	T 细胞,T9 细胞	增强肥大细胞生长,增加黏液表达
IL-10	T 细胞,B 细胞,巨噬细胞,单核细胞	抑制 T 细胞增殖,下调 Th1 细胞和 Th2 细胞促炎细胞因子表达
IL-12	树突状细胞,单核细胞,巨噬细胞	促进 Th1 细胞分化和 IFN-γ 产生;抑制 Th2 细胞发育和细胞因子表达;抑制 IgE 产生
IL-13	Th2 细胞为主;肥大细胞,嗜碱性粒细胞,嗜酸性粒细胞	促进 IgE 类别转换,增加 VCAM-1 在内皮细胞上的表达,增加气道高反应性
IL-16	CD8⁺T 细胞,肥大细胞,气道上皮细胞	募集 CD4⁺ T 细胞和嗜酸性粒细胞
IL-17	Th17 细胞,CD4⁺ T 细胞,中性粒细胞,嗜碱性粒细胞	诱导中性粒细胞募集和活化
IL-18	巨噬细胞,气道上皮细胞	IL-1 家族成员,活化 B 细胞,诱导 IFN-γ 产生,促进 Th1 细胞分化
IL-21	T 细胞	活化 NK 细胞,促进 B 细胞和 T 细胞增殖
IL-22	Th17 细胞,Th1 细胞,NK 细胞,肥大细胞	激活固有免疫应答

续表

细胞因子	细胞来源	作用
IL-23	树突状细胞	诱导 IFN-γ 产生，影响 Th17 细胞分化
IL-25	Th2 淋巴细胞	刺激非淋巴辅助细胞释放 IL-4，IL-5，IL-13，增加 eotaxin-1 和 RANTES 表达
IL-26	单核细胞和记忆性 T 细胞	诱导 IL-8，IL-10 和 ICAM-1 产生
IL-27	巨噬细胞和树突状细胞	与 IL-12 协同诱导 IFN-γ 产生
IL-31	T 细胞	诱导趋化因子，介导中性粒细胞、单核细胞、T 细胞募集
IL-33	上皮细胞，成纤维细胞，平滑肌细胞，树突状细胞	IL-1 家族成员；增加 Th2 型细胞因子，IgE 和嗜酸性粒细胞产生
GM-CSF	巨噬细胞，嗜酸性粒细胞，中性粒细胞，T 细胞，肥大细胞，气道上皮细胞	促进中性粒细胞和嗜酸性粒细胞发育，延长嗜酸性粒细胞存活期
TNF-α	肥大细胞，巨噬细胞，单核细胞，上皮细胞	上调内皮细胞黏附分子表达；趋化中性粒细胞和单核细胞
TSLP	上皮细胞	活化 DC 促进 Th2 型细胞因子反应
TGF-β₁	巨噬细胞，嗜酸性粒细胞，上皮细胞，Treg 细胞	与气道重塑相关的促纤维化效应；趋化单核细胞，成纤维细胞和肥大细胞；促进免疫耐受
IFN-γ	T 细胞，NK 细胞	抑制 Th2 细胞，抑制 B 细胞 IgE 类别转换，增加内皮细胞和上皮细胞表达 ICAM-1

IL，白介素；GM-CSF，粒细胞 - 巨噬细胞集落刺激因子；ICAM-1，细胞间黏附分子 1；IFN-γ，干扰素 -γ；NK 细胞，自然杀伤细胞；TGF-β₁，转化生长因子 β₁；TNF-α，肿瘤坏死因子 -α；VCAM-1，血管细胞黏附分子 -1；TSLP，胸腺基质淋巴细胞生成素。

细胞因子调节 IgE 合成

细胞因子如 IL-4 在 B 细胞 IgE 类别转换中发挥着重要作用，是过敏性反应必要的组成部分（见 IgE 部分）。

细胞因子调节血管黏附分子的表达

白细胞黏附分子

黏附分子是表达在白细胞表面的糖蛋白，介导白细胞和内皮细胞以及白细胞和细胞外基质间的黏附与相互作用。已有许多科学家针对外周循环中白细胞表达的黏附分子和内皮细胞表达的黏附分子受体的作用进行了研究，从而明确局部组织募集白细胞的方式，以及白细胞亚群选择组织聚集的机制（例如嗜酸性粒细胞在过敏性炎症部位聚集）。为了聚集到哮喘患者气道内，源于骨髓中的循环白细胞必须黏附到支气管微循环血管内皮上，穿越血管壁并迁移至气道腔。细胞黏附分子参与了整个过程的所有阶段。

细胞黏附分子和白细胞黏附到内皮细胞

与白细胞迁移有关的黏附分子根据其结构特点可分为 3 类：选择素、整合素和免疫球蛋白超家族（表 1.3）。体内外对于白细胞黏附到内皮细胞的研究，以及用活体显微镜对微循环的观察，已经明确了外周循环中白细胞募集到组织部位的一系列事件（图 1.24）。在没有炎症的情况下，外周循环中白细胞极少黏附到血管壁，也不持续性高表达黏附分子。然而，当易感个体的黏膜（如鼻黏膜）暴露于过敏原时，会促进肥大细胞和巨噬细胞等释放细胞因子（如 IL-1、IL-4、IL-13 和 TNF-α）以及生物活性介质（如组胺）。这些细胞因子和生物活性介质与内皮细胞相应受体结合，同时上调局部内皮细胞黏附分子的表达。在过敏原暴露的部位，内皮细胞上调表达的黏附分子促使外周循环中的白细胞聚集到此处。外周循环中的白细胞通过短暂的黏附作用与内皮细胞表达的黏附分子相结合，导致白细胞沿着毛细血管后微静脉内皮细胞滚动（图 1.25）。尽管嗜酸性粒细胞和淋巴细胞表面整合素家族成员人迟现抗原 -4（VLA-4）能够发挥黏附功能，但是，主要介导此过程的是内皮细胞表达的黏附分子选择素家族和白细胞表达的糖蛋白配体。随后

表1.3 介导白细胞-内皮细胞黏附的黏附分子

黏附分子家族	黏附分子	其他名称	基因	定位	配体	功能
				黏附分子介导白细胞黏附作用		
选择素	L-选择素	CD62L	1q21-24	所有白细胞	CD34, MAdCAM	滚动
	P-选择素	CD62P	1q21-24	内皮细胞, 血小板	PSGL-1	滚动
	E-选择素	CD62E	1q21-24	内皮细胞	PSGL-1, ESL-1	滚动
整合素	$\alpha_L\beta_2$	CD11a/CD18LFA-1	16(α_1) 21(β_2)	所有白细胞	ICAM-1, ICAM-2, ICAM-3	黏附
	$\alpha_M\beta_2$	CD11b/CD18Mac-1	16(α_M) 21(β_2)	粒细胞, 单核细胞	ICAM-1, C3bi, 纤维蛋白原	黏附
	$\alpha_x\beta_2$	CD11c/CD18p150.95	16(α_x) 21(β_2)	粒细胞, 单核细胞	C3bi, 纤连蛋白	黏附
	$\alpha_4\beta_1$	CD49d/CD29VLA-4	2(α_4) 10(β_1)	淋巴细胞, 单核细胞, 嗜酸性粒细胞, 嗜碱性粒细胞	VCAM-1, 纤连蛋白 CS-1结构域	黏附或滚动
	$\alpha_4\beta_7$	CD49d/β_7	2(α_4) 12(β_7)	淋巴细胞, 嗜酸性粒细胞	MAdCAM-1, VCAM-1, 纤连蛋白 CS-1结构域	黏附
免疫球蛋白	ICAM-1	CD54	19p13.2	内皮细胞, 单核细胞	LFA-1, Mac-1	黏附
	ICAM-2	CD102	17q23-25	内皮细胞	LFA-1	黏附
	VCAM-1	CD106	1p31-32	内皮细胞	VLA-4	黏附或滚动
	PECAM-1	CD31	17q23	内皮细胞, 白细胞, 血小板	PECAM-1(同种抗原), $\alpha_\gamma\beta_3$(异种抗原)	游出
	MAdCAM-1	—	19p13.3	内皮细胞	$\alpha_4\beta_7$ L-选择素	黏附或滚动

ESL, E-选择素配体; ICAM, 细胞间黏附分子; LFA, 淋巴细胞功能相关抗原; MAdCAM, 黏膜地址素细胞黏附分子; PECAM, 血小板/内皮细胞黏附分子; PSGL, P-选择素糖蛋白配体; VCAM, 血管细胞黏附分子; VLA, 迟现抗原。

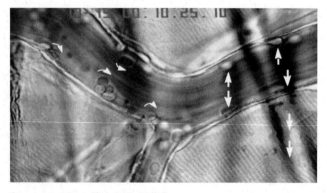

图1.24 毛细血管白细胞的募集
照片显示了在小鼠提睾肌毛细血管后微静脉白细胞募集阶段。照片摄于手术开始后10分钟。(由Sheffield大学Keith Norman博士惠赠)

趋化性介质(例如趋化因子、过敏毒素、甲酰化肽及脂类介质)引起白细胞整合素的活化,导致滚动的白细胞稳定和紧密黏附到内皮细胞,并发生扁平化(减少血流剪切力引起的损伤,增加与内皮接触的表面积)(图1.25)。整合素和免疫球蛋白超家族的黏附分子介导了白细胞黏附这些步骤,并使其紧密黏附于内皮细胞。最终,白细胞穿过内皮细胞间隙(白细胞渗出)向刺激物部位迁移(趋化)。白细胞黏附分子对于白细胞组织黏附的重要性是从免疫缺陷病即白细胞黏附缺陷(leukocyte adhesion deficiency, LAD)得出的,该疾病分为两种型别:白细胞黏附缺陷I(LAD I)为白细胞整合素黏附分子缺陷,LAD II为白细胞唾液酸化的路易斯寡糖(sialyl-Lewis[x])表达缺陷。上述任何一种黏附分子缺陷的患者均存在中性粒细胞黏附缺陷、组织缺乏中性粒细胞、外周血中性粒细胞增多等,由于中性粒细胞不能黏附到内皮细胞并迁移至感染部位并介导宿主抗感染防御反应,因此患者易反复发生感染。

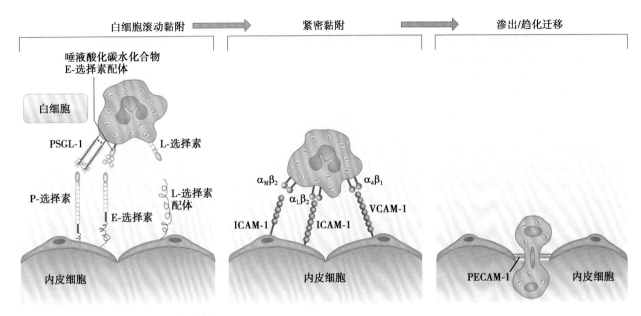

图 1.25　白细胞对血管内皮细胞黏附过程
外周循环中的白细胞通过选择素滚动黏附于内皮细胞,通过 β1 和 β2 整合素紧密黏附于内皮细胞,继而从内皮细胞间隙渗出。ICAM-1,细胞间黏附分子;PECAM-1,血小板 / 内皮细胞黏附分子;PSGL-1,P- 选择素糖蛋白配体 -1;VCAM-1,血管细胞黏附分子 -1。

选择素和白细胞黏附到内皮细胞

选择素家族 3 个成员,即 E- 选择素、L- 选择素和 P-选择素(图 1.26)均可能导致循环中的白细胞募集到过敏性炎症的部位,E- 选择素和 P- 选择素在内皮细胞表面被诱导表达,而循环白细胞可组成性表达 L- 选择素。L- 选择素组成性表达在所有白细胞如嗜酸性粒细胞和嗜碱性粒细胞表面微绒毛上。P- 选择素在内皮细胞的 Weibel-Palade 小体中合成和储存。内皮细胞被炎症介质如组胺刺激后快速诱导预先合成的 P- 选择素在细胞表面表达。P- 选择素也可被一些细胞因子上调转录,这些细胞因子主要在过敏性炎症发作时表达,如 TNF-α 和 IL-4 等。在过敏性炎症的动物模型中,抑制 3 种选择素中的任何一个都可减少嗜酸性粒细胞黏附于内皮细胞和向组织聚集。由于选择素通路对所有循环中白细胞的募集均有作用,以该通路为靶点并不能选择性地减少某个特定白细胞亚群在组织部位的聚集。

选择素配体

所有 3 种选择素均能识别包含唾液酸化路易斯寡糖(saily1-Lewis)的糖蛋白和 / 或糖脂。P- 选择性糖蛋白配体 1(PSGL-1)是最具有特征性的选择素配体,其受体是 P- 选择素。PSGL-1 主要位于所有白细胞的微绒毛上,因此当过敏性炎症部位的内皮细胞被诱导表达 P- 选择素时,PSGL-1 与 P- 选择素的结合就显得尤为重要。少量对哮喘患者的研究表明,泛选择素拮抗剂对过敏原诱导的痰嗜酸性粒细胞增多症仅有微弱的抑制效应。

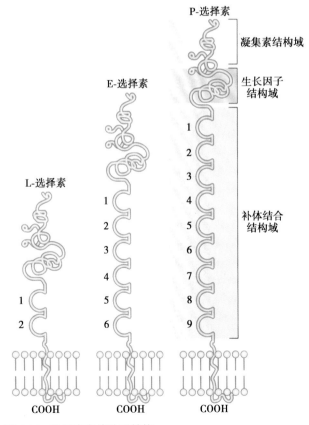

图 1.26　选择素家族分子结构
每一个选择素均包含了一个凝集素配体结合结构域,一个上皮细胞生长因子(EGF)样结构域,以及不同数目的补体结合结构域或者共有重复序列(数目 1-9)。

整合素（β1、β2 和 β7）和白细胞黏附到内皮细胞

整合素是异二聚体蛋白包含非共价结合的 α 和 β 链，其可介导白细胞黏附到内皮细胞和基质蛋白质上（图 1.27）。整合素介导的黏附是一个需要能量的过程，同时也依赖于胞外的二价阳离子。目前已知有 18 种 α 和 8 种 β 整合素链。尽管白细胞表达 13 种不同的整合素，但介导白细胞黏附到内皮细胞最重要的是 β1、β2 和 β7 整合素（图 1.28）。

β1 整合素

β1 整合素 VLA-4（α4β1）主要表达在对过敏性炎症重要的循环白细胞表面，如嗜酸性粒细胞、T 细胞、嗜碱性粒细胞、单核细胞等，但不会高表达在中性粒细胞上。VLA-4 与内皮细胞表达的血管细胞黏附分子（VCAM-1）和细胞外基质受体（纤连蛋白 CS-1区）结合。α4 整合素帮助白细胞与 VCAM-1 紧密黏附，在体内也帮助白细胞在内皮细胞表面滚动。

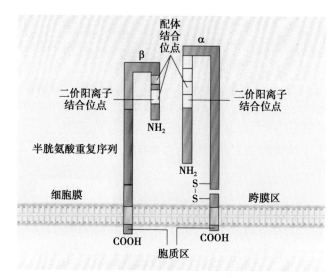

图 1.27 由 α 和 β 亚基组成的整合素异二聚体结构
整合素异二聚体例如：β1 整合素（α4β1 或 VLA-4）、β2 整合素（αLβ2 或 LFA-1）和 β7 整合素（α4β7）等

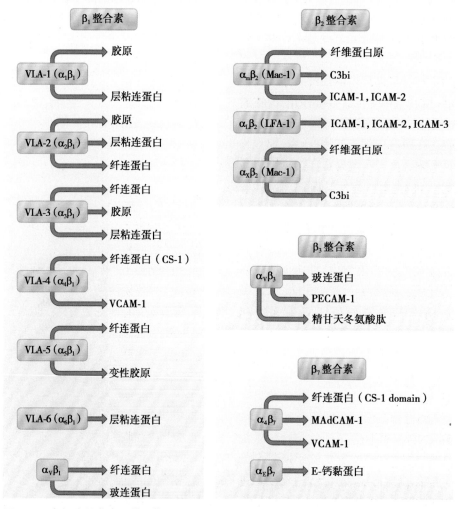

图 1.28 白细胞整合素及其配体
白细胞通过 β1、β2、β3 和 β7 整合素与表达在内皮细胞上的受体（VCAM-1、ICAM-1）以及细胞外基质组分（如层粘连蛋白、胶原、纤连蛋白）结合。ICAM-1，细胞间黏附分子 -1；MAdCAM-1，黏膜地址素细胞黏附分子；PECAM-1，血小板 / 内皮细胞黏附分子；VCAM-1，血管细胞黏附分子 -1。

β2 整合素

β2 整合素亚家族由一个共同的 β2 亚基（CD18）和一个 α 亚基组成，其中 α 亚基可为 CD11a、CD11b、CD11c 或 CD11d 之一，并高表达在循环白细胞上。白细胞 β2 整合素介导白细胞与内皮细胞表达的细胞间黏附素分子 -1（ICAM-1）紧密黏附。因此，白细胞与内皮细胞的紧密黏附可由白细胞 β1 整合素结合到内皮细胞上的 VCAM-1，或者由白细胞 β2 整合素结合到内皮细胞上的 ICAM-1 所介导。淋巴细胞表达的 β2 整合素主要是 CD11a/CD18（LFA-1），而中性粒细胞、嗜酸性粒细胞以及单核细胞表达所有 4 种 β2 整合素。当中性粒细胞暴露于趋化性介质后，由于胞内颗粒贮存物质的动员，β2 整合素 CD11b（Mac-1）的表达可快速增加。相反，CD11a（LFA-1）是组成性表达，这种整合素的构象改变可调节与其受体 ICAM-1 的亲和力。

β7 整合素

β7 整合素如 α4β7 表达在嗜酸性粒细胞和肠道归巢的淋巴细胞亚群上。嗜酸性粒细胞表面 α4β7 可结合内皮细胞表达的 VCAM-1 或 MAdCAM-1。由于 MAdCAM 在肺部中的表达较胃肠道偏低，因此它在表达 α4β7 的细胞向肠道归巢中发挥着重要作用，但在通过 α4β7 介导嗜酸性粒细胞向肺部聚集的作用较弱。

内皮细胞表达的免疫球蛋白超家族黏附分子

内皮细胞表达一些免疫球蛋白超家族黏附分子，如 ICAM-1、VCAM-1、MAdCAM-1 和 PECAM-1 等，它们可与循环白细胞表面整合素相结合（表 1.3）。

ICAM-1

细胞因子如 TNF-α 可诱导内皮细胞表达 ICAM-1，后者可与淋巴细胞表面 β2 整合素结合（表 1.3）。ICAM-1 缺陷小鼠在抗原刺激后表现出淋巴细胞和嗜酸性粒细胞向气道的聚集明显受损。

VCAM-1

VCAM-1 是另一个免疫球蛋白超家族成员，它表达在内皮细胞上，与 β1 整合素 VLA-4 结合。VCAM-1 在内皮细胞上的基础表达很低，但可被细胞因子 IL-4、IL-13 和 TNF-α 等上调。

MAdCAM-1

MAdCAM-1（黏膜地址素细胞黏附分子）在内皮细胞上表达，是白细胞如嗜酸性粒细胞上表达的 β7 整合素 α4β7 的主要配体。

PECAM-1

PECAM-1（血小板 / 内皮细胞黏附分子 -1）组成性表达在内皮细胞和白细胞上。TNF-α 等细胞因子可诱导 PECAM-1 在内皮细胞重新分布，但并不会影响每个细胞表达的总量。这种再分布有利于白细胞特别是中性粒细胞和单核细胞在邻近的内皮细胞间移行。

趋化因子是什么？

趋化因子是一类结构上具有相似性，分子量为 8~10kDa 细胞因子。趋化因子可由多种类型细胞产生，诱导特异性白细胞亚群活化向炎症部位迁移。

趋化因子家族

趋化因子是一类具有趋化能力的细胞因子家族，根据趋化因子多肽链氨基端两个半胱氨酸残基的排列方式，可将其分为 CXC、CC、C 和 CXXXC（CX3C）（C 代表半胱氨酸，X 代表任一氨基酸）4 个亚家族。国际组织现已定义了 50 余种不同的趋化因子。在过敏性炎症发作时，它们中的许多与循环中炎症细胞的募集相关。CC 亚家族趋化因子（表 1.4）可以趋化多种在过敏性炎症中发挥重要作用的细胞，如嗜酸性粒细胞、嗜碱性粒细胞、淋巴细胞、巨噬细胞和树突状细胞等，而 CXC 亚家族趋化因子则主要趋化中性粒细胞和单核细胞。

诱导趋化因子表达的刺激因素

许多刺激趋化因子分泌的因素是引发固有免疫应答的早期信号，如在过敏性炎症部位释放的促炎细胞因子，如 IL-1β 和 TNF-α 等。趋化因子可被这些触发信号快速诱导（1 小时以内），同时在连接固有和适应性免疫应答（募集和活化 T 细胞）中发挥重要作用。黏膜表面多种细胞类型特别是结构细胞如上皮细胞均可产生趋化因子，从而募集单核细胞和淋巴细胞等炎性细胞。

趋化因子功能

从上皮细胞（高浓度）到血管（低浓度）的趋化因子梯度帮助血管外的白细胞向上皮细胞聚集（图 1.29）。趋化因子同时也在循环白细胞向内皮细胞活化依赖的黏附发挥着重要作用。在血管腔内，当白细胞与内皮细胞黏附时，由内皮细胞产生的趋化因子与循环白细胞上的趋化因子受体结合，趋化因子与趋化因子受体的结合可快速诱导循环白细胞上整合素黏附分子

表 1.4 CC 亚家族趋化因子及其受体

CC 趋化因子 （CCL1-28）	相应趋化因子受体 （CCR1-10）	CC 趋化因子 （CCL1-28）	相应趋化因子受体 （CCR1-10）
CCL1（I-309）	CCR 8	CCL15（HCC-2）	CCR 1, 3
CCL2（MCP-1）	CCR 2	CCL16（HCC-4）	CCR 1
CCL3（MIP-1α）	CCR 1, 5	CCL17（TARC）	CCR 4
CCL4（MIP-1β）	CCR 5	CCL18（PARC）	未知
CCL5（RANTES）	CCR 1, 3, 5	CCL19（ELC）	CCR 7
CCL6（C-10）	CCR 1	CCL20（LARC）	CCR 6
CCL7（MCP-3）	CCR 2, 3	CCL21（SLC）	CCR 7
CCL8（MCP-2）	CCR 1, 2, 3, 5	CCL22（MDC）	CCR 4
CCL9（MIP-1α）	CCR 1	CCL23（MRIF 1）	CCR 1
CCL10（未知）	未知	CCL24（eotaxin-2）	CCR 3
CCL11（eotaxin-1）	CCR 3	CCL25（TECK）	CCR 9
CCL12（未知）	CCR 2	CCL26（eotaxin-3）	CCR 3
CCL13（MCP-4）	CCR 2, 3, 5	CCL27（CTAK）	CCR 10
CCL14（HCC-1）	CCR 1	CCL28（MEC）	CCR 10

　　CCL，CC 趋化因子配体；CCR，CC 趋化因子受体；eotaxin，嗜酸性粒细胞趋化因子；MCP，单核细胞趋化蛋白；MIP，巨噬细胞炎性蛋白；HCC，血液滤过来源 CC 趋化因子；RANTES，调节激活正常 T 细胞表达和分泌因子。

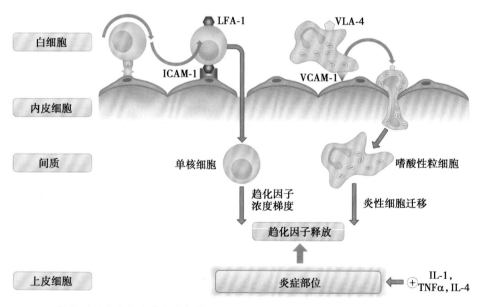

图 1.29 趋化因子在白细胞募集中的作用

循环白细胞（如嗜酸性粒细胞）黏附到内皮细胞表面黏附分子，从内皮细胞间隙渗出，沿着趋化因子浓度梯度向炎症部位迁移。趋化因子上调白细胞整合素亲和力（如 VLA-4 或 LFA-1），促进白细胞紧密黏附于血管内皮上表达的受体分子（如 VCAM-1 或 ICAM-1）。另外，趋化因子在促进白细胞向炎症组织趋化中发挥重要作用。

受体亲和力的改变。这种整合素亲和力从低到高的改变,导致白细胞与内皮细胞紧密黏附,以及随后白细胞的渗出。一旦白细胞经过内皮细胞间隙渗出到细胞外间质,趋化因子浓度梯度就能促使白细胞定向迁移到炎症部位。

CC 趋化因子和过敏性炎症

由于 CC 趋化因子在过敏性炎症部位表达水平增高,同时可吸引在炎症持续进展中发挥作用的细胞(如嗜酸性粒细胞、嗜碱性粒细胞、单核细胞和淋巴细胞),因此,它们可能是调节过敏性炎症反应的作用靶点。对哮喘患者的研究发现气道上皮细胞可表达 CC 趋化因子,过敏原刺激则进一步上调气道内趋化因子的表达。过敏原诱导的晚期相反应中表达的趋化因子水平与相应被趋化的白细胞亚群具有相关性。炎症反应中的上皮细胞、巨噬细胞以及嗜酸性粒细胞和位于上皮下的淋巴细胞均是趋化因子的产生来源。在过敏性炎症中起到重要作用的 CC 趋化因子包括可吸引 Th2 细胞的 TARC(CCL17)和 MDC(CCL22),可吸引嗜酸性粒细胞的 eotaxin-1(CCL11)、eotaxin-2(CCL24)和 eotaxin-3(CCL 26),吸引单核细胞的 MCP-1(CCL12)。

趋化因子受体

趋化因子受体属于 7 次跨膜 G 蛋白偶联受体超家族,包含 10 种人类 CC 趋化因子受体(CCR1~10),7 种 CXCR 受体(CXCR1~7)。

CCR 趋化因子受体家族

CCR 趋化因子受体表达在参与过敏性炎症应答的细胞上,包括嗜酸性粒细胞、嗜碱性粒细胞、淋巴细胞、巨噬细胞和 DC,而 CXCR 主要表达在中性粒细胞和淋巴细胞上。由特异性趋化因子激活的细胞表面趋化因子受体导致一系列的胞内信号通路分子的级联活化,包括 Ras 和 Rho 家族鸟苷三磷酸结合蛋白等,最终导致对于细胞运动必需的伪足和板状伪足等细胞表面突起的形成。一些趋化因子受体仅表达在某些特定细胞类型上,但是某些趋化因子受体表达得更为广泛。另外,一些趋化因子受体可组成性表达而有些仅能在细胞活化后表达。一个白细胞往往可表达多种趋化因子受体,但是不同的趋化因子可以与同一个受体结合。循环中的细胞表达趋化因子受体对过敏性炎症很重要,如嗜酸性粒细胞和嗜碱性粒细胞可表达 CCR3,T 细胞可表达 CCR4 和 CCR8,树突状细胞可表达 CCR6。

CXCR 趋化因子受体家族

中性粒细胞表达 CXCR1 和 CXCR2 受体,它们可与 IL-8 结合,介导中性粒细胞的募集。嗜酸性粒细胞、嗜碱性粒细胞和单核细胞除了表达 CC 趋化因子受体外,还表达 CXC 趋化因子受体家族成员 CXCR4,该受体也可表达在中性粒细胞上。CXCR4 的配体是 CXC 趋化因子 SDF-1(基质细胞衍生因子 -1)。

T 细胞亚群和趋化因子受体

尽管某些趋化因子受体与特定的 T 细胞亚群相关,但体内趋化因子受体的表达是复杂和重叠的。T 细胞亚群表达的趋化因子受体如:Th2 细胞表达的 CCR4 和 CCR8,Th1 细胞表达的 CCR5、CXCR3 和 CXCR6(图 1.30)。

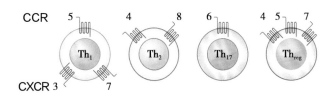

图 1.30 趋化因子受体和 T 细胞亚群
T 细胞趋化因子受体表达模式允许其在炎症时定向趋化。图中所示一个给定 T 细胞亚群表达的 CCR 和 CXCR 趋化因子受体表达模式既不能定义该亚群,也不一定是该亚群必需的特征性标志。Th,辅助性 T 细胞。

CCR3 拮抗剂和过敏性炎症

CC 趋化因子受体 CCR3 表达在多种白细胞上,如嗜酸性粒细胞、嗜碱性粒细胞以及活化的 Th2 细胞。由于一些 CC 趋化因子(eotaxin-1、eotaxin-2、eotaxin -3、RANTES、MIP-1、MCP-2、MCP-3、MCP-4)活化共同的 CCR3 受体,因此,人们对以一种受体(如 CCR3)为靶标的趋化因子受体拮抗剂抱有很大兴趣,以期抑制多种 CC 趋化因子对嗜酸性粒细胞和其他炎症细胞的作用。一些小分子 CCR3 抑制剂在过敏性炎症动物模型中可以有效抑制嗜酸性粒细胞的募集,目前,这些药物正在开展临床试验。

脂类趋化性介质

除了趋化因子,脂类趋化性介质在白细胞定向趋化至过敏性炎症的部位也发挥着重要作用。例如白三烯 B_4(leukotriene B_4, LTB_4)可以吸引中性粒细胞,血小板活化因子(platelet-activating factor, PAF)可吸引多种白细胞类型,PGD_2 可募集表达 CRTH2 受体的 T 细胞。

过敏性炎症的缓解和重塑

大多数过敏性炎症急性发作后,相应组织部位并不会发生明显的结构改变。但是,在少数个体中,会出现组织重塑,哮喘患者的肺组织就是最好的研究对象。

凋亡是一种缓解炎症的机制

凋亡和坏死是细胞死亡出现的两种机制。凋亡,又称程序性细胞死亡,是缓解过敏或者其他形式炎症反应的一种机制。凋亡细胞被邻近的吞噬细胞清除,但它们潜在的有害细胞成分并不会丢失。相反地,坏死是急性细胞损伤导致细胞死亡的病理形式。坏死通常与细胞内介质和酶类物质的丢失有关,它们进入细胞外环境后可潜在地诱导炎症反应的发生。从生物化学角度讲,凋亡是以细胞受控的自我消化为特征的,是细胞内蛋白酶 - 半胱氨酸蛋白酶(Caspases)的调节凋亡的重要分子。半胱氨酸蛋白酶在特定的天冬氨酸残基处被切割处理形成有活性的异二聚体酶,与补体活化或血液凝固等蛋白水解级联放大过程相似,胱天蛋白酶也在一个级联活化系统中工作。半胱氨酸蛋白酶介导的蛋白水解导致细胞骨架断裂,细胞皱缩,质膜起泡以及核固缩。自噬是近年被定义的细胞死亡的第三种方式,饥饿细胞或缺乏生长因子的细胞,通过消化它们自己的细胞器或者大分子来产生能量和大分子物质。

嗜酸性粒细胞可作为研究细胞表面受体的模型,如果受体被活化能够增强嗜酸性粒细胞的存活(如 IL-5、GM-CSF、IL-3R)以及受体被刺激能否诱导嗜酸性粒细胞凋亡(Siglec-8,Fas)。因此,过敏性炎症部位表达的配体谱可能会诱导嗜酸性粒细胞发生凋亡。有趣的是,将 IL-5 置于嗜酸性粒细胞进行细胞培养并不能够阻止它们由 Siglec-8 受体活化所诱导的凋亡。

重塑是慢性过敏性炎症的结果

大多数个体在过敏性炎症完全缓解后并没有明显的结构改变,与此相反,在哮喘受试者中可能更容易出现组织结构改变,即"气道重塑"。这些结构改变包括上皮下纤维化,平滑肌细胞增生 / 肥大,血管形成,黏液化生以及增加胞外基质沉积。过敏原暴露可诱导哮喘患者产生 TGF-β1,后者是一种促进重塑的细胞因子,也可增加细胞外基质的表达。抗 IL-5 抗体可以减少气道嗜酸性粒细胞表达 TGF-β1,降低气道细胞外基质蛋白沉积的水平。但是,在过敏性哮喘患者中,过敏性炎症的其他因素,如病毒感染、香烟烟雾、污染物和遗传背景等都有可能影响气道重塑的进展。

成纤维细胞

过敏性炎症反应中产生的许多细胞因子和介质可刺激成纤维细胞增殖。公认的成纤维细胞丝裂原主要包括源于肥大细胞的组胺、肝素、类胰蛋白酶,以及源于嗜酸性粒细胞的 MBP 和嗜酸性粒细胞阳离子蛋白(eosinophil cationic protein,ECP)。慢性过敏性炎症中释放的细胞因子 TGF-β、血小板衍生生长因子(platelet-derived growth factor,PDGF)、b- 成纤维细胞生长因子(b-fibroblast growth factor,b-FGF)、胰岛素样生长因子 1(insulin-like growth factor 1,IGF-1)、IL-1 和内皮素等能够促进成纤维细胞增殖、分化和活化。

TGF-β 可增加多种细胞外基质的产生,降低基质降解酶类的合成而增加蛋白酶抑制剂的合成。因此 TGF-β 促进细胞外基质沉积同时抑制了其降解,同时促进广泛的上皮细胞外基质沉积,该效应可能与慢性过敏性炎症相关。

慢性过敏性炎症可能导致Ⅳ型和Ⅶ型网状胶原下方的网状板层Ⅲ型和Ⅴ型"修复"胶原沉积,这些胶原主要构成基底膜。基膜下区域的改变也包含细胞外基质成分如纤连蛋白,肌腱蛋白和核纤层蛋白等的沉积增加。一些哮喘患者基底膜下肌成纤维细胞数量的增加,成为过敏原刺激后细胞外基质产物的主要来源。

细胞外基质

细胞外基质蛋白

由成纤维细胞产生的细胞外基质由多种蛋白质和复杂的碳水化合物组成。肺组织干重约 1/3 是以Ⅰ、Ⅲ、Ⅴ型为主的胶原,而Ⅳ型和Ⅶ型胶原是基底膜的主要成分。弹性蛋白构成了肺组织干重另外 1/3 干重,剩下的部分由糖蛋白如纤连蛋白、肌腱蛋白、核纤层蛋白、硫酸乙酰肝素蛋白聚糖、透明质酸以及其他一些基质组分。一些过敏性炎症反应产物特别是降解类的基质蛋白酶（proteinase，MMP）可以改变基质组分的构成。因此，过敏性炎症反应可能打破了基质降解和合成的动态平衡。

细胞外基质金属蛋白酶

MMP 在细胞外基质的重塑中扮演着重要角色，因此在气道重塑和气道高反应中发挥重要作用。MMP 是锌-依赖的肽链内切酶，可在多种白细胞上表达，针对胞外基质的许多组分具有特异的和选择性活性，并将它们降解为小片段。MMP-9、MMP-2 和 ADAM-33 是在过敏性疾病中研究最广泛的几种蛋白酶，因为它们在过敏性炎症表达水平都较高，其中 ADAM-33 是哮喘的易感基因。所有的 MMP 均可被相应的组织金属蛋白激酶抑制剂（tissue inhibitors of metalloprotease，TIMP）抑制。例如，TIMP-1 可与 MMP-9 酶原和活化的 MMP-9 结合，抑制 MMP-9 的功能。

过敏性炎症反应的体内研究

早期相反应和晚期相反应

致敏个体因过敏原暴露后发生的免疫应答和炎症反应可在鼻部、肺部或皮肤中进行检测。过敏原暴露后的个体反应以速发相反应或早期反应（early phase response，EPR）为特征，继而大约有 50% 成人和 70% 儿童会发生迟发相反应或晚期反应（late phase response，LPR）（图 1.32）。过敏原刺激致敏个体后，肥大细胞释放生物活性介质可引发 EPR。尽管组织中的介质谱基本上都是一样的，但由于靶组织解剖学上的差异，症状也有所不同（例如下呼吸道支气管收缩，鼻部分泌液增多和充血，以及皮肤风团和潮红反应）。EPR 在抗原暴露后 10 分钟即可发生，30 分钟达到高峰，1~2 小时内缓解。在过敏原未被进一步吸入的情况下，LPR 可能也会出现，6~12 小时达到高峰，24 小时内缓解。EPR 源于 IgE 介导的肥大细胞的活化，其可释放预先合成的生物活性介质包括组胺，以及新合成的脂类介质包括白三烯如 LTC$_4$、LTD$_4$ 和 LTE$_4$，前列腺素类（PG）如 PGD$_2$、PGF$_{2\alpha}$，以及血栓素 A$_2$（TXA$_2$）。

LPR 的特征是炎症细胞的聚集，特别是嗜酸性粒细胞、CD4$^+$ Th2 细胞、单核细胞和嗜碱性粒细胞。这

些从外周循环中募集的炎症细胞释放了细胞因子和促炎症介质。在 LPR 期间释放的细胞因子谱以 Th2 型细胞因子为特征（IL-4，IL-5，IL-9，IL-13），而并非 Th1 型细胞因子（IFN-γ，IL-12）。类固醇皮质激素对 LPR 有抑制作用，同时也可减少表达 IL-4 和 IL-5 细胞的数量以及嗜酸性粒细胞的数量。

肺部的中早期相反应和晚期相反应

致敏个体吸入过敏原后导致 EPR，在 5~10 分钟内发生气道收缩，30 分钟内达到高峰，通常 1~3 小时缓解。EPR 的主要临床特征是呼吸困难，胸部紧缩感，哮鸣以及咳嗽。其中一部分患者在 3~4 小时后出现晚期相反应，6~12 小时后达到高峰（图 1.31）。支气管收缩的发生机制较为复杂，是以下几个方面的综合结果：气道平滑肌收缩，血管通透性增加导致水肿，气道黏液分泌增加。组胺、PGD$_2$（前列腺素 D2）和 CysLTs 均具有收缩人气道平滑肌的能力。除了引起气道收缩，组胺和 CysLTs 还可增加血管通透性并刺激黏液分泌。肺部中的 LPR 与嗜酸性粒细胞的募集显著相关。抗 IgE 抗体可抑制肺部中的 EPR 和 LPR 反应。有趣的是，抗 IL-5 治疗对过敏原暴露后引起的 LPR 反应并没有明显的抑制效果。

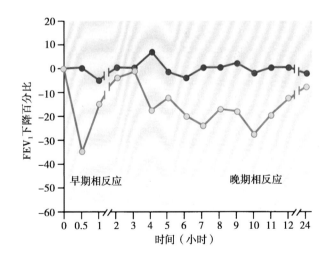

图 1.31　哮喘中的早期相和晚期相反应
吸入过敏原屋尘螨（绿线）和稀释剂对照（红线）后的哮喘反应，提示过敏原可诱导早期相和晚期相过敏反应。FEV$_1$，第 1 秒内用力呼气容量。

鼻部的早期相反应和晚期相反应

在鼻部，致敏个体局部暴露过敏原后导致速发型鼻部症状，包括瘙痒，喷嚏，充血以及水样鼻涕。早期相反应通常在 1~3 小时内消退。与下气道早、晚两

相过敏反应相比,鼻部的晚期相反应并不常见,尽管大量过敏原刺激后炎症和相应症状可能会持续超过3个小时。而且,鼻部过敏原暴露后的激发效应,是在初始刺激之后,鼻黏膜对组胺或过敏原的再次暴露显示出更高的反应性。鼻涕是由于局部血管舒张以及黏液腺受到刺激并产生,且是由组胺介导的,因此也解释了治疗中采用抗组胺药可有效缓解这些症状的原因。由于大多数早期上呼吸道气流受限可被 α- 肾上腺素能受体血管收缩药物逆转,因此提示静脉窦急性充盈而非组织水肿导致了鼻塞。鼻充血的症状并不能被抗组胺药很好地抑制,提示除了组胺还有其他介质可能在其中发挥着更主要的作用。

皮肤的早期相反应和晚期相反应

皮内注射过敏原可引起典型的"三重反应",其特征是在注射过敏原部位皮肤立即变红(组胺介导的小动脉舒张),5~10 分钟后出现局部水肿或者风团(组胺介导通透性增加)(图 1.32),以及第三个是围绕着风团的红斑或潮红区。这是由于刺激传入无髓神经

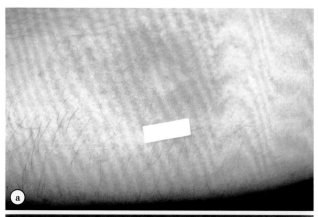

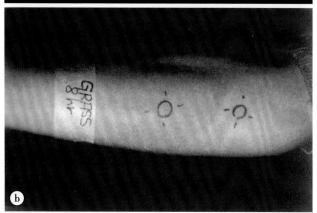

图 1.32 过敏原的皮肤反应

ⓐ 致敏个体皮内注射过敏原 10 分钟后即可引起风团和红斑反应。

ⓑ 致敏个体皮内注射过敏原 8 小时后可出现晚期皮肤反应。

上组胺受体引起神经肽释放,从而产生了血管舒张和皮肤红斑效应。组胺诱导的神经刺激通常也可导致瘙痒。潮红区的大小也是由剂量大小决定的,一般其直径可能有几厘米长。风团和潮红通常可在 30 分钟内缓解。然而,高达 50% 受试者在皮内注射大剂量过敏原后,速发相反应可发展为以硬化红斑性炎症反应为特征的晚期相反应。后者在 6~8 小时后达到高峰,通常持续约 24 小时。在过敏性鼻炎患者中,皮内过敏原暴露后晚期相反应的减轻与皮下过敏原免疫治疗的临床反应密切相关。

肥大细胞依赖性早期相反应

研究发现,早期相反应部位可检测到肥大细胞释放的生物活性介质(如组胺、PGD_2、类胰蛋白酶),肥大细胞靶向治疗方法如抗 IgE 和色甘酸钠可阻断早期相反应,以上证据有力说明了肥大细胞在早期相反应中的重要性。在治疗剂量下,抗组胺药可抑制大约 75% 由皮内过敏原引起的皮肤风团和红斑反应,亦提示组胺在这种肥大细胞介导的早期相反应中的重要性。

白三烯与早期相反应和晚期相反应

用特异性 CysLT1 受体拮抗剂和 CysLT 生物合成抑制剂对患者进行预先给药,可显著降低过敏原诱导的早期哮喘反应,也可部分缓解晚期哮喘反应,这为 CysLTs 在过敏性反应发生发展中的作用提供了依据。目前尚未有证据表明抗白三烯治疗对 EPR 有完全的保护作用。

前列腺素

过敏性炎症急性发作期会产生一些前列腺素,包括刺激性前列腺素如 PGD_2 和 $PGF_{2\alpha}$ 等(均为有效的支气管收缩剂)以及抑制性前列腺素如 PGE_2 等(可减轻过敏原诱导的支气管收缩反应同时减少气道神经乙酰胆碱的释放)。PGD_2 是肥大细胞活化后产生的环氧合酶产物。PGD_2 可与两种不同的受体结合:DP1(经典 PGD_2 受体)和 DP2(CRTH2,表达在 Th2 细胞上的趋化因子受体)。基于 PGD_2 的双重作用,人们在重新关注阻断这两种 PGD_2 受体是否会影响过敏性疾病的临床结局。

早期和晚期相反应的研究方法

在患有轻度/无症状过敏性鼻炎或者哮喘的受试者中可进行过敏原激发实验,受试者的鼻腔和下气道对过敏原敏感,因此可了解过敏原暴露后鼻部或下气道上调的分子和细胞通路。此外,过敏原激发前采用治疗干预可以帮助判断干预措施能否减轻 EPR 和/或 LPR 及其对炎症(细胞、鼻腔灌洗液、痰液和支气管肺泡灌洗液中的介质),症状和生理学终点(鼻腔压力测量,FEV$_1$,乙酰甲胆碱气道高反应)等效应。

小结

IgE 和肥大细胞是过敏性炎症反应的核心要素。此外,Th2 型细胞因子和嗜酸性粒细胞炎症是慢性过敏性炎症的典型特征。在过敏性炎症中,细胞因子、趋化因子及黏附分子在调节免疫和炎症反应中发挥着重要的作用。对过敏性疾病复杂分子机制的进一步研究可能有助于发现潜在的治疗靶点和制定干预策略。抗 IgE 抗体、白三烯受体拮抗剂(译者注:原书中为白三烯拮抗剂,表述与临床用药有偏差,故进行修订)和抗 IL-5 抗体均是临床治疗的方法,它们以特定的过敏性炎症反应通路为靶标,同时为研究这些通路在过敏性炎症发生机制提供了进一步的证据。对细胞因子拮抗剂、趋化因子抑制剂、黏附分子拮抗剂、干扰过敏性炎症重要的细胞内信号通路或基因转录的小分子化合物进行临床试验,将使我们进一步了解这些分子在过敏性炎症中功能。在临床实践中选择使用这些拮抗剂,是由于它们在抑制过敏性炎症方面的相对效能(如治疗效果),以及它们并不会显著损害宿主对感染的防御或者免疫监视作用(如副作用)。

重要信息汇总

✧ 功能良好的免疫系统由固有和适应性免疫应答组成。
✧ Th2 细胞分泌的 IL-4 是介导 IgE 类别转换的关键细胞因子,IL-5 是嗜酸性粒细胞生长因子,它们均与过敏性炎症反应密切相关。
✧ IgE 与肥大细胞和嗜碱性粒细胞表面高亲和力 IgE 受体结合是介导过敏性炎症反应的核心环节。

✧ 嗜酸性粒细胞是骨髓来源的白细胞,其可迁移到过敏性炎症组织部位(例如鼻部、肺组织、皮肤)。
✧ 在过敏性炎症急性发作期间细胞因子、趋化因子和黏附分子在调节免疫应答和炎症反应中发挥着关键作用。
✧ 抗 IgE 抗体,白三烯受体拮抗剂(译者注:原书中为白三烯拮抗剂,表述与临床用药有偏差,故进行修订)以及抗 IL-5 抗体均是以过敏性炎症相关的特异通路为靶向治疗的实例。

致谢

作者感谢 Natalija Novak,Thomas Bieber,Patrick G Holt(第 3 版第 19 章),Catherine M Hawrylovvicz,Donald W,MacGlashan,Hirohisa Saito,Hans-Uwe Simon,Andrew J Wardlaw(第 3 版 第 21 章),Burton Zweiman,Paul M O'Byrne,Carl GA Persson,Martin K Church(第 3 版第 22 章)在第 3 版上述章节中所撰写的与本章内容有关的要素。本章在第 4 版中已作了大幅度修改。

扩展阅读

Bochner BS, Gleich GJ. What targeting eosinophils has taught us about their role in diseases. J Allergy Clin Immunol 2010; 126:16–25.

Finkelman FD, Hogan SP, Hershey GKK, et al. Importance of cytokines in murine allergic airway disease and human asthma. J Immunol 2010; 184:1663–1674.

Geissmann F, Manz MG, Jung S, et al. Development of monocytes, macrophages, and dendritic cells. Science 2010: 327:656–661.

Gould HJ, Sutton BJ. IgE in allergy and asthma today. Nat Rev Immunol 2008; 8:205–217.

Hotchkiss RS, Strasser A, McDunn JE, et al. Mechanisms of disease: cell death. N Engl J Med 2009; 361:1570–1583.

Jolly CJ, Cook AJ, Manis JP. Fixing DNA breaks during class switch recombination. J Exp Med 2008; 205:509–513.

Kelly M, Hwang JM, Kubes P. Modulating leukocyte recruitment in inflammation. J Allergy Clin Immunol 2007; 120:3–10.

Lambrecht BN, Hammad H. Biology of lung dendritic cells at the origin of asthma. Immunity 2009; 31:412–424.

Lloyd CM, Hawrylowicz CM. Regulatory T cells in asthma. Immunity 2009; 31:438–449.

Medoff BD, Thomase SY, Luster AD. T cell trafficking in allergic asthma: the ins and outs. Annu Rev Immunol

2008; 26:205–232.

Ochs HD, Oukka M, Torgerson TR. T_H17 cells and regulatory T cells in primary immunodeficiency diseases. J Allergy Clin Immunol 2009; 123:977–983.

Paul WE, Zhu J. How are T_H2-type immune responses initiated and amplified? Nat Rev Immunol 2010; 10:225–235.

Saenz SA, Taylor BC, Artis D. Welcome to the neighborhood: epithelial cell-derived cytokines license innate and adaptive immune responses at mucosal sites. Immunol Rev 2008; 226:172–190.

Stone KD, Prussin C, Metcalfe DD. IgE, mast cells, basophils, and eosinophils. J Allergy Clin Immunol 2010; 125:S73-S80.

Turvey SE, Broide DH. Innate immunity. J Allergy Clin Immunol 2010; 125: S24-S32.

第二章　过敏和哮喘的遗传背景

John W. Holloway 和 Stephen T. Holgate

内容释义

过敏性疾病的家族聚集现象提示易感基因在过敏性疾病中发挥重要作用。多个基因与环境因素相互作用产生了不同的过敏表型。

概述

在 20 世纪,生物医学科学领域的焦点之一是关于"先天遗传与后天影响"的争论。对于大多数表型和疾病,这两个因素都起着重要作用,正是这些因素的相互作用决定了个体对疾病的易感性。在 21 世纪之初,我们对肥胖、糖尿病、心脏病、肿瘤和神经精神病等常见疾病遗传背景的理解有了革命性的进展。这些疾病被称为"多基因遗传疾病",因为它们受多种遗传基因和环境因素的相互作用(见附录 2.1 中关于遗传学中常见术语的定义)。

如同其他常见疾病,遗传在过敏性疾病易感性中的作用早已被认识到,过敏性疾病和过敏的临床表现(如哮喘和特应性皮炎)是由于个体的基因组成与其环境之间的相互作用而引起的。近年来,特定遗传因素对个体易感性、疾病进展以及过敏性疾病严重性的作用陆续被发现,这使得人们对过敏性疾病病理生理有了新的更深入的了解。此外,基因与环境相互作用研究使人们更加认识到环境诱发因素对过敏性疾病的触发、恶化和持续存在的重要作用。基因变异在决定疾病易感性中的时效作用研究凸显了子宫内发育阶段和生命早期对决定过敏性疾病易感性的重要性。未来过敏性疾病的遗传发现可能会对疾病的内在表型、预后、治疗反应的预测,以及分子途径有进一步的理解,以便针对这些情况开发更具针对性的疗法。

过敏性疾病的遗传性

遗传性是可归因于遗传基因因素的特定变异序列。一种疾病在家族中聚集,这值得进一步进行分子基因研究,因为这一现象可能有很多原因,包括日常环境、认知偏倚和存在真正的遗传倾向。有很多方法可以确定基因是否决定一种疾病或疾病表型,包括家族研究、隔离研究、双胞胎和领养研究、遗传可能性研究,以及基于人口学的先证者亲属的相对危险度研究。

双胞胎研究是比较具有特殊特征的同卵双胞胎的一致率和具有相同特质的异卵双胞胎的一致率。同卵双胞胎具有相同的核 DNA,而异卵双胞胎具有 50% 相同的基因,因此,具有遗传倾向的疾病在同卵双胞胎中会有更高的一致性。在领养研究中,如果一种疾病有遗传基础,疾病在先证者生理亲属中的发病率会比他们领养家庭中的发病率高。

家族研究包括比较患者的亲属患病率和非患者的亲属患病率。基因影响强度可以用 λ_R 表示，λ_R 表示患病者亲属（包括兄弟姐妹、父母、子女）的患病率和人群患病率之比。基因效应越强，λ 的值越大。例如，对于一种隐性单基因孟德尔遗传疾病如囊性纤维化，λ 值约为 500；对于一种显性遗传病如亨廷顿舞蹈症，λ 值约为 5 000。对于多基因遗传，λ 值要低得多，例如多发性硬化症 λ 值为 20~30，胰岛素依赖的糖尿病 λ 值为 15，阿尔茨海默病 λ 值为 4~5。λ 值既与基因效应强度有关，也与疾病的人群患病率有关。因此不能仅凭借 λ 值大小来比较基因对疾病的影响强度。一种基因效应较强的常见病的 λ 值小于一种基因效应较弱的罕见病。

在 1860 年，Henry Hyde Salter 在他的文章 *On asthma its pathology and treatment* 中写道："哮喘是遗传性的吗？毫无疑问答案是肯定的。"随后，许多研究结果证明，哮喘和其他过敏性疾病的易感性具有遗传因素。

目前多项研究结果表明，特应性和特应性疾病如哮喘、鼻炎和湿疹等都有很强的基因成分。家族研究已经证明特应性体质和特应性相关表型在特应性患者亲属中的患病率高于普通人群。特定基因疾病研究表明，哮喘、过敏性鼻炎、湿疹在父母和孩子间有很强的联系，这提示过敏个体的终末器官敏感性和过敏性疾病的类型是由特定的基因因素决定的，和那些决定特应性本身易感性的基因因素不同。

许多双胞胎研究显示，同卵双胞胎中特应性一致率明显高于异卵双胞胎，这为特应性的遗传成分提供了有力的证据。特应性哮喘也被广泛研究，双胞胎研究和家族研究均表明这一表型有很强的遗传成分，虽然特应性和过敏性疾病易感性的基因影响强度变化较大，从 40% 到 80% 以上不等。很显然，与其他常见疾病如类风湿性关节炎（λ_{Sib} 8）、1 型糖尿病（λ_{Sib} 14）和克罗恩病（λ_{Sib} 30）相比，基因对过敏疾病如哮喘（λ_{Sib} 2~3）的患病风险的影响更弱。研究证实，许多过敏性疾病相关表型基因因素不仅影响疾病易感性本身，还会影响疾病的方方面面。例如，对于哮喘来说，遗传可能性研究表明基因因素影响很多方面，从特应性易感性与总 IgE 和特定 IgE 水平的调节，到血嗜酸性粒细胞水平，哮喘本身易感性，支气管高反应性程度，哮喘症状的严重程度，甚至哮喘死亡风险。基因因素在决定哮喘缓解中也具有主要作用，具有特应性和哮喘家族史的哮喘患者疾病缓解率更低。

一旦一种家族聚集发病的疾病被证实有可能的

基因发病因素，其遗传模型可通过观察疾病或某种特质在家族中的分布来确定。例如，是否有一个主要基因影响该疾病？是显性遗传还是隐性遗传？过敏性疾病表型的隔离分析没能找到任何一致明确的遗传模型。这表明，虽然一些单基因罕见病也有过敏的表现，但是与 Netherton 综合征、寻常型鱼鳞病和高 IgE 综合征等单基因遗传罕见病不同的是，过敏性常见疾病由多种基因以及多种基因之间的相互作用决定（图 2.1）。

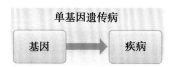

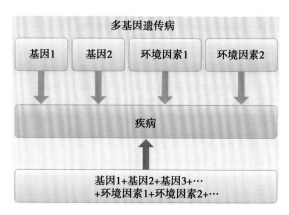

图 2.1 单基因遗传病和多基因遗传病的对比
单基因遗传病如由单基因突变引起的囊性纤维化。多基因遗传病由多基因的多种风险变异的叠加效应和环境因素共同影响。

过敏性疾病相关基因

在人类基因组中，每 200~500 个碱基对发生 1 次 DNA 序列的突变。这意味着，每一个人中都可以检测到基因突变。人群中超过 1% 的突变被称为"多态性"，低于 1% 的称为"罕见等位基因"。个体间 DNA 序列的多态性有多种形式，包括单碱基对的替换、插入或单核苷酸的缺失（通常被称为"单核苷酸多态性"或 SNPs）和更长的 DNA 链的重复、插入或缺失（通常被称作"拷贝数变异"或者 CNVs）。基因组中任何位置的不同核苷酸序列均被称作"等位基因"。人类具有差异的多态性，包括我们对环境刺激的反应。基因流行病学已经为衡量基因多态性对临床表型的效应强度提供了统计学方法。

目前已经有很多方法来证实过敏性疾病易感性的遗传因素。这种方法取决于很多变量，包括被分析的表型、可被分析的人群（病例对照队列或家族队列）

和可用的基因方法。

总体来说,基因分析有两种方法:连锁分析和关联分析。连锁分析包括提出一个模型来解释家系中观察到的表型和基因的遗传模式。当两个基因非常接近时,它们被称作互相连锁。在这样基因座上的等位基因有一种倾向,在每个配子中一起传递。孟德尔第二定律所定义的任何独立分类的干扰都提供了一个重要的线索,即两个基因是连锁的。如果其中一个基因的染色体位置是已知的,那么另一个基因可以映射到相同的区域。如果易感疾病的遗传变异和遗传标记位点位于不同的染色体上,则会产生独立的分类,那么疾病遗传变异和遗传标记位点在后代中一起发现的概率和分别发现的概率是相同的。如果疾病和标记位点在同一条染色体上相距很近,就不会发生独立分类,那么疾病和标记将在每一个后代中一起出现,除非他们通过减数分裂中的交叉而分离。随着疾病位点和标记位点的距离的增加,在它们间隔序列重组的机会和重组的比例均会增加。如果疾病和标记位点在同一条染色体上相隔很远,位点的交叉的可能性很大,疾病和标记位点将分别出现在每一个重组体上,但在非重组体上同时出现。

基因组区域与表型的连锁证据通常依据这两个假设(连锁或者非连锁)的概率之比,似然比(likelihood ratio, LR),或者通过计算 lod 值(Z)使结果更相当,Z=log10(LR)。无论是参数方式(包括基因模型的先验概率)还是更常见的多基因遗传的非参数连锁方法如等位基因共享均可实现。等位基因共享方式检测特定染色体区域的遗传模式是否和孟德尔随机分离一致,通过发现受影响的亲属遗传该区域相同的拷贝数的概率要比偶然预期值高。受影响的兄弟姐妹分析是最简单的等位基因共享分析形式。两个兄弟姐妹可以拥有逐渐递减的共享基因,在任何位点有 0~2 个拷贝数,因此按照随机分离定律有 1∶2∶1 的分布。额外的等位基因可以通过简单 χ^2 检验来计算。

关联研究不检验等位基因的遗传模式,它们基于对人群中受影响和不受影响个体的等位基因频率的病例对照研究。一个特定的等位基因如果在受影响个体中的频率显著高于对照组,那么就认为它和这种特质有相关性。个体中某种特质的概率比值用受累人群和未受累人群等位基因频率的比值表示。

在关联研究中,有很多原因会导致表型和特定等位基因之间的关联(框 2.1)。

框 2.1 关键概念

多态性与过敏性疾病表型之间的关联(或缺乏关联)的解释

A:阳性关联
因果联系
- 测试的多态性直接影响基因表达或蛋白质功能,导致敏感性增加连锁不平衡。
- 所测试的多态性不是直接偶然的,而是与相邻的多态性存在连锁不平衡。连锁不平衡是指两个(或多个)位点上的等位基因的非随机关联;一个 LD 区(单倍型)中的一个多态性的等位基因可以预测相邻(非基因型)多态性的等位基因。LD 区块的大小取决于该区域的重组率以及自该群体中的祖先个体产生第一个致病变异以来的时间。

人口分层
- 人口分层是指由于不同的祖先,一个种群中不同亚群之间的等位基因频率存在系统性差异。等位基因频率在不同祖先的人群中往往不同,因此,如果病例和对照人群没有足够的祖先匹配,这可能导致假阳性关联。这可以通过使用已知在群体(祖先信息标记,ancestry informative markers, AIMs)之间等位基因频率不同的多态性评估祖先或通过使用基于家族的关联来控制。

Ⅰ型错误
- 阳性关联可能代表假阳性观察。尤其是在对多个 SNP 和/或表型的研究中,重要的是考虑在所进行的统计试验的数量范围内观察到的 P 值的强度。

B:未观察到关联
评估与表型无关的变异
- 被评估的变异不影响被评估表型的遗传力。重要的是要认识到,这并不排除编码的蛋白质在疾病的发病机制中发挥重要作用;相反,它只表明基因的遗传变异对疾病没有贡献。

Ⅱ型错误
- 由于缺乏效力,没有观察到任何关联。常见变异对复杂疾病易感性的影响大小通常很小(OR<1.5)。大多数研究都没有足够的效力来检测这种规模的影响。

未能复制前一个正关联报告
- 一项研究可能无法复制多态性和表型之间正相关的先前报告,原因有很多。除了考虑这两项研究是否代表一种假阴性或阳性的关联外,重要的是确定这些研究是否真的可以相互复制。例如,它们是在遗传血统相似的人群中进行的,还是在环境暴露相似的人群中进行的?基因的多态性研究和表型测试是否完全相同?

资料来源 Holloway JN. Yang IA, Holgate ST. Genetics or allergic disease. J Allergy Clin lmmunol.1101 2010: 125(2 suppl 2): 581-594.

■ 如果等位基因对表型有作用,那么表型和等位基因的关联研究就是阳性的。这种关联将在具有相同表型的人群中可被重复。如果作用于相同表型的相同位点上存在不同的等位基因,或者如果性状在其他人群中主要是不同基因作用的结果(基因异质性),或者性状主要取决于不在复制人群中存在的环境暴露因素,在这些情况下,这种关联将很难检测到。

■ 如果特定的等位基因和表型作用基因存在连锁不平衡,等位基因和表型之间也可能出现阳性关联。连锁不平衡是邻近的变异之间的联系,以至于与非连锁基因相比,邻近等位基因的多态性和人群的相关性更强。因此,如果等位基因倾向于发生在同一父母的染色体上,并且其发生频率也比偶然预期多,则等位基因可能和疾病呈正相关。

■ 等位基因和某种性状的阳性关联也可能是由于人群混合造成的。在不同血统混合的人群中,任何在人群亚组高频率的特质将会和在相同人群亚组中高频率的等位基因呈现阳性关联。为了避免由人群混合产生的假性关联,关联研究应该在更大规模的同质性更强的人群中进行。

其他评估关联研究可信度的方面包括:如果阴性结果被报道,研究的规模是否足够有力证明关联;案例组和对照组是否充分匹配;哪个表型被评估,哪个表型未被评估,以及它们是如何被评估的;是否报道了已经被纳入考虑的多项测试的统计学证据。

候选基因分析和全基因组分析

疾病的基因研究主要有两种方法:候选基因和全基因组分析或者基于假设的研究(图 2.2)。在候选基因分析中,个体的基因变异和疾病表型直接相关。大体上,候选基因被选择进行分析是因为其已知或者假设地编码某种疾病相关的基因产物。基因多态性被认为是功能性的(即影响基因表达或编码的蛋白质功能),或基于基因不平衡模式(通常称为"标记 SNP")选择的最大信息,然后测试与所讨论的疾病或表型的相关性。一种混合的方法是,选择候选基因时不仅考虑它们的功能还需考虑它们在与疾病相关基因区域的位置。然而,候选基因方法无法确定所有的疾病易感基因或者确认新基因产物在疾病发病机制中的作用。

就像在大多数多基因遗传病中,如果疾病确切的生化或生理基础未知,那么进行以假说为基础的考虑全基因组的确认疾病基因的研究方法是更可取的。

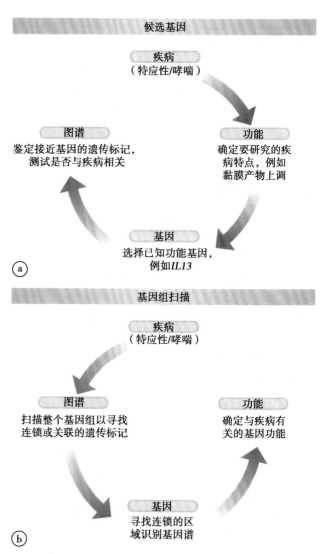

图 2.2 候选基因分析和全基因组分析

ⓐ 在候选基因分析中,根据已知(或怀疑)在疾病发病机制中的作用选择的基因遗传变异被用于检测与疾病的关联。ⓑ 在全基因组分析(无论是通过家族连锁分析还是全基因组关联研究)中,对整个基因组的遗传变异进行基因分型,以确定疾病易感性的遗传区域。该区域的基因可以被识别,并了解它们的编码产物如何参与疾病发病机制。

一种方法是在整个基因组中随机检测疾病连锁的基因标记。如果在一个特定的标记和表型之间发现连锁,那么包括 SNPs 和关联分析在内的遗传标记的进一步分型将使临界区域进一步缩小,位于该区域的基因可以被检测出是否可能参与疾病过程,以及在受影响个体中是否存在致病基因变异。如果整个基因组是以这种方式检查,这种方法通常被称为"定位克隆"或"基因组扫描"。尽管这种方法不需要对与该疾病的遗传易感性有关的特定基因进行假设,但它确实需要在大规模的家庭队列中进行大量的分子遗传分析,这需要花费大量的时间、资源和费用。

最近通过连锁分析在家庭队列中进行定位克隆的方法已被基于群体的全基因组关联研究(genomewide association study，GWAS）方法所取代。这种方法测试了在整个基因组中均匀分布的单核苷酸多态性与所讨论的疾病或表型之间的关联，并且像连锁一样也是一种无假设的方法。然而，与连锁定位克隆不同的是，GWAS 不需要大样本的招募和表型分析；相反地，通过病例对照队列的使用，它可以为相同数量的个体获得更大的统计能力。近年来的一些技术发展使得 GWAS 方法成为可能，包括人类基因组中数百万个 SNP 变异的特征和定位，以及基于阵列的 SNP 基因分型技术的进步，这些技术使得同时测定一个具有成千上万的单核苷酸多态性个体的基因组的基因型成为可能。全基因组关联研究已经彻底改变了复杂常见疾病中遗传因素的研究。从克罗恩病和心肌梗死等常见疾病到出生体重、身高等生理指标，体重指数（BMI）和循环脂质水平、血嗜酸性粒细胞水平等生物学指标，GWAS 为人类基因组中数百个不同的位点提供了令人信服的统计关联。

无论是通过连锁分析还是 GWAS，对相关疾病的识别只是了解其在疾病发病机制中作用的开始，仍需进一步的分子遗传学研究来确定对基因的表达或功能产生影响的确切的遗传多态性，而不是那些仅仅与因果 SNP 连锁不平衡的基因多态性。SNP 在最初的研究中显示最强的关联是不可能的，因为 SNPs 被选择用来提供基因组中该区域的其他变异的最大覆盖，而不是生物功能。因此，通常对该区域进行精细地定位和单倍型（相邻多态性的等位基因组合）分析，以确定其因果位点。基因表达分析，包括对照组病例的选择和不同基因型的个体间比较，可以为基因参与疾病提供进一步的证据。如果连锁不平衡阻止了在一个跨越多个基因的高连锁不平衡区域中识别特定基因，那么对不同种族和民族群体的分析可能有助于定位。

通常，所鉴定的基因可能是全新的，需要进行细胞和分子生物学研究以了解基因产物在疾病中的作用，并确定基因型：表型相关性。此外，通过使用具有环境暴露信息的队列，有可能定义基因产物如何与环境相互作用而导致疾病。最终，了解基因在疾病发病机制中的作用可能有利于新疗法的发展。

基因研究如何增加对过敏性疾病的认识？

自从 11 号染色体上的多态性标记与特应性之间的连锁关系被首次报道以来，在过去的 20 年里，已经

有超过 1 000 项已发表的研究，意在确定与过敏性疾病或相关表型相关的遗传因素，这种研究的爆发可以部分归因于基因研究有利于对疾病发病机制的进一步理解（框 2.2）。

框 2.2 关键概念

过敏性疾病遗传学研究能提供哪些观点？

加深对疾病发病机制的认识

● 发现新基因和途径，为开发治疗药物提供新的药理靶点。

识别与个体遗传构成相互作用以引发疾病的环境因素，并通过孟德尔随机性确认环境因素的因果关系。

● 通过环境改造有针对性地预防疾病，可能针对有遗传风险的个人。

易感个体的识别

● 生命早期筛查，针对高危人群进行预防性治疗。

治疗目标

● 治疗基于遗传学的疾病分类，并基于该分类确定特定疗法的目标。

● 识别有严重疾病风险的个人，并针对预防性治疗。

● 确定个人对特定疗法（药物遗传学）和个性化治疗计划的反应或发生不良反应的可能性。

资料来源 Holloway JW. Yang IA. Holgate ST. Genetics of allergic disease. J Allergy Clin Immunol 2010；125（2 suppl 2）：S81-94.

疾病发病机制探析

通过疾病识别遗传易感因素可以增加对疾病发病机制的了解。种群内改变基因表达或编码蛋白功能的遗传变异与疾病风险增加有关，这一事实表明，基因产物无论是功能性非编码 RNA 还是蛋白质，都必须在疾病发病机制中发挥重要作用。因此，基因研究，特别是与假说无关的全基因组方法，有可能发现潜在疾病的新生物学机制，有可能为治疗学带来新的生物学靶点。例如，用 GWAS 方法鉴定了第一个新的哮喘易感位点包含染色体 17q12-21 上的 *ORMDL3* 和 *GSDMB* 基因。在随后的研究中，对该位点多态性之间关联的观察已被广泛重复，多态性与两个基因的表达改变有关。尽管由这些基因编码的蛋白质的细胞功能尚不清楚，但基因观察表明它们在哮喘发病机制中发挥重要作用。此外，对该基因位点与溃疡性结肠炎、1 型糖尿病、原发性胆汁性肝硬化和克罗恩病等多种慢性免疫介导疾病相关的观察表明，在这些疾病中可能存在一种共同的机制。近年来，Orm 家族蛋白介导鞘脂内环境平衡和内质网介导的 Ca^{2+} 信号转导的

研究为探索哮喘发病机制提供了新的途径。

基因 - 环境相互作用

很明显,过敏性疾病和所有多基因遗传疾病一样,都是由个体的遗传易感性与其在生命过程中累积的环境暴露之间的相互作用引起的(图 2.3)。一系列吸入和摄入的环境因素有助于过敏性疾病的发展,包括过敏原、饮食、呼吸道病毒、空气污染物、环境烟草烟雾、内毒素和职业暴露等。关注遗传因素和环境暴露之间相互作用的研究从几个方面增加了对疾病的理解。

首先,通过将环境暴露作为辅助因子添加到遗传多态性对疾病结果的影响分析中,研究人员有可能解释在环境暴露不同的人群之间观察到的关联差异的变异比例。此外,观察到的基因和环境暴露之间的协同作用使我们了解到环境效应和遗传效应是如何导致疾病的。例如,最近的研究表明,包含 ORMDL3/GSDMB 基因的 17q21 号染色体易感性位点中的 SNP 之间的关联已被证明仅限于早发哮喘,特别是那些在早年暴露于环境烟草烟雾中的患者。这些 17q21 变异体在 2 岁以前经历呼吸道感染的儿童中的关联性也增强,在同时接触烟草烟雾和呼吸道感染的儿童中关联性最强。

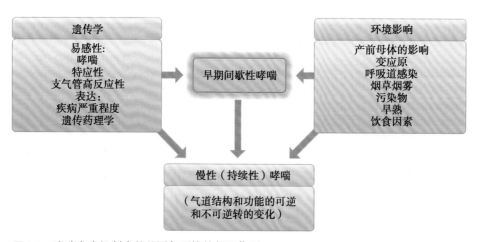

图 2.3　哮喘发病机制中的基因与环境的相互作用
在哮喘这样的多基因遗传病中,疾病是遗传易感基因与整个生命过程中的环境暴露之间复杂交互作用的结果,这些交互作用不仅决定了疾病的发生,还决定了疾病的进展、严重程度和对治疗的反应。

其次,遗传流行病学的应用很可能为解决观察流行病学中的偶然推断问题提供真正的机会。环境暴露的流行病学研究可能会由于与暴露和疾病终点相关的行为、生理和社会经济因素的混淆而确定虚假的疾病原因。例如,关于激素替代疗法预防冠心病、维生素 E 和维生素 C 降低心血管疾病风险的流行病学研究结果,都被随机对照试验(RCT)所推翻,并引起了人们对流行病学研究价值的担忧。解决这个问题的一个办法是使用孟德尔随机化。这种方法基于孟德尔第二定律,即一个性状的遗传独立于其他性状的遗传。它使用常见的遗传多态性,已知这些多态性会影响暴露模式(如维生素 E 或 D 等膳食营养素的可用性),或具有与可修改暴露(如升高的血胆固醇浓度)产生相同的效果。遗传变异和结果之间的关联通常不会被行为或环境暴露所混淆。因此,如果调节暴露在环境中的遗传因素[例如,胆固醇或维生素 D 受体多态性的载脂蛋白 e(Apo E)]调节暴露对结

果的影响,就会加强对暴露因素的偶然推断。孟德尔随机化方法的应用在未来可能会有价值,因为越来越多的证据表明,从农场接触和饮食到空气过敏原和空气污染接触,一系列环境暴露与过敏性疾病风险增加有关。

例如,模式识别受体如 CD14 和 Toll 样受体 4(TLR4)参与了细菌内毒素(LPS)的识别和清除,通过激活宿主固有免疫应答级联。单核苷酸多态性改变了这些受体的生物学特性,并可能在免疫系统发育过程中影响哮喘的早期生命起源。CD14、TLR4 和其他 Toll 样受体基因的多态性已被证明可改变与发生过敏和哮喘风险的关系,特别是在农村生活和农场牛奶消费或家庭 LPS 暴露的情况下。这些研究表明,农村生活方式的保护作用在一定程度上取决于早期接触脂多糖对发育中的免疫系统的影响。

评估空气污染对哮喘易感性影响的研究发现了不同的结果。然而,对编码代谢酶的基因多态性[如

谷胱甘肽 -S- 转移酶基因（GST）]的基因环境研究表明,这些基因也会影响环境空气污染对儿童哮喘风险的影响,特别是当控制臭氧和柴油废气颗粒物的水平时。

最近有证据表明,孕期对乙酰氨基酚暴露对儿童哮喘和喘息风险的直接影响是通过母体（从而排除出生后暴露的混杂）影响氧化反应的多态性来影响暴露（一种对乙酰氨基酚可能的生物学反应）。

因此,今后探索影响环境暴露可变性的因素,将有助于找到从预防战略中受益最多的风险群体。对高危人群的识别、他们对暴露的敏感程度以及他们在人群中的频率将有助于对公共卫生环境中"安全"暴露水平的成本效益分析。

过敏性疾病遗传学的已知问题

特应性

尽管大多数过敏性疾病的遗传学研究都集中在临床表现上,如哮喘或特应性皮炎,但已经进行了数百个候选基因关联研究,以检查与特应性表型、特异性 IgE 反应和血清总 IgE 水平的关联。许多基因已显示出与特应性表型的一致性,例如与 Th2 免疫应答相关的基因,如 IL-4、IL-13、IL-4 受体 α（IL4RA）和 STAT6。

最近,全基因组关联方法的使用为特应性倾向本身的遗传学基础提供了重要的见解。例如,一项对 1 530 个个体的 GWAS 分析表明,编码 1q23 染色体上 IgE 高亲和力受体（FCER1A）α 链基因的功能变异与这两种表型之间存在着很强的相关性。此外,这项研究还证实了先前的候选基因研究,该研究涉及 STAT6 和染色体 5q31 上包含编码典型 Th2 细胞因子 IL-4 和 IL-13 的基因区域的变异。由于在调节转录水平的两个基因的启动子中都发现了多个多态性,因此该位点的确切因果多态性尚不清楚。此外,这两个基因和邻近的细胞因子基因 IL5 似乎通过延伸到邻近的 RAD50 基因的调控位点控制元件的作用而被协调调控。

用 GWAS 方法检测的另一个与特应性相关的表型是血嗜酸性粒细胞计数。在冰岛人群中,促炎细胞因子基因的多态性,包括 IL1RL1 和编码 Th2 促进细胞因子 IL-33 的基因,以及编码调节造血祖细胞分化和增殖分子的基因,如 MYB,被证明与基线血嗜酸性粒细胞计数相关。

在这两项研究中发现的位点也与涉及 Th2 介导免疫或嗜酸性粒细胞作用的疾病表型相关。例如,在冰岛人群中,与血嗜酸性粒细胞水平相关的几个位点也与哮喘和心肌梗死相关,IL4-IL13 位点的变异长期以来被认为与一系列的过敏和特应性疾病表型相关。鉴于目前对 IgE 和 Th2 介导的免疫应答在过敏性疾病发病机制中所起作用的理解,这种遗传变异与潜在哮喘之间的重叠并不奇怪,遗传度研究表明,易患过敏的基因与易患哮喘的基因重叠。

哮喘

目前已有数百项研究发表,检测数百个基因多态性与哮喘和相关表型（如气道高反应性、支气管扩张反应性和肺功能）的关系。越来越多的基因也被认为是哮喘易感基因,通过假设无关的全基因组连锁方法和最近的 GWAS 方法。

连锁定位克隆

迄今为止,一些基因已被通过全基因组扫描对过敏性疾病表型进行定位克隆,包括 ADAM33、DPP10、PHF11、HLAG、OPN、NSPR1（GPRA）、UPAR 和 IRAKM 与哮喘,以及 PCDH1 与支气管高反应性相关。其中大部分与过敏性疾病无关,已经揭示了利用假设无关的方法来鉴定易感基因的重要性。此外,与许多候选基因研究不同,通过定位克隆鉴定的易感基因一般都更可能在随后的研究中被重复。尽管这种定位克隆研究取得了成功,但一般来说,过敏性疾病表型的连锁分析是缓慢而昂贵的,而且大多数研究,尽管招募了几百个家系,但在识别复杂疾病的易感基因方面的能力不足。

全基因组关联研究

目前已有几项全基因组相关研究在哮喘方面取得了巨大成功。通过 GWAS 方法鉴定的第一个新的哮喘易感位点位于染色体 17q12-21.1 上（图 2.4）。在这项研究中,994 名儿童哮喘患者和 1 243 名非哮喘对照者的 317 000 个单核苷酸多态性被基因分型。经过质量控制调整后,7 个 SNP 仍高于 1% 的变异发现率（FDR）阈值,并全部映射到 17 号染色体上跨越 10 万碱基对的区域。通过对 2 320 名受试者（200 名哮喘患者和 2 120 名对照者）的 9 个相关基因进行基因分型,发现 5 个 SNP 与疾病显著相关。为了优先考

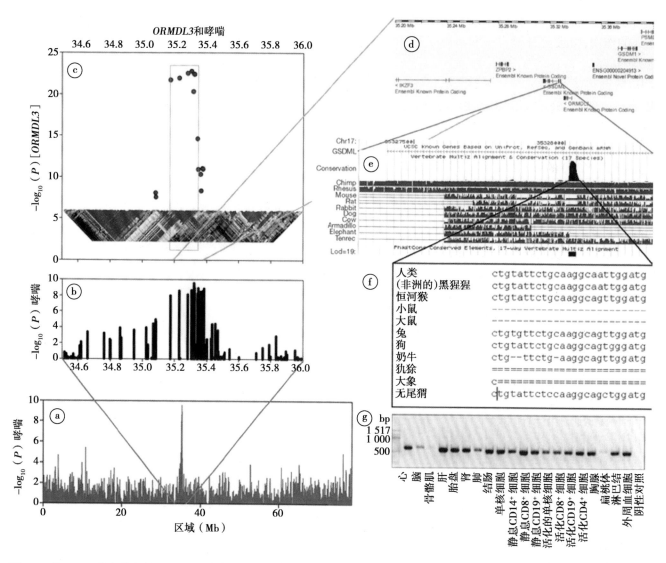

图 2.4 将 17q21 染色体上的 *ORMDL3* 确定为哮喘易感基因

此图展示了如何用全基因组关联方法识别易感基因。在对基因组 317 000 个 SNPs 进行分型（未显示）后，Moffatt 等人发现 17 号染色体上的一些多态性与哮喘有密切关系。ⓐ 显示了 17 号染色体 8 000 万碱基对区域内单核苷酸与哮喘关联的显著性水平，其在 ⓑ 中有更详细的展示。ⓒ 为了帮助鉴定该位点的致病基因，作者随后检查了 EBV 转化 B 细胞系中相同 SNP 和 *ORMDL3* 转录丰度之间的关系。ⓓ 表示标记间的连锁不平衡图，红色表示高连锁不平衡，蓝色表示低连锁不平衡。连锁不平衡的中心岛，包含 *ORMDL3* 和哮喘的最大关联，用灰色矩形表示。ⓔ 包含在相关间隔内的基因。ⓕ 从最大关联区域展示了人类基因组和多个其他物种之间同源序列区域，随着同源性的增加，表明在整个进化过程中序列模体保持不变，暗示其具有功能性。显示与 *ORDML3* 水平最大关联的单核苷酸多态性位于相邻 *GSDML* 基因的第一内含子内。这一非编码序列在ⓕ中的物种之间显示出显著的同源性，并且包含一个与 *GSDML* 内含子 I 的促炎症转录因子 C/EBPb 序列同源性很高的元素。在最大关联区域中优先排列基因的另一种方法是测试在疾病相关组织中的表达。ⓖ 显示在组织范围内的 *ORMDL3* 表达的 RT-PCR 分析。（图片来源：Macmillan Publishers Ltd；Nature from Moffatt MF, Kabesch M, Liang L, et al. Genetic variants regulating ORMDL3 expression contribute to the risk of childhood asthma. Nature 2007；448：470-473，copyright 2007.）

虑该位点的几个基因中的哪一个作为进一步功能研究的候选基因，我们研究了与基因表达相关的单核苷酸多态性疾病的关联性，这涉及 *ORMDL3* 和 *GSDML*（译者注：原文为 *GSDMB*，依据图 2.4 更正）基因，随后在多个不同种族人群中进行的许多研究，现在已经复制了 17q21 基因组区域的变异与儿童哮喘之间的

关联。用 GWAS 鉴定的其他哮喘易感基因包括参与气道平滑肌收缩的磷酸二酯酶 4D（*PDE4D*）基因、编码与细胞命运决定和边界形成有关的转录因子的染色体上的 *TLE4* 基因和 *DENNdlB*，一种由自然杀伤细胞和树突状细胞表达的基因，编码一种与肿瘤坏死因子 α（TNF-α）受体相互作用的蛋白质。最近，

GABRIEL 研究对 10 365 例患者和 16 110 名对照者进行了全基因组关联分析,不仅证实了 17q21 染色体位点的作用,而且还强调了一些与炎症反应有关的基因,如 *IL1RL1* 和 *IL18R1*,二号染色体上的白细胞介素 1(IL-1)受体家族成员,以及编码 Th2 促进细胞因子 IL-33(*IL33*)和 SMAD3 细胞内信号蛋白的基因。在职业性哮喘中,研究人员利用 GWAS 鉴定了接触甲苯二异氰酸酯工人哮喘的决定因素,发现 α-T- 连环蛋白基因(*CTNNA3*)的多个多态性与疾病密切相关。这些多态性与支气管高反应性(BHR)增加、CK19 特异性 IgG 增加有关,CK19 可能是 TDI 哮喘的中间表型和 CTNNA3 mRNA 表达降低。

这些研究表明,GWAS 方法在识别复杂的疾病易感性变异方面具有强大的能力,而且在不久的将来,这个数字可能会迅速增加。然而,对于其他多基因遗传疾病,如克罗恩病和糖尿病(已经用 GWAS 方法进行了广泛的研究),迄今为止的研究结果并不能完全解释常见复杂疾病的遗传可能性。人们认为无法找到所有潜在疾病易感性的遗传因素可能是由于 GWAS 的局限性造成的,例如在基因组中存在着当前一代全基因组基因分型平台没有捕捉到的其他变异,分析没有调整基因环境和基因 - 基因(异位显性)相互作用,或基因表达的表观遗传变化。

哮喘的遗传学研究增进对疾病发病机制的认识

对哮喘遗传基础的研究揭示了对这种复杂疾病发病机制的惊人发现。最初,大多数哮喘候选基因的研究都集中在 Th2 介导的免疫应答成分的功能多态性的关联上。例如,编码 Th2 效应细胞因子 IL-13 的基因是与哮喘和相关表型最一致的基因之一。鉴于 Th2 介导的炎症反应在过敏性疾病中的重要性,以及 IL-13 的生物学作用,包括转换 B 细胞产生 IgE,对上皮细胞、成纤维细胞和平滑肌的广泛作用,促进气道重塑和黏液生成。*IL13* 是一个很强的生物学候选基因,此外,它也是一个很强的位置候选基因。编码 IL-13 的基因和早期连锁研究也强烈暗示了 5q31 染色体上含有 Th2 细胞因子基因簇的遗传区域含有哮喘易感基因。一些 IL-13 的功能多态性已经被证实,包括启动子多态性,如 -1112 C/T 变异,它似乎改变了转录因子结合,氨基酸多态性涉及一个碱基对的变化,导致在氨基酸 131(成熟蛋白质中的 110)位甘氨酸取代精氨酸。这已经被证明可以改变 IL-13 对诱饵受体 IL13Rα2 的亲和力,通过 IL13Rα1 增加功能活性,并增强血浆中分子的稳定性。

编码调节 Th2 T 细胞产生的蛋白质的其他一些基因的多态性,如 GATA 结合蛋白 3(GATA-3)、T-bet、Th1 细胞发育所必需的转录因子(由基因 *TBX21* 编码)和细胞因子 IL-4 及其受体 IL-4Rα,下游信号转导子 STAT-6 也都与哮喘易感性和相关表型的增加反复相关,有证据表明,遗传其中一个以上的变异可能对疾病风险有协同作用。

尽管对这些生物候选基因的研究增加了对哮喘易感性遗传基础的了解,但它们并没有对哮喘中重要的生物学机制给予新的认识,因为在缺乏遗传研究的情况下,这些基因编码的蛋白质在哮喘中的作用已经得到很好的证实。然而,从哮喘的遗传学研究中,特别是通过假设无关的全基因组方法鉴定的基因中,令人吃惊地发现,编码 Th2 介导的免疫应答蛋白的基因并不是导致哮喘易感性的唯一甚至最重要的因素。从过敏性疾病的遗传可能性研究中可以清楚地看出,过敏性疾病的发生倾向受到不同于哮喘等过敏性疾病临床表现的因素的影响。然而,这些疾病因素需要与特应性(或其他)相互作用才能引发疾病。例如,在哮喘中,支气管收缩主要是由吸入过敏原的过敏反应引起的,同时伴有肺嗜酸性炎症,但是,在一些可能有"哮喘易感基因"但不是特应性的人中,哮喘是由其他暴露因素例如甲苯二异氰酸酯等引起的。有可能将鉴定出的导致哮喘的基因分为四大类(图 2.5)。

首先,有一组基因直接参与调节环境暴露的反应,其中包括编码固有免疫系统组成部分的基因,这些组成部分与微生物暴露水平相互作用,以改变发生过敏性免疫反应的风险,例如编码脂多糖反应途径组成部分的基因,如 *CD14* 和 *TLR4*,强调先天免疫在哮喘中的重要性。基因和环境之间的相互作用将在下面进一步讨论。其他环境应答基因包括解毒酶,如谷胱甘肽 -S- 转移酶基因,其调节涉及氧化应激的暴露的影响,例如烟草烟雾和空气污染。

第二大类是一组基因,参与维持黏膜表面上皮屏障的完整性,并在环境暴露后向免疫系统发送上皮信号。与丝聚蛋白在表皮屏障(详见下文)中的作用一样,编码几丁质酶的基因,如 AMCase 和 YKL-40,似乎在调节过敏性炎症方面起着重要作用,并由哮喘患者的上皮细胞和交替激活的巨噬细胞产生。*PCDH 1* 基因编码原钙黏蛋白 -1,是细胞黏附分子家族的一员,在支气管上皮中表达,也被认为是 BHR 的易感基因。IL-33 是由候选基因和全基因组方法识别的,由气道上皮细胞对损伤的反应产生,并驱动 IL-4、IL-5 和 IL-13 等 Th2 相关细胞因子的产生。

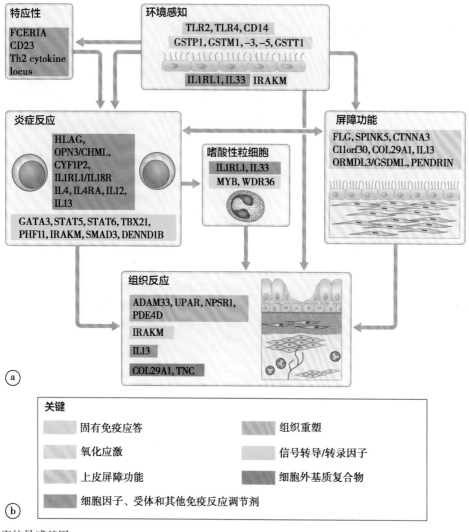

图2.5 过敏性疾病的易感基因

（a，b）第1组：感知环境。这组基因编码直接调节过敏性疾病环境危险因素影响的分子。例如，*TLR2*、*TLR4* 和 *CD14* 等编码先天免疫系统成分的基因，与微生物暴露水平相互作用，改变过敏性免疫反应的风险。谷胱甘肽 -S- 转移酶基因（*GSTM1*、*GSTM2*、*GSTM3*、*GSTM5*、*GSTT1*、*GSTP1*）的多态性已被证明调节氧化应激的暴露，如烟草烟雾和空气污染对哮喘易感性的影响。第2组：屏障功能。通过全基因组连锁和关联方法鉴定的过敏性疾病易感性新基因中，有很高比例在上皮细胞中表达。这包括像 *FLG* 这样的基因，它直接影响皮肤屏障功能，不仅与特应性皮炎的风险增加有关，而且还与特应性敏化增加有关。其他易感基因，如 *ORMDL3/GSDML*、*PCDHl* 和 *C11orf30* 也在上皮中表达，可能在调节上皮屏障功能中起作用。第3组：特应性易感性。从全基因组的研究中可以清楚地看到，易感特应性和血清 IgE 反应的基因与易感特应性疾病的基因有很大区别。特应性基因包括 FCER1A 和染色体 5q31.1 上 *IL4*、*IL13*、*IL5 Th2* 细胞因子位点的多态性。第4组：特应性炎症的调节。这组基因包括调节 Th1/Th2 分化和效应器功能的基因［如 *IL13*、*IL4RA* 和 *STAT5*；*TBX21*（编码 T-box 转录因子）和 *GATA3*］以及 *IL33*、*IL1RL1*、*DENND1B*、*IRAKM*、*PHF11* 和 *UPAR* 有可能调节过敏性疾病的终末器官部位发生的特应性敏化和水平炎症。这也包括调节血嗜酸性粒细胞水平的基因（*IL1RL1*、*IL33*、*MYB* 和 *WDR36*）。第5组：组织反应基因。这一组包括调节慢性感染（如气道重塑）后果的基因，如在成纤维细胞和平滑肌中表达的 *ADAM33* 和 *PDE4D*，以及编码与特应性皮炎相关的皮肤中表达的新胶原的 *COL29A1*。一些基因可以影响不止一种疾病成分。例如，*IL13* 通过 IgE 等型转换调节特应性致敏反应，但对气道上皮和间质也有直接影响，促进杯状细胞化生和成纤维细胞增殖。IL-33 是一种上皮源性细胞因子，可促进 Th2 反应，并与哮喘易感性和血嗜酸性粒细胞水平有关。【图片来源：Holloway JW，Yang IA，Holgate ST. Genetics of allergic disease. J Allergy Clin Immunol 2010；125（2 suppl 2）：S81-94. 】

第三类基因是调节免疫应答的基因，包括如上文所述调节 Th1/Th2 分化和效应器功能的基因，但也包括其他基因，如 *DENND1B*、*IL1RL1/IL18R*、*IRAKM* 和 *PHF11*，这些基因可能调节过敏性疾病终末器官（即气道、皮肤、鼻子等）的炎症水平。

最后，许多基因似乎参与决定组织对慢性炎症的反应，如气道重塑。它们包括在成纤维细胞和平滑肌中表达的 *ADAM33*、在平滑肌（和炎性细胞）中表达的 *PDE4D* 和调节由促生长细胞因子 TGF-β 激活的细胞内信号蛋白的 *SMAD3* 等基因。

因此，基因研究表明，调节过敏反应的基因变异不是决定哮喘易感性的唯一甚至主要因素。这为局部组织反应因子和上皮敏感性因子在哮喘和其他过敏性疾病发病机制中的重要性提供了有力的补充证据。这一结论只在 GWAS 研究中得到了证实,如上述 GABRIEL 研究,其中大多数哮喘易感位点与血清 IgE 水平无关。

早期发育和哮喘

哮喘基因研究加强了传统流行病学观察的另一个领域是早期生活事件在确定哮喘易感性方面的重要性。许多基因研究现在已经提供了证据,支持在过敏性疾病中早期生命发育影响的作用。例如,*ADAM33* 通过全基因组定位克隆被鉴定为哮喘易感基因。观察到该基因多态性与哮喘易感性和 BHR 呈正相关,但与特应性或血清 IgE 水平无关,同时 *ADAM33* 在气道平滑肌细胞和成纤维细胞中选择性表达,强烈提示其活性的改变可能是这些细胞功能异常的基础,这些细胞对 BHR 和气道重塑都至关重要。在成人气道中,当在 8~12 周的发育中评估时,在人类胚胎肺中存在多种 ADAM33 蛋白亚型,*ADAM33* 的多态性与肺功能的早期生活测量相关。在等待复制研究的同时,这一发现表明,该基因的变异性在子宫或早期生活中起作用,以决定肺的发育。最近一项关于染色体上 SNP 与哮喘关系的复制研究表明,这种关系只在发生早发型哮喘(小于 4 岁)的个体中观察到,这也为哮喘的发生提供了进一步的支持。

特应性皮炎

与哮喘一样,特应性皮炎(atopic dermatitis,AD)的遗传基础长期以来被认为是一种复杂的疾病易感性特征,涉及多个基因和环境因素之间的相互作用。遗传可能性研究支持与一般特应性相关的遗传因素和疾病特异性 AD 基因的作用,与父母一方或双方患有哮喘或过敏性鼻炎相比,如果父母一方或双方患有 AD,儿童患 AD 的风险要大得多。

此外,对于哮喘,已经有大量的研究使用候选基因和假设独立的定位克隆和全基因组关联方法来研究 AD 的遗传基础。2009 年对 AD 的遗传研究进行了一次全面的回顾,发现有 100 多份已发表的关于 81 个基因的遗传关联研究的报告,其中 46 个基因中至少有 1 个与 AD 呈正相关。

尽管大多数研究都检测了与特应性免疫反应相关基因的多态性,但最近一些研究已经研究了编码表皮屏障蛋白的基因。这是由对编码丝蛋白(*FLG*)的基因的鉴定引起的,该基因在表皮屏障功能中起着关键作用,是 AD 最强烈的遗传危险因素之一。丝聚蛋白是表皮蛋白脂质角化膜的主要成分,这对水的渗透性和阻止微生物和过敏原的进入很重要。丝聚蛋白基因 *FLG* 位于表皮分化复合体 1q21 染色体上。2006 年,人们认识到该基因功能缺失突变导致寻常性鱼鳞病,一种以干燥的片状皮肤为特征的皮肤病,易患特应性皮炎和相关哮喘。*FLG* 的突变似乎以半显性方式起作用,纯合子或复合杂合子突变携带者(R501X & 2282del4)有严重的寻常性鱼鳞病,而杂合子有较轻的疾病。在高加索人群体中,无丝聚蛋白突变的组合携带频率约为 9%。

随后,人们认识到,这些空等位基因的杂合子(携带一个拷贝)个体显著增加了特应性皮炎、特应性敏化和哮喘的风险,但只有在特应性皮炎存在的情况下。据估计,尽管 *FLG* 缺失等位基因在高加索人群中相对罕见,但它们仍占人群特应性皮炎风险的 15%,外显率估计在 40%~80%;这意味着 40%~80% 携带一个或多个 *FLG* 缺失突变的受试者将发展为 AD。在 AD 存在的情况下,特应性致敏和特应性哮喘的风险增加表明,通过造成表皮屏障功能缺陷,*FLG* 突变可通过皮肤接触过敏原引发全身过敏,并在易感个体中开始"特应性进程"。这一点已被对自发隐性小鼠突变片段尾(*flt*)的分析所证实,*flt* 的表型已被证明是由小鼠纤维聚集蛋白基因的位移突变引起的。在这种突变的纯合小鼠中局部应用变应原导致皮肤变应原激发增强,并产生变应原特异性 IgE 和 IgG 抗体反应。

作为候选基因研究,连锁定位克隆和 GWAS 都被用于以一种假设无关的方式识别 AD 基因。虽然已经对 AD 进行了许多基于家族的全基因组连锁扫描,但这种方法识别的唯一基因是编码新胶原 COL29A1,这进一步支持了遗传决定的 AD 表皮屏障功能缺陷的观点,用 GWAS 方法对 11q13 染色体上一个功能未知基因(编码核蛋白 EMSY 的 *C11orf30*)附近的 SNP 进行研究,发现它与特应性皮炎的易感性密切相关。该位点以前被认为是克罗恩病的易感位点,另一种涉及上皮炎症和屏障功能缺陷的疾病,在乳腺和卵巢上皮源性癌中 *C11orf30* 位点的拷贝数增加。总之,这表明 11q13 位点代表了另一种过敏性疾病的基因,这种疾病在黏膜表面起作用,而不是通过调节免疫反应的水平或类型。

特应性鼻炎

目前,对特应性鼻炎的遗传学了解甚少。虽然在遗传流行病学研究中观察到了家族聚集现象,但遗传研究却很有限。一些全基因组连锁研究已经确定了潜在的疾病易感位点，但迄今为止还没有定位克隆出鼻炎的相关基因。许多针对鼻炎的候选基因研究表明，炎症基因如 *IL-13* 的多态性之间存在关联，但这些研究大多规模有限。对鼻炎的遗传易感性是否涉及不同于对特应性和哮喘潜在易感性的特定遗传因素还有待观察。

食物过敏和严重过敏反应

尽管从遗传可能性研究中可以清楚地看出，食物过敏反应的倾向有一个可遗传的成分，但与其他过敏性疾病相比，这一现象背后的确切遗传因素的研究相对不足。候选基因研究显示 *CD 14*、信号转导和转录激活因子 6（*STAT6*）、丝氨酸肽酶抑制剂 kazal 5（*SPINKS*）和 *IL1011* 多态性与食物过敏易感性相关。最近，日本对食物过敏和严重过敏反应的研究表明，NOD 样受体（NLR）家族吡咯结构域 3（*NLRP3*）基因的功能性 SNP，其编码形成炎性半胱氨酸天冬氨酸蛋白酶 -1 活性的蛋白，通过形成炎性小体，与食物过敏和阿司匹林耐受性哮喘的易感性密切相关。尽管这些观察结果有待于在其他队列中重复，但它们确实表明，有可能预测那些在未来发生严重反应的过敏原，从而实现过敏原免疫疗法等预防性治疗的靶向性。

过敏性疾病遗传学的临床应用

过去 20 年分子遗传学的革命见证了一个被称为"基因组医学"的时代的到来，对整个基因组和导致健康和疾病的非基因组因素之间的相互作用的进一步了解有利于产生对常见多基因遗传病新的诊治方法。除了加深对疾病发病机制的了解，还有许多其他方法可以帮助我们进一步了解过敏性疾病的遗传基础，并提高诊断和治疗水平。

预测疾病

研究常见病的遗传基础的主要目的是发现疾病的遗传危险因素，对个体患者进行准确的风险预测，从而有针对性地进行预防性治疗。在临床实践中，通过遗传风险的替代方法即家族史来辅助诊断已成为惯例，并且证明是有效的。然而，试图根据遗传风险因素来制定预测常见疾病的评分显示，这些因素目前显示出相对较差的辨别力，并且很少增加包含家族史的临床风险评分，即使是在从 GWAS 获得的信息比目前过敏性疾病更多的疾病中。这只是反映了常见疾病背后不同遗传和环境因素之间的复杂相互作用，导致任何一个基因变异的预测值都很低，典型的基因型相对风险为 1.1~1.5。今后，进一步确定能解释该病遗传可能性更大比例的危险因素，以及开发更好的方法将遗传因素纳入危险模型，可能会大大增加基因型危险因素的价值。任何基因检测的最终临床应用将取决于其敏感性、阳性和阴性预测值，以及是否有任何可能的干预措施、其成本和对患者的潜在益处。其他需要考虑的因素包括患者对使用基因检测的益处、风险和态度的理解、同意的充分性、数据保密性以及向患者报告结果。

使用遗传学对疾病进行分类

过敏性疾病如哮喘，是根据临床症状来定义的，通常认为所有症状相似的患者都有相同的病理基础，因此所有患者都会对相同的治疗策略做出反应。这是一个简单的观点，很容易与观察结果相矛盾，如激素抵抗性哮喘和针对哮喘中单个 T 细胞表面受体和细胞因子（如 CD25、IL-5、IL-13 或 TNF-α）的生物制剂的有限疗效。尽管个别患者可能从这些疗法中受益，但他们只是整个疾病谱中的一小部分。因此，由不同基因 - 环境相互作用驱动的哮喘亚表型的概念正在出现。未来，了解个体遗传易感性可以更好地针对那些最可能有反应的患者进行治疗。

同样，了解导致哮喘严重程度的遗传因素可能有助于识别最有可能发展成严重持续性疾病的人群，从而确定预防性治疗的目标。由于过敏性疾病（如哮喘）的易感性、环境和治疗之间的复杂相互作用，识别哮喘等过敏性疾病的"严重性基因"非常困难。然而，许多研究已经确定了与哮喘严重程度测量相关的遗传变异，如编码细胞因子 TNF-α 基因的 SNP。确定一组严重疾病的标志物可能在未来使医疗资源分配更针对那些可能表现出最大发病率和死亡率的个体。

药物遗传学

药物遗传学是研究遗传因素对治疗和不良反应个体间变异性的影响。药物遗传学的研究表明，临床医生有可能不仅根据患者的症状，而且根据他们的个体基因组成确定反应或遭受不利影响的倾向,前瞻性地为患者选择最合适的治疗策略。临床经验和大型临床试验都表明,哮喘患者对支气管扩张剂、皮质类固醇和抗白三烯等药物的反应是异质的。许多研究已经调查了候选基因的多态性是否可以解释这种患者间的变异。β2-肾上腺素受体基因(ADRB2)的自然多态性可能改变 β2-肾上腺素受体的功能和表达,从而影响对短效和长效支气管扩张剂的反应。一些非同义的单核苷酸多态性被证明在体外是功能性的,包括在 16、27 和 164 氨基酸和启动子区域。临床研究表明,β2 肾上腺素受体多态性影响支气管扩张剂治疗的反应。携带 Gly-16 多态性的哮喘患者更容易发生支气管扩张剂脱敏,而 Arg16 纯合子或杂合子的儿童更容易对支气管扩张剂出现阳性急性反应。然而,ADRB2 基因的其他常见多态性也显示出对支气管扩张剂反应的影响。一些研究表明,支气管扩张剂治疗的急性反应与基因型无关。

最近,ADRB2 药物遗传学的研究已应用于长效支气管扩张剂的长期临床研究。尽管一些研究表明,与 Gly/Gly16 受试者相比,Arg/Arg16 受试者对沙美特罗(无论是否同时吸入皮质类固醇治疗)的反应降低了呼气峰流速,但随后的研究未能证实这些发现。研究设计的变化(如样本量、联合吸入器的使用)可以解释这些临床研究结果之间的一些差异。

鉴于结果的不一致性,需要进一步的工作来全面评估 ADRB2 多态性在哮喘患者对支气管扩张剂反应中的确切作用。此外,对支气管扩张剂治疗的反应可能还有其他遗传决定因素。例如,一项评估 111 个候选基因中 844 个单核苷酸的影响的研究最近确定编码精氨酸酶 1 的 ARG 1 基因是沙丁胺醇(沙丁胺醇)急性反应的预测因子。

吸入皮质类固醇的临床反应在个体之间也不同,类固醇信号通路的多态性在哮喘治疗中也可能具有临床意义。许多基因的多态性,如促肾上腺皮质激素释放激素受体 1(CRHR1)基因参与皮质醇合成,TBX21 编码转录事实或调节 Th1 细胞诱导,低亲和力 IgE 受体基因 FCER2 与一系列表型相关,如吸入类固醇后肺功能(FEV$_1$)反应增强,气道高分辨率改善,以及吸入皮质类固醇治疗后免于恶化。

糖皮质激素反应的一个明显候选基因是糖皮质激素受体基因 NR3C1。尽管 NR3C1 的常见多态性在确定个体间的皮质类固醇抵抗和反应中似乎并不重要,但在另一个协同激活糖皮质激素受体 STIP 1 的大杂合蛋白组分中,与吸入皮质类固醇治疗后 FEV$_1$ 的

改善程度有关。

参与白三烯生物合成途径的基因和白三烯受体中的一些 SNP 与白三烯修饰剂的反应有关。影响 5-脂氧合酶(ALOX5)基因转录的启动子多态性和白三烯 LTC$_4$ 合成酶(LTC4S)和 LTA$_4$ 水解酶(LTA4H)基因多态性似乎与孟鲁司特治疗后肺功能改善和恶化率有关。在对齐留通的反应方面也有类似的研究。

尽管这些研究表明药物遗传效应有可能影响哮喘治疗的疗效,但是在个体 SNP 或基因水平上的效应很小。另外,考虑到研究和人群之间的差异限制了这些观察在临床实践中的适用性。未来全基因组研究以及结合多种遗传和非遗传反应预测因子的临床评分系统的使用,可能使药物遗传学向临床转化成为可能。

环境对基因的影响:表观遗传学和过敏性疾病

表观遗传学作为环境改变个体疾病风险的一种机制,其作用逐渐被人们所关注。"表观遗传学"是指调节基因活性但不改变 DNA 序列本身的生物过程。表观遗传因素包括通过乙酰化、甲基化、磷酸化和 DNA 甲基化修饰组蛋白(DNA 围绕的结构蛋白链)。组蛋白的修饰调节转录,改变蛋白质的表达水平。DNA 甲基化是指在 DNA 中 CpG 岛上的特定胞嘧啶(C)碱基上加入一个甲基来抑制基因表达。重要的是,组蛋白和 DNA 甲基化的变化都可以在环境暴露(如烟草烟雾)和早期生活环境(如母亲营养)的变化中诱发。此外,DNA 甲基化模式是可遗传的,为环境暴露对疾病风险的跨代影响提供了机制。

越来越多的证据表明表观遗传因素在过敏性疾病中的重要性。例如,许多研究将出生体重和 / 或出生时头围的改变(母体营养的间接标记物)与成人 IgE 水平的增加和过敏性疾病的风险联系起来。最近的一项研究还表明,交通污染导致的环境颗粒物暴露增加,导致外周血 DNA 甲基化的剂量依赖性增加。

表观遗传学的影响已经在不止一代被观察到。例如,在人类中,已经观察到跨代效应,即最初的环境暴露发生在 F0 一代,并且仍然存在于 F2 一代(孙子)。对祖父母暴露的研究,例如在 F0 代生长缓慢期间营养不良或吸烟,对 F2 代雄性和雌性预期寿命和生长的影响,尽管没有进一步的接触,但是像祖母吸烟增加了他们的孙子孙女患哮喘的风险的观察支持了一个概念,即跨代的表观遗传效应可能在过敏性疾

病中起作用。其他的支持来自对动物模型的研究,例如给怀孕的老鼠提供膳食补充的甲基供体,其后代在过敏原激发后表现出气道炎症增强。

在不久的将来,对怀孕期间暴露在母体环境中的大量前瞻性出生队列的研究很可能为表观遗传因素在过敏性疾病遗传可能性中的作用提供重要的依据。

小结

扫描人类基因组的新技术有望在追踪哮喘和特应性皮炎等多种基因引起的疾病的起源方面取得重大进展。遗传研究突出了一些生物学新领域在过敏性疾病发病机制中的重要性,例如终末病变器官如哮喘中的气道上皮屏障和特应性皮炎中的表皮屏障的重要性,以及组织反应在确定气道等器官炎症后果中的重要性(图 2.6)。然而,从本综述中提出的研究可

以清楚地看到,即使有全基因组相关研究,我们也远未了解过敏性疾病的完整遗传基础以及遗传因素如何与环境相互作用。因此,了解这些疾病的遗传基础,或将基因检测纳入过敏性疾病治疗的常规临床实践,虽然有很大的希望,但其直接益处仍有待未来探索。

重要信息汇总

- 过敏和过敏性疾病如哮喘,都有遗传成分
- 过敏性疾病是多种遗传和环境因素相互作用的多基因遗传病
- 遗传变异不仅影响疾病易感性,还影响疾病的严重程度和对治疗的反应
- 对过敏性疾病的遗传学研究为过敏性疾病的发病机制提供了许多证据,但迄今为止,对个别患者疾病风险的评估还没有得到改进

拓展阅读

Barnes KC. An update on the genetics of atopic dermatitis: scratching the surface in 2009. J Allergy Clin Immunol 2010; 125(1):16–29, e1–11.

Baye TM, Martin LJ, Khurana Hershey GK. Application of genetic/genomic approaches to allergic disorders. J Allergy Clin Immunol 2010; 126(3):425–436.

Feero WG, Guttmacher AE, Collins FS. Genomic medicine: genomic medicine – an updated primer. N Engl J Med 2010; 362:2001–2011.

Holloway JW, Arshad SH, Holgate ST. Using genetics to predict the natural history of asthma? J Allergy Clin Immunol 2010; 126(2):200–209.

Holloway JW, Yang IA, Holgate ST. Genetics of allergic disease. J Allergy Clin Immunol 2010; 125(2 suppl 2):S81–94.

Kazani S, Wechsler ME, Israel E. The role of pharmacogenomics in improving the management of asthma. J Allergy Clin Immunol 2010; 125(2):295–302.

Kazani S, Wechsler ME, Israel E. The role of pharmacogenomics in improving the management of asthma. J Allergy Clin Immunol 2010; 125(2):295–302.

Moffatt MF, Gut IG, Demenais F, et al for the GABRIEL consortium. A large-scale, consortium-based genomewide association study of asthma. N Engl J Med 2010; 363:1211–1221.

Moffatt MF, Kabesch M, Liang L, et al. Genetic variants regulating ORMDL3 expression contribute to the risk of childhood asthma. Nature 2007; 448:470–473.

Vercelli D. Discovering susceptibility genes for asthma and allergy. Nat Rev Immunol 2008; 8(3):169–182.

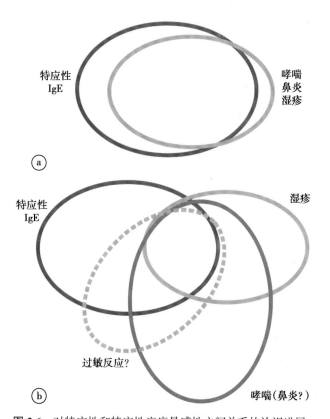

图 2.6 对特应性和特应性疾病易感性之间关系的认识进展
ⓐ 当分子遗传学研究首次在过敏性疾病中进行时,人们预计对过敏性疾病和对过敏性疾病的易感性的潜在基因将基本重叠。ⓑ 随着全基因组关联和连锁研究等与假说无关的方法提供的更多洞察,以及对疾病发病机制的不断了解,现在人们认识到,易患特应性疾病的基因本身构成了特应性疾病易感基因的一小部分。

附录 2.1 遗传学中常见术语的定义

基因:一种被转录成 RNA 产物的 DNA 序列。然后从蛋白质中转化,或者像 microRNAs 一样,具有生物学功能。RNA 的转录是由特定的 DNA 序列(启动子)驱动的,启动子位于包含转录因子与 DNA 结合的识别序列的基因前面。

等位基因:两个或两个以上不同的 DNA 序列变异中的任何一个,它们在染色体上占据相同的位置(位点)。

单倍型:一个染色体上的一组紧密连锁的遗传多态性。

多态性:在核苷酸序列上不同的染色体位点的两种或多种替代形式(等位基因)中的一种。一般来说,该术语是指在一般人群中出现频率大于 1% 的变异。

单核苷酸多态性:当基因组序列中的单核苷酸发生改变时,通过替换、插入或删除单碱基对而发生的 DNA 序列变异。

功能多态性:已被证明具有生物学效应的遗传变异,通过改变导致产生改变的蛋白质的遗传密码或通过改变与基因启动子的转录因子结合亲和力等机制改变基因产物的表达水平。

拷贝数变异:由于基因材料的缺失或复制,与基因组参考相比,在可变拷贝数中存在的基因组的定义区域(从若干碱基对到数千碱基对)。

连锁不平衡:在不同的基因座上,遗传变异组合的发生频率与偶然发现的频率不同。例如,如果等位基因 A 和 B 出现在一个位点,X 和 Y 出现在另一个位点,并且每次 X 被检测到 A 也被检测到,那么等位基因 X 和 A 处于连锁不平衡状态。

遗传学研究的类型

以家庭为基础的研究是对受影响的受试者与其父母或兄弟姐妹之间遗传变异的研究,试图通过连锁或关联来识别异常基因。

候选基因研究是对所选基因的遗传变异的研究,因为它们的编码产物是与疾病相关的生物途径的一部分,或者在疾病状态下其表达被改变。

全基因组关联研究是一种基因定位方法,涉及扫描整个基因组中的标记,以发现群体中特定表型和等位基因变异之间的关联。这种方法依赖于这样一个事实,即标记将处于连锁不平衡状态,多态性与表型真正相关。

第三章 过敏和哮喘的早期生命起源

Patrick G. Holt, Peter D. Sly 和 Susan Prescott

内容释义

一个术语,用于假设哮喘和过敏是由胎儿期和幼儿期所接受的影响引起的。

概述

过敏性致敏,以及随后出现的过敏性疾病比如哮喘可以开始于生命的任何阶段。然而,正如大量的前瞻性出生队列研究(包括一些迄今为止对人群追踪长达 20 年的研究)所示,过敏性疾病绝大多数以轻症形式开始于儿童期。事实上,我们尤其可以将过敏视为"正常"的,在总人口中普遍存在幼年期一过性产生针对环境中常见过敏原的 IgE 的现象,而只有一小部分儿童的这类反应未能自行缓解,反而不断地持续和发展,引发明显的临床症状。越来越多的证据表明,生命早期代表了一个独特的潜在"机会窗",可以在这类反应转变为持续性的之前进行调节。因此,目前人们对此阶段未成熟免疫系统中潜在的调节机制的定义产生了广泛的兴趣,因为这些机制构成了潜在的治疗靶点。此外,亦有证据表明,尽管特应性致敏是诸如哮喘类疾病的重要危险因素,但仅有少部分的特应性个体会进展为持续性哮喘。这意味着一些重要的协同因素参与其中作用,在特应性背景下产生特应性疾病。以上所述内容及相关问题将在下文中进行讨论。

呼吸道过敏病原学:对环境过敏原产生致敏或耐受

动物模型研究

传统观点将吸入性过敏原致敏归因于黏膜表面免疫清除屏障,特别是分泌性 IgA 的防护失败。然而,最近的动物模型研究显示,类似于胃肠道(GIT)里的情况,对吸入的非致病性蛋白质的主动免疫学识别是常规而非例外,其正常的结局是发展为免疫耐受("吸入耐受")。该过程由调节性 T 细胞群(Treg)(以前称为抑制性 T 细胞)介导的,如果将这类蛋白质进入到黏膜下免疫系统的这一过程称之为"取样",那么其间涉及上皮内树突状细胞(DC)的活动,DC 通过挤压树突"浮潜"通过上皮细胞的紧密连接,其中树突的表面装配有一系列促进抗原结合 / 摄取的受体(图 3.1)。

产生了耐受过程的一个标志性特征是在诱导阶段一过性产生特异性 IgE,而这依赖于涉及的动物种群的 IgE 应答表型,可以在最终产生耐受之前达到中到高滴度的 IgE。此外,与 IgE 应答表型相关的遗传因素,是产生正常耐受易感性（通过胃肠道或肺部暴露）的重要决定因素,具有高应答表型的种群（类似于人类的特应性个体）需要更高水平和更持久的过敏原暴露才能获得稳定的耐受性。有趣的是,呼吸道病毒感染似乎能够干扰这种耐受过程,特别是在急性感染期,重新暴露于吸入性过敏原将会导致过敏原致敏而不是耐受。

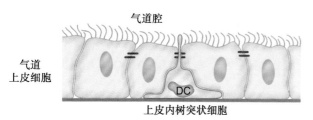

图 3.1 气道上皮内树突状细胞（DC）

DC 处于气道黏膜内相邻上皮细胞间。气道上皮细胞维持顶端紧密连接（粉红色条）。DC 通过其延伸树突以对气道腔表面进行取样（可形象称之为"浮潜"）

人类主要致敏:前瞻性和横断面队列研究

抗体研究

诸项显示特应性儿童在婴儿期后吸入性过敏原特异性 IgE 滴度逐渐升高的横断面研究第一次揭示了过敏原致敏通常开始于出生后的早期。人们已经证明前瞻性队列研究设计更具有指导意义,其结果已经证实 5 岁前未致敏的儿童在生命最初的 2~3 年内气传过敏原特异性 IgE 和食物过敏原特异性 IgE 滴度通常呈"锯齿状"波动（图 3.2）。有趣的是,如果过敏原 IgE 滴度采用国际界值 0.35kU/L,那么在这个年龄段

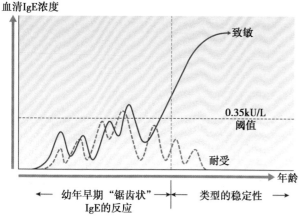

图 3.2 特应性和非特应性儿童对吸入过敏原的早期免疫应答比较

幼年早期非特应性儿童在最终形成稳定耐受之前,随时间波动（"循环"）的 IgE 抗体水平在致敏的阈值水平以下。相反,特应性儿童典型的表现是从 2 岁开始,这种"循环"已经被 IgE 逐渐增高的趋势所取代,这与稳定的过敏原特异性 T 细胞和 B 细胞记忆的发展相一致。

基于 IgE 滴度定义"临床相关致敏"价值较低,因为低于界值的 IgE 滴度和疾病的风险显著相关。另外,人们已观察到 IgE 滴度随时间的波动和持续致敏的风险之间存在一个明显的阈值。值得注意的是,2 岁时屋尘螨 IgE 滴度超过 0.2kU/L,5 岁以内 ≥83% 的儿童进展为临床致敏。

Th- 细胞研究

浆细胞产生 IgE 抗体需要 Th2 记忆细胞产生的 IL-4/IL-13 信号刺激,这些细胞的启动代表着过敏原致敏过程的起始步骤。追溯至 20 世纪 80 年代的多个研究均报道,在脐带血中存在的 Th 细胞被推定是以细胞增殖和 / 或产生细胞因子的方式对在体外的过敏原暴露产生应答。这普遍提示最初的 Th 细胞始动可能发生于子宫内,来自母体循环中的过敏原通过胎盘渗漏成了过敏原暴露途径。目前已有明显的证据支持这一论断,最近一项采用高敏感性 IgE 检测方法的研究称检测出了脐血中胎儿来源的低水平特异性 IgE,提示了在子宫内致敏过程的始动。然而,还需要前瞻性随访研究的证据证实这些抗体存在的可能性。

关于气传过敏原特异性 Th 细胞的启动的前瞻性研究也有相反结论。尽管有几项研究表明,脐血中存在气传过敏原特异性 Th2 细胞活动,且从出生至婴儿期末这种活动水平随年龄增长,但是更多的长期研究对脐血数据的相关性提出了质疑。尤其是,尽管人们发现自 6 月龄起细胞因子的产生和 5 岁时相应的反应之间相关性逐渐增强,但在脐血中并未表现出这种相关性。要回答这个令人费解的发现,可能从有关"近期胸腺迁移"（RTE）的研究结果中找到答案,该研究内容包含了脐血中大量的 CD4 T 细胞。这些细胞有功能性的不成熟的抗原受体,这些受体和多种多肽以低亲和力交联（不同于成熟 T 细胞的高度特异性）,这赋予 RTE 对之前未遇到过的抗原 / 过敏原产生"假记忆 T 细胞"的一种应答形式,导致暴发性增殖和细胞因子产生,以凋亡性死亡而终止。新生儿期 RTE 的功能仍有许多争论,特别是关于这些早期反应和真正稳定 Th 细胞记忆的形成之间的关联的问题仍然未得到解决。

影响宫内免疫功能发育的因素

大量研究表明,表观遗传基因调控、免疫和生理发育之间存在联系。值得注意的是,围生期免疫功能的差异先于过敏疾病的发展,包括相关的 T 细胞不成

熟以及 Treg 和先天细胞功能的差异,这些在出生时就已经很明显了。这些出生时基因表达的差异既反映了先天的遗传程序,也反映了这些遗传程序是如何被子宫内的情况和过敏原暴露所改变的。新兴的表观遗传学领域为理解这些基因 - 环境相互作用的机制提供了一个新的前沿。如下所述,现在有证据表明,许多与过敏性疾病的发病率增长有关的环境因素(包括饮食、微生物感染、烟草烟雾和其他污染物)可以从表观遗传学上改变免疫相关基因的表达,并对免疫程序产生相关影响。

产前免疫的发展

在孕期胎儿和母体免疫系统可以共存是由复杂的免疫机制参与调节而促成的。母体细胞免疫系统精微调整倾向于朝着"TH2 状态"发展,这是为了下调 TH1 细胞介导的针对胎儿抗原的同种免疫应答。在胎儿免疫反应中反映了这种模式,也显示出在 CD4$^+$ T 细胞的分化中,TH2 的分化占优势而 TH1-IFN-γ 基因的表达沉默。CD4$^+$CD25$^+$T 调节细胞在介导母胎交界面的耐受性方面也发挥了新的作用。

T 细胞的分化是在受表观遗传控制,通过 DNA/组蛋白甲基化和 / 或组蛋白乙酰化作用而完成。具体而言,我们已知这些表观遗传机制可以通过调节 TH1、TH2 和 TH17 和 Treg 细胞的分化而体现。观察到的这些现象引起了人们这样的猜测:调节基因甲基化 / 乙酰化作用的各种因素通过改变在这些途径的基因表达发展模式而改变过敏性疾病的风险。现举例说明(见下文)。

与特应性风险相关的新兴差异

目前人们已认识到有过敏倾向的个体在出生时免疫功能各方面的区别,包括效应 T 细胞,调节性 T 细胞(Tregs),造血祖细胞群与先天细胞。这些基因表达模式的变化反映了基因的遗传过程以及如何由子宫内的情况和过敏原暴露因素改变。妊娠末期,效应 T 细胞反应性在规模和相对成熟度上的明显差异与后来的过敏性疾病发展有关,尤其与非过敏性儿童相比,过敏儿童存在 I 型 Th 细胞产生 γ- 干扰素(IFN-γ)的相对缺陷,越来越多的证据表明高风险的婴幼儿(母亲有过敏性疾病)伴随着 Treg 活性的差异。这些个体表现出关键调控基因 FOXP3 在胎盘表达降低,以及在脐血中调节性 T 细胞数量和功能降

低,因此越来越多猜测认为 Treg 功能的受损与过敏性疾病的发展密切相关。有趣的是,已证实妊娠时微生物负荷对于过敏的保护作用(见下文)与 Treg 活性的增加相关,这是通过介导 FOXP3 基因启动子的甲基化实现的。这进一步支持了在孕期阶段,环境变化就已经开始影响免疫发育的猜想。

母体环境的影响:新兴表观遗传模式

目前已有确凿证据表明在孕期关键时期的环境暴露能通过表观遗传学机制来改变基因表达和疾病易感性。胎盘和胎儿均易在此期间受到内源性和外源性母体环境的影响。特异性的母体暴露因素例如微生物接触和膳食,以及烟草烟雾和其他气传污染物,都是已知的改变胎儿免疫功能和增加后续发生过敏性疾病风险的危险因素。尤其是,我们已知绝大多数这些危险因素是通过表观遗传激活或沉默免疫相关基因来发挥它们对于免疫过程的影响。近期的环境变化和相关的表观遗传调节紊乱似乎能解释促发过敏性疾病的不当表达通路的重要组成部分。

内源性母体环境

母亲过敏是比父亲过敏更能够决定过敏风险和新生儿免疫功能的危险因素,提示了在宫内母体 - 胎儿直接交互作用的影响。已经证实妊娠可改变母体对环境抗原和胎儿同种异体抗原产生细胞因子的反应。与非过敏母亲比较,过敏母亲对于 HLA-DR 不匹配的胎儿抗原产生更低的 Th1IFN-γ 反应。这些因素可能影响母体 - 胎儿交界面的细胞因子微环境,并可能与通常所观察到的在特应性母亲(如上所述提及的)的婴儿身上削弱的 Th1 免疫反应有关。可预测的是,母亲过敏加重也可能放大其他环境变化的影响。

微生物暴露

虽然最初对于"卫生假说"的关注在于产后阶段,现今已经有很好的证据显示在宫内微生物暴露也能产生过敏保护效应。在诸项研究中,母体环境富含微生物成分(例如传统的欧洲农场环境)似乎能保护儿童免于发生过敏性疾病,而这一因素独立于出生后的暴露。动物模型研究也证实了病原体和非病原体的微生物菌株的暴露能够通过表观遗传效应来保护后代免于发生过敏性气道炎症。来自人类的研究也回应了以上证据,当前也显示母体微生物暴露的保护效应与新生儿 Treg 功能增强、FOXP3 表达、以及作用于 FOXP3 基

因的表观遗传学效应（去甲基化）有关。因此，虽然产后过敏原暴露仍然是直接微生物暴露的最广泛来源，但这一重要的环境因素影响的效应显然起始于宫内。

孕期母亲膳食

膳食变化是支撑许多发病率增长的现代疾病新兴表观遗传模式的核心，也是在与过敏性疾病盛行有关的众多复杂的环境变化之中心地位。特定的养分，包括抗氧化剂、寡糖、多不饱和脂肪酸、叶酸及其他维生素，均有报道其对免疫功能的效应，并涉及过敏性疾病的流行病学研究中。尤其是，研究已经显示母亲在孕期补充鱼油能够有助于改变 T 细胞成熟标志物的表达（PKCζ），从而倾向于过敏保护模式。在最早的过敏性疾病表观遗传模型研究之一，母亲叶酸（一种膳食来源的甲基供源）显示出通过表观遗传机制来改变胎儿基因表达并促发动物的实验性哮喘模型。这与先前所报道的人类妊娠期补充叶酸与婴儿发生哮喘和呼吸道疾病的风险增加有关的研究结果一致，从而强调亟须进行深入研究，尤其是在世界某些地区，促使了强制性地在膳食中补充叶酸。总之，复杂的现代膳食变化显然促成了现代生活方式下更多的

促炎条件。这些效应也会始于生命的胎儿阶段，并可能提供非侵入性预防策略以重要的机会。

孕期其他环境暴露因素

孕妇使用的药物包括抗生素、对乙酰氨基酚和治疗胃酸反流药物有可增加胎儿哮喘和过敏性疾病的风险。香烟烟雾暴露、交通工具尾气排放和室内污染物等污染物也有经表观遗传机制而影响肺发育、免疫功能以及哮喘风险的作用。近来也有报道其他包括工农业有机物在内的现代污染物与表观遗传机制相关，包括环境中低水平暴露下广泛的 DNA 甲基化模式机制。已经可以在母乳、脐血和胎盘组织中检测出一些有机物［包括多氯联苯化合物（PCBs）、有机氯杀虫剂、二噁英和邻苯二甲酸酯］，强调了对早期发育的潜在影响。这些现代化的环境暴露因素应当考虑为现代疾病发病率增高的可能原因。

综上所述，已有大量证据表明，出生前事件对出生后疾病发展创造了特定环境条件而起着重要作用（图 3.3）。许多环境暴露可以从多方面影响出生后免疫的发展并导致随后的过敏性疾病，支持了"疾病发展起源"这样一个备受推崇的认知理念。新兴的表观遗传学模式为

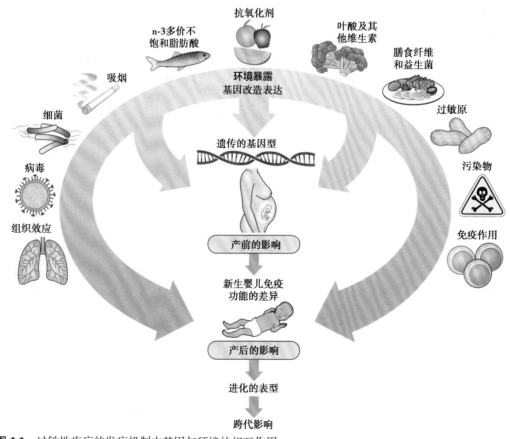

图 3.3 过敏性疾病的发病机制中基因与环境的相互作用

已知产前和 / 或产后广泛的环境因素，会影响免疫功能的成熟，从而调节过敏疾病发展的风险（见正文）。

理解早期基因 - 环境相互作用如何触发疾病易感性提供了新的框架，也可能为疾病预防提供机会。

出生后免疫能力成熟的效率和过敏疾病发展的风险的变化

获得性免疫成熟

很多来自早期临床文献报道的结果提示"免疫不成熟"与生命早期过敏性疾病发展的风险相关，但是对这种关联性的机制的理解仍不全面。现有证据表明免疫系统中获得性免疫的能力在子宫中受到很大限制，这可能是为了保护母胎界面的组织避免潜在有毒性的 Th1 分泌的细胞因子的影响，这些细胞因子可能损害胎盘功能。因此，Th 细胞活化能力自身是受限的，而且分泌 Th1 和 Th2 细胞因子的能力也是降低的。为了抵抗在子宫外环境中的病原体，婴儿的获得性免疫系统有必要在出生后上调这些效应细胞的功能，不断有证据表明这一成熟过程对于随后发展为特应性的儿童而言，其发生是更加缓慢的。特别是在特应性婴儿中 T 细胞克隆效率与非特应性婴儿相比下降，伴随着各类细胞因子分泌水平的下降，尤其是 TH1 细胞因子，导致在整体适应性免疫功能中发生相对的"Th2 偏倚"。

过敏疾病的高危（high risk，HR）儿童其分泌 Th1 细胞因子能力下降，同时也表现对疫苗抗原免疫反应降低，以及对呼吸道感染的易感性增高，这也是哮喘发病机制中与特应性致敏作用相关的重要的病原学因素（后文将有所论述）。另外值得注意的是在高危（HR）儿童中，生后 Th1 功能成熟的典型模式是双相的（图 3.4）。在婴幼儿期最初的低反应性被在学龄前

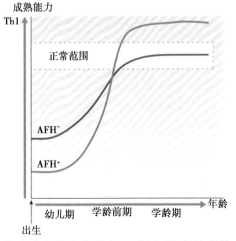

图 3.4　特应性家族史阳性（AFH⁺）与特应性家族史阴性（AFH⁻）患儿出生后 Th1 成熟能力的比较
与对应的 AFH⁻ 儿童相比，出生时的 AFH⁺ 儿童 Th1 功能下降，但最终他们通常会"超越"正常范围，对 Th1 和 Th2 细胞因子表型都变得敏感。

期结束时的高反应性状态所取代。此外，几个独立研究表明在这些儿童中其对气传过敏原 Th1 反应性增高促进了诸如特应性哮喘此类的过敏性疾病的发生，而在这些疾病中主要的潜在驱动因素是 Th2 免疫。

固有免疫功能的发展

尽管固有免疫细胞在出生时就具有功能，其产生的固有细胞因子（包括 TNF-α、IL-1β 和 IL-6）和主要的 Th1 营养细胞因子（如 IL-12）在新生儿期显著减少，直到儿童晚期也没有达到成人水平。其部分原因是 DC 细胞数量和 / 或功能的不足。最近，有纵向研究表明健康的非过敏儿童微生物识别途径在出生后逐渐成熟［信号通路是通过 Toll 样受体（TLR2，TLR3，TLR4，TLR5，TLR2/6，TLR7/8 和 TLR9）传递的］，我们的最初研究注意到这个成熟过程是直接与年龄相关性的适应性 Th1 反应一致的。这进一步提示了，尤其是以 Th2 分化抑制为特征的 T 细胞发育，可能是由固有免疫系统来驱动的，其间伴随的是微生物暴露驱动的免疫成熟。

值得注意的是，在固有与适应性免疫发展轨迹中，过敏儿童均表现出明显的差异性，以及在免疫系统中这些功能性的细胞组分之间有明显"分离"现象。特别是与非过敏儿童相比，过敏性儿童在出生时就对几乎所有 TLR 配体表现为显著增高的炎症反应（TNF-α，IL-1β，和 IL-6）（图 3.5）。新生儿这些炎性细胞因子产生的增加与他们随后 Th2 适应性反应倾向有关。在产后，过敏儿童表现出对微生物暴露的反应性相对下降，以至于 5 岁时 TLR 的反应与非过敏儿童相比明显减弱。尽管固有免疫反应对宿主防御很重要，但过度的炎性反应是不利于适应的，会导致过多的组织损害。可能固有炎症反应的早期倾向能触发 Th2 细胞因子的产生，在 T 细胞发育的关键时期可能存在潜在的"打破平衡"。上述细胞因子在过敏性儿童下调固有免疫反应中到底起到何种作用尚未可知。

很多表达 TLR 的细胞亚群（包括 DC 和调节性 T 细胞）的 TLR 功能具有发育差异，而这些细胞在编程和控制效应性 T 细胞应答中起着重要作用。在抗原提呈过程中，除非 DC 从局部组织环境中接受必需的 Th1 营养信号，否则它们默认的反应是诱导 TH2 分化。这些信号转导可能伴随微生物环境的暴露，在成熟个体中这是引起保护性 I 型效应 T 细胞反应的原因。

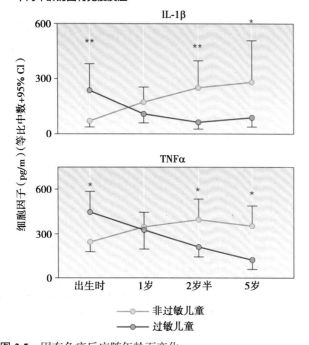

不同年龄的固有免疫反应

图 3.5 固有免疫反应随年龄而变化

以 IL-Iβ 和 TNF-a 为代表的促炎细胞因子对先天刺激的反应在特应性儿童出生时升高,但最终落后于非特应性儿童。

其他固有免疫细胞的作用,比如多形核细胞在过敏性疾病的发病机制中尚不清楚。嗜酸性粒细胞和嗜碱粒细胞是 TH2 细胞反应的下游靶点,但有初步证据表明在过敏性疾病高危儿童的脐血中,祖细胞水平在症状前即存在差异。最近的研究显示出在高特应性风险患儿脐血 CD34+ 造血干细胞 TLR 表达及其功能反应性方面的变化,再次提示孕妇过敏状态、宫内其他环境暴露以及 TLR 通路参与了生命早期的作用,尽管微生物的暴露可以调节嗜酸性粒细胞 - 嗜碱性粒细胞祖细胞。

Treg 功能的发展

随着近期对其免疫调节作用以及对不适应反应抑制的认知,Treg 被推到了支持卫生假说的免疫通路的候选高位,并有望作为主要治疗靶点。虽然这些细胞在已有的过敏反应中参与了诸如通过免疫治疗这样的途径来发挥其抑制作用,但是它们在疾病早期发病过程中的作用机制仍不清楚。部分原因是这些细胞属于最难研究的细胞类型。由于缺乏相关谱系特异性表面标记物,使得它很难被识别出或分离。由于从儿童的少量血中分离出足够的细胞很困难,所以很难进行更进一步的研究。正如在儿童时期 Treg 研

究大部分局限于胸腺组织,研究发现在儿童早期推定 CD4+CD25+CD127lo/-FOXP3+Treg 的比例会随年龄增加。脐带血的研究也提供了初步的证据,在新生儿中 Treg 功能受损会增加过敏的风险,从而发展成为早期的过敏性疾病。尤其是,先前我们已有认知到的孕期微生物的暴露将提供过敏保护作用的现象,在近期被认为是与新生儿的 Treg 功能增强有关,似乎是由表观遗传效应下 FOXP3 基因去甲基化和基因表达增加介导的(上文已述及)。目前尚无关于出生后 Treg 成熟机制的纵向研究。

环境因素在出生后发育中的作用

出生后婴儿仍然易受到许多免疫调节环境暴露的直接作用而造成损伤。主要总结如图 3.3 所示,许多最重要的出生后环境因素都与发育中的胃肠道免疫系统相互作用,胃肠道为机体提供了最大的淋巴网络以及新生儿与其新环境之间接触的最重要交界面。食物过敏和口服耐受相关的病症发病率上升是明显的证据,表明现代环境未能提供在接触过敏原的过程中适宜发生耐受的条件。除胃肠道外,其他黏膜表面的环境暴露因素在导致疾病发病机制的局部事件中也起作用。在呼吸道中,病毒感染和吸入污染物是可能有助于组织特异性炎症发展的重要出生后暴露因素。

肠道微生物群落

虽然尚不完全清楚有关机制,但菌群定植对于正常免疫发育至关重要,这一认识强调了进化了千余年的共生关系。定植模式随着工业化的发展而发生的变化可能是卫生假说的一个强有力元素。有证据表明,在发展为过敏性疾病的儿童中其菌群定植模式已发生变化,生物多样性减少。微生物群落的特殊免疫保护效应是由肠相关淋巴组织(GALT)和多种其他通路介导的,这也包括对局部 IgA 合成的作用与致耐受性的树突状细胞和调节性 T 细胞群的诱导。这些共同促进免疫调节作用的细胞因子,如 IL-10 和 TGF-β 的产生,可抑制局部炎症,改善肠道完整性,从而降低发生不恰当的系统免疫反应的风险。对肠道微生物群落众多效应的进一步认识可能为改进预防和治疗策略提供多种途径。

婴儿饮食

母乳是出生后婴儿首选和最重要的早期营养来

源,包含多种营养成分、生长因子和免疫调节因子如免疫球蛋白、乳铁蛋白、溶菌酶、低聚糖、长链脂肪酸、细胞因子、核苷酸、激素、抗氧化物和母体免疫细胞。在动物研究中,母乳致耐受性的特性是由 CD4$^+$ 调节性 T 细胞介导的,并依赖于母乳中所存在的 TGF-β。尽管相关机制尚需进一步研究,但母乳显然有助于婴儿启动免疫保护和口服耐受间的良好平衡,且可能揭示肠道内致耐受性环境的最佳发育。

断乳饮食同样包含了许多免疫调节因素(如上所述的母亲饮食)能影响系统性免疫反应和肠道内局部免疫反应。目前最热点的新领域之一是新发现的可溶性膳食纤维和低聚糖的作用。除了此前已经认识到的促进有益菌群定植作用以外,它们的发酵产物(短链脂肪酸)新近已被发现具有抗炎特性。更早的流行病学研究提示膳食纤维对于过敏的保护性关联,以及初级过敏预防研究提示用"益生元"低聚糖予以新生儿饮食补充对于过敏保护的效果。这些都为进一步探索膳食纤维和低聚糖在促进口服耐受中的作用奠定了强大基础。

婴儿食物也含有大量潜在过敏原,这与日益增长的儿童食物过敏发病率有关。虽然婴儿最初经母乳而少量接触这些食物抗原,或可能在宫内接触,但是最大量的暴露发生在辅食添加过程中。在适宜条件下,免疫耐受是对这些无害口腔暴露的默认状态。食物过敏发病率的增加更有可能反映在过敏原接触时缺少致耐受性的条件(比如改变的定植模式),而不是过敏原本身特异性的变化。人们早期通过"过敏原回避"预防过敏性疾病的尝试都未获成功,而新近关于食物抗原发生了重大变化,它被视为潜在的"耐受原",有可能用于过敏性疾病的预防和治疗。基于这些概念,已不再推荐在孕期、母乳期或婴儿期回避食物过敏原,而一系列新研究正在探讨食物在耐受诱导方面的作用。

综上所述,这些和许多其他饮食因素对于在出生后免疫系统发育中起着重要作用,并可能为促进更多耐受条件提供机会。

病毒感染

尽管由细菌和寄生虫感染引起的疾病负担减少,但病毒感染依然是儿童急性病最常见的原因。病毒性呼吸道感染,特别是呼吸道合胞病毒(RSV)是出生后发生过敏性气道疾病最强烈的相关因素之一,其相关性复杂,颇难阐述。无论儿童是否存在特应性,出生后第一年发生的喘息性下呼吸道感染均是 6 岁时哮喘的强烈相关危险因素(后文会对此进行单独阐释)。

出生后的污染物

香烟烟雾暴露是儿童早期最常见但可避免的有害接触物。除了已证实的宫内效应(详见上下文所述),出生后黏膜表面的暴露对局部上皮损伤和炎症变化也有明显的刺激效应,这有助于香烟暴露的婴儿中呼吸道症状和病理学征象认知的增加,而其他的室内污染物的作用还不明确。在一些人群中,家用天然气设备的使用可能与 HDM 敏感性及后续的呼吸道症状增加的危险性有关,但这需要进一步的证实。目前,避免吸烟仍然是唯一明确推荐的减少呼吸道疾病负担的规避策略。

生命早期呼吸功能的发展

越来越多的认知表明,持续哮喘源自幼儿期受到的损害。持续哮喘的一个重要的危险因素是肺功能下降,大多数纵向队列研究表明在首次测量哮喘患者时发现已存在肺功能损伤。肺功能增长的百分位数变化显示其在儿童时代处于快速生长期,且一个人生来就具有的肺功能是决定生命周期中肺功能发育的主要因素。呼吸系统在出生时是不成熟的,而在出生后所需的成熟时间较长。因此,限制肺生长的环境暴露因素,特别是处于幼儿期的快速生长期时的暴露可能会降低个体的肺功能峰值,增加持续性哮喘的风险。

出生前肺的发育

肺的发育大约在妊娠 3 周时开始,此时喉气管沟从前肠发育而来。到第 5 周为止,原始气管形成,肺叶和段支气管处于发育中。到第 14 周为止,大约 70% 的气道树已经发育,传导性气道完全形成,一直延伸到终末细支气管。主要的伴行血管与气道平行发育,胎儿呼吸运动是在这一时期建立起来的。在妊娠第 16 周结束时,气道的基本分支模式已经完成,气道近端排列有柱状上皮细胞,远端排列有立方形细胞。呼吸性细支气管在小管发育期出现(17~27 周),在这一时期结束时,会出现呼吸腺泡包括呼吸性细支气管、肺泡管和初始肺泡。Ⅰ 型和 Ⅱ 型肺泡壁细胞也在这一时期发育,板层体(产生表面活性物质的前体)在妊娠约 24 周时开始出现在 Ⅱ 型肺泡细胞中。真正的肺泡仅在 36 周出现,如果在足月时出生,约占成年时 30%~50% 的肺泡数在出生时已发育。

影响肺生长发育的产前暴露

如果一种暴露要对气道树发育产生不利影响,则它需要在气道发育时就出现(即在怀孕 17 周之前)。妊娠后期暴露可能影响上皮细胞的分化、气体交换能力的发育、表面活性物质的产生和肺泡的发育。越来越多的母体暴露因素(如表 3.1)已被证明会降低胎儿肺生长速度,包括:个人和环境中的烟草烟雾暴露、空气污染、家庭化学用品和清洁剂、呼吸道感染和母亲营养不良。

表 3.1　已知环境暴露对肺生长有不利影响,与暴露时机有关

暴露因素	出生前	出生后
孕妇吸烟	是	是
ETS	很可能	是
外界空气污染	是	是
室内空气污染	很可能	是
营养不良	是(孕妇)	很可能
病毒 LRT1	NA	可能

孕妇在怀孕期间吸烟或接触环境中的烟草烟雾在较小程度上也会限制胎儿肺的生长。虽然有关人体机制研究的直接数据有限,但孕妇吸烟会抑制胎儿的呼吸运动。动物研究数据也显示胎儿呼吸运动受到抑制,肺泡在气道周围的附着减少,胶原在大小气道周围的沉积增加。怀孕期间吸烟的母亲所生的婴儿肺功能下降,环境空气污染会降低胎儿身体的生长发育和婴儿期的肺功能。虽然环境毒物改变肺生长的机制尚不清楚;但可能与母亲氧化应激的诱导有关。

出生后肺的生长发育

对出生后早期肺生长的认知主要是根据学龄儿童期肺功能的测量和对健康肺的解剖研究而推断出来的。肺容积从出生至 18 个月龄时大致增长 2 倍,到 5 岁再次倍增,至成年期又增长 2 倍。这种增长是通过最初持续的肺泡生长和随后与躯体生长平行的肺扩张来完成的。出生后肺泡生长在出生后 18 个月至 2 岁内迅速进行,而后生长渐缓。气道长度和直径的增加与躯体的生长有关,但出生后气管的分支形式

没有改变。

肺功能的生长至少从儿童中期开始就沿着生长轨迹发展(图 3.6)。关于儿童早期的数据是缺乏的。最近的一项国际合作研究收集了 4 岁至 80 岁以上人群经肺量计测定的肺功能横断面数据。然而,这些数据需要谨慎对待,特别是在幼年儿童中,第 1 秒用力呼气容积(FEV_1)的生理意义与年长儿童及成年人的在实质上有很大的不同。从出生到肺快速生长时期类似的数据都缺乏。

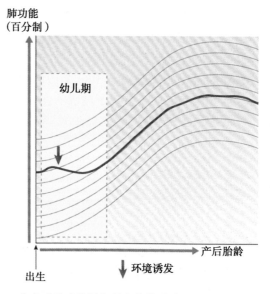

图 3.6　儿童呼吸功能随年龄变化的追踪

儿童时期的肺功能通常稳定地保持在同一水平上,这就决定了他们出生时的相对容量。然而,暴露于污染环境(如环境烟草烟雾或严重的病毒感染)可引起其快速降至较低的百分位数,这可能基本上是不可逆的,长期结果是肺功能下降。

影响肺生长发育的产后因素

由于出生后肺功能的增加在很大程度上与躯体生长平行,影响躯体生长的因素有可能对肺功能的生长产生不利影响。虽然对这一领域的全面回顾超出了本章的范围,但需要认识到充足营养对肺生长发育的重要性,特别是在低收入的发展中国家。最近的综述强调了哮喘患者作为一个群体,肺功能低于非哮喘患者这一事实。但目前尚不确定这种低肺功能在多大程度上促进了哮喘的发展(意即作为哮喘发生的原因),或者是否是由于其他易导致哮喘发展的早期生活因素引发哮喘后而出现的结果。

生命早期暴露被认为是导致哮喘的危险因素,且与肺功能的缓慢增长相关,包括:出生后接触烟草烟雾、环境空气污染,以及影响程度相对较弱的室内

空气污染;其中几个因素也会影响子宫内的肺生长(表3.1)。越来越多的证据表明,生命早期呼吸道病毒感染在限制肺部生长和/或增加哮喘风险中起了作用。关于生命早期感染是否会损害肺部(病毒诱导效应),或此类感染是否暴露了易感个体(易感宿主)尚存争议。需住院治疗的严重的呼吸道感染,尤其是腺病毒和呼吸道合胞体病毒会使发育中的肺受损并导致呼吸系统疾病的复发,包括儿童反复的喘息。正如图3.6所示,如果严重的呼吸道感染延缓了肺功能的成熟,使个体的生长轨迹缓慢,特别是在对吸入性过敏原过敏的背景下(见下文),可能会导致终生的后果。最近的纵向出生队列研究发现,生命早期的人类鼻病毒感染在对肺功能影响显著,它是引起随后哮喘发生的一个危险因素,并与6岁时肺功能降低有关。

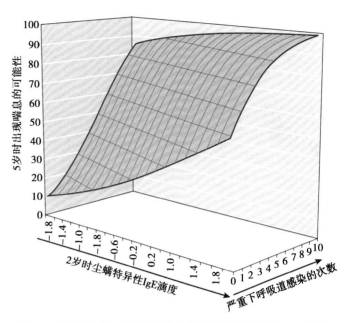

图3.7 严重下呼吸道病毒感染与气传过敏原特异性IgE在持续性哮喘发病机制中的作用

这些数据来自出生队列研究(J Allergy Clin Immunol 2010),其中2岁前严重(喘息和/或发热)LRI的数量加上2岁时HDM特异性IgE的滴度和5岁时喘息状态的信息通过逻辑回归整合。5岁时出现喘息的可能性最高的是有多重早期感染/早期气传过敏原致敏的儿童。

生命早期过敏疾病发病机制的多因素性:以哮喘患者特应性与抗微生物免疫的相互作用为例

哮喘诱发期的感染和过敏

前瞻性出生队列研究的证据表明,早期感染在儿童持续性哮喘的发生中起着关键作用。此外,感染的时间顺序是一个关键因素。特别指出的是,有研究表明发生在2岁以前的大多数诱发哮喘效应主要表现在这一年龄段的儿童身上,他们在这些早期感染的时间范围内表现出敏感性,这表明宿主对病原体的反应和对过敏原的反应之间潜在的相互作用可能在生长中的肺和气道中产生强烈的炎症环境,这对随后的呼吸功能发展产生极大的负面影响。这一普遍结论与最近的报告一致,其显示尽管在特应性和非特应性儿童中下呼吸道感染的总体频率是相当的,但在特应性个体中,更强症状性感染的频率要高得多。

这些队列研究的另一个发现是,早期致敏和早期感染之间的定量关系,与随后哮喘发展的风险有关。值得注意的是,在出生后2年以内严重下呼吸道感染的频次的增加将增加儿童在5岁前哮喘发展的风险,在每一频次的呼吸道感染基础上,哮喘风险增高与气传过敏原特异性IgE伴随滴度(水平)呈现为线性关系(图3.7)。"过敏原致敏强度"对当前哮喘风险的量效关系一直持续到青少年时期,也强调了哮喘风险评估中采用二进制特应性测量方法的局限性[例如,皮肤点刺试验(SPT)的反应性]。

将呼吸道感染作为引发急性严重哮喘的诱因:以急诊住院为例

在哮喘发病机制中,特应性相关炎症通路和感染性疾病相关炎症通路二者是存在相互作用的,其明显特点是儿童因病毒诱发的病情急性加重而急诊入院。这些病例绝大多数发生在冬季病毒传播季节,被感染的儿童几乎无一例外都是存在特应性的。最近一项针对这类儿童的研究使用基于基因组学的技术来分析外周血单核细胞(PBMC)内的循环炎性细胞群,并检测到主要存在于单核细胞和树突状细胞(DC)中的I型IFNs和Th2细胞因子IL-4和IL-13下游的显著基因标记。这意味着在感染部位产生的分子信号会转移到骨髓中可迁移白细胞群的前体细胞,并在释放到血液中之前进行后续的"编程"——这一过程多年来一直被认为是在肺部炎症发作期间进行的。在这些表达信号中最突出的是趋化因子受体CCR2,它在将炎症细胞募集到发炎的肺部、IL-13R、FcεR1γ以及提示"选择性激活的巨噬细胞"(AAM)通路的多个基因中起关键作用,而这些表达模式也可以通过培养PBMC产生IFN-α和/或IL-4/IL-13在体外复制。此外,流式细胞术分析发现,在急性加重期,

FcεR1 在单核细胞、浆细胞样和髓样 DC 中表达明显上调。

值得注意的是,最近在呼吸道病毒感染小鼠模型的研究中,已经发现肺组织内树突状细胞 I 型 IFN 依赖的高亲和力 IgE 受体的上调,以及在感染后肺组织中 IL-l3R 受体 AAM 的积累,而后者可以成为 IL-13 慢性合成的来源。

另一个发现是 I 型干扰素在这一过程中的双相作用。值得注意的是,IFN-α 可以直接上调 FcεR1γ 链的表达——这是一种已知的限速过程,其与 DC 表面的整个 FcεR1 复合物的表达有关。然而,IFN-α 也抑制 IL-4/IL-13 介导的 FcεR1α 基因的激活的上调,从而有效的终止受体复合物在表面的表达。因此,初始病毒感染通过刺激受感染气道组织中 1 型干扰素的产生引发级联反应,导致邻近气道树突状细胞表面的 FcεR1 复合物局部上调(图 3.8)。在特定的 IgE 和特定的气传过敏原存在的情况下(例如,在对常年性室内变应原致敏的儿童中),这会显著增强过敏原的摄取/加工/提呈,从而激活 Th2 记忆细胞(图 3.8)。在受感染的气道中,IL-4/IL-13 的产生被骨髓中的髓样前体所感知,骨髓中髓样前体被用来补充在感染部位迅速转变的气道树突状细胞群。在 IL-4/IL-13 信号的影响下,其被释放到循环系统,随后转运到肺和气道之前,由前体产生的不成熟树突状细胞的表面出现 FcεR1 复合体的上调,也就是说,不再需要在气道中暴露局部型 1 型干扰素来维持 FcεR1 的表达(图 3.9)。

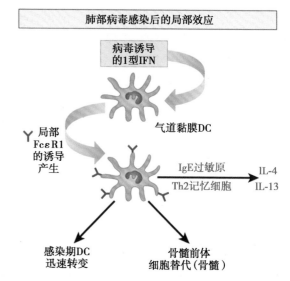

图 3.8 呼吸道病毒感染的局部短期影响

病毒感染可引起局部产生 1 型 IFN,直接上调气道 DC 上的 FcεR1,促进其在过敏原呈递到局部过敏原特异性 Th2 记忆细胞中的作用,触发 Th2 细胞因子的初始暴发。DC 在受感染的黏膜内迅速转变,并从骨髓前体池中提取骨髓进行置换。

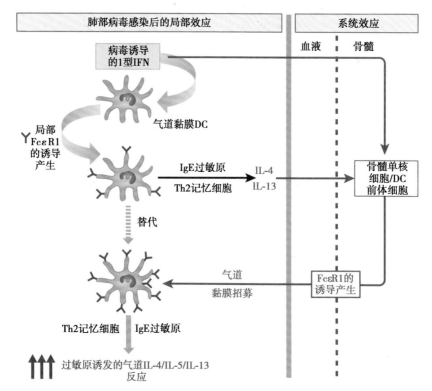

图 3.9 肺:在呼吸道病毒感染中特异性的骨髓"轴"

通过 FcER1 介导的过敏原向气道组织中的 Th2 记忆细胞表达产生的 Th2 细胞因子,被骨髓中含细胞因子受体的髓样前体感应,在趋化因子受体和 FcεR1 作为气道黏膜 DC 的替代物释放到血液之前触发其表达。这进一步增加了气道中 Th2 细胞因子的产生。

为了切断这一级联反应,需要在骨髓中有一个负反馈信号来抑制 IL-4/IL-13 介导的 FcεR1 表达上调,根据现有的体外数据,这个信号可以通过 1 型 IFN 自身的积累来提供。在这种情况下,任何缺乏对病毒产生 1 型干扰素反应的能力(这已被我们认为是成人哮喘患者的一个特征)可能会增加感染后出现严重症状的风险。与此相关,最近的一项研究对急性重症哮喘加重期收集的儿童痰液来源细胞进行了分析,研究表明 1 型干扰素产生的减少与哮喘加重后的慢性气道阻塞风险增加有关。

重要信息汇总

- 在许多病例中,持续性哮喘表型的发展始于生命的最初几年。
- 宫内因素似乎是早期哮喘发生的"主要"因素,但其机制尚不清楚。
- 出生后早期的主要危险因素是呼吸道感染和特应性致敏。
- 这些因素可以独立作用,也可以相互作用,增大了哮喘风险。
- 固有和适应性免疫能力的后天成熟迟缓是"高危"表型的一个关键特征。
- 特应性儿童呼吸道病毒感染可触发 FcεR1 依赖效应机制的快速上调。

拓展阅读

Calogero C, Sly PD. Developmental Physiology: lung function during growth and development from birth to old age. In: Frey U, Mercus P, eds. Paediatric lung function. European Respiratory Monograph 47. Lausanne: European Respiratory Society; 2010:1–15.

Holt P, Rowe J, Kusel M, et al. Towards improved prediction of risk for atopy and asthma amongst preschoolers: A prospective cohort study. J Allergy Clin Immunol 2010; 125:645–651.

Holt PG, Strickland DH, Bosco A, et al. Pathogenic mechanisms of allergic inflammation: Atopic asthma as a paradigm. In: Alt FW, ed. Advances in immunology 1. London: Elsevier; 2009:51–113.

Holt PG, Strickland DH, Wikstrom ME, et al. Regulation of immunological homeostasis in the respiratory tract. Nat Rev Immunol 2008; 8:142–152.

Holt PG, Upham JW, Sly PD. Contemporaneous maturation of immunologic and respiratory functions during early childhood: Implications for development of asthma prevention strategies. J Allergy Clin Immunol 2005; 116:16–24.

Latzin P, Roosli M, Huss A, et al. Air pollution during pregnancy and lung function in newborns: a birth cohort study. Eur Respir J 2009; 33:594–603.

Martino D, Prescott SL. Silent mysteries: epigenetic paradigms could hold the key to conquering the epidemic of allergy and immune disease. Allergy 2010; 65(1):7–15.

Prescott SL, Clifton VL. Asthma and pregnancy: emerging evidence of epigenetic interactions in utero. Curr Opin Allergy Clin Immunol 2009; 9 (5):417–426.

Sly PD, Boner AL, Björksten B, et al. Early identification of atopy in the prediction of persistent asthma in children. Lancet 2008; 372:1100–1106.

West CE, Videky D, Prescott SL. Role of diet in the development of immune tolerance in the context of allergic disease. Curr Opin Pediatrics 2010; 22(5):635–641.

第四章 过敏和哮喘的流行病学

Rebecca S. Gruchalla，Adnan Custovic 和 Erika von Mutius

内容释义

过敏症和哮喘的流行病学涉及过敏性疾病的定义、决定因素和疾病分布及其预防、管理、发病率和死亡率。

特应性、哮喘和过敏

特应性与有症状的过敏性疾病之间的关联强度在世界不同地区之间存在明显差异。另外，虽然一系列流行病学研究已经显示特应性是哮喘最强的危险因素，但是大部分特应性人群（比如，存在常见吸入性和食物性过敏原特异性 IgE 抗体的人群）并没有患病，也没有出现哮喘样症状或其他过敏性疾病的症状。虽然这些个体有发生过敏性疾病的风险，例如湿疹、食物过敏、过敏性鼻结膜炎或哮喘，但是许多特应性个体终其一生都没有症状。在具有特应性背景的人群中，在很大程度上尚不完全清楚哪种因素会导致疾病发生。表型的异质性可能是导致特应性和哮喘关联不一致的原因之一。因此，在回顾过敏和哮喘的流行病学以及特应性和过敏性疾病症状的关系之前，讨论"特应性""哮喘"和"过敏"的诊断特征是非常重要的。

大多数流行病学研究将特应性定义为对任何常见食物或吸入性过敏原的血清过敏原特异性 IgE 阳性（即，特异性 IgE 水平 >0.35kU$_A$/L）或皮肤点刺试验阳性（风团直径≥3mm）。然而，检测结果阳性仅提示在血清中存在或与皮肤肥大细胞膜结合的过敏原特异性 IgE，结果阳性的个体中有相当一部分人并无过敏性疾病的表现。特应性与过敏性疾病发生发展之间不是单纯的"是或否"的关系，多项研究显示，相较 IgE 的存在，特异性 IgE 抗体水平可能更为重要。目前认为，在有喘息症状的儿童中，过敏原特异性血清 IgE 水平有助于识别可能发展为持续性哮喘的高风险儿童。另外，吸入性过敏原的 IgE 抗体水平与儿童因急性哮喘收治入院的风险增加相关，与使用标准诊断准则定义的"特应性"相比，特异性 IgE 的量化结果能够更准确地预测患者的住院风险。流行病学研究中所发现的"特应性"的标签和有症状的过敏性疾病之间关联性不一致的情况，原因之一可能是现有的"特应性"诊断标准中存在表型异质性。特应性的标准定义可能包括几种不同表型，不同的表型与症状性疾病的临床表现存在不同的关联。在这个概念框架中，仅凭检测到特异性血清 IgE 或皮肤点刺试验阳性并不能准确定义特应性。准确地说，这些检测结果应被视为过敏易感性的中间表型，即特应性不是单一的表型，而是多种特应性的易感性的集合，临床表现也随之各不相同。

同样，哮喘的流行病学研究开展困难的原因之一是哮喘不是一种单一的疾病,而是表现为一种综合征或多种症状并存。因此,喘息可能是多种疾病最终共同的表现形式,而这些疾病存在不同的病因、环境触发因素和遗传背景。因此在解读过敏和哮喘的流行病学研究时,需要考虑到以上问题。

过敏和哮喘的全球患病率

在世界范围内,哮喘、过敏性疾病和特应性疾病的患病率存在巨大差异(图4.1)。总体而言,发展中国家的患病率较低,西方发达国家的患病率较高。对于同一族裔,不同的年代和地理区域,过敏性疾病和特应性的患病率存在差异。这些观察结果提示环境因素是导致这些疾病的原因之一。同时,这些疾病有明显的家族聚集性,全基因组关联分析发现多个基因

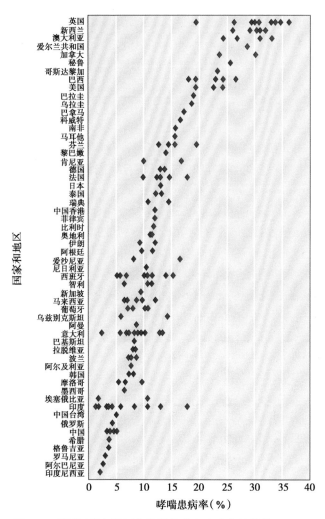

图 4.1 不同国家和地区自我报告喘息患病率的差异

授权转载自: Worldwide variation in prevalence of symptoms of asthma, allergic rhinoconjunctivitis, and atopic eczema: ISAAC. The International Study of Asthma and Allergies in Childhood (ISAAC) Steering Committee. Lancet 1998; 351 (9111): 1225-1232.

位点与哮喘、特应性和总 IgE 水平有关。这些发现高度提示遗传因素在致病过程中的重要作用,我们已在第二章对此进行了深入讨论。

多项横断面调查研究证实,在20世纪,哮喘和过敏性疾病的患病率逐渐增加(图4.2)。随着发病率的增加,过敏反应也呈上升趋势。从20世纪90年代开始,既往过敏性疾病患病率较高地区患病率达到峰值,同时,在许多中低收入国家也发现过敏性疾病患病率升高的现象。

总的来说,国家和个人水平的富裕程度越高,过敏原致敏作用就越强。医学报道描述的第一例花粉症患者来源于英国贵族中,然后此病也扩散到其他不太富裕的人群中。目前,较高的社会经济水平(通过父母教育进行评估)仍是出现特应性的危险因素,例如,在德国等发达国家。与之相反的,在美国的城市中心地区,贫穷与过敏原致敏和哮喘发生率增加有关。

"卫生假说"

家庭人数、居住拥挤程度和兄弟姐妹的数量可以作为衡量经济状况的标志。一些研究指出居住拥挤程度与过敏原致敏作用呈相反的关系,在此之前 Strachan 表明,随着兄弟姐妹数量增多,过敏原致敏作用和花粉症的风险降低。上述观察结果在全球范围内的许多人群中都得到了验证,但是潜在的机制不明确。针对这个观察结果最初的解释是感染因素或与年长的同胞和不由母亲看护儿童之间的不卫生接触,但并没有明确的感染的证据,如甲型肝炎、幽门螺杆菌感染,感染的次数或生命早期抗生素治疗。与此相反的观点是,母体的特应性可能导致生育力下降,造成后代数量减少的现象也未获得证实。20世纪60年代以来,特应性患病率的变化仅部分归因于家庭规模的变化。

以日托机构作为暴露场所,有学者研究了早期接触其他儿童对过敏性疾病发病率的影响。在欧洲、加拿大和美国,出生后第一年内进入日托机构可以减少过敏原致敏和哮喘的发生率。多项前瞻性出生队列研究显示,出生后早期接触其他生物,特别是狗,可以保护免受过敏原的致敏作用。所有这些因素(拥挤环境、日托机构和养狗)都可导致环境中微生物化合物(内毒素)暴露水平增加以及环境中微生物暴露多样性增加。这些暴露是否与环境拥挤、兄弟姐妹人数、日托和接触狗所带来的保护作用相关,目前尚不明确。

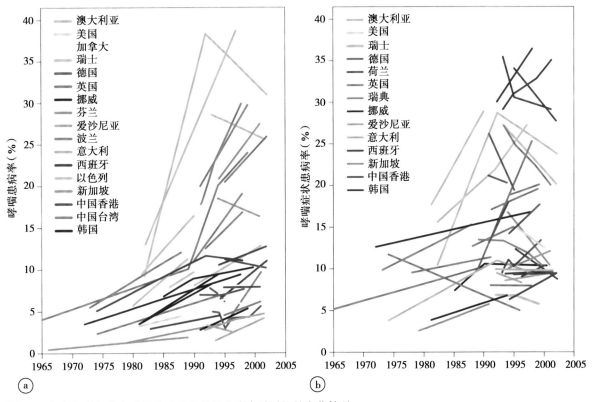

图 4.2 儿童和青年人中哮喘和哮喘症状的患病率随时间的变化情况

授权转载自：Eder W, Ege MJ, von Mutius E. The asthma epidemic. N Engl J Med 2006; 355（21）: 2226-2235。

有些证据显示,甲型肝炎、沙门氏菌、麻疹、幽门螺杆菌、弓形虫、疱疹病毒、分枝杆菌等病原体感染可能与过敏原致敏呈负相关。然而,这些疾病更容易在环境拥挤和不卫生的条件下发生传播,因此血清学评估可能只反映了不卫生的生活条件,而不能够反映感染性疾病本身的保护作用。多数但不是全部的感染性疾病,是通过胃肠道侵入宿主的,这种暴露途径可能非常重要。并且,在发展中国家,胃肠道发生寄生虫感染与降低过敏原致敏相关,但是在哮喘、湿疹和过敏性鼻炎发病中的作用尚不清楚。

动物研究结果显示,肠道菌群和肠道的免疫系统可能发挥了关键作用。然而,人类研究支持这个观点的证据仍然有限。目前刚刚出现能够评估肠道微生物多样性的方法,其必须能够适用于纳入数百名受试者的大规模研究。有些研究基于粪便培养,但是这种方法只能检测少数几种肠道微生物。研究发现,过敏性疾病高患病率的地区与低患病率地区的粪便定植菌群存在显著差异。使用不同益生菌和益生元组合进行的干预研究得出了不甚一致的结果。虽然这种方法对预防湿疹有些好处,但是对过敏原致敏、哮喘和过敏性鼻炎的作用尚不确切。最后,使用抗生素可

能会影响肠道菌群,但是在人类研究中尚无明确的证据支持既往使用抗生素可以导致过敏性疾病特别是哮喘的发病。孕妇产前使用抗生素可能会影响后代过敏性疾病的发生率。

很少研究关注暴露于不卫生的生活环境是否会影响过敏原特异性 IgE 的产生。一项俄罗斯卡累利阿（Karelia）开展的研究显示主要由粪便细菌导致的水污染可以减少过敏原致敏。目前尚不清楚个人卫生情况对城市化、西方化的人群特应性和过敏性疾病发病率的影响。

病毒感染

在过去几十年里,大量证据提示病毒,特别是鼻病毒是导致儿童和成人哮喘急性发作的重要原因。英国的 Johnston 及其同事在 1995 年进行的一项儿童研究是最早明确哮喘急性发作与病毒感染有关的研究之一。在此项研究中,80%~85% 的哮喘发作患者伴有上呼吸道病毒感染,绝大多数感染由小核糖核酸病毒（大部分为鼻病毒）导致。上呼吸道病毒感染和哮喘住院治疗密切相关,进一步提示病毒感染不仅会

诱发哮喘发作,还诱发严重哮喘发作并需要接受住院治疗。

除了发现病毒是诱发哮喘发作的主要原因之外,还发现过敏原致敏可能是这些出现下呼吸道症状感染者的危险因素。Duff 及其同事首先证实,吸入性过敏原的特异性 IgE 阳性是因病毒感染导致儿童喘息甚至因喘息到急诊就诊的一个重要危险因素。在成人和儿童中均已证明,过敏原致敏,高水平过敏原暴露和病毒感染的协同作用增加严重的哮喘发作而接受住院治疗的风险。这提示在过敏性哮喘患者中,自然界病毒感染和真实生活中的过敏原暴露对诱发严重哮喘发作产生联合作用。

城市化生活方式和空气污染

过去几十年,研究人员还详细研究了与城市生活有关的其他环境暴露,如空气污染和久坐的生活方式等。体重指数增加、久坐的生活方式与哮喘是否相关尚存争议,但是大多数研究尚未发现这些因素对特应性疾病的发生产生影响,肥胖和哮喘之间的关系也存在争议。尽管有些研究显示两者存在相关性,但另一些研究则不支持。Kattan 及其同事发现肥胖只在女性人群中才与哮喘症状加重和急性发作有关,提示研究哮喘和肥胖的关系时可能需要考虑性别因素。

某些类型的空气污染与过敏原致敏有关,有些则不相关。在前东德城市地区,煤炭燃烧和工业导致 SO_2 和总悬浮颗粒水平较高,过敏原致敏的患病率低于污染较轻的西德城市地区。与之相反,交通环境暴露则与发生致敏有关,特别是花粉致敏,但并非所有研究都证实了这些作用。总体来看,交通环境暴露对哮喘发病的影响高于对过敏原致敏的影响。

多项横断面研究和时序研究(time-series studies)显示在短时间内暴露于高浓度 O_3、颗粒物、NO_2、SO_2 和 CO 之后,会导致急性肺功能改变、呼吸道症状和/或需要接受药物治疗或医疗服务。

虽然短期暴露可能很重要,但更重要的是长时间暴露于慢性污染物更有可能导致气道长期不良反应的发生。Akinbmi 及其同事开展了一项大型的全美儿童队列研究(居住在大都市,34 073 人,年龄 3~17 岁),评估室外空气污染物慢性暴露(使用 12 个月的平均室外空气污染物水平)和哮喘结果之间的关联。应用连续模型,O_3 暴露增加 5 个单位与当前哮喘发作(校正 OR 1.08;CI 1.02, 1.14)和过去 12 个月至少发生一次哮喘发作(校正 OR 1.07;CI 1.00, 1.13)都明显相关。虽然使用连续模型未见其他污染物的相关性,但是如果将污染物数值分为四分位数,与居住在污染物水平最低的郡县儿童相比,居住在臭氧和颗粒物质(PM_{10})水平最高地区的儿童更有可能出现当前哮喘发作和/或近期哮喘发作。

除了室外污染物以外,室内颗粒物质,特别是室内环境中的烟雾(ETS)也会导致哮喘相关疾病的发生。但是,McConnack 及其同事指出除 ETS 以外,室内颗粒物质还有其他来源,日常烹饪和清洁也是颗粒物质的重要来源,此外,交通相关颗粒物质也会进入室内。

过敏原

虽然在过敏体质个体中的高过敏原暴露与更严重的疾病有关,但是过敏原暴露与致敏发生和哮喘发作之间的关系却复杂得多。大部分研究显示,屋尘螨过敏原暴露和发生尘螨致敏的相关性研究证实了过敏原暴露增加致敏风险。有些研究提示屋尘螨过敏原暴露可能参与了哮喘发作过程,但另一些研究并没有证实这个结果。蟑螂过敏原的致敏患病率与暴露水平相关,并且蟑螂侵扰也是导致蟑螂致敏的重要危险因素(特别是在美国市区内的住所)。

对于家养宠物和宠物过敏原暴露的研究结果出现了相互矛盾的结论。显然,宠物致敏是发生哮喘的重要危险因素,对于宠物过敏的哮喘患者,暴露于高水平宠物过敏原较未暴露者往往会诱发严重的哮喘发作。但是,尚不清楚饲养宠物是致敏的危险因素还是保护因素。在这方面已发表了许多研究,有些研究提示暴露于宠物过敏原可能会避免发生致敏或哮喘发作,而另一些研究则显示接触猫可能会增加致敏风险。接触猫的致敏风险可能与接触狗的不同(例如,没有研究显示接触狗会增加致敏风险)。

一些临床干预研究结果显示,以减少早期过敏原暴露来预防过敏原致敏和哮喘为目的的干预研究,结果并不一致,而且令人困惑。正在进行的队列研究为我们提供了很多信息,但需要进行更长时间的随访,才能够有效证实干预措施不会造成危害,并且能够为公共卫生健康提供可靠建议。

总的来说,证据显示过敏原暴露与发生致敏和哮喘之间的关系可能由过敏原的类型、暴露时间、方式、剂量和暴露类型以及其他相互作用的因素(包括遗传因素）共同决定。

农村地区的保护性暴露

许多研究发现同一个国家里，过敏性疾病和特应性的患病率在城市和农村地区之间存在差异。中国和蒙古国，农村地区的过敏原致敏发生率较低，大约为 10%，而中国香港地区和乌拉巴托这样的大都市，发生率则与西方国家相似。在希腊和波兰这些欧洲国家，也发现了从农村到城市呈现类似明显的阶梯，加拿大也报告了相似的城乡差异。从农村地区搬到城市的人们会保留部分保护作用。

在欧洲农村地区已经进行了多项研究来比较生活在农场和生活在农村（但不生活在农场）的儿童和成人中哮喘和过敏性疾病患病率的不同。几乎所有研究都报告：与非农场生活的儿童相比，在农场生活的儿童，花粉症和过敏性鼻结膜炎的患病率更低；研究中涵盖的特异性 IgE 测定（皮肤点刺试验或血清检测），也证实了这一结果。

哮喘和喘息之间的结果不太一致，只有少数研究包括了气道高反应性的检测。在丹麦和德国的研究中表明，在农场生活的儿童，气道高反应的发生率显著降低。一项加拿大研究也得出了同样的结果，没有任何一项研究显示在农场生活的儿童气道高反应性发生率增加。

在农场生活的成人中也观察到了类似的结果，在欧洲农民研究中，20~44 岁饲养动物的农民中过敏性鼻炎患病率为 14%，而在欧洲社区呼吸健康调查中，这一疾病的患病率为 20.7%。对比普通人群，饲养动物的农民哮喘患病率也显著降低。对于哮喘，挪威、荷兰、丹麦和加拿大的研究也证实了上述结果，只有挪威的研究没有证实在农场工作会减少过敏性鼻炎的发病。

上述研究都是横断面研究，只有两项研究使用了前瞻性、纵向研究设计。在加拿大，对超过 1.3 万名 0~11 岁否认哮喘病史的儿童进行了调查，并且在两年后根据医生诊断统计哮喘发病情况。农场儿童、农村（非农场）儿童和非农村儿童的 2 年累计哮喘发病率分别为 2.3%、5.3% 和 5.7%。经过多变量分析并对混杂因素进行校正，生活在农场的儿童发生哮喘的风险低于生活在农村（非农场）的儿童，优势比为 0.22（95% CI 0.07~0.74，父母有哮喘病史的儿童）和 0.39（95% CI 0.24~0.65，父母无哮喘病史的儿童）。1994年在奥地利 9 个不同地区招募了 1 150 名小学儿童并进行了 3 年随访。校正混杂因素之后发现，父母从事农业与特应性的患病率和新发率呈负相关。另外，生活在农场环境的儿童，皮肤点刺试验阳性结果更有可能在随访过程中转阴。

农场环境中保护性暴露的来源

不同国家和不同农场的农业项目不尽相同。有些研究者尝试去发现农场环境中有助于降低哮喘和过敏性疾病发病风险的暴露因素。早期德国和瑞士观察研究显示，与来自兼职农民家庭的儿童相比，来自全职农民家庭的儿童发生特应性疾病的风险较低，这表明保护性暴露具有剂量效应。近期两项来自欧洲以外地区的研究显示，农场环境的一个重要的保护因素是牲畜暴露，因为在主要种植农作物地区的儿童中未观察到保护作用。欧洲研究的结果也支持这个观点，牲畜暴露是农场保护作用的重要因素。有趣的是，在奥地利研究中，未生活在农场但是定期接触农场动物的儿童，过敏原致敏发生率也有所降低（13.5% vs. 34.8%）。许多研究发现食用未经巴氏消毒的牛奶也具有保护作用。与牲畜暴露一样，这种作用也不限于农场生活的儿童，非农场生活的人群食用未经巴氏消毒的牛奶也会产生这种保护作用。PARSIFAL 研究是一项在欧洲农村地区开展的多中心研究，近期对其深入分析的结果显示，除了养猪与哮喘之间存在负相关外，奶牛养殖以及接触动物饲料（例如青贮饲料和干草）也具有保护作用。

对欧洲成年农民进行的研究也证明，农业对过敏性疾病的保护作用在从事动物饲养的农民中更为明显，特别是在饲养猪和牛的农民身上。但是，近期在欧洲以外地区进行研究所得的结果并不一致。加拿大的研究显示，农场生活对哮喘和过敏性鼻炎均有保护作用，考虑与牲畜接触的强度之后，哮喘或过敏性鼻炎的患病率未见差异。同样，接触动物的美国农场女性的特应性和非特应性哮喘患病率与不接触动物的女性患病率相同。因此，在研究不同类型农业暴露对过敏和哮喘的影响时，应考虑到农场的规模、工业化程度及农业实践方式的差异。

农场暴露的时机

越来越多的证据显示环境暴露的作用在很大程度上取决于暴露时机。在婴儿期、儿童期到青少年期，机体处于不断发育和成熟的过程之中，可以想象在特定发育阶段存在一个"时间窗",机体对外源性影响因素特别易感。产前影响因素可能通过子宫内机制或随后发育轨迹的表观遗传学调节起重要作用。PARSIFAL 研究显示,特应性致敏的风险不仅受儿童暴露于农场环境的影响,也受到妇女妊娠期暴露程度的影响。

许多研究阐述了儿童期接触农场环境与成人期哮喘和过敏患病率之间的相关性,这些研究都发现在农场长大与成人期过敏原致敏和过敏性鼻炎的患病率呈负相关。为深入研究暴露时机的意义,一些研究评估了儿童期和成人期两个不同时期暴露于农场环境与成人期过敏和哮喘患病率之间关系。这些研究的结果显示,从儿童期开始接触农场环境并且持续接触到成人期,这种情况对呼吸系统过敏性疾病发生的保护作用最大。

总体来看,6 岁之前开始定期接触动物对呼吸系统过敏的保护作用最大,因此,儿童的过敏原暴露似乎会对终生过敏原致敏具有一定影响。

假设儿童期接触农场可以对产前和婴儿期暴露产生一定的替代作用,那么会提供更多的证据支持产前因素对哮喘和过敏发病的重要意义。近期进行了一项对 137 名大学工作人员开展的研究,这些工作人员中有 36% 会接触实验室动物,结果显示婴儿期接触农场的工作人员可以减少对今后职业性过敏原暴露导致的致敏作用。同样,生活在德国农村的成年人,职业性接触高分子量物质后发生过敏原致敏的风险并没有增加,相反,这种暴露还降低了常见过敏原的致敏作用。

目前尚不清楚停止接触农场环境的人不再获得与持续接触者相同保护作用的原因。可能的解释是"健康人偏倚",即有症状的人脱离了农业环境而造成的统计偏移。虽然这种理论在一定程度上可以解释这种现象,但是单凭农场暴露的自我选择这一点无法解释不同研究中的关联强度和一致性。另一种可能性是农民往往会对自己的症状认知不足。但是,在结果分析时不仅依赖于自诉症状的报告,同时也对客观指标进行评估(例如,使用皮肤点刺试验或特异性 IgE),所以评估不全面的解释并不合理。因此,这种现象更可能是多种因素之间复杂相互作用的结果,如产前因素、儿童早期暴露和生命周期中其他事件等。

儿童期的暴露也有一定保护作用,农场儿童的研究明确提示婴儿期和产前暴露可以产生保护作用。在 PARSIFAL 研究中,发生特应性致敏的风险不仅与儿童在农场环境的暴露有关,还与母亲妊娠期的暴露相关。另外,妊娠期产妇接触农场也会影响脐带血的免疫应答。

微生物暴露

接触牲畜的儿童较不接触者更容易暴露于高水平的过敏原、细菌和真菌。但是迄今为止,虽然农场环境中存在许多微生物,但仅对少数几种进行了检测。研究发现,与非农场儿童相比,农场儿童所睡床垫灰尘中的细菌物质更为丰富,如革兰氏阴性菌产生的内毒素和所有细菌细胞壁产生肽聚糖成分胞壁酸。与从事非农业的家庭相比,在从事农业的家庭中,来自青霉菌和曲霉菌的细胞外多聚糖(extracellular polysaccharide, EPS)更多。

研究显示,无论在农村还是城市,均发现在来自儿童所睡床垫的灰尘标本中,内毒素水平与花粉症、变应性鼻炎、特应性哮喘和特应性致敏的发生率呈负相关。除内毒素外,在农村学龄儿童中发现胞壁酸和真菌暴露标志物(EPS)水平升高也与儿童发生喘息和哮喘的比例降低有关。因此,环境细菌和真菌暴露都可能调节免疫反应,从而对过敏性疾病产生保护作用。

一项在农民中进行的研究,思路和上述观点一致,旨在比较内毒素和真菌孢子对农民特应性和哮喘发作的影响,结果发现真菌孢子与特应性喘息的负相关性较内毒素更强。另一项在丹麦农民中进行的研究,设计了一种工作暴露矩阵(job exposure matrix, JEM)来评价受试农民职业性内毒素暴露的水平。使用 JEM 发现,内毒素暴露水平与农民自诉的过敏性鼻炎症状呈负相关。但是,内毒素暴露水平过度上升会导致哮喘症状增加,学龄期儿童的非特应性喘息也呈现同样的相关性。此项研究证实了前期在丹麦养猪农民中进行的一项病例对照研究的结果。虽然较高的内毒素水平可以降低常见过敏原致敏的风险,但是农民在内毒素暴露水平较高时更容易发生气道高反应性和肺功能下降。这些研究进一步证明了农业暴露可能对不同的表型产生不同的效应,比如农业暴露能对呼吸系统过敏和特应性哮喘产生保护作用,而对非特应性哮喘则是其发病的危险因素。

如前所述,幽门螺杆菌、弓形虫和甲型肝炎病毒等食源性和粪口传播的感染可能会对呼吸系统过敏产生保护作用。因此,农业环境产生保护作用的原因可能源于农场环境中微生物的暴露,就像上述感染带来的保护作用。一项试验研究了接触农场动物、食源性和粪口传播的感染性疾病的血清标志物与特应性之间的关系发现他们之间的作用是独立相关的。研究显示,虽然早期接触动物可以增加弓形虫血清检测阳性的可能性,但是,早期接触农场动物仍然是特异性最强的预测因素。

美国种族差异和哮喘患病率及发病率

近期美国的一项国家健康问卷调查(NHIS)涵盖了 1980—2004 年有关哮喘患病率、哮喘急性发作和哮喘相关医疗服务的问题。调查发现自诉 12 个月内发生哮喘的估算人数从 1980 年的大约 680 万人(3.1%)增加至 1995 年的 1 490 万人(5.6%)(图 4.3)。其至在 1995 年之后,患病率似乎仍然持续升高。然而,因为 1997 年 NHIS 问卷调查进行了重新设计,导致难以对 1997 年之后的数据和 1997 年之前的数据进行比较,所以上面的数字可能存在出入。尽管既往数据和现有数据难以比较,但是患病率升高的事实并未改变,虽然 2001—2004 年患病率没有增加,但是这个时间段的患病率仍然处于较高水平(2001 年:7.3%;2002 年:7.2%;2003 年:6.9%;2004 年:7.1%)。

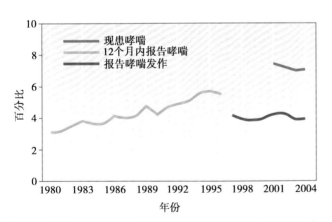

图 4.3 美国 1980—2004 年哮喘患病率估算,依据:过去 12 个月内报告一次哮喘发作的患者、过去 12 个月内报告哮喘的患者、报告现有哮喘的患者(资料来源 National Health Interview Survey;National Center for Health Statistics)

虽然 1980—1995 年,成人和儿童哮喘患病率均有所增加,但是儿童的增加幅度更大。在这个时间段里,成人患病率从 2.9% 增加至 5.0%,而儿童患病率增加幅度超过一倍(3.5%~7.5%)。2001—2003 年,虽然成人和儿童患病率都没有显著增加,但是患病率仍保持较高水平,特别是儿童(儿童 8.5%,成人 6.7%)。

2007 年数据提示美国儿童哮喘患者为 670 万人,患病率为 9.1%。

美国 20 世纪 80 年代完成的流行病学研究显示哮喘及其合并症不断增加,并且特定人群的增加幅度不等。使用国家卫生统计中心的全国人口数据系统进行的研究发现,1965—1983 年成人哮喘住院率增加了 50%,儿童增加超过 200%,特别是黑人成人和儿童。一项 1979—1982 年在马里兰州进行的研究发现黑人儿童的哮喘出院率比白人儿童高 3 倍。虽然此项研究没有专门研究导致这种比例分布不均的原因,但是似乎与马里兰州黑人人口的贫困比例较高有关。同样,另一项 20 世纪 80 年代早期在纽约市完成的研究发现,黑人和西班牙裔哮喘患者住院率和病死率是白人患者的 3~5.5 倍,并且黑人和西班牙裔聚居的低收入社区里,哮喘相关发病率和病死率最高。

美国疾病控制预防中心提供的数据显示,哮喘相关发病率仍是美国城市中的严重健康问题。2004 年,不仅黑人儿童的哮喘病死率比白人儿童高 5 倍以上,并且黑人儿童和西班牙裔儿童的哮喘控制情况更差。更具体地说,2003—2004 年来自全美哮喘调查中 4 个州样本数据显示,在该时间段内,黑人儿童因哮喘导致的急诊就诊和住院次数是白人儿童的两倍。另外,此项调查的数据还显示黑人和西班牙裔儿童中短效 β 受体激动药的使用明显高于白人儿童,并且既往 3 个月内吸入糖皮质激素的使用却明显低于白人儿童。

许多因素导致了居住在市中心的儿童哮喘发病率较高,包括难以获得优质医疗服务、心理问题、对哮喘控制药物的重要性理解不足以及对控制药物的依从性差。此外,市中心内蟑螂过敏原的存在,造成过敏原的暴露致敏,是导致居民哮喘发病率高的另一个重要原因。

蟑螂过敏和哮喘发病之间的关系在 20 世纪 90 年代末被证实。在一项评估美国市中心哮喘儿童的大型研究中,Rosenstreich 及其同事发现绝大多数患有哮喘的儿童家庭经济条件差,主要是黑人或西班牙裔,部分存在心理问题,并且对环境过敏原有较强反应。但是,最重要的研究结果是,在对过敏原致敏情况进行评估时发现,只有蟑螂过敏原与哮喘发病有关。除此之外,同样重要的是,单独对蟑螂过敏原敏感性的评估是不够充分的,儿童必须具备对蟑螂过敏,同时又要暴露于高浓度的蟑螂过敏原环境(灰尘中大于 8U/g)。对蟑螂不致敏或对蟑螂致敏但无其相关暴露的儿童相比,对蟑螂过敏同时又暴露的儿童,计划哮喘就诊次数、喘息天数、夜间症状而觉醒的次数和旷课时间明显更多(图 4.4)。因此,本项研究的结果证实了蟑螂过敏在哮喘中具有重要作用,特别是对生活在市中心患有哮喘的居民。

真菌过敏原一直被认为与哮喘发病相关。在 20 世纪 90 年代早期对患有哮喘的儿童和青年人进行的一项研究中,链格孢皮试阳性可导致发生呼吸骤停的风险增加 200 倍。这项研究结果提示哮喘和真菌过敏可能存在关联,并且这个结果被后续的儿童哮喘治疗项目(childhood asthma management program,CAMP)所证实。这项研究显示吸入乙酰甲胆碱导致的敏感性增加和链格孢皮试敏感性直接相关。在贫民区儿童中也观察到真菌过敏和哮喘发病之间的关系。

在美国,室内哺乳动物过敏原过敏与哮喘发病相关。然而,虽然对猫或狗皮屑的过敏与部分儿童的支气管高反应有关,但是小鼠和大鼠过敏似乎对居住在市中心的哮喘儿童的作用更为重要。这些过敏原在市中心的家庭中普遍存在,其致敏和过敏原暴露与哮喘症状加重、哮喘非计划就诊和哮喘住院治疗相关。

与美国贫民区居民的哮喘发病相关的因素除了过敏原致敏和暴露水平外,还包括室内和室外空气污染、病毒感染、医疗保障问题以及可能与肥胖相关。

尽管如此,英国的 Johnson 及其同事率先进行了哮喘急性发作和病毒感染的相关性研究(参见病毒感染章节),美国研究者也证实了呼吸系统病毒感染和哮喘的相关性。2002 年,Gergen 及其同事发现市中心儿童的哮喘症状和医疗服务使用率在秋冬季节更明显,虽然发现室外 SO_2 水平与哮喘相关发病率增加有关,但是作者认为因为缺乏数据,此相关性未获得证实。这种现象更有可能的解释是,在这个时间段内,这些儿童中的病毒感染的增加。后续研究也发现呼吸道病毒,特别是鼻病毒,与哮喘急性发作相关。

除了发现病毒是导致哮喘急性发作的主要原因外,还发现过敏性因素可能是导致感染后患者出现下呼吸道症状的一个危险因素。这种关系最先由 Duff 及其同事发现,他们发现出现吸入性过敏原的 IgE 阳性是儿童病毒感染后因喘息需要医院就诊的一个重要危险因素。随后,Green 及其同事发现在过敏原致敏和病毒感染之间的协同作用,在成人哮喘患者中,导致其因哮喘急性加重而需要住院治疗。

哮喘患者,特别是过敏性哮喘患者在呼吸系统病毒感染期间气道症状加重,多项研究不仅关注为什么会发生这种现象,也关注其如何发生(即机制效应)。虽然目前很少有研究能够清晰回答这些问题,但是近期的研究显示过敏原致敏和病毒感染之间可能存在协同作用,这种协同作用导致哮喘控制不佳(如发作增加)。

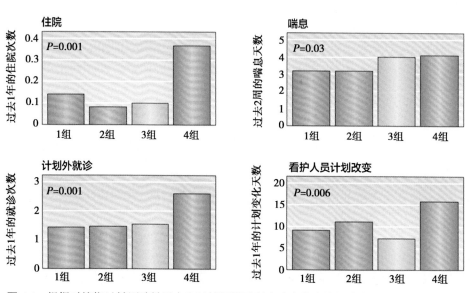

图 4.4 根据对蟑螂过敏原致敏反应和过敏原暴露程度确定的哮喘儿童的发病率
图中列出各组发病率的平均数。1 组包括对蟑螂过敏原不过敏并且过敏原暴露水平较低的儿童;2 组为对蟑螂过敏原不过敏并且过敏原暴露水平较高的儿童;3 组为对蟑螂过敏原过敏并且过敏原暴露水平较低的儿童;4 组为对蟑螂过敏原过敏并且过敏原暴露水平较高的儿童。P 由 4 组与 1、2、3 组比较得出。

另一个导致哮喘发作的重要因素（特别对于生活在市中心的居民）是可否获取优质医疗服务。为了深入分析这个问题，Flores 及其同事调查了 220 名因哮喘紧急就诊或接受住院治疗的儿童。在这些儿童中，92% 有家庭医生，96% 有公共或私人保险，95% 使用处方药物治疗哮喘。尽管如此，只有 44% 的儿童有哮喘管理计划，17% 的儿童接受哮喘专科医生诊治，近 2/3 的父母提到急诊室就诊是哮喘的常规治疗的途径。在进行多变量分析时，发现两个重要结果：一是参与哮喘管理计划可以减少哮喘发作的风险，二是由哮喘专科医生就诊的儿童参与哮喘管理计划的可能性增加 5 倍。

另一项在丹佛公立学校进行的研究发现绝大多数哮喘儿童（90%）有健康保险，92% 的哮喘儿童接受内科医生的治疗。但是，这项研究也发现医疗提供者对哮喘控制并未产生明显影响。无论是否接受医疗提供者，因哮喘住院治疗或急诊就诊、日间和夜间哮喘症状以及急救药物使用的发生情况基本相同。

针对这两个人群的研究结果，可能的解释是虽然市中心哮喘儿童似乎都有保险和基本医疗保障，但是他们不会因为哮喘而定期就诊。因为哮喘是间歇性发作并且无症状间隔时间较长，所以缺乏对疾病的认知可能会导致不规律就诊，只在哮喘严重发作时才去就诊。因为市中心家庭面临众多生活压力，所以有可能为了解决更为急迫的家庭需求，而无法对哮喘等慢性疾病进行定期就诊。如果后续研究证实这种可能性，那么加强日常自我管理可能会显著降低市中心居民的哮喘相关发病率。

小结

20 世纪后期，过敏和哮喘的患病率在所有年龄段和不同严重程度的分组中均出现了明显增加。近期的证据显示，目前部分发达国家和部分年龄段的患病率增加趋势已减低并逆转。世界不同地区哮喘的患病率存在较大差异，英语国家患病率最高，西欧高于东欧，非洲城市地区高于非洲农村地区。在发展中国家，哮喘的患病率正在持续上升，因此全球哮喘患病率差异可能不断缩小。

短时间内出现的过敏和哮喘患病率的增加突显了环境因素的重要作用。过敏性疾病患病率增加的同时，环境也发生了变化，包括出生后早期微生物暴露方式、家庭人数和育婴方式、房屋设计、多种污染物暴露、饮食方式和体育锻炼等方面。过敏和哮喘患病率的增加可能由环境因素通过基因 - 环境交互作用使遗传易感人群的发病风险增加所致。

除了患病率增加，哮喘发病率的增加（特别是在美国市中心）也与多种因素有关。导致这种日益严重的健康问题的最重要因素包括蟑螂和鼠类过敏原等环境过敏原的暴露，室内和室外污染物的暴露以及难以获取优质医疗服务等。

重要信息汇总

- 在世界范围内，过敏性疾病和哮喘的患病率存在巨大差异。部分富裕地区超过一半的人口对常见气传过敏原致敏，另一些地区几乎没有此类疾病。
- 环境暴露和遗传因素在这些疾病的发病过程中起到了重要作用，但哮喘和特应性的发病有所不同。
- 哮喘或过敏并非由单个基因导致，许多遗传因素与其临床表现相关。
- 有许多环境因素是哮喘和过敏发病的危险因素，例如美国贫民区居住环境、主动和被动吸烟、空气污染、室内环境、饮食和锻炼等。
- 已经证实环境暴露对过敏和哮喘发病具有保护作用，例如农场环境、早期微生物暴露、家庭人数和育婴方式。
- 环境和遗传因素之间相互作用复杂，与过敏和哮喘发病相关。

拓展阅读

Asher MI, Montefort S, Bjorksten B, et al. Worldwide time trends in the prevalence of symptoms of asthma, allergic rhinoconjunctivitis, and eczema in childhood: ISAAC Phases One and Three repeat multicountry cross-sectional surveys. Lancet 2006; 368:733–743.

Braun-Fahrlander C, Riedler J, Herz U, et al. Environmental exposure to endotoxin and its relation to asthma in school-age children. N Engl J Med 2002; 347:869–877.

Ede MJ, Mayer M, Normand AC, et al. Exposure to environmental microorganisms and childhood asthma. N Engl J Med 2011; 364(8):701–709.

Eder W, Ege MJ, von Mutius E. The asthma epidemic. N Engl J Med 2006; 355:2226–2235.

Ginde AA, Espinola JA, Camargo CA Jr. Improved overall trends but persistent racial disparities in emergency department visits for acute asthma, 1993–2005. J Allergy Clin Immunol 2008; 122:313–318.

Gruchalla RS, Pongracic J, Plaut M, et al. Inner City Asthma Study: relationships among sensitivity, allergen exposure, and asthma morbidity. J Allergy Clin Immunol 2005; 115:478–485.

Moorman JE, Rudd RA, Johnson CA, et al. National surveillance for asthma-United States, 1980–2004. MMWR Surveill Summ 2007; 56:1–54.

Rosenstreich DL, Eggleston P, Kattan M, et al. The role of cockroach allergy and exposure to cockroach allergen in causing morbidity among inner-city children with asthma. N Engl J Med 1997; 336:1356–1363.

Simpson A, John SL, Jury F, et al. Endotoxin exposure, CD14, and allergic disease: an interaction between genes and the environment. Am J Respir Crit Care Med 2006; 174:386–392.

von Mutius E, Vercelli D. Farm living: effects on childhood asthma and allergy. Nat Rev Immunol 2010; 10(12):861–868.

5

第五章　过敏原和空气污染物

Geoffrey A. Stewart, David B. Peden, Philip J. Thompson 和 Martha Ludwig

内容释义

过敏原是抗原,通常本质上是蛋白质,能使宿主产生涉及特异性 IgE 和肥大细胞的过敏反应。它们的来源多种多样,包括屋尘螨、花粉、真菌孢子、动物、药物和食物。

空气污染物是污染我们所呼吸的空气的化合物、气体和粉尘。它们通常来自人类活动,对人类健康有潜在损害。通常来说,它们不具有变应性,但参与变应性致敏和 / 或加重变态反应性疾病。大多数空气污染物来自室外和室内,包括气体和非生物学 / 生物学颗粒,比如臭氧、二氧化氮、柴油烟尘、香烟烟雾、微生物和植物来源的成分。

过敏原

概述

　　人类暴露于各种各样的环境中,非病原体相关的抗原可能诱导 IgE 的产生,IgE 是 I 型变态反应性疾病相关的抗体类型,I 型变态反应性疾病在西方人口中的发病率高达 30%。该适应性免疫反应最初被认为是通过激活适应性免疫反应(IgE 产生、嗜碱性粒细胞、嗜酸性粒细胞增多、肥大细胞脱颗粒、IL-4 和 IL-5 细胞因子产生)诱导 2 型辅助性 T 细胞反应(Th2)来对抗蠕虫和体外寄生虫引起的寄生虫感染,在存在遗传易感性的非寄生个体中,该反应能够被假定无害的蛋白质激活。那些刺激产生 IgE 并与 IgE 结合的物质通常被认为是过敏原而不是抗原(产生抗体),从而与那些通常产生 IgA、IgG 和 IgM 的抗原区别,而且蛋白刺激产生 IgE 反应的能力是过敏原性而不是免疫原性。不管是在家里或职业环境中,宿主可能通过各种途径接触到过敏原,尽管常常由于食入、注射,通过皮肤或消化道吸收时有发生,但是吸入途径才是最重要的。过敏原和 IgE 之间相互作用并与肥大细胞和嗜碱性粒细胞结合,导致基础性疾病的出现,如鼻炎、鼻窦炎、哮喘、结膜炎、荨麻疹、湿疹、特应性皮炎、严重过敏反应和血管性水肿,过敏性头痛和偏头痛以及某些胃肠道疾病(框 5.1)。这些疾病的产生是由获得性免疫系统的激活引起的,而 I 型过敏性疾病是由两个时间不同的阶段引起。第一个阶段(也称为致敏或者抗体诱导期),吸入、注射或者食入过敏原通过抗原呈递细胞(如树突状细胞、B 细胞、嗜碱性粒细胞和巨噬细胞)呈递至免疫系统,这些在易感人群引起浆细胞产生 IgE,接着通过与 IgE 的 Fc 区域相互作用的特异性受体(如高亲和力 FcεRI)与结合肥大细胞和嗜碱性粒细胞结合。第二个阶段(效应期),过敏原与受体结合的 IgE 相互作用导致肥大细胞脱颗粒,致敏的宿主在暴露后 5~15 分钟内出现临床表现。脱颗粒的过程导致各种炎症介质的释放(参阅本书其他章节)是导致 I 型变态反应性疾病的特点。据推测,在这两个阶段,过敏原突破先天防御屏障(如皮肤、肠道和呼吸上皮细胞)以促进与 IgE 致敏的肥大细胞相互作用从而导致疾病发生。

框 5.1 过敏原来源及过敏性疾病

哮喘和/或鼻炎	严重过敏反应	特应性皮炎
动物皮屑	生物材料	细菌
蟑螂	食物过敏原	尘螨
尘螨	昆虫毒液	食物过敏原
食物过敏原	小分子量药物	人自身过敏原
真菌	生物材料	职业性过敏原
草花粉		
乳胶		
职业性过敏原		
树花粉		
杂草花粉		

大多数临床上重要的过敏原已被克隆,并且过敏原来源的几个基因组已测序,因此同一来源的生物学功能已确定。许多过敏原是水解酶如蛋白酶、糖酶、核糖核酸酶,并且这些酶参与了来源于尘螨、真菌和花粉的果胶的降解,或者非水解酶如来源于草本双子叶植物和树花粉的果胶裂解酶,来源于真菌的糖酵解酶如烯醇酶、乙醇脱氢酶、醛缩酶、磷酸甘油酸激酶,以及来源于尘螨和蟑螂的谷胱甘肽转移酶。同样,许多有酶抑制活性或显示与已知抑制剂有显著序列同源性的过敏原,常常出现在种子、土豆花粉和鸡蛋白中。许多其他过敏原是参与包括脂质、信息素、电子、氧和铁等配体转运的蛋白质,特别是来自动物(例如啮齿动物、狗、牛和马)的脂质运载蛋白。已经显示一些过敏原类似于已知或被认为具有调节性质的不同但普遍存在的蛋白质组。这些蛋白质也被认为是花粉症(枯草热)、寄生虫感染和自身免疫的过敏原,包括抑制蛋白、EF-手形钙结合蛋白、细胞骨架蛋白原肌球蛋白和热休克蛋白。尽管它们的调节性质是不同的,但是许多似乎与肌动蛋白生物学有关,例如与花粉管生长有关。通过重组技术生产这些蛋白质已经使得有可能确定大量临床上的多维结构,重要的过敏原以及确定 B 细胞和 T 细胞表位的结构和位置(图 5.1)。

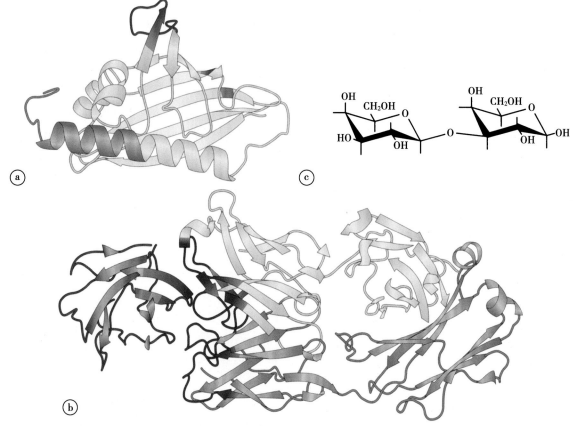

图 5.1 致敏性 B 细胞和 T 细胞的过敏原表位

ⓐ B 细胞(蓝色)和 T 细胞(红色)叠加在主要的桦木花粉过敏原 Bet v I 的三维结构上表位的位点。ⓑ 一种转基因的 IgE 抗体分子的 Fab 部分与 Timothy 草花粉变应原(Phi p 2)的构象 B 细胞表位的结合。PHI P 2 变应原显示为红色,而 IgE 分子的 Fab 部分的轻链和重链分别显示为蓝色和绿色。Phi p 2 的致敏表位的氨基酸残基以灰色显示,Fab 片段中抗体结合位点的高变区的相互作用的氨基酸残基也是如此。这些图标通过使用 PDB 进入 1BV1 和 2VXQ,使用 PyMol 构建。ⓒ 在许多糖蛋白过敏原上发现的末端二糖半乳糖-α1,3-半乳糖的示意图(西澳大利亚大学的 Brian Skelton 博士提供)。

过敏原命名

国际免疫学联合会（International Union of Immunological Societies, IUIS）的过敏原命名小组委员会（http://www.allergen.org）于1986年首先提出了指南，以便在有关过敏原的真实功能和结构的数据出来之前，对复杂来源的纯化过敏原在命名上保持连续性。只要过敏原能够在超过5%的过敏人群（每组超过5名患者）出现阳性反应，该委员会就负责为过敏原命名，并且维护过敏原参考数据库。关于过敏原命名，必须遵守具体的指南，并向委员会提交新的过敏原细节以命名。例如，使用已发布的指南，即半胱氨酸蛋白酶过敏原 Der p 1，源于屋尘螨（*Dermatophagoides pteronyssinus*），是通过取该属的前三个字母（即 *Dermatophagoides*）在一起和物种的第一个字母（即 *pteronyssinus*）组成，并结合阿拉伯数字反映被分离的过敏原的顺序或其临床重要性。至于 Der p 1，这是第一个被分离和研究清楚并被克隆的螨变应原。如果可能与先前命名的过敏原混淆，可以从属或物种名称中使用另外的字母，以避免这种可能性。例如，来自产黄青霉菌的真菌碱性丝氨酸蛋白酶变应原被命名为 Pen ch 13，以将其与相关的来自青霉菌的变应原 Pen c 13 区别。类似地，来自白念珠菌的变应原被称为 Cand a 1 以将其与狗过敏原 Can d 1 区分开来。属于某种属或属于不同属的不同物种的过敏原使用同样的编号排列。例如，来自 *D. farinae* 和 *Euroglyphus maynei* 的相关螨半胱氨酸蛋白酶变应原分别称为 Der f 1 和 Eur m 1。总的来说，这种相关的过敏原通常被称为属于特定的组（例如"螨变应原组1"）。由于采用克隆和全基因组测序技术，产生的序列数据量显著增加，显然一个特定的变应原来源中可能含有许多序列非常相似的变应原（使用 IUIS 过敏原命名法小组委员会指南 >67% 具序列一致性）。在这种情况下，这种过敏原被描述为同种异体变应原，并赋予从00到99的后缀（例如 Amb a 1.01, Amb a 1.02）。如果出现类似的过敏原，但仅有部分残基不同（多态性），这些称为变种，在描述中使用额外的两位数字（例如，Amb a 1.0101 表示 Amb a 1.01 的第一个同种异体变应原）。

影响致敏性的因素

内在因素

到目前为止，似乎没有任何固有的分子或生物特性决定蛋白质是否致敏。大多数过敏原是具有分子量在 5 000~100 000Da 范围内的蛋白质或糖蛋白，它们来源于节肢动物粪便、食物、寄生虫分泌物、真菌孢子和植物花粉。有趣的是，除了与特应性皮炎相关的葡萄球菌物种产生的肠毒素之外，很少有来自常见细菌的过敏原被描述，尽管这可能反映出一种特殊情况，因为它们是超抗原并且能够非特异性激活包括涉及 IgE 的反应的适应性免疫应答。细菌或病毒过敏原缺乏的原因被认为与人类免疫系统已经发展出一系列特定的先天免疫识别受体有关，这些受体可对独特的病原体相关分子模式（PAMPs，如肽聚糖、脂多糖、DNA、RNA）的刺激出现反应。这些 PAMPs 通过刺激树突状细胞 IL-12 的产生而倾向于刺激 Th1 而不是 Th2 应答，从而在非 IgE 生成途径下驱动适应性免疫应答。或者，可能早期接触细菌导致对相关蛋白质的免疫耐受。过敏原刺激人体产生 IgE 的能力受到其特性的一些影响，这些特性也会影响 IgG、IgA 和 IgM 的产生。这些特性包括大小、溶解度、异质性（即与人类同源物的氨基酸序列不相似）、浓度和暴露途径（框 5.2）。此外，数据表明除上述以外的其他内在因素可能影响其致敏性，如生化特性（表 5.1）。这些特性，特别是物理化学方面的，也可能影响过敏反应的发生部位。例如，一些个体可能对特定的食物成分过

框 5.2　影响致敏性的因素

内因	外因
生物活性	佐剂
浓度 *	出生体重
异质性	香烟烟雾
糖基化	遗传倾向
分子复杂性（大小）	性别
耐蒸煮	卫生
耐消化	污染物 **
接触途径	出生季节
可溶性	病毒感染

* 过敏原浓度可能会影响致敏或耐受

** 有关污染物对变应原和致敏性的影响，请参阅后面部分

表 5.1 内在和外在因素和性质对过敏原 / 过敏原来源的潜在影响的概述

属性	细胞 / 分子 相互作用	可能的后果
外在因素		
高度聚集的过敏原	上皮组织	由于渗透冲击导致渗透率增加,浓度影响过敏原进入和提呈
花粉脂质	上皮组织	辅助活性,由于对树突细胞(DC)、嗜酸性粒细胞和多形核细胞的影响而增加变应原介质的呈递
污染物如柴油废气颗粒物和环境烟草烟雾	上皮组织	过敏原载体转入下肺,辅助性质,表观遗传学影响
活性氧	上皮组织	增加渗透率,影响过敏原进入
内在因素		
糖基化	巨噬细胞,DC,表面活性蛋白 A、D	增加抗原呈递,DC 激活和 T 细胞极化
低聚反应	抗原呈递细胞如 DC 和巨噬细胞	变应原性增加
蛋白酶活性	上皮组织	渗透性增加,由于细胞凋亡而影响过敏原进入,肥大细胞脱粒、激肽的生成和紧密连接蛋白的降解 与蛋白酶激活受体(PAR)的相互作用导致前炎症细胞因子的释放(IL-6,IL-8,GM-CSF) 上调细胞表面分子,增加细胞的募集增加 / 减少激活潜力
	嗜碱性粒细胞	过敏原的激活和呈递

敏,但是当食物被煮熟时不表现出症状,因为 IgE 结合(B 细胞)表位依赖于氨基酸(配位表位)的精确构象排列。然而,如果表位具有抗性(非配位依赖性,线性表位)或者未煮过的食物被摄入,则可能在口腔或肠道中出现症状。尽管大多数过敏原是蛋白质,但聚糖部分,例如,在非灵长类动物糖蛋白过敏原上常发现末端二糖半乳糖 a-1, 3- 半乳糖结构(图 5.1),也可以刺激产生特异性 IgE,特别是海鲜、植物和动物来源的食物及昆虫。有趣的是,在大多数人类中,该表位的 IgG 抗体以高浓度存在,这是因为其在食物和微生物的糖蛋白中的普遍存在。此外,新数据表明,过敏原形成二聚体或寡聚体的倾向也决定着过敏原与结合到肥大细胞上的 IgE 相互作用的效能,进而激活脱颗粒。这可能是相对低分子量过敏原的重要特征,其中少量的潜在表位可能限制单因素过敏原交联肥大细胞活化过程所需的两种或更多种过敏原特异性 IgE 分子。在这方面,来自花粉、螨、食物和皮屑的各种过敏原的多聚体已有描述(表 5.2)。最后,数据表明,具有聚糖部分的过敏原由呼吸道黏膜的树突状细胞直接通过 C- 型凝集素例如甘露糖受体和树突状细胞特异性 ICAM3- 抓取的非整联蛋白(DC-SIGN)受体特异性地捕获或间接通过其与呼吸道液体中存在的表面活性蛋白 D 的相互作用(表 5.1)。这种相互作用可能使过敏原特异性 T 细胞偏向 Th2 表型。

表 5.2 已知自然界以多聚体存在的过敏原

来源	过敏原
无脊椎动物	
蜜蜂	Api m 4
蟑螂	Per a 3
火蚁	Sol I 2
屋尘螨	Der p 1, Der p 5
黄蜂毒液	Ves v 5
植物	
花粉	Phl p 1, Phl p 5 b, Phl p 7 Phl p 11 sa, BGP2, Bet v 1
种子	Ara h 1, Ara h 2
脊椎动物	
皮屑	Fel d 1, Equ c 1
牛奶	Bos d5

外在因素

　　许多内源性和外源性的外在因素也可能通过改变正常的内稳态防御机制（例如遗传因素、气候变化、工业污染物、香烟、烟雾或病毒感染）（见本章后续章节；表 5.3）协助免疫系统识别潜在的过敏原。对于初始致敏的发生，宿主的遗传特征是重要的，它不仅影响临床进展，还影响 IgE 本身的诱导以及对特定过敏原的过敏反应。例如，与固有免疫和免疫调节相关的基因由于其影响过敏原进入、识别、呈递和诱导 IgE 产生的能力而可能发挥非常重要的作用。对于过敏原进入，上皮屏障的固有免疫功能近年来认为在致敏中特别重要，因为近期的研究发现特应性皮炎的患者有丝聚蛋白的功能丧失突变。这种蛋白质在角质层中，特别是在包含角蛋白细胞骨架的微原纤维的形成中起重要作用。这种蛋白最初认为在皮肤病变中发挥重要作用，已经证实了这组患者中的突变与过敏性致敏和哮喘相关，这表明经皮过敏原暴露的作用。除了与屏障功能相关的基因之外，编码高度基因多态性主要组织相容性类型（MHC）Ⅱ 复合蛋白的基因

也起作用。这些细胞表面蛋白向 T 辅助细胞提供过敏原来源的肽（13~24 个氨基酸）以引发 IgE 生成产生，并且已经显示其影响来源于许多来源的过敏原的表达，包括花粉和低分子量职业过敏原如多异氰酸酯（见本书其他章节）。例如，在某些个体中，橄榄花粉过敏原 Ole e 2（抑制蛋白）和 Ole e 10（1，3-β- 葡聚糖酶）的 IgE 产生与 HLA DR7 和 DP2 以及抗原呈递细胞 HLA-DR2 的表达相关。然而，随着过敏原的大小增加，因此潜在表位的数量增加，这种关联变得难以辨别。过敏原与 Ⅱ 类分子的结合区域（抑制位）和与 T 细胞受体结合区域（表位）以及和 IgE 结合位点（互补位）等相关信息迅速增多，因为这些结合区域发展免疫治疗方案中有潜在的价值。关于表位，数据表明，过敏原特异性 IgE 与位于过敏原表面的表位结合，与 MHC 和 T 细胞受体相互作用相比较，T 细胞表位位于表面或埋在蛋白质内（图 5.1）。

　　外在因素也可影响过敏原谱或包含于特定载体的单个过敏原的浓度，甚至载体本身。例如，气候变化涉及温度上升和二氧化碳浓度（对花粉过敏原产生影响），影响节肢动物（螨虫和昆虫过敏原）食物来源的环境因素和污染（花粉过敏原）（请参阅本章后面

表 5.3　过敏原来源举例

过敏原组	例子	季节性
空气传播的		
动物皮屑和尿液	猫，狗，马，兔子，豚鼠，仓鼠，小鼠	常年
鸟的羽毛	长尾鹦鹉，鹦鹉，鸽子，鸭，鸡	常年
谷物面粉	小麦，黑麦，燕麦	常年
花粉		
草	黑麦，茅草，野燕麦，梯牧草，百慕大草，肯塔基蓝草，鸭茅	春天或初夏
草本双子叶植物	豚草，墙草属，车前草，艾蒿	夏天或秋天
树木（乔木）	赤杨木，桦树，榛树，山毛榉，橡树，橄榄，塞浦路斯雪松	冬天或春天
室内灰尘和储存螨	屋尘螨，户尘螨，粉尘螨，梅氏嗜霉螨，热带无爪螨，血蜱螨，腐食酪螨	常年
昆虫	蟑螂，苍蝇，蝗虫，蚊	常年 / 季节性
真菌	曲霉属，枝孢属，链格孢属，念珠菌属，青霉属，马拉色菌属	常年 / 易变的
植物果实	乳胶，木瓜蛋白酶，菠萝蛋白酶	常年
注入毒液		
昆虫	蜜蜂和黄蜂叮咬，蚂蚁和蚊子叮咬	夏天
口服和注射接种		
药物	青霉素，磺胺类和其他抗生素，柳氮磺吡啶，卡马西平，嵌合（人 / 小鼠）单克隆抗体	非季节性
食物	海鲜，豆类，坚果，芝麻，谷物，牛奶，蛋，水果，蘑菇，酒精饮料，咖啡，巧克力	非季节性

的部分）都被证明可以影响个体可能暴露的过敏原的范围。类似地，特定品种内的植物来源的过敏原的浓度可能受环境或培育条件的影响。尽管只要检测过敏反应的试剂中包含所有相关的过敏原就不存在诊断问题，这种变化有可能影响一种过敏原在人群中是否表现为"主要的"或"次要的"。除了这些外部因素外，其他来源的过敏原本身也可能是佐剂或促炎剂。例如，与花粉相关的脂质调节剂（PALM）、NADPH 氧化酶、半胱氨酸和丝氨酸蛋白酶可能导致过敏反应。在这方面，PALM（如植物甾醇）可能调节树突状细胞功能，而氧化酶和蛋白酶则可能影响上皮的完整性，或刺激产生前炎症细胞因子（表 5.1）。

过敏原的起源

大多数个体暴露的是过敏原的混合物而不是单一蛋白质。这是因为他们大多数接触的是富含过敏

的"容器"，而非单一的动物皮屑、花粉亚微粒子和职业过敏原，这种"容器"包括节肢动物粪便（由围食物膜包围）和花粉颗粒和真菌孢子，其中过敏原的复杂序列具有主要的生理作用，例如消化（粪便）和体细胞生长和受精（真菌孢子和花粉）。这些容器中的许多过敏原在与黏膜表面接触时，会迅速从它们的微粒结构中滤出，这反映了它们在自然环境中所起的作用。最复杂的过敏原来源于室内，包括真菌、花粉和螨虫，最不复杂的是动物皮屑和尿液提取物，以及职业来源（表 5.4 和表 5.5）。多达 60% 的来自某一来源的蛋白质是致敏性的，而敏感的患者可能会识别来自某一来源的不止一种过敏原，以及来自多种来源的过敏原。就来源而言，患者被描述为单一或多种致敏；有数据表明出现对屋尘螨单一致敏比对花粉、食物和动物皮屑的致敏多，食物中牛奶的致敏比鸡蛋、坚果和小麦的致敏多。此外，对牛奶和大豆致敏的患者中，出现对气传过敏原共同致敏的频率更高。而对屋

表 5.4 职业过敏原举例

来源	例子	工业
细菌		
酶类	碱性蛋白酶,脂酶（丝氨酸蛋白酶）,淀粉酶,洋酶	洗涤剂
药物		
抗生素	青霉素,四环素,头孢菌素	制造,家用
其他	沙丁胺醇,甲基多巴,阿片剂	制造,家用
真菌		
酶类	蛋白酶,果胶酶,纤维素酶,葡糖淀粉酶,β-木糖苷酶	食品加工
无脊椎动物		
其他	鳞屑,躯体残骸,体液,粪便颗粒	研究,育种
低分子量物质		
有机化合物	氯胺-T,聚铁松（松香）,聚氯乙烯,多异氰酸酯,酸酐,包装塑料和乙二胺,大侧柏酸	酿造,焊接,肉类化学加工,木材加工
金属及其盐	铂,铝,钒,镍和铬盐	金属精炼,电镀,锅炉清洗,焊接
植物		
酶类	木瓜蛋白酶,菠萝蛋白酶,果胶酶,纤维素酶,淀粉酶	制药、食品加工
乳胶	橡胶树	卫生保健工作者。脊柱裂患者
蔬菜粉尘	木材、谷物、蔬菜	木工,烘焙,研磨,加工
脊椎动物		
酶类	溶菌酶、脂肪酶、淀粉酶、胃蛋白酶、胰蛋白酶	制造,家用
其他	皮屑,尿,血清,羽毛,粪便	研究,育种

表 5.5 致病相关蛋白和过敏原之间的关系

家族	描述或特征	例子
PR-1	抗真菌,机制不明	Cum c 3
PR-2	内切酶 β-1,3- 葡聚糖酶	Hev b 2. Ole e 4/9
PR-3	几丁质酶(Ⅰ型,Ⅱ型)	Pers a 1, Hev b 11
PR-4	几丁质酶(Ⅰ型,Ⅱ型)	Turnip prohevein, Hev b 6. 小麦胚芽凝集素
PR-5	奇异果甜蛋白样蛋白,抗真菌剂,可具有内切酶 - β-1,3- 葡聚糖酶活性	Pru av 2. Mal d 2, Jun a 3
PR-6	蛋白酶抑制剂	大豆、小麦、大麦、大米过敏原
PR-7	蛋白酶	?
PR-8	几丁质酶(Ⅲ型)	乳胶、几丁质酶
PR-9	过氧化物酶	小麦、大麦过敏原
PR-10	植物类固醇载体	Bel v 1, Mal d 1, Pru a.t 1, Pyr c 1, Api g 1, Dau c 1, etc.
PR-11	几丁质酶(Ⅰ型)	?
PR-12	植物防御素	?
PR-13	植物防御素	?
PR-14	脂质转移蛋白	Pru p 3, Mal d 3, Gly m 1
PR-15	草酸氧化酶	?
PR-16	草酸氧化酶样	?
PR-17	未知	?

? 说明属于特定组的过敏原尚未被描述

尘螨和狗皮屑致敏的人对食物过敏相对少见。能识别出的过敏原的精确数量既反映了宿主的遗传能力,也反映了过敏原的复杂性和浓度以及用来确定过敏原的分析方法。与"次要过敏原"相比,暴露在同一来源的过敏人群中,更常见的被识别的蛋白质(50%以上)是"主要的"。然而,这些机械的划分并不一定意味着次要过敏原在某些个体的临床意义上是微不足道的。家庭环境中的过敏原有时被称为"室内"或"室外"过敏原。典型的室外过敏原包括花粉和真菌,而室内过敏原包括动物皮屑、真菌、螨虫和昆虫粪便(表 5.3)。暴露于过敏原可能导致遗传易感人群产生过敏原特异性 IgE,但是这些人也可能会出现对类似来源(例如花粉与花粉)或不同来源(例如蜗牛与屋尘螨)的过敏原出现过敏反应。这是因为类似的和 / 或不同的来源含有在结构和功能上相似的过敏原,因此具有高度的氨基酸序列同源性,或者不同糖蛋白的聚糖组分中出现碳水化合物表位半乳糖 α-1,3- 半乳糖。这种序列相似性将增加针对一种过敏原所产生的过敏原特异性 IgE 识别其他来源相同表位过敏原的可能性。

这一序列的相似性会增加过敏原在另一来源中产生相同抗原的可能性。这种现象被称为"交叉过敏反应",这种交叉反应可能是广泛的,特别是在小的但生理上必需的过敏原中,其中编码基因中的广泛的遗传突变不能被耐受。这种不同来源的广泛的交叉反应性,过敏原术语"泛 - 变应原",通常与低分子量相关,相对较小的过敏原,如在花粉和水果来源的抑制蛋白、聚钙蛋白和非特异性脂质转移蛋白。

气传变应原

植物过敏原

花粉(来自希腊语中的"细面粉")是开花植物和裸子植物的雄性配子体,代表一些临床上重要的过敏原来源(10%~20% 的社区过敏性疾病);最常见的疾病是鼻炎。主要的致敏性花粉(草、草本植物、树木)是由风媒传粉(风媒)而不是虫媒传粉(虫媒)植物,花粉季节可能持续几个月。与虫媒传粉的植物相比，风媒传粉的花粉具有一层薄薄的、复杂且具有化学抵抗性的细胞壁，它有两个主要的层：靠内侧的花粉内壁邻近质膜，靠外侧的外壁具有浮雕样花纹。Z 层是位于花粉内壁和外壁之间另一层，其在发芽孔处是最厚的，发芽孔是花粉管在花粉发芽期间延伸的开口。外膜是由孢粉蛋白构成的，它是由脂质和蛋白质组成的花粉膜。花粉粒内部是包含各种结构的细胞质，包括细胞核、线粒体、含有淀粉颗粒的质粒（淀粉体）和 P（多糖）颗粒。临床重要的花粉会根据地理位置、季节和微气候条件而变化，可能是本地的，也可能是引入的（图 5.2）。来自风媒植物的花粉密度轻巧为特征，这有助于它们易于分散和富集，单个物种的颗粒大小可能不同，从 $5\mu m$ 到 $200\mu m$ 不等。花粉的播散通常是季节性的，晚春和夏季代表了最重要的授粉季节（图 5.3），且授粉顺序依次为树、草和草本双子叶植物。花粉的日常大气浓度将在花粉季节变化，并且可能会因环境温度下降而下降。引发疾病所需的花粉粒数将因物种而异，但是在花粉症季节开始时，由于免疫系统的刺激，诱导症状初期所需的花粉数量可

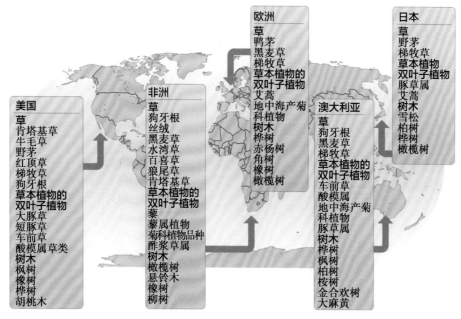

图 5.2　全球范围内的临床重要花粉过敏原

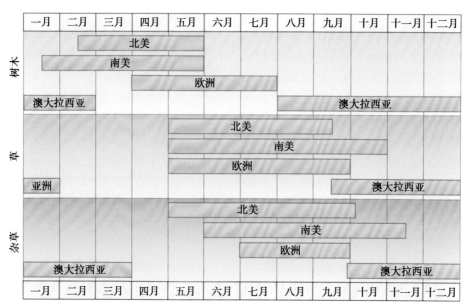

图 5.3　美国、澳大拉西亚和欧洲的花粉季节

改编自 Sicherer SH, Eggleston PA.In：Lieberman P, Anderson J, eds.Environmental allergens in allergic diseases：diagnosis and treatment.Ttotowa, NJ：Humana Press；2000.

能比末期要大,范围可能从每立方米 20 个花粉开始及以上。例如,对于草花粉的敏感性,50 粒/m³ 可能足够了,但对于橄榄花粉过敏的患者来说,可能需要400 粒/m³。除了花粉颗粒本身外,一些植物还产生花粉相关的微粒体(0.2~1μm),这种微粒体来自花药中的花粉形成过程,包含外壁成分和可能的过敏原。例如,裸子树,如日本柳杉和柏树,以及草本植物,双子叶植物墙草属,都产生含有过敏原的微粒体,但是被子植物树种,如白桦树却不产生这种微粒体。

花粉过敏原可能在与外壁相关的花粉外壳中发现,但大多数都存在于细胞质中,或与其中的特定结构有关,如淀粉颗粒或 P 颗粒。当整个花粉落在人的黏膜表面时,这些颗粒通过发芽孔(图 5.4)释放出来。过敏原也可能通过外部的微通道浸出。从花粉外壳和细胞质中释放的大量致敏性蛋白是参与细胞壁合成和花粉管生长的水解酶,同时帮助花粉管破坏胚珠的细胞壁,使受精发生(参见附录 5.1 至 5.3)。花粉颗粒和小圆粒被认为是过敏原的主要来源,但研究表明,个体可能暴露于来自颗粒本身的亚微粒子(直径为 0.5~2μm)。例如,在降雨后,淀粉粒和磷颗粒会从花粉中释放出来,然后随着环境的干燥而变成风媒的,从而引发过敏性疾病。由于花粉颗粒太大而

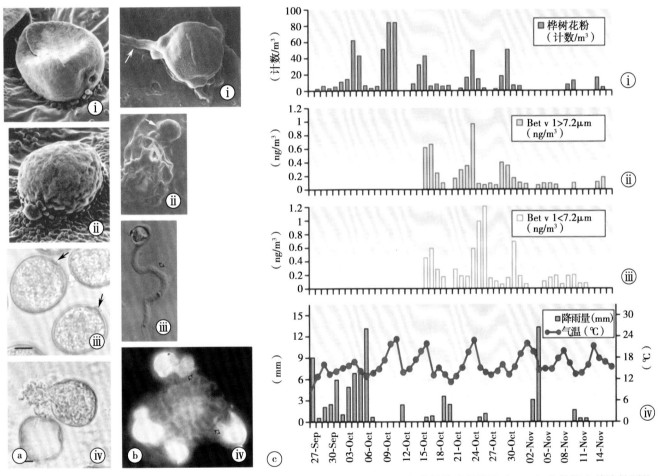

图 5.4 ⓐ 黑麦草(学名:*Lolium perenne*)花粉的扫描电子和光显微图。(i , iii) 花粉管生长的孔;(ii , iv) 花粉挤出其淀粉颗粒(电子显微图来源于 Frank Murray 教授,默多克大学,Perth,西澳大利亚;光照片,Cecilia Tong,西澳大利亚大学,比例尺;10μm)。ⓑ 发芽中的桦花粉和萌发中的花粉管的显微照片。(i) 桦树叶上三叶桦(学名:*Betula verrucosa*)花粉粒的扫描电子显微镜照片(SEM)。花粉颗粒发芽,产生花粉管(见箭头);(ii) 桦树叶腺的电子显微镜,旁边有桦树花粉粒(见箭头)。(iii) 具有约 90μm 的花粉管(见箭头)的发芽桦树花粉粒显示密集的细胞质含量。一种带有花粉管(见箭头)的桦树花粉粒,大约有 90μm,显示了密集的细胞质内容。这是桦木叶被洗掉后用 Nomarski 光学元件观察到的。(iv) 发芽花粉在桦树叶腺周围聚集。每颗谷物产生一个花粉管(见箭头)。在发芽数小时内,花粉管尖端破裂释放细胞质内容物。这种排出的细胞质中突出的是许多淀粉颗粒。比例尺表示 10μm。ⓒ (i) 桦木花粉(计数/m³);(ii) 颗粒中的 Bet v 1 浓度(ng/m³)直径大于 7.2μm 的微粒;(iii) 可吸入颗粒中的 Bet v 1 浓度(ng/m³)小于直径小于 7.2μm 的颗粒(iv)1996 年桦树花粉季节墨尔本大气层的降雨量(mm)和温度(℃)。Bet v 1 浓度是 1996 年 10 月 16 日至 11 月 15 日确定的。10 月 20 日和 11 月 3 日的 Bet v 1 数据不可用。(b & c 来自 Schippi GF et al,Nature Plant Reprod 1997;10:315-323,经 Springer-Verlag 许可的)

不能穿透到下呼吸道,因此携带过敏原的亚微粒子可能会渗透到较低的支气管,从而在 2.5%~10% 的易感个体中引发哮喘。

草花粉

草作为主要植物的一部分,单子叶植物的草是全球广泛传播花粉病的重要因素,因为它们具有分布广泛和可产生大量空气传播花粉的特征。已有研究描述了来自不同种类的草花粉的过敏原,这些花粉种类来自具有临床意义的早熟禾亚科(如在温带气候中发现的黑麦草属和梯牧草属),虎尾草亚科(如在较温暖的气候中发现的狗牙根属)和黍亚科(如在热带气候中发现的雀稗科)。来自不同草种的花粉过敏原根据其明显的物理化学和免疫化学相似性分组,这种分组方案已用于草花粉以外的其他过敏原的分组。草花粉过敏原表现出与细胞壁合成 / 重塑,受精和花粉管生长相关的各种功能,包括扩展蛋白、延伸蛋白、核糖核酸酶、葡糖苷酶、类蛋白酶抑制蛋白、钙结合蛋白和抑制蛋白(附录 5.1)。此外,参与花粉管生长所必需植物细胞壁的分解的酶,例如果胶裂解酶和多聚半乳糖醛酸酶,也可引起过敏反应。果胶的降解包括多种酶协同作用;草花粉过敏原类型以及果胶甲基化酶,也是草本植物和树花粉的重要过敏原。

草本双子叶植物花粉

主要的致敏性草本双子叶植物(有时称为杂草,因为它们在花园或田间中代表不需要的植物)是属于菊科的,如豚草、艾蒿、向日葵和飞虫,以及属于荨麻科植物的壁花科植物。已经鉴定了这些物种中的几种过敏原。主要的过敏原包括果胶酶、多乳糖酶、钙结合蛋白、聚钙蛋白、抑制蛋白和脂质转移蛋白。后一种蛋白质是其他来源(如种子)中发现的常见变应原,属于醇溶蛋白超家族(附录 5.2)。有趣的是,在草类中发现的主要的 I 组 β- 延伸蛋白过敏原似乎并不是草本双子叶植物花粉或树花粉中的主要过敏原(见下文)。

树花粉

属于被子植物(开花)和裸子植物(非开花)的几种树种的花粉与过敏性疾病相关,包括山毛榉目、玄参目和松目等物种。在这方面,桦树、榛树、橄榄和白蜡木(被子植物)针叶树、柏柏、雪松和杜松子(裸子植物)是过敏原的重要来源。一般来说,来自同一目和 / 或科的物种的花粉过敏原是相关的;例如,在玄参目中,橄榄、丁香、白蜡木和女贞的主要过敏原是

与已知的分解蛋白酶抑制剂、聚钙蛋白酶和 1, 3-β-葡聚糖酶存在一定的同源性蛋白质(附录 5.3)。在物种桦木、榛树和白蜡木中,主要过敏原属于称为致病相关蛋白质的不同组蛋白质的成员的同源物(表 5.5)。如名称所示,这些蛋白质,是在植物暴露于微生物攻击或非生物胁迫的环境下产生的或被表达出来的。它们包含各种活性蛋白,在这方面,山毛榉目组 I(例如 Bet v 1)过敏原属于 PR10 家族,其成员可能参与植物类固醇的运输,例如花粉中发现的油菜素内酯并在花粉管生长中发挥作用。山毛榉目(山毛榉目)和玄参目物种都会产生与果胶降解有关的致敏酶。有趣的是,在被子植物物种中发现的过敏原的光谱与裸子植物相比有一定的相似性。在后者中,这些酶调控果胶的降解(附录 5.3),这些差异可能反映了蛋白质和酶在受精过程中重要性。例如,在被子植物中,授粉过程与草本植物相似,但与过敏相关的针叶树类不同。在这里,锥状细胞内的胚珠通过微孔分泌出一滴液体,被称为花粉滴。当花粉粒落在水滴上时,它迅速地进入胚珠,受精的过程开始了。在胚珠内部,花粉颗粒外露,然后内脏沿着微管道延长。与在木本和草本被子植物中花粉管生长所花费的时间相比,这可能需要几周的时间,一旦与小细胞接触,形成一个小的花粉管,然后穿透胚珠。

非花粉,植物来源的气传过敏原

许多气传过敏原都来自非花粉植物组织,如种子和乳胶(附录 5.4 和 5.6)。它们是诸如烘焙等行业的职业环境中的过敏原的重要来源,包括由小麦、大麦、蓖麻籽、芥菜籽、绿咖啡豆、水稻、棉籽、芦笋和大豆制成的面粉。大多数种子来源的过敏原常属于几类储存蛋白的一种,它们占总种子蛋白质或通过抗微生物或酶抑制活动而防虫的蛋白质的 75%,其蛋白质通常用沉淀系数命名(如 2S、7S 和 11S)。这些蛋白质分组包括 cupin(豌豆球蛋白和豆球蛋白)和醇溶谷蛋白(2S 蛋白)超家族,脂质转移蛋白,以及与病原相关的蛋白质。一些食物过敏原如脂质转移蛋白,可能对消化和加热具有高度的抵抗性,这种特性被认为是使它们能够以相对完整的形式穿越上皮屏障的原因。除了种子之外,过敏原也可以来自其他植物,包括水果、蔬菜和乳胶,它们在职业过敏原中很重要。特别是乳胶过敏原,它可能被乳胶手套中用作润滑剂的淀粉粉末吸收,并变成了雾状颗粒。这导致医护人员(20%)和外科手术中暴露于乳胶产品的脊柱裂患者(50%)出现较高的乳胶过敏患病率。乳胶是一种

在水相中悬浮的蛋白质,是切割橡胶树的树皮而产生的,并含有各种用于防御目的的酶、蛋白质和凝集素(参见发病相关蛋白质)。目前已经描述了至少13种乳胶过敏原,其中包括一种橡胶延长因子、几丁质结合凝集素、几丁质酶、抑制蛋白和内切酶-1,3-β葡糖苷酶以及未知功能蛋白(附录5.4)。

真菌过敏原

真菌可以根据其结构大致分为两组,包括单细胞酵母和产生菌丝和孢子的多细胞真菌。虽然已经鉴定了产生过敏原的酵母菌(如假丝酵母菌种、马拉色菌属菌种),但大多数临床上重要的产生过敏原的物质是多细胞的。真菌根据其繁殖和形态的进一步细分。几种真菌物种的致敏性(和致病性)已经得到了详细研究,它们属于子囊菌门(曲霉菌、枝孢霉菌属、青霉菌属、假丝酵母属和链格孢菌),并且是全球范围的相关过敏原的重要来源(图5.5)。然而,在某些情况下,担子菌菌种(马拉色菌属菌种、蘑菇、马勃球、锈菌、黑粉菌和檐状菌)也被认为是重要的过敏原来源。两种植物中的多细胞真菌产生孢子在空气中大量存在。孢子的大小将在物种之间存在差异,范围从1到>100μm,但一般来说,大多数临床上重要的菌种产生的孢子为7~12μm。理论上,真菌过敏原应该更具临床意义,因为含有它们的孢子是空气中的最丰富的颗粒(例如>5000个孢子/m³),并且与花粉粒相比足够小可以渗透到呼吸道深处。气象研究表明,大气条件如风速、温度和湿度都会影响孢子的释放。例如,降雨后(*Didymella exitialis*菌)或热干燥条件(枝孢菌)可能释放子囊孢子,并且由于湿度可能释放担子孢子。曲霉菌和链格孢菌孢子在哮喘中似乎特别显著,但是来自枝孢菌和青霉菌的菌株也可能是重要的。引发症状所需的孢子浓度将取决于物种(例如,链格孢菌为50~100/m³,枝孢菌种为3000/m³)。真菌过敏原被认为是由孢子和/或菌丝生成,然后释放到环境中(附录5.5)。除了天然暴露外,个别真菌过敏原(通常是各种行业中使用的水解酶)已被证明是致敏性的(附录5.6)。

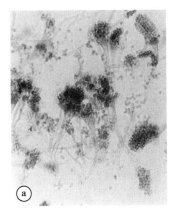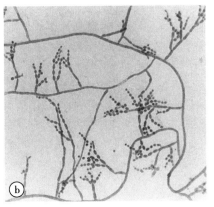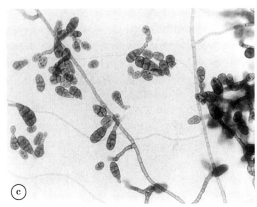

图5.5 常见的参与过敏性疾病的真菌
ⓐ 烟曲霉;ⓑ 枝孢菌;ⓒ 链格孢菌。(照片由 Ms Western McAleer,PathCentre,Western Australia 提供)

来自非职业重要的真菌物种的几种过敏原,包括交链孢菌、腊叶芽枝霉、烟曲霉、青霉菌和白念珠菌都有其特点,因为它们与过敏性疾病以及曲霉病和念珠菌病有关。重要的职业真菌酶如添加到面团中的来自米曲霉的淀粉酶,在烘焙行业中被证明是一种强有力的过敏原。与职业性的真菌过敏原相比,国内的真菌过敏原通常与糖酵解有关的酶或未知功能的酶(附录5.5和5.6)。

职业过敏原

职业性过敏原包括从相对简单结构的低分子重量化学物质到复杂的蛋白质和糖蛋白,来自各种动物、节肢动物、细菌、真菌和植物。过敏可能只会影响到少数人的工作,也可能影响到30%的暴露在外的工人。过敏原暴露后与症状出现之间的反应时间可能会延迟数小时,而且患者可能不在工作场所出现症状,这样使诊断复杂化。反复暴露可能导致难以察觉变化的疾病慢性化,使得临床上很难将疾病的与过敏原的暴露联系起来。对职业过敏的一些易感因素已被证实,包括先前的特应性状态、暴露时间和吸烟史。大多数大分子量的职业过敏原都是水解酶,包括在洗涤剂工业中使用的细菌枯草杆菌蛋白酶(丝氨酸蛋白酶)和淀粉酶,以及在烘焙行业中使用的真菌酶和蛋白(附录5.6)。

脊椎动物来源的过敏原

脊椎动物来源的过敏原在家庭和职业环境中具有重要的临床意义，未选择的人群中对这些蛋白质的阳性皮肤试验的发生率约为5%，而在过敏人群中则超过30%。在家庭和职业环境中，由脊椎来源的过敏原具有重要的临床意义，在未选择人群中对这种蛋白进行阳性皮肤试验的发生率约为5%，在过敏人群中，这一比例上升到30%以上。在家庭环境中，对猫和狗的过敏是特别常见的，而在职业环境中，对老鼠、马、兔子、沙鼠和豚鼠的过敏是普遍存在的。这些过敏原存在于皮屑、上皮、毛发、尿液和唾液中，它们来源于皮脂腺、泪腺、唾液腺、肛门袋和尿液，然后在毛发上堆积（附录5.7）。许多主要的皮屑过敏原属于脂质运载蛋白超家族，它们参与了亲水性环境中低分子量的疏水性物质的运输。主要的猫过敏原 Fe 1 d 1 也可能是一种配体结合蛋白，尽管已有了它的三维结构，但它的真实功能仍然不清楚。它是一种非共价键四聚体，由两个共价连接的异质二聚体组成，并且已经被证明存在于大小为 7~40kDa 的蛋白水解截短形式。除了脂类，血清蛋白，如白蛋白和免疫球蛋白（IgG、IgA 和 IgM）也可能是过敏性的，但是数据表明，对后者的过敏反应是与在每个聚糖部分中出现的半乳糖 -α-1, 3- 半乳糖表位（附录 5.7）有关。

无脊椎动物来源的过敏原

对无脊椎动物的过敏可能是通过在家庭或饲养无脊椎动物用于研究的科学机构的职业接触引起的，并且导致多达 1/3 的工人引起过敏疾病。主要的节肢动物过敏原来源分别是昆虫纲和蛛形纲，分别包括稻田摇蚊、飞蛾、蝴蝶、蝗虫、蟑螂以及屋尘螨和储存螨（图 5.6）。然而，由于其普遍存在，屋尘螨和蟑螂是世界上最重要的两种临床过敏原来源。临床上重要的物种是德国小蠊、美洲大蠊、屋尘螨、粉尘螨、热带无爪螨和梅氏嗜霉螨。螨虫和蟑螂都喜欢家庭住宅提供居住的温暖环境和食物来源，螨虫生活在地毯上，柔软的家具，床垫，生长取决于温度和湿度。主要

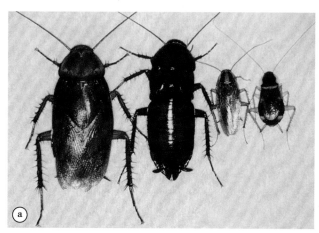
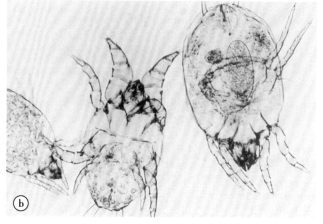
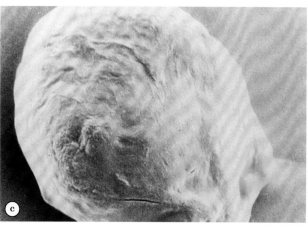

图 5.6 ⓐ 蟑螂；ⓑ 屋尘螨；ⓒ 屋尘螨粪便颗粒（照片 b 和 c 由 ALK-Abello, Horsholm, Denmark 提供）

的螨虫和蟑螂过敏原是肠道来源的,因此在粪便中被发现(附录 5.8)。螨和昆虫中的过敏原谱既有一些重叠(如原肌球蛋白、肌钙蛋白 C、谷胱甘肽转移酶、精氨酸激酶和胰蛋白酶),也有明显的差异。例如,在蟑螂中,无活性的天冬氨酸蛋白酶,脂质运载蛋白和昆虫血淋巴相关蛋白(附录 5.8)都很突出,而螨过敏性同源物尚未描述。类似地,许多主要的螨过敏原是参与消化的水解酶,包括半胱氨酸蛋白酶、丝氨酸蛋白酶和淀粉酶,而其他则是非酶类,且尚未在昆虫中得到描述(附录 5.8)。对螨虫过敏也可能发生在食物储存的职业场所,主要螨种为粗脚粉螨和小粗脚粉螨、腐食酪螨、长食酪螨、食甜螨和鳞嗜螨。然而,由储存螨和屋尘螨产生的过敏原谱是相似的。这些螨类也可能在屋尘中发现。除了螨虫和蟑螂,还有许多其他无脊椎动物来源的气传变应原可在屋尘和职业环境中发现,例如,那些来自吸血蠓,比如红虫(摇蚊)和绿色的 nimitti 蚊(Cladotanytarsus lewisi)和玉米面蛾。蚊、蠓中的主要过敏原是血红蛋白和原肌球蛋白,而迄今为止唯一描述的玉米面蛾只有一种精氨酸激酶。

口服和注射过敏原

食物过敏原

由暴露食物引起的疾病在频率、严重性和多样性上可能与许多病理机制有关,并非所有都是 IgE 介导的。然而,那些可能不仅可以表现为胃肠道疾病,而且可以表现为神经、皮肤或呼吸系统疾病。此外,IgE 介导的食物过敏也可能在临床上很重要,因为它们有可能诱发致命的过敏反应。流行数据显示,约 2% 的成人和 4%~8% 的儿童可能对食物过敏,而在与 IgE 介导的食物过敏有关的 160 种食物中,有 8 种似乎是临床上最重要的,因为它们占了所有食物引起的过敏反应的 90%。据估计,仅在美国,食物过敏每年就有 3 万例急诊病例,有 150 人死亡。对 IgE 介导的食物过敏的诊断是基于食物特异性 IgE 的存在以及双盲安慰剂对照食物激发试验(被认为是明确诊断测试)中出现的不良反应。尽管饮食中会有地域和年龄相关的影响,但最常见的食物过敏原来源包括牛奶、鸡蛋、小麦、花生、坚果、大豆、鱼类和贝类(甲

壳类动物和软体动物)(表 5.6)。大多数对牛奶/鸡蛋和小麦过敏的儿童在 5 岁时可以耐受这些过敏原,而剩下食物过敏,其过敏可能持续到成年期。这种差异耐受性被认为与牛奶、鸡蛋和小麦中存在更易被耐受的构象表位,而其他食物组存在的是线性表位有关。

表 5.6　食物过敏原的常见来源

来源	常用名
鸟来源的	
	鸡蛋(蛋白和蛋黄)
鱼和甲壳类来源的	
骨鱼类	三文鱼,鳕鱼
甲壳类	螃蟹,龙虾,小虾,明虾
哺乳动物来源的	
	奶,肉
植物来源的	
水果	苹果,樱桃,桃,瓜,番茄
种子	荞麦,向日葵,花生,大豆,羽扇豆
坚果	巴西坚果,核桃
蔬菜	芹菜,胡萝卜,土豆

贝类/鱼/两栖动物、鸟类和哺乳动物来源的主要过敏原分别是细小清蛋白和原肌球蛋白,α- 卵黄蛋白和卵转铁蛋白,以及免疫球蛋白和酪蛋白。植物来源的食物过敏原包括铜、脯氨酸、抑制蛋白和发病相关蛋白(附录 5.9 和 5.10)。除了食物过敏原直接致敏和激发外,它们还可以在致敏的个体中诱发症状,这些个体已经对多种来源特别是花粉的气传过敏原致敏(表 5.7)。这些疾病被称为"口腔过敏综合征"(OAS,或花粉 - 食物综合征),且是食物和空气过敏原来源的过敏性交叉反应(序列相似性)导致的。OAS 通常与未煮熟的食物有关,而不是煮熟(因为烹饪会使过敏原变性),暴露可能会引发局部(口腔)或全身反应。主要的交叉反应的植物食物过敏原已经被证明是与壳斗目树花粉 1 组和 2 组两种过敏原对应,尽管其他的过敏原,如乳胶过敏原几丁质酶、橡胶蛋白、抑制蛋白和戊肝病毒 b 5 也会产生交叉反应。主要的无脊椎动物交叉反应性过敏原是原肌球蛋白(附录 5.12 和 5.13)。

表 5.7 过敏原涉及交叉反应性综合征

综合征敏化源	综合征敏化源	交叉反应的过敏原
无脊椎动物和脊椎动物		
节肢动物 - 贝类		
螨类	贝类, 蜗牛	原肌球蛋白
螨类	简单异尖线虫	原肌球蛋白
蟑螂	贝类, 蜗牛	原肌球蛋白
鸟 - 蛋		
鸟的材料	蛋黄	人血白蛋白（Gal d 5）
鸡蛋 - 鸡蛋		
蛋白粉	含蛋食品	溶菌酶（Gal d 4）
猪肉 - 猫		
动物肉	动物皮屑	人血白蛋白
植物来源的		
乳胶 - 水果 / 蔬菜 / 坚果		
乳胶	鳄梨, 土豆, 香蕉, 西红柿, 板栗, 猕猴桃, 草本植物, 胡萝卜	马铃薯糖蛋白（e.g. Sol t 1）, 抑制蛋白, Ⅰ类几丁质酶, Hev b 6, Per a 1
乳胶模具		
乳胶	曲霉属	锰超氧化物歧化酶
花粉 - 水果 / 蔬菜 / 坚果 / 种子 / 蜂蜜		
桦树花粉	苹果, 胡萝卜, 樱桃, 梨, 桃子, 李子, 茴香, 核桃, 马铃薯, 菠菜, 小麦, 荞麦, 花生, 蜂蜜, 芹菜, 猕猴桃, 柿子	抑制蛋白, Bet v 1 和 Bet v 6 类似物
草花粉	瓜, 番茄, 西瓜, 橙, 樱桃, 马铃薯	抑制蛋白
日本柳杉花粉	瓜, 苹果, 桃子, 奇异果	果胶裂解酶
艾蒿花粉	芹菜, 胡萝卜, 香料, 瓜, 西瓜, 苹果, 甘菊, 榛子, 板栗	脂质转移蛋白, 抑制蛋白, 34 和 60kDa 过敏原, Art v 1 类似物
豚草花粉	甜瓜, 甘菊, 蜂蜜, 香蕉, 向日葵种子	果胶裂解酶

口服和注射接种

据报道, 在约 3% 的普通人群中, 由 IgE 介导的对口服药物的过敏反应, 和食物一样, 是引起过敏反应的原因。它可以在低分子和高分子量的药物中发生, 尽管它最常与前者有关。这些药物通常特征包含化学反应性基团, 使它们能够与宿主蛋白相互作用, 产生新的抗原表位, 从而在易感人群中产生过敏反应。这些化合物本身既不是过敏性的, 也不是免疫

原性的, 它们被称为半抗原, 而在 Ⅰ 型过敏症中涉及的典型药物包括: β- 内酰胺类抗生素（如青霉素和头孢菌素）、麻醉药和肌肉松弛剂（参见本书的其他部分）。关于抗生素, β- 内酰胺环是最重要的, 因为它是化学不稳定的, 并与赖氨酰残基反应以形成细胞膜蛋白上的青霉噻唑基表位。过敏反应可能表现为荨麻疹或严重过敏反应, 虽然后者通常与注射药物有关。对诸如抗生素等药物的敏感率可能从 0.7% 到 10% 不等。对高分子量药物的过敏, 通常是蛋白质, 并被称为 "生物制剂"（例如靶向特异性宿主蛋

白质的抗体,受体拮抗剂)发生的频率较低。例如,西妥昔单抗,一种为表皮生长因子受体所特有的内嵌的嵌合鼠-人类单克隆抗体,用于治疗某些癌症,已被证明可以诱导 IgE 介导的反应。有趣的是,大多数的反应发生在第一次暴露,提示了之前就已存在致敏。在这方面,有证据表明,参与的表位是与小鼠 Fab 区域有关的半乳糖 α-1, 3-半乳糖表位。这种抗原表位通常不会在这些情况下刺激 IgE 的产生;相反,它是在药物输注之前形成的,因为患者暴露在糖蛋白结构中(如食物)中含有这种二糖的糖蛋白。已经观察到嵌合单克隆抗体奥马珠单抗的类似结果,其被设计用以结合人类 IgE 并治疗过敏性疾病的患者。

螫刺和唾液过敏原

通过昆虫螫刺和唾液途径也可导致过敏原暴露。与过敏性疾病相关的主要刺蛰昆虫包括蜜蜂、黄蜂、大黄蜂和蚂蚁,它们可能会在任何时候注射大量的毒液。大约 3% 的普通人群在被螫刺后可能会出现全身反应,15%~30% 的人在被蜂螫伤后致敏,易感因素包括既往对吸入性过敏原的过敏。在螫刺昆虫中,来自蜜蜂的过敏原在临床上最重要,过敏反应也并不罕见。蜜蜂、黄蜂、大黄蜂和胡蜂的毒液,在它们中除了有缩氨酸和酶外,还含有血管活性胺,而且在这些小动物中可能会发生广泛的过敏交叉反应。最重要的螫刺昆虫过敏原是与毒液相关,后者来自蜜蜂(Apis 物种),黄蜂(黄夹克,Vespula 物种),大黄蜂(长黄胡蜂物种)、胡蜂(马蜂物种)和蚂蚁(水蚁物种)(附录 5.11)。毒液含有许多与哺乳动物繁殖相关蛋白质具有同源性的过敏原;并且认为,由于过敏原来源于产卵器改良成的叮咬器,所以过敏原可能在昆虫繁殖中起到一些作用。来自不同科的螫刺昆虫的过敏原在结构上是相似的,包括磷脂酶、透明质酸酶和酸性磷酸酶以及未知功能的蛋白质。虽然胡蜂组 5 过敏原仍不清楚,它们与植物发病相关蛋白表现出序列相似性(附录 5.1)。关于叮咬昆虫,主要的过敏原物种是蜱虫、triatomines(虫子)、蚂蚁、马蝇和蚊子。这里,主要的过敏原蛋白是分别为灯盏花素/普鲁卡因、功能未知的 80K 变应原、Ag5 同源物和透明质酸酶和三磷酸腺苷双磷酸酶。

人类和寄生虫过敏原

人类自身过敏原

20 世纪上半叶,人们发现使用人类皮屑提取物在过敏患者皮肤上可诱发速发型风团和红晕,这些现象被认为是自身过敏,尽管自身过敏原的性质不清楚。随后使用重组 DNA 技术鉴定自身过敏原时,自身过敏原的概念后来得到恢复。自身过敏原通常在特应性皮炎患者中发现,可分为两类。首先,第一类是人类自身过敏原(MnSOD,核糖体 P2 蛋白和抑制蛋白)(附录 5.12)与花粉和真菌来源的环境过敏原具有高度同源性,因此被认为是交叉反应性过敏原。第二类(Hom s-1 至 5)过敏原不具有环境类似物,表明它们可能是真正的自身过敏原。大多数自身过敏原是细胞内蛋白质,通常限于皮肤,但是在血清中发现的 IgE 表明它们可能被释放,大概是由于疾病过程造成的组织损伤。

寄生虫过敏原

寄生虫的过敏原已经在各种蠕虫寄生虫中得到了证实,其中研究最多的是那些来自鱼类的寄生虫如简单异尖线虫和人类的寄生虫如蛔虫。对前一类寄生物的过敏是由于它在可食用的鱼种中发现的,因此表现为食物过敏,而后者则是由于感染。主要的过敏原包括各种蛋白酶、蛋白酶抑制剂、脂类结合蛋白和原肌球蛋白,它们显示了与来自蟑螂和屋尘螨(附录 5.13)的原肌球蛋白过敏原具有氨基酸序列同源性。

过敏原或过敏原特异性 **IgE** 检测

已经开发了几种技术来确定个体是否对特定的过敏原来源过敏,因此可用作诊断工具。相反,一些技术为学术目的,用于确定所分离的蛋白质是否具有变应原性或特征性的 IgE 和 T 细胞表位。还有一些技术已经被开发用于环境监测目的。

体内诊断试验

在发现 IgE 和随后开发基于血清的免疫化学测定之前,皮肤点刺试验是确定个体过敏状态的主要手段。它仍然是一个有用的诊断工具，是强大且易于管理和解释的。在这个试验中，一滴变应原被滴在患者的前臂上，然后用一根针刺穿溶液下面的皮肤，这样就可以让少量的过敏原进入皮肤。过敏原也可以皮内注射，但这种方法出现过敏反应的风险更大。在这两种情况下，如果表皮下方存在变应原特异性IgE结合的肥大细胞结合，就会在5~15分钟内出现风团反应，这是由于肥大细胞脱颗粒引起的。

体外诊断试验

使用免疫化学方法对特定的过敏原进行IgE的直接测定，比皮肤测试具有自动化、标准化和高效率的优势。所有这些使用固定的过敏原和敏感方法来检测已经结合的IgE的检测手段被统称为过敏原吸附试验（AST）。在这些测定中，将变应原固定在不溶性基质如塑料、硝酸纤维素、纤维素（纸）或琼脂糖珠上，并与接受研究的患者血清共同孵育。任何特定的IgE抗体都将与固定的过敏原结合在一起，在清洗

掉非结合的血清蛋白后，可以通过针对人IgE抗体直接检测。用于检测IgE的第一个示踪剂是^{125}I，但现在已经被酶示踪剂取代，如β-半乳糖苷酶和碱性磷酸酶。IgE与后者的结合量是通过使用适当的无色分层系统测量显色产品的数量来确定的（图5.7）。很明显，用于附着在基质上的过敏原的质量非常重要，可以使用完整的萃取物或单一的纯化的过敏原（后一种测试被称为组分分析测定）。AST可以很容易地转化成抑制试验，其中在与基质结合的变应原孵育之前，将不同浓度的过敏原与过敏血清的等分试样混合。如果可溶性过敏原在血清中结合IgE，会导致在与基质结合的IgE减少。结果由达到最大结合50%抑制所需的过敏原的量来表示，并且当与类似提取物进行比较时，所需浓度越低，其效力越强。此外，获得的抑制曲线的斜率提供了关于提取物中所含的过敏原范围的信息，并且该技术经常用于过敏原标准化。

目前已有更快和更有效的AST方法，包括例如基于微阵列蛋白质技术的生物芯片。过敏原的小斑点与活化的玻璃载片结合，然后如上所述用血

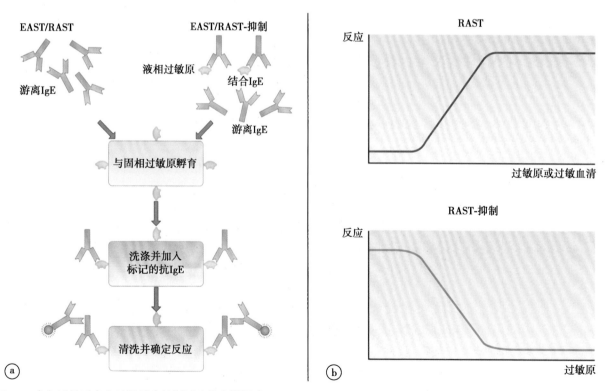

图 5.7 参与过敏反应和过敏反应抑制试验的步骤概述

ⓐ 在用于过敏原检测目的的酶联和放射性增生剂测定（EAST/RAST）中，将增加浓度的过敏原与固相结合，然后用来自过敏供体的恒定体积的血清孵育。为了诊断目的，将恒定量的过敏原与固相结合，然后加入不同稀释度的血清。使用标记的抗-IgE检测IgE结合的量。在不同情况下，获得正剂量反应曲线。ⓑ 在EAST/RAST抑制中，过敏性血清在与固相过敏原ⓐ孵育之前与流体相变应原一起孵育。流体相变应原越有效，可用于结合固相变应原的游离IgE越少。这产生了负剂量反应曲线，然后可以将其转化为百分比抑制剂量反应曲线ⓑ。

清处理,并使用荧光染料标记的抗-IgE检测结合的IgE。该技术的优点在于其能够使用含有最小量血清(20μl)的单个过敏原的单个芯片确定患者是否对一个或多个过敏原蛋白过敏。

这些AST测定是定量的,可以使用半定量测定法,特别是基于侧流技术的测定法。等离子体与硝酸纤维素条结合,作为应用点上游的带,其包括固定在带的一端的吸收垫。该垫还含有与胶体金结合的抗IgE抗体,并且当将研究中的液体微囊(如血液)加至垫时,该试剂溶解,并且所述内部的任何IgE(或IgG)将结合抗-IgE胶体金复合物。然后两者都将通过毛细管作用向上移动。随着复合物向上移动,它将与过敏原的固定带接触,任何过敏原特异性的IgE都会在这一点上被固定,而其他的IgE则会继续沿着这条线移动。随着时间的推移,由于附着在抗IgE上的胶体金的粉红色,结合过敏原的IgE的累积复合物变得可见。这种测定通常包括位于原始捕获抗体上方的抗体的对照带,其识别过量的抗-IgE-胶体金复合物。除了在诊断中使用之外,还可以修改该测定

法以检测灰尘(如来自屋尘螨)或食物(如大豆)中的过敏原。在这种情况下,抗-IgE-胶体金复合物被抗过敏原复合物替代,并且捕获试剂是针对所研究过敏原的抗-抗体。除了这些免疫化学反应,还可以通过基于对全血中嗜碱性细胞的脱颗粒的体外细胞的实验来检测过敏特异性IgE。全血与怀疑的过敏原一起孵育,将激活与嗜碱性粒细胞表面结合的过敏原特异性IgE。这种结合将导致细胞质内的颗粒与嗜碱性粒细胞血浆膜融合并释放其内含物。然后用两种或更多种不同荧光标记的抗体处理全血,其中一种抗体鉴定嗜碱性粒细胞[通常是抗-IgE或特异性嗜碱性粒细胞表面分子,例如在Th2细胞/DP2(CRTHZ)上表达的化学引诱物受体同源分子],另一种将识别当由过敏原激活时在嗜碱性粒细胞表面上表达的颗粒相关蛋白(例如CD63或CD203c)。然后通过流式细胞术测定活化细胞的百分比(图5.8),如果嗜碱性粒细胞在暴露于过敏原后被激活数量超过15%,则将反应结果定为阳性(结合两种类型的抗体)。

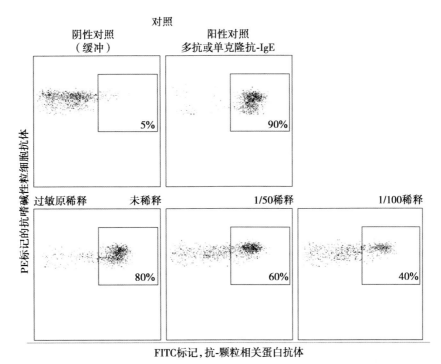

图5.8 嗜碱性粒细胞活化测定法检测过敏原特异性IgE。该图中的面板显示使用来自相同过敏个体的血液样本获得的流式细胞术数据。将血液样本与过敏原稀释液混合,然后与异硫氰酸异丙酯(FITC)标记的抗颗粒相关蛋白和藻红蛋白(PE)标记的抗嗜碱性粒细胞抗体混合。盒子显示使用不同浓度的过敏原获得的嗜碱性粒细胞活性。注意,由于过敏原被稀释,染色的细胞就会减少

改编自 Boumiza R, Debard A-l, Monneret G. The basophil activation test by flow cytometry: recent developments in clinical studies, standardization and emerging perspectives. Clin Mol Allergy 2005; 3: 9.

一维和二维 SOS-PAGE 和免疫印迹

在一维的硫酸钠聚丙烯酰胺凝胶（SOS-PAGE）的过敏原分析中,过敏原分离蛋白中的单个蛋白成分在变性和减少双链和链状二硫键后分离。这些蛋白质以分子量降序分离,然后通过电法或毛细管作用转移到硝酸纤维素或尼龙膜上。洗涤后,用外来的非致敏性蛋白质封闭膜,以减少非特异性的影响,然后与过敏性血清一起孵育。然后使用标记的抗 -IgE 试剂将 IgE 与个体过敏原的结合显现（图 5.9）免疫印迹提供致敏个体所识别的、提取物中的过敏原总数及其表观分子量的信息。该技术通常用于确定过敏原提取物中致敏成分的反应性频率。如果得到了期望的结果,则在凝胶的每个泳道中分离提取物的等分试样,并且在免疫印迹后,将每条泳道与来自研究群体中不同个体的血清一起孵育。在二维电泳中,过敏原提取物首先在含有脯氨酸的聚丙烯酰胺凝胶中进行等电聚焦分析,其基于等电点（P1）分离蛋白质。然后将凝胶内分离的蛋白质与等电聚焦步骤成直角地进行 SOS-PAGE。然后可以如上所述进行所得凝胶的免疫印迹。这种技术在其分辨能力方面优于一维方法,在分离和表征过敏原方面特别有用。在一维或二维 SOS-PAGE 中,可以使用胰蛋白酶原位消化蛋白质过敏原,并通过质谱鉴定得到的肽。

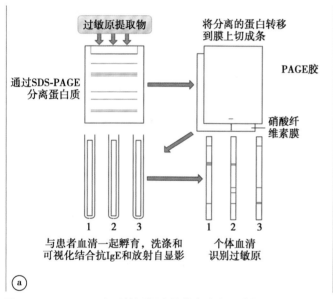

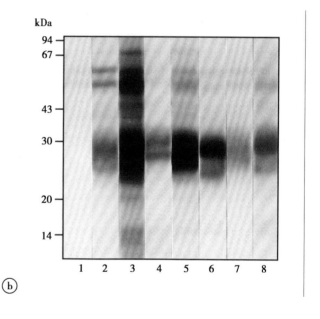

图 5.9 SDS-PAGE 和过敏原提取物的免疫印迹分析
ⓐ 黑麦草（Perenne）花粉提取物的 SDS-PAGE IgE 免疫印迹；ⓑ 用非特异性（泳道 1）和七位特应性个体（泳道 2-8）的血清获得的反应。

B 细胞和 T 细胞过敏表位测定

一旦确定了一种过敏原的氨基酸序列,就可以确定 B 细胞的抗原表位和 T 细胞的抗原表位,如果已经确定了三维结构,就可以将其可视化（图 5.1）。在这方面,B 细胞的抗原决定体是通过合成小的、重叠的肽来检测的,它们代表了过敏原的整个长度,并将它们附着在一个矩阵上,并在 AST 部分上描述了过敏个体的血清。

过敏原分离

单个的过敏原通常从原始过敏性材料的含水提取物中制备分离出来。由于大多数过敏原是蛋白质或糖蛋白,所以可以使用任何可用于分离蛋白质的一般物理化学技术（如凝胶过滤、离子交换、反相色谱法）,包括单克隆抗体技术。最近,重组 DNA 技术已经用于诊断,结构和功能研究的过敏原的表征和生产,在这方面,许多临床上重要的过敏原已被克隆。

克隆过敏原

在这种技术中,从过敏原来源中分离出信使 mRNA,并用逆转录酶转录 RNA 制备互补的 cDNA（图 5.10）。然后用 DNA 聚合酶将产生的单链 cDNA 转化为双链 DNA,并使用限制性内切核酸酶将所得物质插入

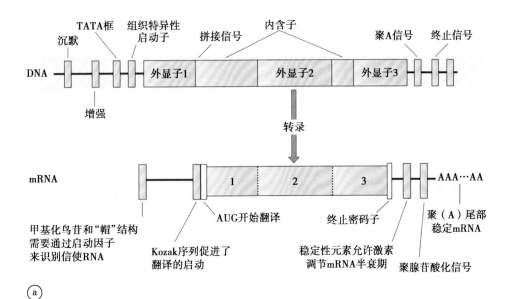

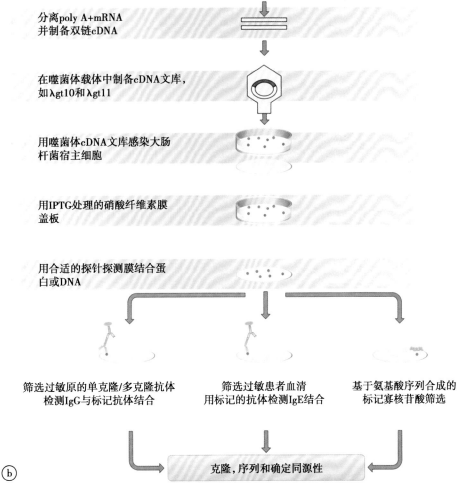

图 **5.10** ⓐ 一种典型的真核生物基因编码结构的示意图。ⓑ 关于将过敏原特异性 cDNA 复制到噬菌体中涉及的步骤的原理图

改编自 Stewart GA. Molecular biology of allergens. In：Busse WW, Holgate ST, eds. Asthma and rhinitis.Oxford：Blackwell Scientific.

合适的载体如质粒,扩增和克隆遗传物质。反映起始信使 mRNA 的 cDNA 阵列代表了这个库,然后进行筛选,以分离出感兴趣的过敏原的 cDNA 编码。筛选可能是通过杂交的方法来实现的,利用基于已知过敏原的常规蛋白质序列获取 α- 氨基酸序列合成的寡核苷酸探针杂交,或者使用克隆的过敏原来源的过敏个体的血清进行杂交来完成。当无法获得过敏原的直接序列信息时,使用后一种技术。在这里使用的是表达载体,促进重组性过敏原的合成。一旦克隆成功,可进行 cDNA 测序,并且对假定的氨基酸数据进行检查以确定过敏原是否与目前已测序的任何蛋白质具有同源性。利用各种各样序列数据库可以鉴定蛋白质的种类和特性,并有助于明确过敏原在原始物质中所发挥作用。这些技术也用于制备用于诊断目的的纯化过敏原或基于降低的 IgE 反应性产生具有相关 T 细胞反应性的过敏疫苗。该过程有可能产生构象改变的突变体,其在致敏个体中不太可能引起不良反应,但在免疫治疗期间能够调节特异性 T 细胞应答。过敏原命名法小组委员会的指南表明,这种重组变应原应通过将字母"r"放在过敏原名称前面进行标示,如 r Der p1 为螨半胱氨酸蛋白酶变应原的重组蛋白。如果为化学合成过敏原,则必须使用字母"s",如 sDer p1。

单克隆抗体技术

在单克隆抗体(mAb)技术中,使用纯化的过敏原和脾细胞免疫小鼠,其在初次和二次免疫后数周获得,随后使用融合剂与浆细胞瘤细胞融合。筛选出产生适合选择性化学物质的抗体产生杂交瘤,并分离、克隆,然后用于大量产生抗体。这种杂交瘤代表可用于纯化过敏原、图谱表位和确定环境中的变应原浓度以及对提取物内过敏原浓度的进行标准化(图 5.11)。

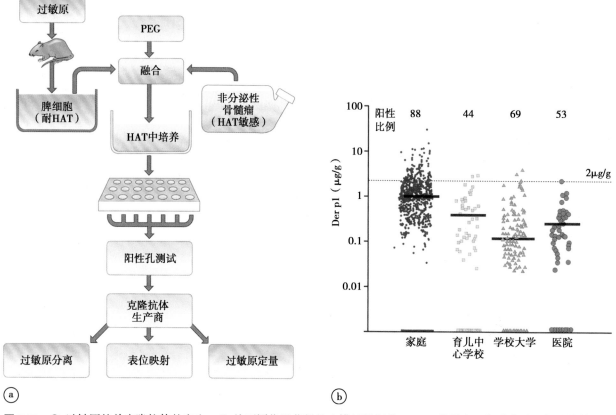

图 5.11 ⓐ 过敏原的单克隆抗体的产生。ⓑ 从不同位置获得的尘螨过敏组分 Der p1 的测定。条形表示几何平均值,虚线表示当前可接受的阈值水平。家中过敏原的平均水平明显高于其他地方

改编自 Zhang L, Chew FT, Soh SY, et al. Prevalence and distribution of indoor allergens in Singapore. Clin Exp Allergy 1997;27:876-885.

过敏原使用和标准化

过敏原通常存在于不同来源（全花粉、螨虫、真菌等）的物质制备的含水提取物中，被用于诊断和使患者（称为"过敏原疫苗"）脱敏。用于这些目的的大多数可用提取物是粗提物，因为它们不仅含有关注的过敏原，而且含有不相关的抗原。它们具有有限的保质期，并且这里可能在不同制造商生产的相同类型的提取物之间的效力方面有很大差异。然而，在世界卫生组织的倡导下，已经制备了许多标准化的过敏原提取物（梯牧草花粉、桦树花粉、狗毛/皮屑、粉尘螨和短豚草），可以满足诊断和免疫治疗目的所要求的效力和重复性，并含有确定浓度的特定过敏原。现在可以使用重组过敏原，与"基于提取物"的诊断相比，产生了"组分检测"诊断的概念。例如，已经表明使用单一或有限数量的重组过敏原的组合进行的测试足以鉴定对特定来源过敏的大多数（即使不是全部）患者。虽然重组过敏原是可获得的，但它们并不是没有潜在的问题，例如稳定性差、聚集性差、不适当的折叠以及降低的过敏原和/或生物化学活性。

监测过敏原暴露或过敏原含量

监测环境中是否存在过敏原来源或单个过敏原（作为来源本身的替代物）或确定食物中的过敏原浓度，在各种情况下都是有用的。例如，只要有可能区分过敏相关物质和非过敏相关物种，监测大气全花粉浓度（通过计数颗粒）可以警告有季节性过敏风险的人群。同样地，在室内尘埃中确定全螨的浓度也可以用来评估潜在的暴露风险。然而，为了解家庭或职业过敏原的暴露情况，这些方法并不一定是快速的，或者在技术上是简单的（见前文）。这样的研究对于发展对阈值浓度的理解非常有用。在这种情况下，可能发生哪种过敏反应和/或不良反应，或者相反地，这两者都不会发生。借助特异性检测来确定特定过敏原的浓度有助于处理那些要么可使个体致敏，要么会在工作场所或家中构成风险的大气中（对呼吸道的暴露）或食物（对胃内暴露的暴露）过敏原。由于职业暴露通常仅限于单一过敏原或简单的过敏原混合物，监测空气中的浓度相对容易，但家中固定粉尘中过敏原含量需要进行抽样。在这里，mAb 测定已被证明是非常有用的，并且商业试剂盒可用于螨、蟑螂

和猫过敏原。这些测定有助于确定与致敏和激发相关的过敏原的浓度（表 5.8）。用于测量过敏原浓度的这种测定法可用于评估回避或干预措施的有效性和时效。

表 5.8　过敏原阈值浓度的提出

过敏原来源	特异性过敏原	阈值浓度
空气		ng/m³
洗涤剂酶	枯草杆菌蛋白酶	15~60
面粉混合物	Asp o 2	0.25
乳胶	—	0.6
灰尘		μg/g
猫毛皮屑	Fel d 1	8
牛皮屑	Bos d 2	1~20
狗皮屑	Can f 1	10
屋尘螨	Der p 1	<2~10

过敏原回避与免疫疗法

减少过敏原所诱导疾病的一种方法就是过敏原回避。这种方法通常有一些效果，但在许多情况下彻底避免过敏原几乎是不可能的。最简单的方法可能是更换工作或搬离原住地，但由于潜在的社会和经济因素这通常是不可行的，同时在新地点会出现与被避免的过敏原存在交叉反应的过敏原。当然也可能有完全去除掉过敏原的方法（例如通过弃养家庭宠物，采用杀螨剂杀灭螨虫或者安装高效的过滤器除去空气中的过敏原）。最新的方法是通过原位修饰抗原自身使其不能引发过敏反应［例如，采用鞣酸等化学方法修饰的来自螨的过敏原，或基因工程方法产生低过敏性的过敏原（如宠物或植物）］。关于免疫疗法，目前重组抗原的出现使发展新的抗原特异性的治疗成为可能，特别是对于那些单一致敏的患者。尽管我们缺乏对临床治疗成功机制的理解，但大部分的研究发现治疗可激活 T 细胞（Th1 或调节性 T 细胞）而不激活肥大细胞，或者诱导过敏原特异性 IgG 以消耗 IgE，这些改变是治疗的基础（表 5.9）。这些抗原特异性的形式包括自然产生或基因工程产生的低过敏性变异体、DNA 疫苗、T 淋巴细胞抗原表位鸡尾酒多肽、包含抗原和 FctRl 配体的嵌合分子以及高密度抗原物质等的皮内、皮下或舌下处置给药。

表 5.9 可能的新型过敏原特异性免疫治疗方法治疗过敏

方法	过敏原	评价
过敏原 DNA 或 mRNA	rPhl p 5, rDer p 1, rFel d 1	直接注射质粒或基因工程活载体,例如鼠伤寒沙门氏菌或卡介苗含有编码过敏原 DNA 或过敏原的部分过敏原的自体复制 mRNA 疫苗
嵌合过敏原	rFel d 1	接种到 Fel d 1 的抗 CD64(FcγRI)单克隆抗体的可变区,靶向树突状细胞过敏原并上调胸腺基质淋巴细胞生成素,Th2 促进作用移植到过敏原的 IgG 的 Fc 区,Fc 片段与 FcγRⅡb 复合物和过敏原与 FcεRI 的交联,抑制肥大细胞脱颗粒
低过敏原	rBet v 1, rFel d 1	降低过敏原性,但保留 T 细胞刺激作用,天然存在或修饰重组过敏原
高密度过敏原颗粒	rFel d 1	将多种致敏蛋白附着在噬菌体或琼脂糖珠的表面,将复合物引导至抗原呈递细胞并增加过敏原特异性 IgG 的产生
基于肽的	rFel d 1	代表已知 T 细胞表位的肽的鸡尾酒
过敏原受体(TLR)激动剂缀合物	rAmb a 1	对 TLR 激动剂的附着,如胞嘧啶磷硫鸟苷酸(CpG)序列,或对过敏原的脂溶性糖,分别针对抗原呈递细胞的 TLR-9 和 TLR-4,并将 Th2 的反应重定向到 Th1

* 目前主要的治疗方法

小结

过去的许多年里,在抗原研究领域取得了长足的进展,同时临床上大多数重要的过敏原目前都得以明确特征。这些进展将可能对我们理解过敏原的本质及其如何参与疾病过程的机制发挥重要的作用,最终使得我们能对过敏体质给予更好的管理。

空气污染物

概述

我们呼吸的空气和室内外的气候,常常被自然中或人类活动中产生的微粒和气体所污染,这些污染物能够侵犯人的眼睛、鼻子、上下呼吸道和肺部(图 5.12)。天然来源的空气过敏原当然在诱导和加重包括枯草热和哮喘等过敏性疾病中扮演着非常重要的角色,而人类活动产生的污染物质的作用也可能与过敏相关。比如有些污染物质能够放大对过敏原的反应,有过敏性疾病的人更容易对室内外的一些关键污染物质产生过敏反应。特别是大量的暴露情况下,空气污染物诱导出现的症状,很容易模拟过敏性疾病的症状。也正因为如此,关于他们对空气污染物的过敏性如何进行自我管理,特别是在空气污染警告发出的时候特应性疾病的患者可能需要求助于过敏反应学家的指导意见。

有过敏性疾病的患者可被暴露在各种各样全球性的或者微观的室内外环境的污染物中(图 5.13)。后面的术语用于具有独特空气质量特点的特定区域。比如对于一个特定的成人来说,这些区域可能随着日夜时间的变化而发生变换,如家里、交通工具上、办公室、工人工作场地、城市街道,还有各种公共场所如餐厅、酒吧、运动场馆和购物区域等;而对于儿童来说,除了家里和其周围的环境,学校和儿童保育设施等也可能是相关的微环境。暴露于其中任何一个微环境中都可能具有临床相关性,需要详细系统的病史分析去揭开其中每一个环境中的致敏污染物。

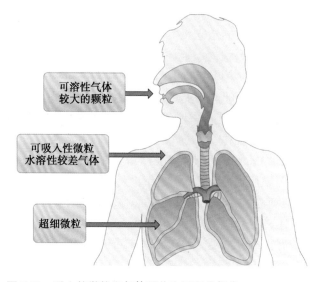

图 5.12 吸入的微粒和气体吸收和沉积的部位

可溶性气体较大的颗粒

可吸入性微粒水溶性较差气体

超细微粒

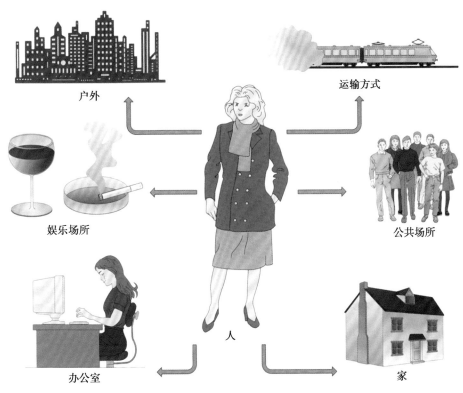

图 5.13 一般成年人的主要微环境

户外

运输方式

娱乐场所

公共场所

办公室

家

人

室外空气污染物

非生物污染物

室外空气污染物可以产生于像植被、海洋、火山等这样的天然来源。然而与健康最为相关的是那些由于人类活动产生的污染物，这些污染源不仅污染城市环境，还包括整个世界范围更广的区域，包括如美国中东部地区、爱沙尼亚和波兰等在内的许多国家。人类活动产生的室外污染物可以大致分为静态的和移动的。主要的静态污染物来源包括可能需要烧煤、天然气或者石油的发电站、石油燃料工厂和各种附加的工厂设备。与此相反，移动的污染物来源则包括主要的汽油和柴油交通工具。

与过敏性疾病患者相关的主要室外非生物性空气污染物通常存在于复杂的混合物中，单独污染物的毒性证据并不能完全反映混合物的综合作用。化石燃料的燃烧通常产生不同大小的微粒物质（PM），这些微粒有些足够小到能进入到肺中。它同样可以产生气体，包括硫和氮的氧化物还有一氧化碳。最后面这种有害氧化物通过结合到血红蛋白上进行运输，虽然并非特异性地影响患有过敏性疾病的人。硫氧化物和氮氧化物通过化学反应转化形成可吸入的二次

污染物，比如硫酸盐和硝酸盐微粒，它们中有些是酸性的。这些小的颗粒的表面可能带有重金属或有机化合物，它们可能会在呼吸道中被释放出来从而产生毒性作用。硫氧化物是高度水溶性的气体，能够被鼻子和上呼吸道有效吸收；而氮氧化合物则水溶性相对较差，它可能到达肺内更小的呼吸道。

在同时具有繁忙车辆交通和高强度日晒的区域，将产生光化学污染物和烟雾。这种污染物是一种富含化学氧化物的混合物，通常用臭氧的水平进行标示。第一次发现于 60 多年前的洛杉矶，由于城市化的进程，而城市日益被繁重的交通堵塞，臭氧污染可能成为一个越来越广泛的问题。在美国，臭氧污染问题在夏天会扩展到整个东部地区，世界上其他地区的巨型城市也同样受到影响。

各种污染源同样可能影响到患有过敏性疾病的群体。比如挥发性有机复合物（VOCs），它在特定的环境温度下以气体形式存在，还有其他呼吸道刺激物，它们都可能污染社区环境中的空气。

生物污染物

当更加特异性的过敏物质由于错误的工作流程或者剧烈且快速的气候变化而被泄漏到环境中时，室外生物污染便发生了。关于室外环境生物污染影

响过敏性疾病最著名的例子是在美国和西班牙各种口岸城市由于暴露于大豆而出现哮喘的流行。所有似乎是与粉尘暴露相关的哮喘发病其实都是由于大豆从船上卸载下来以及转移到仓库所造成的。然而由于错误的设备，人群暴露于高浓度的大豆过敏原，特别是分子量为 8kDa 的 Gly m1 和 2 过敏原（附录5.6）。这样的暴露导致了零星出现数天时间的地方性哮喘，比如 20 世纪 50—60 年代发生在新奥尔良市，20 世纪 80 年代发生在巴塞罗那，20 世纪 90 年代发生在卡塔赫纳等港口城市。关于巴塞罗那那次暴发，虽然仅进行了一些调查工作，最后在储存仓库安装上过滤设施就终止了那次流行。关于气候影响产生的生物污染物，在英国和澳大利亚，雷暴雨活动已经被证实与哮喘的流行相关。虽然具体的相关机制还不

明确，目前推测认为可能与暴风雨的条件能够促使孢子从曲霉菌、外叶隙蛛双胞腔菌、掷孢酵母属物种等真菌中释放出来，或者与产生亚微粒的草花粉材料（比如淀粉颗粒，参照本章前面的部分）等相关。

室内空气污染物

非生物污染物

室内空气污染物，包括非生物性的和生物性的，都比室外空气污染物的种类更加多样，当然也有很多室外空气污染物可能最终会渗透到室内。这样的室内污染物可以出现在家中或者工作区域，大致根据来源和种类进行分类（表 5.10）。室内环境当然是暴露

表 5.10 常见室内污染物的来源

污染物	来源
石棉 温石棉、青石棉、铁石棉、透闪石	1930—1950 年砌的墙和安装的天花板保温层；旧的供热管道和设备的绝缘层；旧的柴火炉门垫圈；一些乙烯地砖；干壁接缝打磨材料和在 1977 年之前购买的有纹理的油漆；水泥石棉板和外墙瓦；1945—1973 年完成石膏安装的一些喷射和抹灰的天花板；喷入某些结构钢梁的阻燃剂
燃烧产物 一氧化碳、二氧化氮和二氧化硫	煤气灶、木柴和煤炉灶、壁炉、倒转的排气管道、颗粒烟尘、氮化化合物、蜡烛和熏香
甲醛	一些碎料板、胶合板、压板、镶板，一些地毯和地毯底布，一些家具和染色材料、脲甲醛泡沫（UFFI），一些家用清洁剂和除臭剂、燃烧气体、烟草、木头，一些胶水和树脂、烟草烟雾、化妆品、免烫纺织品
生物制剂 真菌孢子、细菌、病毒、花粉	霉菌、发霉菌和其他真菌，有积水的加湿器、水浸的表面和材料、冷凝盘管、采暖通风及空调（HVAC）系统、冰箱排水管、肮脏的加热线圈上一些喜温的病原体，动物、啮齿动物、昆虫和人类
氡 氡气、210Bi，218Po，210Po，210Pb	土壤、岩石、水（气体在地基和地板上的裂缝和洞中扩散）、井水、源井附近使用的天然气、一些建筑材料如花岗岩
烟草烟雾 一氧化碳、氮和二氧化碳、氰化氢、亚硝胺、芳香化合物、碳氢化合物、苯并芘、微粒、苯、甲醛、尼古丁	香烟、烟斗、雪茄
挥发性有机化合物（VOE） 烷烃，芳烃，酯类，醇类，醛类，酮类	溶剂和清洁剂、油漆、胶水和树脂、喷雾推进剂、织物柔化剂和除臭剂、燃烧、干洗液体、一些织物和家具、储存汽油、从水中释放的气体、一些建筑材料、蜡和抛光的化合物、笔和记号笔、黏合剂和增塑剂

改编自 Samet JM, et al. Indoor air pollution. In: Rom WN. ed. Environmental and occupational medicine. Philadelphia: lippincott-Raven: 1998: 1523-1537.

于各种污染物下的主要微环境,这些污染物包括生物性的污染物如微生物和过敏原,还有非生物性的污染物如来源于煤气炉、空间加热设备、吸烟烟雾和不同的挥发性有机化合物(VOCs)均是最常见的。在煤气炉、烤箱、加热设备等持续燃烧小火情况下,均可释放二氧化氮。另外燃烧煤油的空间加热设备也可能从染料中存在的硫中产生酸性物质。在发展中国家,燃烧生物物质燃料产生的烟雾是个体暴露的主要污染物;而在发达国家,合适操作的柴炉和壁炉对于室内的空气质量影响很小。

关于非生物性污染物的暴露中吸烟可能是非常重要的,吸烟可以产生呼出的烟雾与香烟燃烧产生的烟雾的混合物。这种混合物称之为环境性吸烟,它包含大量的污染物如微粒、气体(包括尼古丁)、刺激物如丙烯醛和各种醛。有吸烟者的家中比那些没有吸烟者的家中含有更高水平的可吸入性微粒,且燃烧香烟可以显著升高室内空间微粒的水平这点很少有争议。比如对比分析 11 家餐厅的吸烟区域和非吸烟区域中细微粒的水平,发现吸烟区域 PM 的浓度为 $177\mu g/m^3$ 而非吸烟区域的 PM 浓度为 $87\mu g/m^3$。由于这些房间中吸烟区域和非吸烟区域常常是同一个大的室内空间分割下的区域,尽管是非吸烟区域也常被严重污染,其 PM 的值比零抽烟空气大 29 倍,是室外空气 PM 值的 6 倍。

观察研究发现二手烟增加室内 PM 的含量,并且暴露在这种环境下会导致呼吸道疾病。这些效应包括加剧哮喘和出现过敏性致敏。实际上,香烟烟雾越来越被认识到具有免疫调节的效应。动物研究发现香烟烟雾的暴露能够促进机体对过敏原产生 Th2 反应,检测具有不同吸烟史的同卵双胞胎样本中系统性 IL-13(介导 IgE 产生的关键细胞因子)水平发现,相对于非吸烟者,吸烟者中 IL-13 的水平是升高的。用二手烟烟雾在患有过敏性呼吸道疾病的人类志愿者中进行体内过敏原激发试验,也发现 IgE 介导的针对过敏原的反应是增强的。近期的研究使用鼻上皮细胞进行体内和体外激发试验发现香烟烟雾能够调整Ⅰ型干扰素对病毒感染的反应。吸烟者的鼻上皮细胞进行试验性感染流感病毒后发现,其细胞毒性、IL-6 水平和病毒排出等相比于非吸烟者的鼻上皮细胞均显著增加。吸烟者来源的细胞也比非吸烟者来源的细胞产生更少的 INF-α 和 IRF7(对于 INF-α 的产生是一个关键的转录因子)。体内种植减毒活流感病毒后分析吸烟者和非吸烟者鼻表皮细胞中 IRF7 的产生情况吸烟者在病毒感染后产生的 IRF7 更少。总之,

越来越多的人赞同香烟烟雾可调节 IgE 介导的反应并且降低宿主对呼吸道病毒感染的病毒的防御能力。由于病毒感染是最主要且直接的哮喘加剧因素,这是香烟烟雾影响哮喘发生的重要机制。

很多不同的非吸烟相关的挥发性有机污染物(VOCs)也可以出现在室内空气中,它们来源于建筑材料、家具、日用品、办公设备等,还有其他来源。这组相对低分子量的污染化合物中最为著名的就是甲醛了。在定义上,所有挥发性有机污染物在室温状态下都是气态的。挥发性有机污染物的浓度在建筑刚完工的时候是最高的,并随着建筑材料的老化而逐渐减低,但是如果换新的或者安装新的工具或者设备如打印机和复印机的话,就会增加挥发性有机污染物的释放。另外两种室内污染物是氡和石棉,它们有致癌作用,和过敏性疾病没有直接相关性。

生物污染物

生物污染物是可吸入微粒中一种非常重要的组成部分,大部分来源于各种各样的微生物如细菌和真菌。大部分的微生物物质都特征性地含有细胞壁成分(病原识别分子模式 PAMPs),比如脂多糖(LPS)和肽聚糖。非常重要的是,因为包括呼吸道上皮细胞,还有包括外周循环单核细胞、巨噬细胞、粒细胞等在内的介导各种免疫调节进程的细胞在内,它们都具有识别病原识别分子模式(PAMPs)的受体,因此当宿主暴露之后,PAMPs 可能继发潜在的炎症反应。这一大类受体中最受关注的是 Toll 样受体(TLRs),虽然关于 TLRs 的系统综述并不在本章节范围内,TLR2和 TLR4 在介导机体对吸入性环境污染物的反应中的作用将着重强调。

TLR2 的配体包括来源于革兰阳性菌的脂磷壁酸和肽聚糖,还有来源于真菌的成分。TLR4 是来源于革兰阴性菌的脂多糖(LPS)的受体,同时也是很多宿主来源的分子如纤连蛋白、纤维蛋白原、热休克蛋白和透明质酸等的受体,这些物质由吸入性的物质如臭氧等损伤宿主细胞后产生。最近的研究发现透明质酸能够部分通过 TLR4 信号通路介导机体对臭氧的反应。

过去的 20 年里固有免疫对悬浮微生物的反应在哮喘发病机制中的作用已经得到了广泛的研究。有些研究发现机体对室内环境中的生物性成分发生反应能够帮助机体防御特应性反应和哮喘的发生。然而同样有大量的研究发现家中或者工作场所中室内

脂多糖（LPS）的水平与呼吸道疾病的增加相关。后续的研究报道使得这个争论更加复杂化，研究发现介导脂多糖（LPS）反应的基因（CD14 和 TLR4 等位基因）遗传突变以及家中或工作场所中内毒素水平的差异，导致呼吸道疾病的发生或有保护作用或者增加风险这两者截然相反的结果。

总之，似乎脂多糖（LPS）和革兰阳性菌的室内暴露通常能够保护婴幼儿避免发展出现特应性疾病。然而对于那些已经有呼吸道过敏性疾病的患者，脂多糖（LPS）的暴露则会加重哮喘。同样的，对于生活或者工作于养猪场附近的人会暴露于悬浮微生物之下，其中含有革兰阳性和阴性菌群，随着时间的推移这些都与呼吸道疾病的发生相关。在家庭环境中，动物的数量（狗、猫和其他啮齿动物等）以及人生活在含有大量脂多糖（LPS）的家中，均被证实能够增强人体对吸入性过敏原的反应。另外，养狗的人也似乎对其他非生物源性的环境空气污染物有更强烈的反应。综合起来，这些观察提示病原识别分子模式（PAMPs）的暴露能够直接诱导疾病的发生，或者主要增强机体对其他污染物或过敏原的反应。

湿度

室内空气湿度越来越被认为在决定哮喘的严重程度中是一个重要的因素。湿度的降低与哮喘严重程度的降低相关。德国慕尼黑市一个针对四年级小学生的大型横断面研究发现 234 名学生患有活动性哮喘，其中 155 名学生在 3 年时间内进行了肺功能和非特异性呼吸道活性测试。潮湿与夜间喘息和呼吸短促的发生增加相关，但是与哮喘的持续发作没有关系。青少年呼吸道高反应性的危险因素包括过敏原暴露和潮湿室内环境。70% 的哮喘患者家中检测了尘螨过敏原的水平，发现其与室内潮湿和呼吸道高反应性显著相关。然而潮湿的作用并不仅仅是因为尘螨过敏原，因为尽管校准了尘螨过敏原水平的影响，呼吸道高反应性始终与空气湿度显著相关。

毒性机制

各种空气污染物的毒性取决于沉积的部位和污染物中特定的化学成分（表 5.11）。微粒沉积的部位很大程度上取决于微粒的大小，这通常用气体动力学直径来表示（图 5.14）。大一些的微粒（一般指的是

气体动力学直径大于 10μm 的颗粒，表示为 PM10）不能侵入呼吸道中。直径介于 PM10 和 PM2.5 之间的微粒能够透过上呼吸道。直径小于 2.5μm 的微粒能够进入下呼吸道中；而更小的微粒（那些直径小于 1μm 的微粒）则可沉积到小呼吸道中，甚至肺泡中。

表 5.11　呼吸道对环境微粒和气体的病理生理反应

部位	物质	反应	评价
气道	气源性致敏原	哮喘	免疫反应
	甲醛	鼻腔癌	尚未最终确立
	甲醛、木材烟雾	刺激反应、咳嗽	免疫和非免疫机制
	二氧化氮、二氧化硫	支气管狭窄	反射、刺激
	氡气、石棉	癌症	环境中石棉的暴露和肺癌之间的关系并不明确
非特异	花粉	枯草热、过敏性鼻炎	免疫和非免疫机制
软组织	嗜热放线菌、真菌	过敏感性、尘肺病	免疫机制
	无机性粉尘	尘肺病	与环境暴露无关

改编自 Utell MJ, Samet JM. Environmentally mediated disorders ot the resplratoty tract. Med Clin North Am: 1990: 74: 291-306.

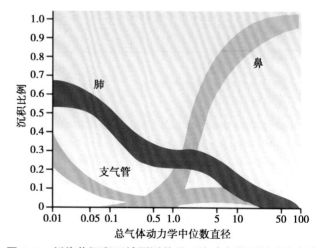

图 5.14　污染物沉积区域预测是基于肺动力学国际委员会放射防护任务组提出的模型（改编自 Wilson R, Spengler JD, eds. Particles in our air. Concentrations and health effects. Cambridge, MA: HarvardUniversity Press; 1996）

关于化学成分,如果含有水溶性污染物较多的话主要影响眼睛黏膜和上呼吸道,在没有运动导致肺流量的增加的情况下,它们很难到达下呼吸道和肺泡中。水溶性低的气体包括二氧化氮和臭氧可以进入到肺部,这里是呼吸道中吸收量最大的。

炎症对于呼吸道,还可能包括眼睛的反应都是非常重要的,对于非过敏性污染物而言也是如此。虽然各自特异的作用机制可能不同,但是所有这些污染物都在沉积部位诱导产生炎症反应。实验研究发现污染物的暴露能够诱导细胞因子的释放和中性粒细胞的涌入。即使实验研究和流行病学的证据提示呼吸道的纤维化、变窄、气体腔的扩大等导致通气功能的下降并因此导致呼吸频率的增加等可能性,但长时间暴露在大部分污染物下的效应特点还没有完全弄清楚。

由暴露于污染物引起的炎症反应可能是变态反应紊乱通过各种途径诱导的结果。例如,非特异性炎症的出现可能增强了对过敏原的反应,比如由于增加了呼吸道上皮的通透性从而增加了过敏原的渗透。在哮喘志愿者的暴露试验中,臭氧和二氧化氮的暴露后均使得机体对随后的过敏原激发反应变得更强。这也可能是污染物诱导的和过敏原诱导的炎症反应的协同作用。对于哮喘而言,继发于污染物的暴露引起的气道反应性增强可能放大对过敏原的反应,使得临床相关的效应变得更加频繁。

空气污染、过敏性疾病、过敏原

过敏性疾病

鼻子作为一个过滤器,可以将从空气中吸入的大颗粒物质和可溶性气体过滤掉,鼻子吸入各种各样污染物后引起的炎症反应已经描述得非常清楚了。臭氧引起的特征性表现是引起眼睛和包括鼻子在内的上呼吸道烧灼和刺激,其他污染性气体也被证实有类似的效应。然而过敏性鼻炎患者暴露于空气污染物后的临床相关结局却很少受到关注。

相比之下,空气污染在诱导和加重哮喘中的作用已经被广泛研究。大量的相关数据来自于流行病学的研究,这些研究针对评估疾病的发病危险因素和明确哮喘患者的状态变化是否与空气污染的暴露相关。其他的数据来自于各种各样的临床研究,这些研究中哮喘志愿者暴露于可控的空气污染中,如果必要的话,污染物的暴露是短暂而且是低水平的,而且在操作流程中常常把有严重疾病的患者排除在外。

很少有研究提示城市和工业发达地区中参与了哮喘发病的空气污染的总体类型。有些研究报道了在污染更严重的地区非特异性的呼吸道高反应性的患病率更高一些,但是与哮喘的关系尚不明确。正如之前指出的,一些哮喘的暴发与某种特定的物质相关,比如在巴塞罗那大豆粉尘引起的哮喘大量发作,但是这样的暴发并不常见。

研究发现室内的空气污染是诱导哮喘发病的因素,虽然目前还不清楚哮喘的发生是否是环境因素和遗传背景相互作用下的结果,或者患者哮喘的发生仅仅只因为环境因素。屋尘螨暴露的水平可预测有哮喘发病风险的儿童初次喘息的年龄(图 5.15)。许多室内空气污染物不同于室内过敏原,被动暴露于香烟烟雾是最明确可以诱导幼儿发生哮喘的因素(图 5.16)。大量的证据表明如果孩子的妈妈吸烟的

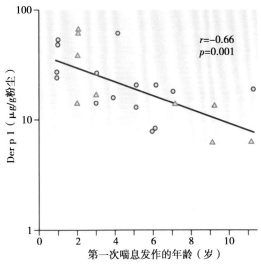

图 5.15　在 1979 年 21 位特应性儿童哮喘首次发作喘息的年龄与屋尘螨过敏原 Der p1 的最高浓度之间的相关性
摘自 Sporik R, Holgate ST. Platts·Mills TAE, et al. Exposure to house-Oust mite allergen（Der p 1）and the development of asthma inchildhood. A prospective study. N Engl J Med 1990; 323: 502-507, 已经获得 Massachusetts 医学会的批准

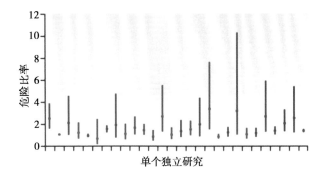

图 5.16　已经报道的研究中幼儿暴露在香烟烟雾环境中发生临床上公认的哮喘为结局的风险比率（95% 可信区间）
摘自环境健康危害评估办公室, 1997 年

话,孩子发生哮喘的风险明显升高,这可能部分反映了母亲在怀孕期间吸烟导致胎儿在宫内暴露于香烟烟雾成分导致的结局。婴儿出生后短期内进行的生理检测发现,吸烟妈妈的婴儿相对于不吸烟妈妈的婴儿,呼吸道的功能降低且非特异性的呼吸道高反应性水平更高(图 5.17)。甲醛作为一种常见的室内污染物,很少发现诱导哮喘的发生。

室内和室外空气污染均可以对哮喘患者产生不良影响。室内过敏原暴露当然与哮喘患者的临床状态密切相关。对于儿童而言,暴露于香烟烟雾能够增加非特异性的呼吸道高反应性水平,并且暴露的儿童比非暴露的儿童更加倾向于使用医疗资源。有些临床研究提示,作为另一个室内主要气体成分,二氧化氮不但可以增加气道反应性,而且可提高对吸入性过敏原的反应水平。关于室内二氧化氮与哮喘加重的流行病学数据还非常有限。

可能加重哮喘的室外污染物包括悬浮微粒、二氧化硫、二氧化氮和臭氧。关于这些污染物的数据来源于临床研究和哮喘患者的随访研究,以及关于临床上急诊室到访患者和住院患者的情况等。全世界的研究证据都提示这些污染物能够加重哮喘症状。特别是成分多样的空气污染,包括燃烧木材的烟雾颗粒、酸性颗粒等都与哮喘的恶化有关(图 5.18)。临床研究发现一些哮喘患者对二氧化硫有异常的敏感性,特别是运动时进入到肺的剂量明显增加的情况下。临床研究中关于二氧化硫是否增加气道高反应性的证据还相对不够确切。广泛的流行病学数据显示臭氧的暴露会对哮喘患者产生不良影响,虽然对于臭氧暴露后引起的肺功能减退,哮喘患者并不比非哮喘患者更加敏感。

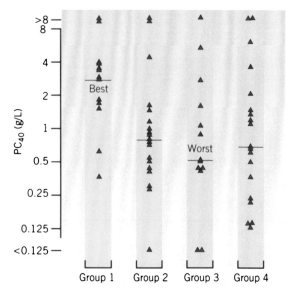

图 5.17 导致功能残气位最大呼气流量减少 40% 的组胺浓度个体值[VmaxFRC(PC$_{40}$)]。第 1 组:没有家族哮喘病史,父母都不吸烟;第 2 组:有家族哮喘病史,父母都不吸烟;第 3 组:没有家族哮喘病史,父母一方或双方都吸烟;第 4 组:有哮喘家族病史,父母一方或双方都抽烟。第二组的 2 个婴儿有基础气流限制,因此不能用组胺激发。第 4 组有一个婴儿的 PC40 值无法测定,该患儿因为出现了过度上呼吸道噪声而中断了激发试验
摘自 Young s. Le Souf PN, Geelhoed GC, et al. The influence of a family history of asthma and parental smoking on airway responsiveness in early infancy. N Engl J Med 1991; 324: 1168-1173, with permission of Massachusetts Medical Society.

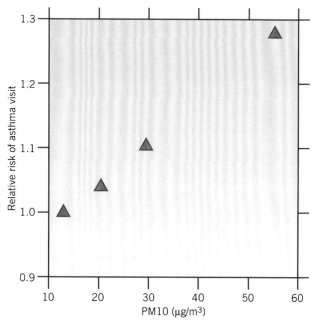

图 5.18 哮喘相对危险值与 PM10(气体动力学直径大于约 10μm 的空气微粒)浓度的四分位数。在四分位数中画出 PM10 浓度的平均值,相对危险值会根据温度、季节、每周的时间、住院情况、时间趋势、年龄和九月峰值等进行校正
摘自 Schwartz J, Slater D, Larson TY, et al. Particulate air pollution and hospital emergency room visits for asthma in Seattle. Am Rev Respir Dis 1993; 147: 82~31. Reprinted with permission of the American Thoracic Society. Copyright ©1993 American Thoracic Society.

脚注:图 5.17 因版权问题,图片需要保留英文。
脚注:图 5.18 因版权问题,图片需要保留英文。

过敏原

有几项对照研究和体外研究均表明包括空气中的污染物（如 SO_2、O_3、NO_2）和土壤中的污染物（如重金属如镉）都可以对过敏原产生各种影响，特别是对花粉过敏原，当中有许多是致病相关蛋白（表 5.5）。虽然有一些过敏原的存在是基本固定的，其增加可能是因为这些蛋白质产生应对包括污染物在内的各种非生物胁迫的反应。其中，过敏原的生成、浓度和释放都可能受到污染物的影响。例如，如 Loi p 5 和 Cup a 3 这样的花粉过敏原成分在城市环境中浓度可能会高一些，而 Phl p 5 则可能在农村环境更高，但其他花粉过敏原成分可能不受环境影响（例如 Bet v I、2 和 3）。此外，从城市环境中提取的花粉提取物（如桦树）可能显示出增强的促炎特性，表明污染物作用于蛋白质而不是过敏原。其他研究表明，镉污染的土壤不一定会影响某些已知的花粉过敏原（例如，Poa a I、5），但可能会引起应激相关蛋白的上调，因为它们与来自其他植物源的过敏原（如果胶甲基酯酶过敏原法案 d7）具有序列同源性。在释放方面，空气和土壤污染物已被证明会损害花粉粒和／或增加含有过敏原的淀粉粒的释放速度。除了这些影响外，研究还表明，花粉接触污染物会通过翻译后修饰改变其过敏原性，如接触 NO_2 引起的硝化反应，这可能会增强或降低其过敏原性。

气候变化和过敏疾病

早期认为气候变化对人体健康造成的影响是由污染导致，过敏性疾病相比传染病受到的关注要少得多。然而，随着科学界和医学界对于与空气致敏原相关的流行病学、大气生物学和现象学数据的关注，特别是花粉与气候变化等，人们越来越多地认识到过敏性疾病对未来公共健康的影响将会增加。尽管花粉对空气中的过敏原负荷有重要贡献，而且是温带地区约 30% 人口中与空气过敏原相关的过敏的主要原因，但关于二氧化碳排放增加或温度升高对花粉过敏原产生影响的信息目前还比较缺乏。由于花粉的调节作用，其数量、结构和／或生物化学的变化可能对植物的适应性产生重大影响，进而影响物种的发生、生物多样性和生态系统的动态。近几十年来，花粉症的发病率有所增加，越来越多的证据表明，这种增加是气候变化的结果，并有可能影响各种花粉参数（框 5.3）。在这方面，较早和较长的花粉季节与欧洲、北美和亚洲

的气候变暖正相关，例如一些产生过敏原的物种，如墙草属、橄榄和柏树。空气中花粉浓度的增加也被证明是气候变暖的一个结果，而模拟研究预测了未来花粉浓度的增加。空气中花粉浓度的增加和温度的升高与花粉症的流行以及花粉中过敏原数量的增加有关。

框 5.3　污染和气候变化对过敏原和花粉过敏性的影响

污染物（颗粒物，重金属，DEP, ETS, NO_2, SO_2, O_3）	气候变化（气温, CO_2）
由于颗粒的佐剂性质而增强致敏性	延长花粉季节——提前开始，结束延迟
过敏原在花粉粒中的差异表达	花粉粒中过敏原的表达增加
花粉粒中的过敏原含量增加	花粉粒中的过敏原含量增加
花粉蛋白表达增加	具有产生新的过敏原可能性的花粉蛋白表达增加
可能创造新的过敏原	花粉生产植物分布变化
花粉粒来源的细胞质过敏原的释放性增加	花粉粒直径增加
花粉过敏原的翻译后修饰	由于气流变化导致的花粉分布范围变化

除了 2100 年全球表面温度预计将上升 1.4~5.8℃ 之外，气候变化情景预测大气二氧化碳排放量将在 21 世纪从工业化前水平的 $280\mu mol/mol$ 至少翻番。然而，关于单独 CO_2 富集或与气温结合对过敏花粉生产物种和花粉症影响的数据非常缺乏。确实存在一些研究集中在豚草，相比于 $370\mu mol/mol$ CO_2 的环境下，当 CO_2 浓度升至 $600~700\mu mol/mol$ 时，花粉数量显著增加。此外，增加的大气 CO_2 浓度导致豚草花粉 Amb a 1（一种主要过敏原）的含量增加。沿着农村和城市地区二氧化碳／温度梯度，也发现豚草中花粉产量与二氧化碳和温度升高呈正相关。总而言之，这些结果和上述温度数据表明，气候变化已经影响并将继续影响花粉相关性过敏的发生率和强度，并可能同时对过敏性疾病产生影响。

临床意义

室内和室外空气污染与哮喘之间联系的证据对预防哮喘和哮喘患者的治疗有影响。在预防方面，关于母亲在怀孕期间和儿童早期吸烟的确凿证据足以证明有必要进行教育干预，特别是如果父母有过敏病史表明儿童有很高的哮喘风险。减少过敏原的暴露对于这些儿童来说也需要重视。

室内和室外环境的暴露与哮喘恶化有关。对于室内环境，可以推荐源头控制作为一种谨慎的策略。

室内吸烟应受到限制,许多国家正在执行工作场所规定禁止或限制吸烟。越来越多的产品以低排放率生产各种挥发性有机化合物。适当地安装燃烧排放装置,使用没有控制灯的煤气灶和炉灶,以进一步减少燃烧气体的接触。

空气清洁装置可以去除颗粒和气体,最新的设备包括高效微粒空气过滤器和气体吸附剂。表5.12回顾了过滤器的主要类型及其性能。这些设备可以清洁空气中的污染物,但处理的体积与房间大小有关。临床相关的影响尚未得到证实,大多数空气净化器的临床试验没有足够大的样本量。

尽量待在室内可以减少大多数室外污染物的暴露。臭氧是一种活性气体,室内的浓度通常比室外低得多。小颗粒确实能穿透到室内,但浓度通常低于室外。有时室外污染物浓度高时,可以建议哮喘患者留在室内,特别是避免剧烈运动。对空气污染物的反应可能会被吸入拟交感神经药和色甘酸钠所掩盖。许多国家的空气污染法规都是为了控制空气污染对每一个人(包括哮喘患者)的健康不良影响。然而,保护最易受影响的人似乎是不可能的。

表5.12　不同过滤器类型的预期性能等级

过滤器类型	过滤介质	吸附率(%)	大气比色法效率(%)	DOP 效率
延伸区域折叠的 HEPA 型过滤器	湿法超细玻璃纤维	99.99		99.7~99.99
有支撑或无支撑扩展表面型	精细玻璃纤维,精细的驻极体合成纤维,纤维素玻璃或全部纤维的湿法成网纸	95~99.7	30~98	0.90
面板型过滤器	旋玻璃,开孔泡沫。膨胀金属和筛网,合成纤维,纺织尼龙编织和无纺布,或动物毛发	50~85		
褶皱面板型过滤器	细旦无纺合成和合成天然纤维混纺,或全天然纤维	86~90	20~30	

摘自 Am J RespirCrit care Med 1997: 156: 531-564, American Thoracic Society.
DOP,邻苯二甲酸二辛酯;HEPA,高效颗粒空气。

重要信息汇总

- 特应性个体在暴露于包含如花粉、孢子和粪便颗粒结构蛋白质复杂混合物或较简单的混合物如食物、动物喷雾剂、职业过敏原和毒液时产生IgE。通过呼吸途径,通过皮肤直接接触或注射,或通过肠道摄取,可能会发生暴露。诱导特应性反应的蛋白质被称为过敏原,其根据其属、种类以及来源鉴定顺序被命名(区别于通用名或系统名称)。

- 这些来源中并不是所有蛋白质都会在正常的暴露条件下刺激所有特应性个体的IgE生成,因为过敏原会受宿主的遗传构成以及与蛋白质本身相关的因素的影响,如大小、异物、溶解度、浓度、附加因子的存在和双重化学性质。这就决定了一个蛋白质定义是否为主要(刺激超过50%的个体)还是次要(小于50%)过敏原。

- 目前大多数(如果不是全部)临床上重要的过敏原的主要结构和功能(包括起源)现在是已知的,并且这些信息现在正被用于开发治疗过敏性疾病的更精确的诊断和治疗选择,以及了解它们的起源。

- 无论是在室内还是在室外,特应性个体也暴露于由人类活动和空气污染引起的生物和非生物污染物。最重要的非生物体是臭氧,二氧化硫和二氧化氮,蒸汽如挥发性有机化合物和水等,颗粒物如环境烟草烟雾和燃料燃烧产物。主要的生物学是细菌和真菌细胞壁组分,如脂多糖和肽聚糖,职业过敏原如工业酶,种子的粉尘和碎片。

- 暴露于这些污染物可能导致直接的毒性反应,过敏性疾病的起始持续或现有的过敏性疾病的恶化,所有这些都可能与由于细胞损伤或通过Toll样受体和其他先天免疫受体识别微生物成分的沉积部位的炎症反应(例如细胞因子释放,细胞流入)相关。沉积位点将受到吸入颗粒大小的影响。鉴于与污染物和过敏性疾病的联系,暴露的管理对预防和控制临床疾病有影响。

- 污染物也会影响过敏原的产生以及过敏原的浓度,因为许多花粉过敏原属于称为发病相关蛋白质的蛋白质组,这些蛋白质已经演变去处理非生物胁迫因子。污染也可能影响气候变化,因此授粉本身会影响对花粉季节的开始和完成以及花粉症的患病率。

拓展阅读

Alexis N, Barnes C, Bernstein I, et al. Rostrum article: Health effects of air pollution. What the allergist needs to know. J Allergy Clin Immunol 2004; 114:1116–1123.

Alexis N, Lay JC, Almond M, et al. Inhalation of low dose endotoxin by human volunteers favors a local TH2 response profile and primes airway phagocytes in vivo. J Allergy Clin Immunol 2004; 114:1325–1331.

Breiteneder H, Mills EN. Molecular properties of food allergens. J Allergy Clin Immunol. 2005; 115:14–23.

Chapman MD, Ferreira F, Villalba M, et al. The European Union CREATE Project: a model for international standardization of allergy diagnostics and vaccines. J Allergy Clin Immunol 2008; 122:882–889.

Chen LL, Tager IB, Peden DB, et al. Effect of ozone exposure on airway responses to inhaled allergen in asthmatic subjects. Chest 2004; 125:2328–2335.

Douwes J, Le Gros G, Gibson P, et al. Can bacterial endotoxin exposure reverse atopy and atopic disease? J Allergy Clin Immunol 2004; 114:1051–1054.

Eggleston PA. Improving indoor environments: reducing allergen exposures. J Allergy Clin Immunol 2005; 116:122–126.

Fitzsimmons CM, Dunne DW. Survival of the fittest: allergology or parasitology? Trends Parasitol 2009; 25:447-451.

Lockey RF, Ledford DK, eds. Allergen and allergen immunotherapy, 4th edn. New York: Informa Healthcare USA; 2008.

Peden DB. Effect of pollutants in rhinitis. Curr Allergy Asthma Rep 2001; 1:242–246.

Peden DB. Influences on the development of allergy and asthma. Toxicology 2002; Dec 27:181–182, 323–328.

Stewart GA, Zhang J, Robinson C. The structure and function of allergens. In: Adkinson NFJ, Bochner BS, Yunginger JW, et al, eds. Middleton's allergy: principles and practice, 7th edn. Philadelphia: Mosby; 2009: 585–609.

Traidl-Hoffman C, Jakob T, Bohrendt H. Determinants of allergenicity. J Allergy Clin Immunology 2009; 123:558–566.

Valenata R, Ferreira F, Focke-Tejkl M, et al. From allergen genes to allergy vaccines. Annu Rev Immunol 2010; 28:211–241.

附录

附录 5.1 草花粉空气过敏原的理化及生化特征

过敏原	反应性频率（%）*	分子量（K）	功能
禾本科植物（例如猫尾草、多年生黑麦草、犬齿草）			
第 1 组（例如：Lol p 1）	>90	30	β- 扩张素参与细胞壁松动，与第 2 组和第 3 组过敏原同源
第 2 组（例如：Lol p 2）	>60	11	与第 1 组和第 3 组过敏原同源
第 3 组（例如：Lol p 3）	70	11	与第 1 组和第 2 组过敏原同源
第 4 组（例如：Lol p 4）	50~88	57	果胶裂解酶
第 5 组（例如：Lol p 5）	>90	29~31	核糖核酸酶
第 6 组（例如：Phi p 6）	76	12	与第 5 组过敏原的同源，显示与 P 颗粒相关
第 7 组（例如：Cyn d 7）	10	9	钙结合蛋白，聚钙素，显示与 Bet v 4 的同源性
第 10 组（例如：Lol p 10）	0-?	12	细胞色素 C
第 11 组（例如：Lol p 11）	65	15	功能未知，与树过敏原 Ole e 1 和大豆胰蛋白酶抑制剂同源
第 12 组（例如：Phi p 12）	20~36	12	抑制蛋白
第 13 组（例如：Phi p 13）	50	55~60	多聚半乳糖醛酸酶
第 15 组（例如：Phi p 15）	?	9	功能未知
第 22 组（例如：Phi p 22）	?	?	烯醇化酶
第 23 组（例如：Phi p 23）	?	9	功能未知
第 24 组（例如：Phi p 24）	?	21	病程相关蛋白 PR-1
Cyn d Bd46K	64	46	显示与玉米花粉中细胞色素 c 氧化酶 III 的同源性
Cyn d BG60	?	60	小檗碱桥酶

这些表格中的频率数据来自多个来源，可能因研究人群而异。此外，所提供的数据可能反映了速发型超敏反应疾病，包括特应性皮炎和过敏性支气管肺曲霉病以及迟发型超敏反应。"？" 提示缺少数据。表修改自 Stewart GA, Zhang J, Robinson C. The structure and function of allergens. In: Adkinson, NFJ, Bochner BS, Yuninger, JW, et al., eds. Middleton's allergy: principles and practice, 7th edn. Philadelphia: Mosby: 2008; 585-609; 另请参见 http://www.allergen.org 和 http://www.allergome.org. 整个物种的分类来源于《生命目录》（www.catalogueoflife.org）。这些表中可能没有列出一些过敏原。

附录 5.2 草本双子叶植物花粉衍生空气过敏原的理化和生化特征

过敏原	反应性频率（%）*	分子量（K）	功能
紫菊属			
短豚草（蒿草）			
Amb a 1	>90	40	果胶裂解酶
Amb a 2	>90	41	果胶裂解酶
Amb a 3	51	11	塑料酰菁
Amb a 4	30	30	防御素样蛋白，与 Art v 1 同源
Amb a 5	17	5	功能未知

续表

过敏原	反应性频率（%）*	分子量（K）	功能
Amb a 6	21	11	脂质转移蛋白
Amb a 7	20	12	塑料酰菁
Amb a 8	26	14	肌动蛋白抑制蛋白
Amb a 9	11	10	聚钙素
Amb a 10	10	8	聚钙素样蛋白
半胱氨酸蛋白酶抑制剂	30	10	半胱氨酸蛋白酶抑制剂
艾蒿			
Art v 1	>90	28	功能未知；含有抗真菌植物防御素样结构域和富含羟脯氨酸/脯氨酸的结构域
Art v 2	33	20	病程相关蛋白 PR-1
Art v 3	?	12	非特异性脂质转移蛋白
Art v 4	36	14	肌动蛋白抑制蛋白
Art v 5	?	10	聚钙素
Art v 6	?	44	果胶裂解酶
白菊（银胶菊）			
Par h 1	>90	31	伸展蛋白
太阳花（向日葵）			
Hel a 1	57	34	功能未知
Hel a 2	31	15	肌动蛋白抑制蛋白
Hel a 3	?	9	脂质转移蛋白
荨麻科			
墙草（犹太乳杆菌/厚朴）			
第1组（例如 Par o 1）	100	15	脂质转移蛋白
第2组（例如 Par o 2）	82	10~14	脂质转移蛋白
第3组（例如 Par o 3）	?	14	肌动蛋白抑制蛋白
第4组（例如 Par o 4）	?	9	聚钙素
十字花科			
油菜（甘蓝型油菜）			
6/8kDa 蛋白	50	6/8	钙结合蛋白
14 kDa 蛋白	34	14	肌动蛋白抑制蛋白
27-69 kDa 蛋白	80	27~69	显示与草花粉第4组过敏原的同源性，果胶裂解酶
40 kDa 蛋白	?	40	类受体蛋白激酶
43 kDa 蛋白	28~56	43	多聚半乳糖醛酸酶
70 kDa 蛋白	?	70	小檗碱桥蛋白
80 kDa 蛋白	?	80	钴胺素非依赖性甲硫氨酸合成酶

续表

过敏原	反应性频率（%）*	分子量（K）	功能
TRX-H-1	?	14	硫氧还蛋白
PCP-1	?	9	花粉外壳蛋白
萝卜（白菜）			
PEC-1	>30	13	脂质转移蛋白
PEC-2	?	14	硫氧还蛋白
PEC-3	?	9	花粉外壳蛋白
大戟科			
一年生汞			
Mer a 1	>59	14	肌动蛋白抑制蛋白
藜科			
藜草			
Che a 1	77	17	显示与 Ole e 1 的同源性
Che a 2	55	14	肌动蛋白抑制蛋白
Che a 3	46	10	聚钙素

附录 5.3 树花粉空气过敏原的理化和生化特征

过敏原	反应性频率（%）*	分子量（K）	功能
被子植物			
壳斗目：桦树（疣桦）、桤木（黏性桤木）、角树（欧洲鹅耳枥）、橡树（白橡树）、栗树（欧洲栗木）、榛树（欧洲榛树）			
第 1 组（例如：Bet v 1）	>95	17	植物类固醇载体, 显示与病程相关蛋白（PR-10）的同源性
第 2 组（例如：Bet v 2）	20	15	肌动蛋白抑制蛋白
第 3 组（例如：Bet v 3）	<10	24	钙结合蛋白, 聚钙素
第 4 组（例如：Bet v 4）	20	9	EF 手钙结合蛋白是一种聚钙素, 与 Aln g 4、Ole e 3、Syr v 3 具有同源性
第 6 组（例如：Bet v 6）	32	35	异黄酮还原酶
第 7 组（例如：Bet v 7）	21	18	肽脯氨酰异构酶（亲环蛋白）
第 8 组（例如：Bet v 8）	66	65	果胶甲酯酶
玄参目：橄榄树（木犀榄）、丁香树（欧洲丁香）、水蜡树（普通女贞）、白蜡树（欧洲白蜡）			
第 1 组（例如：Ole e 1）	>90	20	与大豆胰蛋白酶抑制剂和 Lol p 11 的同源性有限
第 2 组（例如：Ole e 2）	24~75	15	肌动蛋白抑制蛋白
第 3 组（例如：Ole e 3）	20~>50	15	聚钙素
第 4 组（例如：Ole e 4）	65~80	32~46	1, 3-β- 葡聚糖酶
第 5 组（例如：Ole e 5）	35	16	铜锌超氧化物歧化酶
第 6 组（例如：Ole e 6）	5~20	10	富含半胱氨酸的蛋白质
第 7 组（例如：Ole e 7）	>60	10	脂质转移蛋白

续表

过敏原	反应性频率（%）*	分子量（K）	功能
第 8 组（例如：Ole e 8）	3~4	21	聚钙素样蛋白
第 9 组（例如：Ole e 9）	65	45	1，3-β- 葡聚糖酶
第 10 组（例如：Ole e 10）	55	11	显示与 Ole e 9 的 C- 末端结构域、碳水化合物结合模块 CBM 43 的同源性
第 11 组（例如：Ole e 11）	56~76	39	果胶甲酯酶
金缕梅伦敦悬铃木（梧桐树）			
Pla a 1	84	18	转化酶抑制剂
Pla a 2	83	43	多聚半乳糖醛酸酶
裸子植物（针叶树）			
柏科日本雪松（日本柳杉）			
Cry j 1	>85	41~45	果胶裂解酶，显示与细菌果胶裂解酶和 Amba 1 和 2 的同源性
Cry j 2	76	45	多聚甲基半乳糖醛酸酶
Cry j 3	27	27	显示与 thaumatin、渗透压素和淀粉酶 / 胰蛋白酶抑制剂、PR-5 相关的同源性
CPA63	58	52	天冬氨酸蛋白酶
CJP	76	34	异黄酮还原酶，与 Bet v 5 和 Pyr c 5 同源
刺柏物种（例如：杉木、杜松、雪松、刺桧）			
第 1 组（例如：Jun a 1）	71	43	果胶裂解酶
第 2 组（例如：Jun a 2）	100	43	多聚甲基半乳糖醛酸酶
第 3 组（例如：Jun a 3）	33	30	显示与 thaumatin、渗透压素和淀粉酶 / 胰蛋白酶抑制剂、PR-5 相关的同源性
第 4 组（例如：Jun v 4）	?	29	钙调素
70kDa 过敏原	100	70	功能未知
柏树（东北柏、亚利桑那柏、钝叶香柏）			
第 1 组（例如：Cup s 1）	50~81	38~42	果胶裂解酶
第 2 组（例如：Cha o 2）	83	45	多聚甲基半乳糖醛酸酶
第 3 组（例如：Cup a 3）	?	34	显示与 thaumatin、渗透压素和淀粉酶 / 胰蛋白酶抑制剂、PR-5 相关的同源性

附录 5.4　乳胶空气过敏原的理化和生化特征

过敏原	反应性频率（%）*	分子量（K）	功能
大戟科			
橡胶树（乳胶；巴西橡胶树）			
Hev b 1	50~82	14	橡胶延长因子，以同型四聚体的形式存在，摩尔重量为 58K，pI 为 8.5
Hev b 2	20~61	34	内 -1，3-β- 葡萄糖苷酶
Hev b 3	79	24	与橡胶延长因子 Hev b 1 有一定的同源性

续表

过敏原	反应性频率（%）*	分子量（K）	功能
Hev b 4	65~77	53~55	微螺旋组件
Hev b 5	56~92	*16	显示与猕猴桃和马铃薯中的酸性蛋白的同源性
Hev b 6	83	20	橡胶蛋白：甲壳素结合凝集素，导致乳胶凝集；天然橡胶蛋白以 5kDa 蛋白质的形式存在
Hev b 7	8~49	42	一种具有脂酰水解酶和 PLA2 活性的马铃薯块茎储藏蛋白样蛋白；显示出与 Sol t 1 的交叉反应性
Hev b 8	24	15	肌动蛋白抑制蛋白
Hev b 9	15	51	烯醇化酶
Hev b 10	4	26	锰超氧化物歧化酶，与 Asp f 6 同源
Hev b 11	3	30	I 类几丁质酶
Hev b 12	24	9	脂质转移蛋白
Hev b 13	78	42~46	酯酶，与豆科植物的早期结节特异性蛋白同源

*Hevein 是来自该前体的 4.7K 几丁质结合结构域。

附录 5.5 本地真菌空气过敏原的理化和生化特征

过敏原	反应性频率（%）*	分子量（K）	功能
子囊菌门			
链格孢属			
Alt a 1	>80	14	功能未知
Alt a 2	61	20	EIF-2α- 激酶
Alt a 3	?	70	热休克蛋白 70
Alt a 4	?	57	蛋白质二硫化物异构酶
Alt a 5	8	11	核糖体 P2 蛋白，与 Cla h 4 同源
Alt a 6	50	45	烯醇化酶
Alt a 7	7	22	1，4- 苯醌还原酶，与 Cla h5 同源
Alt a 8	?	29	甘露醇脱氢酶
Alt a 10	2	54	乙醛脱氢酶，与 Cla h 3 同源
Alt a 12	?	11	核糖体 P1 蛋白
Alt a 13	?	26	谷胱甘肽 S- 转移酶
曲霉菌属			
Asp f 1	85	17	核糖核酸酶；核毒素与丝裂菌核素同源
Asp f 2	96	37	显示与白念珠菌纤维蛋白原结合蛋白的同源性
Asp f 3	84	19	过氧化物膜蛋白；属于过氧化物酶家族，硫醇依赖性过氧化物酶

续表

过敏原	反应性频率（%）*	分子量（K）	功能
Asp f 4	*78~83	30	显示与细菌 ABC 转运体结合蛋白的同源性，与过氧化物酶体相关
Asp f 5	74	40	金属蛋白酶
Asp f 6	*42~56	27	锰超氧化物歧化酶，显示与 Mal s 11 和 Hev b 10 的同源性
Asp f 7	29	12	显示与真菌核黄素、醛形成酶的同源性
Asp f 8	8~15	11	核糖体 P2 蛋白
Asp f 9	31	34	显示与植物和细菌内 β-1，3（4）葡聚糖酶的同源性
Asp f 10	3	34	天冬氨酸蛋白酶
Asp f 11	?	24	肽脯氨酰异构酶（亲环蛋白）
Asp f 12	?	90	热休克蛋白 90
Asp f 13	79	34	碱性丝氨酸蛋白酶
Asp f 15	?	16	显示与粗球孢子菌的丝氨酸蛋白酶抗原的同源性，也称为 Asp f 13
Asp f 16	70	43	显示与 Asp f 9 的同源性
Asp f 18	79	34	液泡丝氨酸蛋白酶
Asp f 22	30	46	烯醇化酶，与 Pen c 22 同源
Asp f 23	?	44	L3 核糖体蛋白
Asp f 27	?	18	亲环蛋白
Asp f 28	?	13	硫氧还蛋白
Asp f 29	?	13	硫氧还蛋白
Asp f 34	?	20	Phi A 细胞壁蛋白
草本枝孢菌			
Cla h 2	43	45	功能未知
Cla h 5	22	11	核糖体 P2 蛋白
Cla h 6	20	46	烯醇化酶
Cla h 7	22	22	功能未知
Cla h 8	57	28	NADP 依赖性甘露醇脱氢酶
Cla h 9	16	38	液泡丝氨酸蛋白酶，与 Pench 18 和 Asp f 18 同源
Cla h 10	36	53	乙醛脱氢酶
Cla h 12	?	11	核糖体 P1 蛋白
HSP 70	?	70	热休克蛋白，也称为 Cla h 4
TCTP 50	50	19	显示与人类翻译控制肿瘤蛋白（TCTP）的同源性
产黄青霉菌 / 碘青霉菌			
Pen ch 13	>80	34	碱性丝氨酸蛋白酶

续表

过敏原	反应性频率（%）*	分子量（K）	功能
Pen ch 18	77	32	液泡丝氨酸蛋白酶
Pen ch 20	56	68	白念珠菌 β-N- 乙酰氨基葡萄糖酶
桔青霉菌			
Pen c 3	46	18	过氧化物酶体膜蛋白，属于过氧化物酶家族，硫醇依赖性过氧化物酶
Pen c 13	100	22	碱性丝氨酸蛋白酶
Pen c 19	41	70	显示与 hsp 70 热休克蛋白的同源性
Pen c 22	?	46	烯醇化酶
Pen c 30	?	97	过氧化氢酶
Pen c 32	?	40	果胶裂解酶
草酸青霉菌			
Pen a 18	89	34	液泡丝氨酸蛋白酶
白色念珠球菌			
Cand a 1	?	40	乙醇脱氢酶
Cand a 3	?	20	过氧化物膜蛋白
37 kDa 过敏原	?	37	醛缩酶
43 kDa 过敏原	?	43	磷酸甘油酸激酶
48 kDa 过敏原	50	46	烯醇化酶
酸性蛋白酶	75	35	天冬氨酸蛋白酶
断发毛癣菌			
Tri t 1	54	30	功能未知
Tri t 2	42	30	类枯草杆菌蛋白酶，与 Pen ch 13、Pen c 13 同源
Tri t 4	61	83	二肽基肽酶
红色毛癣菌			
Tri r1/2	?	30	类枯草杆菌蛋白酶，与 Pen ch 13、Pen c 13 同源
Tri r4	?	83	二肽基肽酶
担子菌门			
秕糠马拉癣菌			
Mala f 1	61	35	功能未知，细胞壁蛋白
Mala f 2	72	21	过氧化物酶体膜蛋白，属于过氧化物酶家族，硫醇依赖性过氧化物酶，与 Asp f3 同源
Mala f 3	70	20	过氧化物酶体膜蛋白，属于过氧化物酶家族，硫醇依赖性过氧化物酶，与 Asp f3 和 Mala f2 同源
Mala f 4	?	35	线粒体苹果酸脱氢酶

续表

过敏原	反应性频率（%）*	分子量（K）	功能
Mala f 5	?	18	过氧化物酶体膜蛋白，属于过氧化物酶家族，硫醇依赖性过氧化物酶，与 Asp f3 和 Mala f2/3 同源
Mala f 6	?	17	肽脯氨酰异构酶（亲环蛋白）
Mala f 7	89	16	功能未知
Mala f 8	?	19	显示与新生隐球菌的免疫反应性甘露蛋白的同源性
Mala f 9	44	14	功能未知
合轴马拉色菌			
Mala s 10	?	86	热休克蛋白 70
Mala s 11	?	23	锰超氧化物歧化酶，与 Asp f 6 同源
Mala s 12	?	67	葡萄糖 - 甲醇 - 胆碱（GMC）氧化还原酶
Mala s 13	?	13	硫氧还蛋白
鸡腿菇			
Cop c 1	25	9	亮氨酸拉链蛋白
Cop c 2	19	12	硫氧还蛋白
Cop c 3	?	37	功能未知
Cop c 5	?	16	功能未知
Cop c 7	?	16	功能未知
古巴裸盖菇			
Psi c 1	>50	46	功能未知
Psi c 2	>50	16	肽脯氨酰异构酶（亲环蛋白）
胶红酵母菌			
Rho m 1	21	47	烯醇化酶
Rho m 2	?	31	液泡丝氨酸蛋白酶

* 过敏性支气管肺曲霉病的发病率。

附录 5.6 职业性空气过敏原的理化和生化特征

过敏原	反应性频率（%）*	分子量（K）	功能
来自真菌			
黑曲霉菌			
Asp n 14	14	105	β- 木糖苷酶
Asp n 18	?	34	液泡丝氨酸蛋白酶
Asp n 25	>50	66~100	组氨酸酸性磷酸酶（植酸酶）
果胶酶	?	35	聚（1，4）-α-D- 半乳糖醛酸酶
纤维素酶	8	26	1，4-β-D- 葡聚糖 4- 葡聚糖水解酶
葡糖淀粉酶	5	66	葡聚糖 1，4-α- 葡萄糖苷酶

续表

过敏原	反应性频率（%）*	分子量（K）	功能
米曲霉菌			
Asp o 13	?	34	碱性丝氨酸蛋白酶，属于枯草杆菌酶家族
Asp o 21	56	53	α- 淀粉酶
脂肪酶	?	?	1，4-β-D- 半乳糖苷半乳糖水解酶
寄生隐孢子虫			
肾素	?	34	天冬氨酸蛋白酶，与哺乳动物和蟑螂胃蛋白酶同源
来自细菌			
枯草芽孢杆菌			
碱性蛋白酶	>50	28	枯草杆菌蛋白酶丝氨酸蛋白酶
地衣芽孢杆菌			
埃斯贝瑞酶	>50	28	枯草杆菌蛋白酶丝氨酸蛋白酶
溶组织梭菌			
胶原酶 *	>50	68~125	金属蛋白酶
灰色链霉菌			
依美普纳酶	19~32	20~60	蛋白酶 B，蛋白酶的混合物
来自哺乳动物			
胰蛋白酶（猪）	?	24	丝氨酸蛋白酶，显示与螨类 3、6 和 9 过敏原的同源性
凝乳蛋白酶（牛）	?	25	丝氨酸蛋白酶，显示与螨类 3、6 和 9 过敏原的同源性
胃蛋白酶（猪）	?	35	天冬氨酸蛋白酶，与 Bla g 2 和肾素同源
鸡（家鸡）			
蛋白			
Gal d 1	34~38	20	卵母细胞，蛋白酶抑制剂
Gal d 2	32	43	卵清蛋白，功能未知，但蛋白与丝氨酸蛋白酶抑制剂同源
Gal d 3	47~53	76	伴清蛋白（卵转铁蛋白），铁转运蛋白
Gal d 4	15	14	1，4-β-N- 乙酰胞壁质酶（溶菌酶）
蛋黄			
Gal d 5	>50	65~70	人血白蛋白（α- 活蛋白）
来自植物			
木瓜（番木瓜）			
Car p 1	?	23	木瓜蛋白酶，半胱氨酸蛋白酶
猕猴桃（中华猕猴桃 / 美味猕猴桃）			
Act c 1	100	30	肌动蛋白，半胱氨酸蛋白酶
Act c 2	100	24	奇异果甜蛋白，具有抗真菌活性

续表

续表

过敏原	反应性频率（%）*	分子量（K）	功能
黄梨（菠萝）			
Ana c 1	?	23	菠萝蛋白酶,半胱氨酸蛋白酶
芥菜籽（白芥子,芥菜,油菜）			
第 1 组（例如:Sin a 1）	?	14	芥菜籽（白芥子,芥菜,油菜）
第 2 组（例如:Sin a 2）	?	51	11S 球蛋白
第 3 组（例如:Sin a 3）	?	12	非特异性脂质转移蛋白
第 4 组（例如:Sin a 4）	?	13	肌动蛋白抑制蛋白
蓖麻			
Ric c 1	96	14	2S 白蛋白
Ric c 2	?	47	11S 晶体蛋白
Ric c 3	?	47~51	功能未知
大豆种子过敏原			
Gly m 1[+]	95	7	富含半胱氨酸的疏水性种子蛋白,脂质转移蛋白家族成员
Gly m 2	95	8	防御素
大豆粉过敏原 *			
胰蛋白酶抑制剂（B）	86	20	Kuniz 蛋白酶抑制剂
脂氧合酶	?	94	脂氧合酶
大麦			
Hor v 15	?	14	α- 淀粉酶 / 胰蛋白酶抑制剂,与小麦过敏原和 2S 白蛋白过敏原（BMAI-1）具有同源性
Hor v 16	>96	64	α- 淀粉酶（1,4,-α-D- 葡聚糖水解酶）
Hor v 17	>96	60	β- 淀粉酶（1,4-α-D- 葡聚糖麦芽水解酶）
Hor v 21	[a]91	34	大麦醇溶蛋白,与黑麦和小麦醇溶蛋白具有同源性
大米（稻米）			
Ory s 1	>90	15	α- 淀粉酶抑制剂,与小麦和大麦的 α- 淀粉酶 / 胰蛋白酶抑制剂过敏原同源
Ory s 12	?	14	肌动蛋白抑制蛋白
33 kDa 蛋白	?	33	乙二醛酶 I
淀粉酶抑制剂	>90	15	α- 淀粉酶抑制剂,与小麦和大麦的 α- 淀粉酶 / 胰蛋白酶抑制剂过敏原同源
小麦			
Tri a 3	?	?	功能未知,在小麦卵巢中发现,显示与花粉过敏原同源
Tri a 18	?	17	凝集素
Tri a 19	100	65	ω- 醇溶蛋白,与黑麦和大麦醇溶蛋白同源

过敏原	反应性频率（%）*	分子量（K）	功能
Tri a Bd 17K	>50	13	小麦 α- 淀粉酶 / 胰蛋白酶抑制剂，与大麦过敏原和 2S 白蛋白过敏原同源
Tri a 27	?	27	γ- 干扰素诱导的硫醇还原酶
CM 16	>50	13	
WMAI-1	?	13	小麦 α- 淀粉酶 / 胰蛋白酶抑制剂，与大麦过敏原和 2S 白蛋白过敏原同源
27 kDa 过敏原	?	27	与大麦和大米中的酰基 CoA 氧化酶同源
Tri a Bd 36K	60	36	过氧化物酶
麦醇溶蛋白	72	40	α- 醇溶
37 kDa 过敏原	?	37	果糖二磷酸醛缩酶
黑麦			
Sec c 1	>50	14	α- 淀粉酶 / 胰蛋白酶抑制剂，与小麦过敏原和 2S 白蛋白过敏原同源
Sec c 20	91	20	黑麦碱
34 kDa 过敏原	83[a]	34	γ-35 黑麦碱 与小麦醇溶蛋白和大麦醇溶蛋白具有同源性
70 kDa 过敏原	91[a]	70	γ-70 黑麦碱 与小麦醇溶蛋白和大麦醇溶蛋白具有同源性

* 表示蛋白酶的混合物。
[a] 频率基于小麦依赖性、运动性过敏反应患者。注意，黑麦和小麦蛋白也可能是食物过敏原（见附录 5.10）。

附录 5.7 脊椎动物空气过敏原的理化和生化特征

过敏原	反应性频率（%）*	分子量（K）	功能
猫（菲利克斯家猫）			
Fel d 1	95	33~39*	两个异二聚体（α 和 β 链）的四聚体，一种可能与配体结合的分子；α 链与人类 Clara 细胞的 10kDa 分泌蛋白、小鼠唾液雄激素结合蛋白亚基、兔子宫珠蛋白和叙利亚仓鼠蛋白具有同源性
Fel d 2	20~35	69	人血白蛋白
Fel d 3	10	11	半胱氨酸蛋白酶抑制剂
Fel d 4	60	20	脂质运载蛋白
Fel d 5	38	400	免疫球蛋白 A，IgE 针对也存在于 IgM 的重链上的二分之一半乳糖 -α-1, 3- 半乳糖
Fel d 6	?	900	Ig M
Fel d 7	?	18	Von Ebner 腺蛋白
狗（家畜狗）			
Can f 1	50	19~25	脂质运载蛋白，与具有半胱氨酸蛋白酶抑制活性的 Von Ebner 腺蛋白同源

续表

过敏原	反应性频率（%）*	分子量（K）	功能
Can f 2	20~22	27	脂质运载蛋白，显示与 Can f1 和 Fel d4 以及其他脂载蛋白过敏原的同源性
Can f 3	16~40	69	人血白蛋白
Can f 4	35	23	显示与牛气味结合蛋白的同源性
Can f 5	70	28	前列腺激肽释放酶与人类前列腺特异性抗原 PSA 具有同源性，后者具有致敏性
IgG	88	150	免疫球蛋白 G
马（家马）			
Equ c 1	100	25	脂质运载蛋白，与啮齿动物尿蛋白同源
Equ c 2	100	17	脂质运载蛋白，与啮齿动物尿蛋白同源
Equ c 3	?	67	人血白蛋白
Equ c 4	?	17	显示与大鼠下颌腺蛋白 A 的同源性
Equ c 5	?	21	功能未知
牛（普通牛）			
Bos d 2	97	20	脂质运载蛋白
Bos d 3	?	11	S100 钙结合蛋白
AS1	31	21	线粒体三磷酸腺苷合成酶复合物 - 寡霉素敏感性相关蛋白
BDA 11	?	12	显示与人钙结合银屑素蛋白的同源性
豚鼠			
Cav p 1	70	20	脂质运载蛋白，显示与 Cav p 2 的同源性
Cav p 2	55	17	脂质运载蛋白，显示与 Bos d 2 的同源性
小鼠（小家鼠）			
Mus m 1	>80	17	主要尿蛋白，与脂载蛋白如 β- 乳球蛋白、气味结合蛋白、Rat n 2 同源
大鼠（新生鼠）			
Rat n 1	>80	17	脂质运载蛋白，与脂载蛋白如 β- 乳球蛋白 Bos d 5、气味结合蛋白、Mus m 1 同源
白蛋白	24	69	人血白蛋白
兔子（家兔）			
Ory c 1	?	18	气味结合蛋白，脂质运载蛋白，与 Ory c2 同源
Ory c 2	?	21	气味结合蛋白
8kDa 过敏原	?	8	显示与兔子宫珠蛋白的同源性
白蛋白	<50	69	人血白蛋白

*给定的分子量为二聚体；每个链条约 18K。

附录 5.8　无脊椎动物空气敏原的理化和生化特性

过敏原	反应性频率（%）*	分子量（K）	功能
摇蚊（蠓）			
双足线虫			
Chi t 1 至 Chi t 9	>50	15	血红蛋白
刘氏小棘蛉			
Cla l 1	>50	17	血红蛋白
色胸多足蚊			
Pol n 1	>50	17	血红蛋白
吉氏双足线虫			
Chi k 10	81	31	原肌球蛋白
蜚蠊科和小蠊科			
德国蟑螂（德国小蠊）、美洲蟑螂（美洲大蠊）			
第 1 组（例如：Bla g 1）	50	46	显示与 ANG12 分泌性蚊子蛋白的同源性
第 2 组（例如：Bla g 2）	58	36	天冬氨酸蛋白酶（无活性），与胃蛋白酶同源
第 3 组（例如：Per a 3）	83	78	六角蛋白，显示与幼虫昆虫储存蛋白同源的亚基
第 4 组（例如：Bla g 4）	40~60	21	钙结合蛋白
第 5 组（例如：Bla g 5）	70	23	谷胱甘肽 S- 转移酶
第 6 组（例如：Bla g 6）	50	21	肌钙蛋白 C
第 7 组（例如：Per a 7）	57	31	原肌球蛋白
第 8 组（例如：Bla g 8）	?	20	肌球蛋白
第 9 组（例如：Per a 9）	100	45	精氨酸激酶
第 10 组（例如：Per a 10）	28	80	胰蛋白酶
螟蛾科			
印度蛾（印度谷螟）			
Plo I 1	25	40	精氨酸激酶
蚕蛾科			
家蚕幼虫（家蚕）			
Bom m 1	>90	42	精氨酸激酶，显示与蟑螂酶的同源性，Per a 9
麦食螨科，嗜甜螨科，粉螨科，垫螨科			
第 1 组（例如：Der p 1）	>90	25	半胱氨酸蛋白酶
第 2 组（例如：Der p 2）	>90	14	显示与推定的人类附睾蛋白和胆固醇结合蛋白（可能）的同源性，属于 NPC2 家族
第 3 组（例如：Der p 3）	90	25	胰蛋白酶
第 4 组（例如：Der p 4）	25~46	60	淀粉酶
第 5 组（例如：Der p 5）	9~70	14	功能未知，可能是配体结合蛋白
第 6 组（例如：Der p 6）	39	25	胰凝乳蛋白酶

续表

过敏原	反应性频率（%）*	分子量（K）	功能
第 7 组（例如：Der p 7）	53~62	26~31	功能未知，可能是病原体相关的分子模式结合蛋白
第 8 组（例如：Der p 8）	40	27	谷胱甘肽 S- 转移酶
第 9 组（例如：Der p 9）	>90	29	胶原酶样丝氨酸蛋白酶
第 10 组（例如：Der p 10）	81	36	原肌球蛋白
第 11 组（例如：Der f 11）	82	103	副肌球蛋白
第 12 组（例如：Bio t 12）	50	16	可能是几丁质酶，与 Der f 15 同源
第 13 组（例如：Lep d 13）	11~23	15	脂肪酸结合蛋白
第 14 组（例如：Der f 14）	84	177	卵黄原蛋白 或 携脂蛋白
第 15 组（例如：Der f 15）	95	63/98*	几丁质酶，与 Blo t 12 过敏原同源
第 16 组（例如：Der f 16）	50~62	53	凝溶胶蛋白
第 17 组（例如：Der f 17）	35	30	钙结合蛋白
第 18 组（例如：Der f 18）	63	60	几丁质酶
第 19 组（例如：Bio t 19）	10	?	抗菌肽同源性
第 20 组（例如：Der p 20）	?	?	精氨酸激酶
第 21 组（例如：Der p 21）	26	15	功能未知，与第 5 组过敏原同源
第 22 组（例如：Der p 22）	?	?	显示与第 2 组螨过敏原同源，属于 ML 结构域家族，与脂质结合有关
第 23 组（例如：Der p 23）	?	14	未知功能，显示与围营养素 A 结构域的同源性
第 24 组（例如：Tyr p 24）	11	18	肌钙蛋白 C 与 Bla g 6 同源
Mag29	?	67	热休克蛋白，发现于粉尘螨中
α- 微管蛋白	29	56	发现有腐臭粉尘螨

* 非糖基化和糖基化形式。在患有特应性皮炎的狗中测定的频率。

附录 5.9　摄入的脊椎动物源性食物过敏原的理化和生化特征

过敏原	反应性频率（%）*	分子量（K）	功能
哺乳动物衍生的			
牛（普通牛）			
Bos d 4	6	14	α- 乳白蛋白，乳糖合酶
Bos d 5	13	18	β- 乳球蛋白，脂质运载蛋白
Bos d 6	29	67	人血白蛋白
Bos d 7	83	160	免疫球蛋白
Bos d 8	>90	20~30	酪蛋白
75kDa 过敏原	16	75	转铁蛋白
鸡（家鸡）			
蛋白			
Gal d 1	34~38	28	卵黏蛋白，一种 Kazal 型丝氨酸蛋白酶抑制剂

续表

过敏原	反应性频率（%）*	分子量（K）	功能
Gal d 2	32	43	卵白蛋白,丝氨酸蛋白酶抑制剂
Gal d 3	47~53	78	卵转铁蛋白
Gal d 4	15	14	溶菌酶
蛋黄			
Gal d 5	>50	64~70	α- 乳清蛋白,一种人血白蛋白
Gal d 6	18	35	YGP42,卵黄蛋白 -1 前体片段
鱼类 / 贝类 / 两栖动物衍生的			
有骨鱼,例如:大西洋三文鱼、大西洋鳕鱼、吞拿鱼（黄鳍金枪鱼）			
第 1 组（例如:Gad c 1）	100	12	小白蛋白,钙结合蛋白
小虾 / 大虾（真虾属、对虾属、白虾属）			
第 1 组（例如:Met p 1）	>50	34~36	原肌球蛋白
第 2 组（例如:Pen m 2）	70	39	精氨酸激酶
第 3 组（例如:Lit v 3）	55	20	肌球蛋白轻链
第 4 组（例如:Lit v 4）	38	22	肌浆 E F- 手钙结合蛋白
螃蟹（花蟹）			
第 1 组（例如:Cha f 1）	>50	34	原肌球蛋白
章鱼（太平洋章鱼）			
第 1 组（例如:Tod p 1）	>50	38	原肌球蛋白
食用蛙（绿蛙）			
Rana e 1	?	12	α- 小白蛋白
Rana e 2	?	12	β- 小白蛋白

附录 5.10　摄入的种子和水果过敏原的理化和生化特征

过敏原	反应性频率（%）*	分子量（K）	功能
豆科			
花生			
Ara h 1	>90	64	杯球蛋白（豌豆球蛋白类型）,7S 种子储存蛋白
Ara h 2	>90	17	羽扇豆球蛋白,2S 白蛋白种子储存蛋白
Ara h 3	35~53	14~60	甘氨酸,11S 种子储存蛋白
Ara h 4	43	37	杯球蛋白,种子储存蛋白
Ara h 5	16	14	肌动蛋白抑制蛋白
Ara h 6	38	15	羽扇豆球蛋白（2S 白蛋白）
Ara h 7	43	15	羽扇豆球蛋白（2S 白蛋白）
Ara h 8	85	17	病程相关蛋白,PR-10 与 Bet v 1 同源
Ara h 9	91	10	非特异性脂质转移蛋白
Ara h 10	?	16	油体蛋白

续表

过敏原	反应性频率（%）*	分子量（K）	功能
Ara h 11	?	14	油体蛋白
花生凝集素	50	27	凝集素
黄豆（大豆）			
Gly m 3	69	14	肌动蛋白抑制蛋白
Gly m 4	?	17	病程相关蛋白 PR-10
Gly m 25	?	?	白蛋白
Gly m Bd 30K/P34	90	34	丁香内酯受体，种子液泡蛋白，与螨 1 组过敏原、木瓜蛋白酶和菠萝蛋白酶同源，但不具有活性
Gly m Bd 28K	>50	22	类似豌豆球蛋白的糖蛋白，与 Ara h 1 有同源性。
21kDa 过敏原	?	22	G2 甘氨酸家族成员
G1 大豆球蛋白	?	40	G1 甘氨酸家族成员，与 Ara h3 同源
Gly m Bd 60K	25	60	β- 甘氨酸
玉蕊科			
巴西坚果（巴西栗）			
Ber e 1	100	9	2S 白蛋白
Ber e 2	?	29	11S 球蛋白
胡桃科			
英国核桃（核桃、黑核桃）			
Jug r 1	?	15~16	2S 白蛋白
Jug r 2	60	44	类似豌豆球蛋白的糖蛋白
Jug r 3	80	9	非特异性脂质转移蛋白 1
Jug r 4	57	50~60	11S 球蛋白种子储存蛋白
蓼科			
荞麦（甜荞麦）			
Fag e 1	>50	26	13S 种子储存蛋白
Fag e 2	78	16	2S 白蛋白
菊科植物			
太阳花（向日葵）			
Hel a 3	?	9	脂质转移蛋白
16 kDa 过敏原	66	16/17	2S 白蛋白
伞形科			
芹菜			
Api g 1	100	15	病程相关蛋白，PR-10
Api g 2	?	9	脂质转移蛋白
Api g 4	?	14	肌动蛋白抑制蛋白

续表

过敏原	反应性频率（%）*	分子量（K）	功能
Api g 5	?	58	黄素腺嘌呤二核苷酸依赖的胺氧化酶
蔷薇科			
苹果、樱桃、桃子、梅子、杏仁、杏子			
第 1 组（例如：Pru av 1）	89	9	病程相关蛋白；PR-10
第 2 组（例如：Pru av 2）	100	23~30	类甜蛋白
第 3 组（例如：Pru av 3）	?	10	非特异性脂质转移蛋白
第 4 组（例如：Pru av 4）	?	14	肌动蛋白抑制蛋白
第 5 组（例如：Pru av 5）	?	10	60S 酸性核糖体蛋白 P2
第 6 组（例如：Pru av 6）	?	360	杏仁球蛋白，11S 球蛋白
60kDa 苹果过敏原	?	60	磷酸甘油酸变位酶
茄科植物			
土豆（马铃薯）			
Sol t 1	74	43	马铃薯块茎储藏蛋白，防御相关的储存蛋白，具有 PLA2 活性
Sol t 2	51	21	组织蛋白酶 D 蛋白酶抑制剂
Sol t 3	43	21	半胱氨酸蛋白酶抑制剂
Sol t 4	58	16	天冬氨酸蛋白酶抑制剂
葫芦科			
甜瓜			
Cuc m 1	100	67	黄瓜蛋白酶，亚硝酸异戊酯丝氨酸蛋白酶
Cuc m 2	?	14	肌动蛋白抑制蛋白
Cuc m 3	71	16	病程相关蛋白，显示与 vespid 第 5 组过敏原的同源性
猕猴桃科			
猕猴桃（中华猕猴桃/美味猕猴桃）			
第 1 组（例如：Act d 1）	100	27	半胱氨酸蛋白酶，猕猴桃蛋白酶
第 2 组（例如：Act d 2）	10	24	类甜蛋白
第 3 组（例如：Act d 3）	33	42	功能未知
第 4 组（例如：Act d 4）	20	11	植物囊蛋白酶抑制剂
第 5 组（例如：Act d 5）	?	26	奇异蛋白
第 6 组（例如：Act d 6）	72	18	果胶甲基酯酶抑制剂
第 7 组（例如：Act d 7）	32	50	果胶甲基酯酶
第 8 组（例如：Act d 8）	43	17	病程相关蛋白 PR-10
第 9 组（例如：Act d 9）	20	14	肌动蛋白抑制蛋白
第 10 组（例如：Act d 10）	33	10	脂质转移蛋白
第 11 组（例如：Act d 11）	22	17	主要乳胶/成熟相关亚家族的成员，与 Act 第 8 组过敏原和桦树 Bet v 1 具有同源性

续表

过敏原	反应性频率（%）*	分子量（K）	功能
十字花科			
油籽油菜（甘蓝型油菜）和芜菁			
第 1 组（例如：Bra n 1）	?	10~14	2S 白蛋白
第 2 组（例如：Bra r 2）	82	25	预赖氨酸蛋白酶原同源物

关于摄入的小麦和黑麦过敏原，请参见附录 5.6。

附录 5.11 含有毒液和唾液的无脊椎动物过敏原的理化和生化特征

过敏原	反应性频率（%）*	分子量（K）	功能
毒液过敏原			
蜜蜂科			
蜜蜂			
Api m 1	>90	16	磷脂酶 A_2
Api m 2	95	39	透明质酸酶
Api m 3	>50	43	前列腺酸性磷酸酶
Api m 4	<50	3	蜂毒肽
Api m 5	60	100	二肽基肽酶Ⅳ
Api m 6	>42	8	功能未知
Api m 7	?	39	CUB 丝氨酸蛋白酶
Api m 8	?	70	羧酸酯酶
Api m 9	?	60	丝氨酸羧肽酶
Api m 10	?	50~55	Icaparin 变异体 2
大黄蜂（美洲大黄蜂 / 地毛蜂）			
Bom p 1	?	16	磷脂酶 A_2
Bom p 4	?	27	蛋白酶
Bom t 1	?	49	酸性磷酸酶
胡蜂科			
白脸和黄色大黄蜂（黄蜂属）、纸黄蜂（红蜂属）和黄色夹克（黄蜂属）			
第 1 组（例如：Pol a 1）	46	34	磷脂酶 A_1
第 2 组（例如：Pol a 2）	26	39	透明质酸酶
第 3 组（例如：Pol a 3）	57	?	显示与 Api m 5 的同源性
第 4 组（例如：Pol a 4）	?	32~34	丝氨酸蛋白酶
第 5 组（例如：Pol a 5）	8	23	显示与附睾、睾丸和唾液中发现的富含半胱氨酸的分泌蛋白以及病程相关蛋白（也称为抗原 5）的同源性
蚁科			
火蚁（红火蚁）			
Sol i 1	26	18	磷脂酶 A_1

续表

过敏原	反应性频率（%）*	分子量（K）	功能
Sol i 2	87	14	功能未知
Sol i 3	17	26	显示与 vespid 第 5 组过敏原的同源性
Sol i 4	26	12	显示与 Sol i 2 的同源性
澳大利亚跳蚁（丛蚁）			
Myr p 1	>50	9	Pilosulin 1，功能未知
Myr p 2	35	5	功能未知
唾液过敏原			
蚊科			
蚊子（埃及库蚊，普通库蚊，白纹伊蚊）			
第 1 组（例如：Aed a 1）	29~65	68	腺苷三磷酸双磷酸酶
第 2 组（例如：Aed a 2）	11~32	37	女性特异性蛋白 D7
第 3 组（例如：Aed a 3）	32	30	功能未知
第 4 组（例如：Aed a 4）	47	67	α- 葡萄糖苷酶
蚤科			
跳蚤（猫蚤）			
Cte f 1	80	18	功能未知
Cte f 2	?	27	唾液蛋白，与蚂蚁 Sol i 3 过敏原和 vespid 第 5 组过敏原具有同源性
Cte f 3	?	25	功能未知
猎蝽科			
接吻虫（长吻臭虫）			
Tria p 1	89	19	Procalin 是脂载蛋白家族的成员，与凝血酶抑制剂 triabin 具有同源性
虻科			
马蝇			
Tab a 1	87	26	显示与黄蜂科动物第 5 组过敏原的同源性
Tab a 2	92	35	透明质酸酶
软蜱科			
鸽子蜱（反应软蜱）			
Arg r 1	100	17	卡利霉素

附录 5.12　人类自身过敏原的理化和生化特征

过敏原	反应性频率（%）*	分子量（K）	功能
人类（智人）			
Hom s 1	?	55~60	鳞状细胞癌抗原 SART-1
Hom s 2	?	10	新生多肽相关复合物 α 亚单位
Hom s 3	?	22~23	BCL7B 蛋白

续表

续表

过敏原	反应性频率（%）*	分子量（K）	功能
Hom s 4	10	36	过敏相关自身抗原，一种与 Phl p 7 和 Cyp c 1（鲤鱼小白蛋白）交叉反应的钙结合蛋白
Hom s 5	?	43	细胞角蛋白，Ⅱ型细胞骨架 6A
MnSOD	?	27	锰超氧化物歧化酶，与 Asp f 6、Hev b 10 和 Mala s 11 同源
肌动蛋白抑制蛋白	?	14	显示与 Bet v 2 的同源性
P2 蛋白	?	11	核糖体 P2 蛋白，与 Asp f8 同源

自身过敏原 Hom s 1 至 5 与特应性皮炎患者相关。

附录 **5.13**　寄生虫过敏原的理化和生化特征

过敏原	反应性频率（%）*	分子量（K）	功能
蛔虫目			
简单异尖线虫			
Ani s 1	14~86	24	显示与 Kunitz 型丝氨酸蛋白酶抑制剂的同源性
Ani s 2	88	97	副肌球蛋白
Ani s 3	13	41	原肌球蛋白
Ani s 4	30~75	9	半胱氨酸蛋白酶抑制剂
Ani s 5	25~49	15	SXP/RAL 家族成员
Ani s 6	18	7	丝氨酸蛋白酶抑制剂
Ani s 7	100	139	功能未知
Ani s 8	25	15	SXP/RAL 家族
Ani s 9	14	14	SXP/RAL 家族
Ani s 10	?	21	功能未知
猪蛔虫 / 人蛔虫			
Asc I 3	42~78	40	原肌球蛋白
ABA-1	>80	14	多聚蛋白，脂结合蛋白
AS 14	?	?	显示与 Ani 5、8、9 的同源性
环形蚴科			
棘球蚴			
EA21	80	17	肽脯氨酰异构酶，亲环蛋白，与 Mal f 6 和 Asp f 11 同源
EgEF-1 beta/delta	56~90	14	延长因子
EgHSP70	57	70	热休克蛋白
AgB	?	12	蛋白酶抑制剂
抗原 5	?	67	二聚体，22kDa 链和 38kDa 链，具有类似胰蛋白的相似性，尽管不活跃。

续表

过敏原	反应性频率（%）*	分子量（K）	功能
螺旋线虫目			
马来丝虫			
58kDa 过敏原	100	58	γ- 谷氨酰转肽酶
Bm 23-25	?	23~25	功能未知
犬心丝虫			
DiAg	?	15	多聚蛋白,功能未知
鞭虫目			
旋毛虫			
丝氨酸蛋白酶	?	18, 40, 50	丝氨酸蛋白酶
强线虫目			
曲孢线虫（寄生在绵羊体内）			
31kDa 过敏原	?	31	天冬氨酸蛋白酶抑制剂同源物（Aspin）
美洲钩虫			
60kDa 蛋白	?	60	钙网织蛋白
横线虫目			
曼氏血吸虫、日本血吸虫、血吸虫			
第一组	>60	23	钙调素样蛋白与 Gad c 1 小白蛋白鱼类过敏原和 Bra n 1 同源
血吸虫			
Serpine	>90	54	丝氨酸蛋白酶抑制剂

6

第六章　过敏诊断的原则

R. Stokes Peebles, Martin K. Church, Stephen R. Durham

内容释义

过敏性疾病的成功管理取决于疾病的准确诊断和它可能的原因。本章从采集病史到特异性过敏原检测等方面介绍过敏性疾病的诊断。

概述

过敏是现代文明社会的一种疾病。150 多年前,哮喘被认为是罕见病,而过敏性鼻炎更是闻所未闻。但今天在欧洲,估计有超过 8 000 万人患有过敏性疾病。在美国,大约有 5 000 万人,约占人口的 20%,患有至少一种过敏性疾病,它是所有年龄段中第五大慢性疾病,也是 18 岁以下儿童中第三常见的慢性疾病。过敏性疾病多种多样(框 6.1),最常见的三种过敏性疾病包括特应性皮炎或湿疹,过敏性鼻结膜炎或花粉病,以及过敏性哮喘。在欧洲,大约 10% 的婴儿患有湿疹,同时约 1/4 的青少年患有过敏性鼻结膜炎的症状,20% 会发展成哮喘。在群体研究中,过敏性疾病在不同年龄段的发病高峰——食物过敏和特应性皮炎在儿童早期最为常见,而过敏性鼻炎在第二或第三个十年达到高峰,哮喘则呈双相高峰(图 6.1)。

框 6.1　过敏性疾病谱

- 严重过敏反应
- 哮喘
- 特应性皮炎
- 药物过敏

- 食物过敏
- 昆虫毒液过敏
- 鼻结膜炎
- 荨麻疹

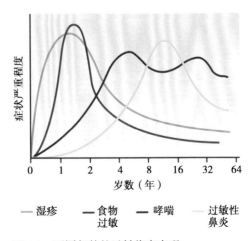

图 6.1　不同年龄的过敏临床表现

尽管过敏性疾病主要后果是给患者带来痛苦，但同时也造成了巨大经济损失。在欧洲，每年用于哮喘的直接医疗费用约 177 亿欧元，由于哮喘控制不佳造成的生产损失每年为 98 亿欧元。在美国，每年单纯与鼻炎相关的经济开支约为 115 亿美元，其中 73 亿美元为药物治疗和医生门诊的直接费用，42.8 亿美元是生产力损失。据估计，过敏性鼻炎每年在美国造成近 400 万个工作日的缺勤或工作日损失。有些疾病，比如癌症和心脏病，每年的医疗费用更高，但主要影响接近生命末期的人。而过敏性疾病，通常在生命早期就开始，并持续至整个生命周期，导致累积医疗保健支出成本更高，而这在查看年度医疗保健支出时并不明显。

很多痛苦和许多医疗成本都能大大降低，因为大多数过敏性疾病都有有效的治疗方法。然而，尽管有明确的诊断和治疗指南，过敏性疾病仍经常被漏诊和不恰当地治疗。患者往往迟迟不去做医疗评估，反而采取不恰当的非处方药治疗。并且许多临床医生认为过敏是微不足道的，没有适当地探讨疾病的医学基础及其对生活质量的影响。正因为如此，适当的管理和治疗往往实施不到位。

定义和基础病理生理学

过敏症是一类复杂的具有不同遗传基础成分的疾病，有过敏倾向的个体在特定环境刺激因子如高浓度尘螨、花粉和污染物的刺激下容易出现过敏症状。虽然在第 2、3、4 章分别对过敏的遗传基础、发展和流行病学做了深入论述，但仍有必要提及以下定义，以便读者理解过敏诊断的概念。简单地说，过敏个体必须有"过敏基因"和"过敏促进基因"。"过敏基因"使个体在接触过敏原时容易产生 IgE，这并不意味着它们会表现出临床可见的过敏症状。人群中，将近 40%的人存在 IgE 水平的升高，但只有 20%的人有过敏症状。要发病，个人必须有"过敏易化基因"。比如，特应性皮炎的主要缺陷是表皮完整性差，这使得过敏原能渗透皮肤继发过敏反应。在过敏性鼻结膜炎和过敏性哮喘中，薄弱的表皮防御使得过敏原进入并刺激 IgE 合成，当再次暴露时引起临床疾病。哮喘，包括过敏性和非过敏性，也有"肺基因"，在其他地方有描述。

在医疗专业人员中，即使在同一国家，过敏性疾病的词汇也可能有很大差异。因此，世界过敏组织（WAO）发布了专业术语去帮助医疗专业人员规范交流用语。

- 特应性被定义为一种个人和／或家庭倾向，通常在儿童或青少年时期，在日常接触过敏原（通常是蛋白质）时发生致敏并产生 IgE 抗体。因此，特应性用来定义可能有或无临床症状的 IgE 高应答个体。

    因此，在实践术语中，"特应性"可被定义为对一种或多种吸入性过敏原皮肤点刺试验和／或血清学特异性 IgE 抗体出现阳性反应。

- 过敏指抗体或细胞介导的免疫学机制引起的超敏反应。换句话说，过敏的个体有哮喘、鼻结膜炎、湿疹的症状。引起过敏反应的同型抗体通常是 IgE。但是，需要认识到并不是所有表现为过敏的超敏反应都一定是由 IgE 引起的。比如右旋糖酐引起的全身反应，尽管与严重过敏反应很相像，但其实是由 IgG 免疫复合物引起的。有些过敏反应看似完全不是抗体介导的。比如过敏性接触性皮炎的发病机理是由活化的抗原特异性淋巴细胞导致。

- 过敏原是一种抗原，当一个人对该抗原致敏，随后暴露于该抗原时，会导致其中一种过敏表型。大多数过敏原是蛋白质抗原，有时带有碳水化合物侧链；然而也有碳水化合物本身可能是过敏原的情况。一个例子是对哺乳动物肉类的迟发严重过敏反应似乎与 IgE 与碳水化合物侧链的 α-1,3 半乳糖结合有关。对这种过敏原的反应性意味着对含有这种低聚糖的小鼠单克隆抗体疗法亦会过敏。低分子化合物包括药物类比如青霉素，单独存在时不具有抗原性，但可作为半抗原与宿主载体蛋白结合而具备抗原性，刺激 IgE 应答。此外，其他低分子化合物，如铬、镍、甲醛能诱导 T 细胞介导的超敏反应。

过敏史

在采集过敏史之前，采取专业但友好的态度，尽早建立眼神交流，避免谈话者的外来干扰，这些都会让患者放松下来。尽管患者应该被允许在给出的涵盖下面列出要点的结构化提示或问题的引导下，对自己的症状进行描述，但是病史采集不必耗用过多时间。最近的一项研究表明，由一个训练有素的采访者向儿童（1~17 岁）的父母提出的标准化问题与由经验丰富的儿科过敏专家提问所得到的回答具有很高的预测准确性（表 6.1）。

表6.1 由训练有素的采访者向儿童（1~17岁）的父母提出的标准化问题的准确性，用于预测由经验丰富的儿科过敏专家采集病史获得答案的准确性

问题	准确性（%）*
症状加重的月份	94
夜间在床上症状加重	95
晨起症状加重	96
室外症状更好	95
在干燥的地区症状改善	96
和狗在一起时症状加重	97
和猫在一起时症状加重	97
打扫卫生时症状加重	93
抖动毛毯时症状加重	96
3、4月份在树丛中症状加重	85
在草丛中症状加重	97
受访患者：151人	

* 准确性（%）＝（真阳性＋真阴性）/（真阳性＋真阴性＋假阳性＋假阴性）×100%

数据源自 Murray AB，Milner RA.The accuracy of features in the clinical history for predicting atopic sensitization to airborne allergens in children.J Allergy Clin Immunol 1995；96：588-596.

个人病史——患者描述

获得患者准确的病史是诊断过敏性疾病的关键。最开始应该允许患者自己描述其症状，然后再通过结构性提示或问题来涵盖以下要点。

- 倾听患者自己描述的症状。患者经常有他们自己描述症状的方式。有些疾病相关的症状在框6.2中。

框6.2 过敏症状

过敏性鼻炎

- 鼻塞；流涕；打喷嚏；鼻痒

哮喘

- 喘息；呼吸困难；胸闷；咳嗽

严重过敏反应

- 潮红、荨麻疹、唇、舌、手掌、脚掌瘙痒；胃肠痉挛、恶心、呕吐，腹泻；呼吸困难、胸闷、喘息；心悸，心动过速，胸痛；晕厥或将近晕厥，精神状态改变或头晕，女性子宫收缩

特应性皮炎

- 瘙痒，红包，斑片状皮疹；由于持续抓挠，皮肤增厚变硬（苔藓样变），其表面有渗出或结痂

- 判断症状发生频次和/或严重程度。
- 证实是否有个人或家族哮喘、鼻炎、湿疹病史。如果父母一方有过敏性疾病，那么他们每个后代中有将近40%的可能性有过敏症状。如果父母双方都有过敏性疾病，那么他们孩子有过敏症状的可能性增加到80%~85%。
- 询问症状是季节性或常年性。如果是树花粉、牧草花粉、杂草花粉或真菌等气传过敏原诱导的鼻炎和哮喘症状可能是季节性的。如果评估病情的医生能了解患者居住环境中花粉季节的大致时间会很有帮助。图6.2列举了英国和美国室外过敏原季节性变化的例子。在自然界中并不是所有的气传性致敏原引起的过敏症状都是季节性的。如果它们是由尘螨、室内真菌、蟑螂或其他生活在家里的动物引起的，过敏症状可能是全年或常年性的。

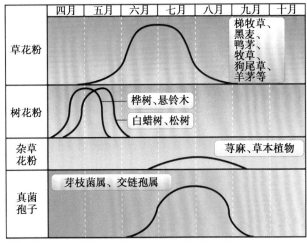

(a)

美国大西洋中部地区的季节性过敏原

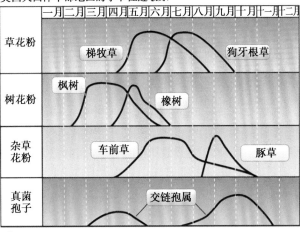

(b)

图6.2 在英国ⓐ和美国ⓑ的季节性过敏原。一般来说，过敏原出现的顺序是树花粉先于草花粉，然后是杂草花粉和真菌孢子。通常从临床病史中可以明显看出发病时间因地理位置的不同而不同

123

- 询问家中可能的过敏原。确定家庭环境状况对正确的诊断往往十分重要。一些可能要考虑到的关键因素在框 6.3 中列出。

框 6.3　调节鼻炎和哮喘的环境因素

- 湿度大（55%~75%）：有利于尘螨和真菌生长

- 未密封的剩菜剩饭：吸引蟑螂和老鼠

- 高密度生活：蟑螂

- 家中或社区的猫和狗：无论有没有养宠物，家中尘土中可检测到来自这些动物的过敏原

- 木材炉灶和壁炉：产生颗粒物和氧化气体

- 吸烟：加重哮喘和鼻炎，并可能促进过敏原致敏

- 天然气设备：二氧化氮的来源，增加呼吸道咳嗽咳痰的症状

- 住在海拔 1 700m 以上的地方（5 000ft）：尘螨不在这个地方生长繁殖

- 家中有抓挠的声音：有住在墙里的老鼠或阁楼上有松鼠

- 瓷砖、地板或墙的缝隙间有真菌：有明确的真菌证据

- 房屋中有管道泄漏、淹水或被水损坏：证明有霉菌的风险

- 询问患者的职业和爱好，特别是与可能的过敏原有关的。
- 询问食物过敏史及可能的药物不良反应。
- 询问可能的触发因素（过敏和非过敏的）。有些患者经历的症状和过敏引起的症状是相同的，但检测结果未发现过敏的原因，认识到这一点很重要。在这种情况下，要么对引起疾病的过敏原没有检测，因此不能诊断过敏，要么这些症状是由非过敏机制引起的。这对治疗反应是有影响的，同一症状由过敏性疾病引起者与非过敏性疾病引起者相比更有可能对某些治疗（如皮质类固醇）产生反应。
- 询问患者以前接受过的治疗。确定其疗效，是否有不良反应，患者的依从性如何，患者对治疗有无顾虑。
- 询问对生活方式的影响（如工作、学习、休闲和睡眠）。这个会在下一节深入探讨。
- 最后，再次询问患者最主要的困扰是什么。当患者在访谈中对疾病了解得更多时，你在这个问题上可能会得到不同答案。

评价疾病控制和生活质量

过敏性疾病对生活质量的影响越来越受到关注。用于评估健康相关的生活质量问卷可以考察患者所患疾病对睡眠、工作或学习、人际关系和日常生活其他方面的影响。比如患有哮喘和过敏症的儿童上学缺勤率更高，而伴有过敏性鼻炎症状的儿童学习更困难，考试成绩较差。因此，认识到症状的严重程度，并采用恰当的疾病特异性治疗措施进行干预，将会提高儿童在学校，成人在工作中的表现。

评价健康相关的生活质量问卷可分为一般性或疾病特异性问卷。一般性问卷适用于所有人，并可对各种疾病负担进行比较。由于一般性问卷可用于任何疾病状态，它们可能不具备足够的特异性来区分某一疾病的某个生活质量参数的微小变化，而这个变化对个体患者来说是有意义的。疾病特异性生活质量问卷是用来评估特定的患者群体、一种疾病或一种特定的症状或功能。这些疾病特异性问卷在质量上要设计得对健康状况的变化更加敏感，因为它们适用的标准只与特定情况有关。

现在有许多健康相关的生活质量问卷用于过敏状况的评估，见附录 6.1。详细的介绍这些问卷超出了本章的范围。

特殊情况

过敏对比非过敏触发因素

无论什么原因引起的吸入性过敏患者，靶器官都会产生超敏反应。病史里的某些特征可能会指向自然或实验性过敏原暴露后引起速发反应的过敏或非过敏触发因素。刺激物引起的症状往往是直接的，在数分钟或数小时内消失，在第一次暴露时引起症状，需要较高的暴露浓度，并在较小或较大程度上影响大多数暴露受试者（图 6.3）。非过敏、非感染性鼻炎患者就是个很好的例子，他们典型的主诉就是暴露于温度变化、香烟、污染物、香水、家庭喷雾、杀虫剂和压力环境下会出现症状。然而，这些区别仅供参考，因为症状有明显的重叠。毫无疑问，常年性过敏原——引起反复出现的早期或晚期症状——导致靶器官高反应性，对非特异性触发因素高度敏感。在这种情况下，症状可能是持续性的，症状与过敏原暴露的因果关系对患者或者临床医生而言都不明显。

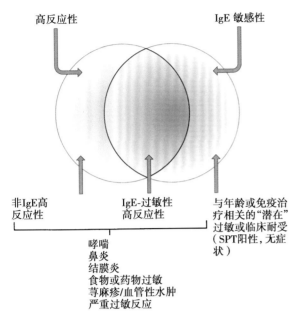

图 6.3 过敏和高反应性之间的相互关系,包括提示过敏性或非过敏性诱因的特征

职业性过敏反应

所有哮喘、鼻炎和特应性皮炎的患者均应获取其职业史。与职业性哮喘（OA）相反（表 6.2），职业性鼻炎（伴或不伴哮喘）尽管可能很常见,但很少有文献记载。了解潜在的职业性因素很重要,职业性过敏的症状往往发生在工作场所内或下班后的晚上,周末或假期症状可改善。至少在英国,职业性哮喘是登记注册的可获得补偿的工业疾病,5% 的成年发作的哮喘可能与职业有关。与疾病相关的自尊丧失,加上经济和社交困难,可能引发抑郁症状,甚至自杀倾向。此外,高达 50% 的病例在解除职业暴露后,症状仍可能会持续数月,甚至数年。由于这些原因,职业因素应尽早确定,当然不能忽视。如果不想错过接触潜在

表 6.2 诱发职业性哮喘常见病因的例子

病因	风险职业
实验室动物	科研、动物养殖工作等
面粉	烘焙
生物酶	皂粉工业
木材粉尘	锯末,家具制造
橡胶手套	医务人员
漂白剂,染发剂	理发
异氰酸盐	喷漆、印刷行业
树脂（焊锡烟雾）	电子工业

职业致敏因素和出现症状的关键时间,应采集自离开学校以来的所有职业史。过敏性接触性湿疹（表 6.3）也有可能是在家庭或工作环境中接触常见致敏剂导致的。

表 6.3 过敏性接触性湿疹的例子

病因	来源
镍	硬币、手表、首饰
钴	合金制品、湿水泥
芳香剂	化妆品
羊毛脂	化妆品、保湿霜
对苯二胺	染发剂、毛皮染色剂
环氧树脂	黏合剂

食物过敏和不耐受

多达 20% 的人认为他们的过敏样症状是由食物过敏导致,然而食物过敏实际在成年人中的患病率为 3%~4%,儿童中为 6%。食物过敏原可被分为两个主要类别:Ⅰ类是主要的食物过敏原,Ⅱ类是间接的食物过敏原。

Ⅰ类过敏原包括了经典的食物过敏原,患者通过口服途径或可能通过皮肤致敏。对于这些过敏原,食物的摄入（或接触）与症状的起始有明显相关性。儿童的主要过敏原是鸡蛋、牛奶、花生,而成人是鱼、贝类、花生、树坚果、大豆和某些水果（图 6.4）。通常过敏原具有热稳定性,因此,未烹饪和烹饪的食物都会造成过敏,通常会多个器官同时受累。比如,食物过敏罕见引起成人单发哮喘,尽管严重的食物过敏可能会引发与其他典型器官相关的哮喘,如唇刺痛、血管性水肿、荨麻疹、恶心、呕吐。

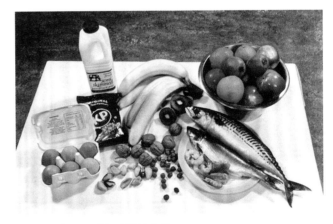

图 6.4 常见的引起过敏的食物

虽然详细病史的获取对于鉴别食物过敏是绝对必要的，但这有时非常困难，因为患者常常很难把食物过敏引起的症状和其他原因引起的症状分开。为了获取有用的信息帮助确定皮肤试验和口服食物激发试验的范围，可以采用以下结构化的提问方法：

1. 您认为是什么食物引起的反应？

2. 您吃了多少食物？

3. 吃完食物后过了多久症状开始出现？

4. 您以前吃这种食物有过相同的症状吗？

5. 是否还有其他诱因？比如运动。

6. 距离您上一次吃这种食物出现反应过了多久了？

为了获得明确的诊断，需要通过皮肤点刺，斑贴试验，食物日记，排除法饮食和/或双盲安慰剂对照食物激发试验来支持病史。有关这些更多的信息可在第14章中找到。

Ⅱ类过敏原主要包括与食物有交叉反应的花粉源性过敏原（表6.4），通常与口腔过敏综合征相关，有时叫花粉-食物过敏综合征。最常见的致敏过程是通过呼吸道吸入花粉。主要过敏原是高度保守的蛋白质或碳水化合物，存在于种类繁多的植物的花粉

和果实中。它们包括致病相关蛋白（PRP）、抑制蛋白（profilin）、交叉反应性碳水化合物决定簇（CCD）和脂质转移蛋白（LTP）。因为Ⅱ类过敏原通常是不耐热的，在胃肠道中被破坏，吃了生的蔬菜或水果后症状立即出现，最常见的症状是嘴唇痛痒，嘴唇、舌、口咽部红斑或血管性水肿，喉咙发痒或发紧感。

诊断类似于Ⅰ类食物过敏原，除了只是在生水果或蔬菜中可以看到皮肤或激发试验阳性，而烹饪过的水果或蔬菜的检查结果为阴性。

食物诱导的非IgE反应可能在摄入防腐剂后发生，如水杨酸盐苯甲酸和柠檬黄等。含有防腐剂的常见食品包括肉馅饼、香肠、熟火腿，还有沙拉泥、彩色水果饮料、糖果和葡萄酒（图6.5）。目前尚无诊断测试手段，诊断依靠病史，排除饮食观察，有需要可进行盲法食物激发试验。

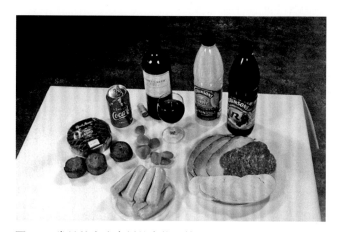

图6.5 常见的含防腐剂的食物和饮品

表6.4 一些临床相关的吸入性过敏原与食物的交叉反应

植物	花粉过敏原	水果	蔬菜
桦树	Bet v1（PR10）	苹果，樱桃，杏，梨，桃，李子，杏仁，榛果，芒果，猕猴桃，草莓	胡萝卜，芹菜，香菜，红辣椒，大豆，花生
	Bet v2（抑制蛋白）（芹菜-艾蒿-香料综合征）	樱桃，梨	乳胶，芹菜，土豆，花生，大豆
艾蒿		芒果	芹菜，胡萝卜，香料
牧草		香瓜，西瓜，猕猴桃，橘子	西红柿，土豆，花生
豚草		香瓜，西瓜，哈密瓜，香蕉	西葫芦，黄瓜
乳胶	PR2	牛油果，香蕉，栗子，猕猴桃，无花果	

严重过敏反应

根据定义，严重过敏反应（框6.4）可危及生命。鉴别诊断取决于诱发因素的病史，如果可能的话，应获得目击者的陈述。其鉴别诊断包括类过敏反应、晕厥、心因性反应，以及其他疾病，如脑梗死、癫痫、代谢或其他原因引起的意识丧失。此外，异物造成的气道阻塞也需要鉴别。

框6.4　严重过敏反应

存在一个主要特征和两个次要特征（任意）可确诊。如疑诊，给予肾上腺素！

严重过敏反应的主要特征

● 呼吸困难（严重哮喘或由喉头水肿引起的喘鸣）

● 低血压（晕厥，虚脱，意识丧失）

严重过敏反应的次要特征

- 瘙痒（特别是手、足、腹股沟和头皮）
- 红斑
- 荨麻疹
- 血管性水肿
- 哮喘（轻或中度）
- 鼻结膜炎
- 恶心,呕吐,腹痛
- 心悸
- 濒死感

体格检查

所有患者都需要进行体格检查,然而体格检查的程度将受病史决定（表6.5）。

表6.5　过敏患者的检查

器官	技巧	注释
一般情况	外观	患者看起来状态好还是不好,对看诊的态度？
	身高、体重	发育不良？
	检查皮肤包括头皮、头发、指甲和口腔黏膜	皮肤干燥,表皮剥脱？屈侧湿疹？感染？荨麻疹或血管性水肿？药疹？
	寻找糖皮质激素副作用的证据	皮纹,向心性肥胖,色素沉着,近端肌病,高血压,白内障？
眼睛	检查眼睛和或外翻上眼睑	存在过敏性滤泡。过敏性结膜炎中结膜通常正常
鼻子	鼻子的外部检查及使用鼻镜检查	畸形？
	检眼镜附件	过敏性褶皱？
	理想情况下使用头镜,软性或刚性内镜	鼻黏膜可能会呈正常或淡蓝色,只有在患者有症状时出现鼻黏膜肿胀伴水样分泌物。排除结构问题（鼻息肉、鼻中隔偏曲）
胸部	视诊	膨隆？鸡胸畸形？
	听诊	存在喘鸣？喘息？

皮肤

当出现皮疹时,应检查整个皮肤,包括头发和指甲。个别人风团可融合,伴有强烈的瘙痒感,特征性

的持续数小时（一般小于24小时）。

如果荨麻疹性皮损呈固定性,持续时间超过24~48小时,或留下色素沉着,会增加潜在血管炎病因的可能。皮肤划痕症是荨麻疹常见的伴随表现,或唯一表现,还可影响皮肤点刺试验结果的解读。荨麻疹通常表现为红色基底上隆起的不规则风团;可能伴有相关的皮下肿胀（血管性水肿）。鉴于荨麻疹的反复发作的特性,体格检查结果可能是完全正常的。

湿疹的分布随年龄而变化,婴儿期湿疹主要发生在脸和躯干,而在儿童后期则出现典型的屈侧分布。这常与人为的抓挠有关,有时伴有出血,和可能有继发感染的迹象。皮肤干燥在慢性病例中可能由于皮肤角化过度而出现皮肤增厚。

鼻部

鼻部外观检查可发现过敏性褶皱,这种现象很少见。过敏患者仅在有症状的时候可呈现典型的苍白、水样肿胀的蓝色鼻黏膜,应排除鼻塞的结构性原因。使用吸入性糖皮质激素的患者有时可出现口腔念珠菌病。如果合并有声音嘶哑,应检查喉部。虽然对于喉部正常的患者这通常是由于合并使用吸入性糖皮质激素治疗哮喘所致,但偶尔可能是声带内收出现了"中缝"。

胸部

在哮喘患者中,胸部的形状（鸡胸畸形）可能提示慢性、未控制的哮喘,可能有桶状胸伴叩诊过清音、呼吸音减弱及人耳可听见的喘息。

少数情况下,鼻炎、哮喘或荨麻疹可能是潜在的系统性血管炎性疾病的表现,如Churg-Strauss综合征,可出现紫癜、其他血管炎性皮疹、心脏肥大、心包摩擦音、周围神经病变、蛋白尿或血尿,以及尿常规检查中管型的存在。这些患者一般情况差,有体重减轻、反复发热,还出现白细胞增多、嗜酸性粒细胞计数增加,红细胞沉降率显著升高等表现。

临床和实验室检查

过敏性疾病的初始治疗往往仅根据患者的病史而定,在明确的环境暴露后开始出现的Ⅰ型超敏反应症状,应当进行环境控制来减少未来对可疑过敏原的暴露。如果不能将过敏原清除至不会引起症状的水

平（如普遍存在的花粉），可进行药物治疗。然而，即使进行了初始治疗，许多患者症状仍持续存在。在这种情况下，过敏原可能无法通过病史鉴别出来，这促使我们进行更全面的搜索来确定相关过敏原，进行更积极更明确（以及昂贵的）的环境控制。在其他情况下，药物治疗可能无法充分缓解症状，或者药物副作用或毒性限制了它们的使用。这时，进行各项检查以确定过敏性疾病是导致患者症状的病因非常重要，这能让患者和医生确信治疗方案确能减轻患者病痛，以及确定药物治疗是否继续或增加。在已达到患者期望或能耐受的最大药物治疗剂量的情况下，过敏原检查对决定是否需要特异性免疫治疗或抗 IgE 治疗至关重要。本章节讨论过敏性疾病诊断中具有循证效用的体内和体外检查，同时也讨论部分医生用于过敏诊断但有效性未经证实的检查。

肺功能检查

大多数情况下，峰流速监测和肺功能，连同一项可逆性评估（支气管扩张剂使用前或后），或为了检测昼夜变化在家反复测量峰流速，将确定或排除气流受限的可逆性（如哮喘）。通过组胺或乙酰甲基胆碱吸入试验测量气道高反应性可能有所帮助，特别是在肺功能正常的轻症和对支气管扩张剂无反应的情况下。在这种情况下，在哮喘的范围内（少于 8mg/mL）的低剂量组胺 PC_{20}（如能使 FEV_1 下降 20% 的激发浓度）将证实需要支气管扩张剂治疗和进一步的峰流速监测。

IgE 测定

过敏反应的核心在于患者暴露于过敏原后 IgE 生成的数量和特异性。胎儿和新生儿 IgE 水平低，因为这些分子不容易穿过胎盘。一般来说，血清 IgE 水平随年龄而增长直到 10~15 岁，之后随着年龄的增长成比例减少。因此，在非过敏者年龄校正参考值的框架内检测总 IgE 的水平是非常重要的。6 岁前血清总 IgE>100U/mL 是公认的过敏性鼻炎的危险因素，这一事实证明测量总 IgE 是有用的。然而，必须强调的是单纯 IgE 抗体的存在或缺乏并不是疾病的决定性因素。比如，在没有明显过敏性疾病的情况下，吸烟者常常具有高 IgE 水平。因此，IgE 水平只能作为诊断过敏的支持性信息，不能单独使用。

过敏原特异性 IgE 的检测可以采用两种方法：体内试验如皮肤试验以及血样的体外检测。一般而言，

皮肤试验更敏感，而体外过敏原特异性 IgE 检测可能更具有特异性。通常先进行皮肤试验以评估对气传过敏原的敏感性。然而还有其他情况，如评估对膜翅目昆虫的敏感性，测定过敏原特异性 IgE 可以作为皮肤试验的重要辅助手段，尤其当皮肤试验是阴性时。在进行直接过敏原激发试验（有引起严重过敏反应的风险）前，常先进行皮肤试验和体外过敏原特异性 IgE 检测。

皮肤试验

皮肤试验方法可选择以下两种形式中的一种：表皮测定法（通常称为皮肤点刺试验，即 SPT）或皮内测定法（皮内试验）。皮肤点刺试验的临床应用总结详见，框 6.5。

框 6.5 SPT 的应用——对患者教育价值有特殊优势

- 可以诊断（或排除）特应性
- 为诊断（或排除）过敏提供支持证据（结合临床病史）
- 教育价值，为患者提供清晰的图例说明，以加强口头患者教育
- 当考虑采取昂贵或消耗时间的过敏原避免措施、移除家庭中的宠物或免疫治疗时是必要的
- 如果不能进行皮肤试验，血清过敏原特异性 IgE 浓度也可提供相同的信息

在多数临床应用需求中，皮肤点刺试验通常具有足够的灵敏度和特异度，可单独作为皮肤过敏测试的可靠方法。在过敏性鼻炎中，SPT 的灵敏度是85%~87%，它的特异度是79%~86%，而在哮喘中，据报道，SPT 的灵敏度高达 91%~98%。在某些情况下，例如青霉素过敏或昆虫毒素过敏等致敏原测定中使用皮内试验将更加可靠，因为灵敏度更高。然而，出于安全的考虑，在食物过敏的诊断中，SPT 应该是皮肤试验的推荐方式。

SPT 通常在患者前臂掌侧或背部进行，虽然背部被认为更具有反应性，但前臂掌侧更方便。将过敏原提取液滴注在预先清洁过的皮肤表面，使用锐器或点刺针（图 6.6），以 45°~60° 的角度穿过过敏原提取液刺入皮肤，皮肤表皮被刺破使过敏原提取液进入皮肤。测试部位，应该有 2~2.5cm 间隔避免重叠反应发生，过敏原应做上标记（图 6.7）小心地擦拭多余的过敏原提取液，避免污染其他测试部位。常规临床应用时，在 15~20 分钟后测量风团大小，记录风团的最长直径及其垂直直径（如在最长直径中点做垂线，伪足除外）。SPT 过程的总结见框 6.6。

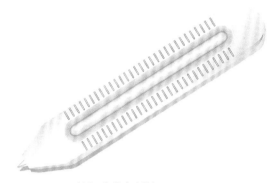

图 6.6 用于 SPT 的标准的点刺针

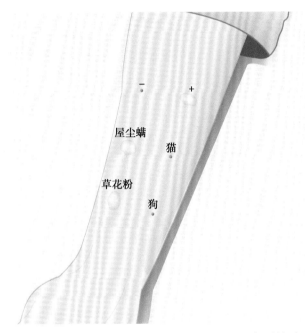

图 6.7 常见过敏原在前臂进行皮肤点刺试验。与阴性对照比较,结果提示存在屋尘螨(HDM)和草花粉(grass)特异性 IgE 抗体。+ 是阳性对照(组胺),– 是阴性对照(生理盐水或赋形剂)

框 6.6 SPT 实践要点

- SPT 需要培训,包括操作和结果的解读
- 确定患者没有服用抗组胺药
- 口服类固醇皮质激素不会(显著)抑制 SPT
- 包括阳性(组胺)和阴性(生理盐水或过敏原稀释剂)对照
- SPT 可用无菌点刺针在前臂掌侧或背部进行
- 操作过程应该是无痛的,不要出血
- 风团直径是最长直径及其垂直直径的平均值
- 阳性结果(任意的)应该比阴性对照大至少 2mm;当与临床敏感病史一致时,阳性测试通常至少有 6mm
- 皮肤划痕症可能会干扰结果(因阴性对照呈现阳性结果)
- 严重湿疹时不应进行皮肤试验

应该考虑皮肤试验假阴性或假阳性的可能,适当的对照测试可有效评估这种情况。当皮肤试验前患者服用过抗组胺药或有抗组胺成分的药物,如三环抗抑郁药,会出现假阴性的结果。建议在皮肤试验前停用的药物,见表 6.6。采用组胺阳性对照(10mg/mL)来评估假阴性的可能。如果过敏原提取物在不知情的情况下含有组胺或存在引起刺激反应的原因,可能出现假阳性结果。最常见引起假阳性的原因是皮肤划痕症,在人群中有 2%~5% 的人有这种情况。可采用生理盐水或赋形剂来评估假阳性的可能。过敏原诱导的风团最大直径至少比阴性对照的大 3mm,才被认定为阳性。

表 6.6 在皮肤试验前应停用的特殊药物的天数

药物	皮肤试验前停药时间
第一代抗过敏药	
马来酸氯非那敏(马来酸氯苯那敏)	3 天
氯马斯汀	5 天
赛庚啶	9 天
右氯苯那敏(马来酸右氯苯那敏)	4 天
苯海拉明	2 天
羟嗪	5 天
异丙嗪	3 天
吡苄明	3 天
第二代抗过敏药	
盐酸氮䓬斯汀鼻喷剂	2 天
西替利嗪	3 天
非索非那定	2 天
氯雷他定	7 天
左卡巴斯汀鼻喷剂或滴眼液	0 天
三环抗抑郁药	
地昔帕明	2 天
丙咪嗪	>10 天
多塞平	6 天
多塞平外用	11 天
H_2 型抗组胺药	1 天
白三烯受体拮抗药	0 天
糖皮质激素	
泼尼松 30mg 服用 1 周	0 天
外用糖皮质激素 >3 周	糖皮质激素停用后 3 周内避免在此处做皮肤试验

皮内试验是用一次性 1mL 注射器,26~30G 的针头,注射足量的过敏原,在真皮层产生 2~3mm 皮丘(通常 0.02~0.05mL)。因为皮内试验注射液体容量更大,所以皮内试验通常用低于 SPT 100~1 000 倍浓度的过敏原提取液,10~15 分钟后测量风团最大直径。皮内试验通常在患者前臂掌侧,而不是患者背部,这样如皮内试验发生全身反应时便于使用止血带。虽然皮内试验罕见出现危及生命的反应,但速发型全身反应在皮内试验中比在 SPT 更常见。如上所述采用合适的阴性对照,有助于正确解读试验结果,可用 0.1mg/mL 的组胺作为皮内试验的阳性对照。要充分认识到皮下注射过敏原提取液会产生假阳性的结果,因此必须考虑小心操作以保证皮试物注入皮内。

出于研究目的,特别是当皮肤过敏原敏感性的变化可能很重要时,皮肤试验需要更精确。在这种情况下,可建立过敏原浓度的半对数或对数的剂量-反应曲线,结果代表引起特定大小风团(通常为 4~6mm,这部分通常用剂量反应曲线的线性部分表示)的激发浓度。例子见图 6.8。

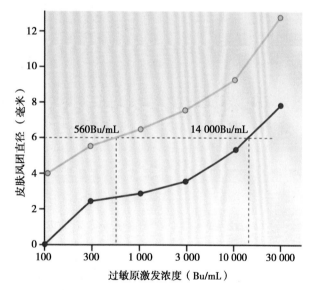

图 6.8 过敏原 PC6 对数剂量-反应曲线图解,即引起 6mm 风团所需的过敏原激发浓度。风团大小的选择是任意的,理想情况下,应该位于曲线的线性部分。这是两名患者用花粉提取物进行皮肤点刺试验的结果

皮肤试验在特定情况需要特别注意,特别是严重过敏反应和食物过敏。严重过敏反应后皮肤试验应该延迟至少 4 周,因为在过敏原引起严重过敏反应后进行皮肤试验可能出现假阴性结果。这种情况通常发生在食物过敏、昆虫毒液或药物过敏引起的严重过敏反应。对可能的食物过敏的研究也值得特别关注,在这一领域已经进行了广泛的研究,并通过双盲、安慰剂对照食物激发试验进一步进行了评估。这些研究表明,皮肤点刺试验阴性的预测准确度超过 90%,基本上排除了对被测食物引起 IgE 介导的过敏反应的可能。在皮肤测试中使用新鲜水果和蔬菜可以提高诊断率,因为商品化的食物过敏原提取物不像新鲜食物那样稳定。如果患者对某一特定食物有过敏症状,那么皮肤试验阳性的风团大小与对该食物过敏的可能性有关,但是风团大小与摄入食物后临床症状的严重程度无关。不宜对食物进行皮内试验,因其阳性结果的特异性差。最后,在临床病史没有提示食物过敏的情况下,不应进行皮肤试验,因为皮肤试验呈阳性可能表明存在过敏原特异性 IgE,但并不意味着患者对皮肤试验呈阳性的食物过敏。同样的,也不推荐在没有阳性病史的情况下进行毒液测试,因为据估计,有 1/4 的人没有全身反应的病史,但皮肤试验对这些过敏原可能呈阳性反应。

体外实验室检查

过敏原 sIgE 的体外测定和临床皮肤试验在实验价值上是相等的。早期,过敏原 sIgE 测定采用放射免疫吸附试验(RAST),然而新的检测工具已被研发出来取代了这种检测方法。尽管不同的过敏原 sIgE 检测方法之间存在差异,但其基本原理是通过过敏原吸附于固相介质,加入患者血清后孵育,患者过敏原 sIgE 抗体结合到固相介质吸附的过敏原上(图 6.9)。随后冲洗掉过敏原吸附的固相介质中未结合的患者抗体,加入标记的人抗 IgE 抗体,这些标记的抗体将与固相介质上包被的过敏原所结合的患者 IgE 相结合。通过测定结合到患者过敏原 sIgE 上的人抗 IgE 抗体的量,从而确定过敏原 sIgE 的含量。值得注意的是,尽管该方法常规用于检测过敏原 sIgE,但这些试剂制造商生产的试剂有很大差异,检测结果不能完全互换。比如,这些差异包括过敏原吸附的不同固相介质的差异,特异性过敏原结合到固相介质的成分、浓度和效价的差异。在检测中发现,使用不同来源的过敏原会导致患者 IgE 结果不同。

最近,芯片技术的出现改进了过敏原 sIgE 的检测,单个芯片可以检测低至 20μl 血清中多个过敏原。该系统的主要优点是能够识别患者 IgE 与不同来源的结构相似的抗原结合所发生的交叉反应。这种检测目前已在欧洲应用,很快也将在美国应用。

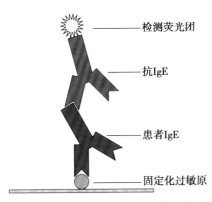

检测荧光团

抗IgE

患者IgE

固定化过敏原

图 6.9 血清过敏原 sIgE 的免疫测定原理

许多临床研究评估了食物体外 sIgE 检测对诊断临床食物过敏的可靠性。使用 ImmunoCAP 系统检测,鸡蛋(6kUa/L)、花生(15kUa/L)、鱼(20kUa/L)和牛奶(32kUa/L)sIgE 的阈值水平预示食物激发试验阳性的准确度大于 95%。因此,评估过敏原 sIgE 可能会避免对患者实施可能产生潜在的危及生命反应的食物激发试验。值得注意的是,就像在皮肤试验中风团大小提示患者对该过敏原过敏的可能性但并不能反映临床过敏反应的严重程度一样,过敏原 sIgE 的水平与临床对食物或昆虫毒液过敏反应的严重程度无关。皮肤点刺试验和体外试验的比较见框 6.7。

框 6.7　皮肤点刺试验与血清过敏原 sIgE 的优势比较

两者都具有高敏感性但特异性低,即阴性检测在排除特定过敏原的临床相关性方面比阳性检测在确认临床相关性方面更有效。

皮肤点刺试验(SPT)	血清 sIgE 检测
便宜	不受同期使用的药物影响
出结果快	不受皮肤病影响
教育价值	绝对安全
大多数情况下更敏感	测试可能的过敏原范围广

嗜碱性粒细胞组胺释放试验

过敏筛查也可以通过加入过敏原提取物后,测定血液中嗜碱性粒细胞释放的组胺来进行。在这个测试中,血液样本量可能小至 20μl,将样本加至疑似过敏原预包被的 ELISA 孔板后,37℃下持续孵育 1 小时,评估由此产生的组胺释放量。嗜碱性粒细胞组胺释放试验通常在专业实验室进行,只需几个小时就可以完成。该试验与 RAST 试验具有相似的灵敏度和特异性,是根据引起一定量组胺释放的过敏原提取物的浓度进行半定量。由于约 5% 的人嗜碱性粒细胞在体外试验中不释放组胺,因此将抗 IgE 的阳性反应作为阳性对照,对于阴性结果的验证是绝对必要的。此外,由于大多数人都有一些循环的 IgE,在缺乏确切病史的情况下,抗 IgE 的阳性结果并不表明存在过敏。

嗜碱性粒细胞脱颗粒试验的第二个用途是研究慢性自发性荨麻疹,至少 30% 的患者有针对 IgE 或 IgE 高亲和力受体 FcεR1 的自身抗体,能引起组胺释放。这些证据来自自体血清皮肤试验(ASST)的自身反应性体内研究。在该试验中,自体皮内注射血清会引起风团或红斑反应,这些抗体的体外检测,则是通过将 40μl 患者血清与白细胞在 IL-3 存在下共同孵育 1 小时来进行,这些白细胞来自健康非特应性的供体,包含 1%~2% 的嗜碱性粒细胞。

环境中过敏原的测定

患者环境中天然存在的大量蛋白抗原可能导致机体敏化,并进一步刺激机体产生 IgE。这些过敏原中大多是已知的或可见的;还有一些是隐藏的,需要通过完整的病史和环境分析来确定。目前有不同的生物和免疫化学方法用于测定空气和灰尘中过敏原(表 6.7)。明确症状与特定过敏原暴露之间的关系以及减少特定过敏原暴露后患者症状的改善是过敏测试的一部分。

表 6.7　环境中过敏原的测定

测量方法	过敏原	检测设备
花粉,孢子计数与症状/药物日记的关系	牧草,树,杂草,真菌	孢子采样器(或其他装置)及显微镜观察;以每立方米粒子计数的数值表示
灰尘样本采集和过敏原检测	室内尘螨,实验室动物,家庭宠物,蟑螂	真空吸尘器清洗或收集沉淀的灰尘,然后提取过敏原并用 RAST 抑制或特异性免疫分析检测
空气采集和过敏原检测	室内尘螨,实验室动物,家庭宠物	个人空气取样器。然后从空气过滤器中提取过敏原并用 RAST 抑制或特异性免疫分析测定
真菌鉴定培养	真菌,如曲霉菌,芽枝真菌,交链孢霉	专门的微生物培养技术
职业药剂,RAST 测试	异氰酸酯	异氰酸酯测定仪

使用带有特殊过滤器的真空吸尘器进行灰尘取样方法简单,可保留灰尘中所有的小颗粒。提取的灰尘按 1 : 3(w/v)溶于生理盐水 1 小时,为了优化提取,缓冲液中需要加入清洁剂,并通过免疫化学技术确定过敏原种类及含量。对一些纯化的过敏原,已经生产出单克隆抗体,从而可以达到定量要求(以每克灰尘中主要过敏原的纳克计算)。还有其他收集气传过敏原的装置(例如,固定式大容量空气采样器和便携式空气采样器),可以用来识别和量化患者家中、工作场所或室外空气中真菌孢子。

肥大细胞类胰蛋白酶

测定血清类胰蛋白酶可用于诊断肥大细胞活化的情况,如严重过敏反应,或肥大细胞持续活化的情况,如系统性肥大细胞增多症。肥大细胞含有的类胰蛋白酶是嗜碱性粒细胞的 300~700 倍,因此血清类胰蛋白酶更能反映是肥大细胞来源的。肥大细胞来源的类胰蛋白酶有两种分型:α 和 β 类胰蛋白酶。目前多认为血清 α 类胰蛋白酶的浓度反映了肥大细胞的数量,而血清 β 类胰蛋白酶是肥大细胞活化的一种标志物。α 类胰蛋白酶的水平是通过将总类胰蛋白酶浓度减去 β 类胰蛋白酶的浓度得到的。在健康个体中,血清总类胰蛋白酶水平在 1~10ng/mL 范围,而血清 β 类胰蛋白酶水平小于 1ng/mL。相反,如果血清总类胰蛋白酶基线水平大于 20ng/mL 且血清 β 类胰蛋白酶水平大于 1ng/mL,这时应高度怀疑系统性肥大细胞增多症。如果怀疑发生严重过敏反应,应在发作后 30 分钟至 4 小时内获取血样,测量血清总类胰蛋白酶和 β 类胰蛋白酶。尽管由于种族差异,没有诊断严重过敏反应的绝对临界值,但 12~14ng/mL 以上的水平通常被认为是严重过敏反应的指示值。

特异性 IgE/ 皮肤试验解读

皮肤试验和 / 或血清过敏原特异性 IgE 有临床意义的诊断临界点的灵敏度和特异度取决于多种因素。这包括所用提取物的质量和操作者(或实验室)的经验。地理位置的变化和环境过敏原的流行也会产生较大影响。同样,试验的预测值也会受到被研究人群中疑似过敏患病率的影响。比如在 IgE 检测阳性的群体中,转诊到专科过敏诊所的患者"真正的"过敏的患病率可能高于在基层筛查的患者。

虽然皮肤试验和特异性 IgE 的阴性预测值确实非常可靠,但局部 IgE 的合成和表达现象已得到越来越多的认识。这再次说明了在解释不一致的 IgE/ 皮肤试验结果时,无论是阳性还是阴性,重新评估病史的重要性。在再次评估有明显的阳性病史的情况下,IgE/ 皮肤试验结果为阴性,这种情况是在靶器官中进行激发试验的指征:无论是食物激发试验还是鼻腔或支气管吸入激发试验。

体内激发试验

临床病史有时不能提供明确的诊断,例如,当患者呼吸急促仅具有哮喘的部分特征时。此外,会有过敏性疾病的临床病史与皮肤试验或抗原特异性 IgE 的体外试验结果不匹配的例子。在这些情况下,可以考虑进行体内激发试验来进一步评估症状与生理结局。此类测试可能使用药物,因此不具有过敏原特异性,例如评估哮喘时的吸入的乙酰甲基胆碱或组胺激发试剂,或使用怀疑的过敏原进行某些体内诊断评估,如双盲、安慰剂对照的食物激发试验(DBPCFC),用于评估可能由胃肠道摄入食物或其他物质引起的症状。

器官激发试验可用于评估某一特定过敏原是否确实引起一系列特定症状的过敏反应。器官激发具体部位根据患者的病史而定,可能包括结膜、上或下呼吸道,或过敏性接触性皮炎或昆虫叮咬的皮肤。这些试验通常在皮肤试验或体外过敏原试验结果与病史及临床表现不符的情况时进行。大多数情况下,这些试验是在受控的研究环境下实施的,因为直接的过敏原刺激可能会导致严重的、危及生命的反应。具体的体内激发试验的详情将在后面相应疾病的章节中描述。

未经证实的测试

有许多未经证实的"诊断"实验由"食品生态学家"和另类从业者进行。这些实验其诊断有效性未经证实,通常耗时且昂贵,因此不推荐使用(框 6.8)。

框 6.8 在过敏性疾病中没有诊断有效性的测试

- 细胞毒性试验

- 激发 - 中和试验

- Vega 测试（一种"黑匣子"电气测试）；测试是基于将食物提取物添加到包含在由患者完成的电路内的腔室中

- 应用运动学

- 虹膜学

- 对体液、毛发或其他组织的化学分析

- 食物特异性 IgG、IgG4 和 IgG/IgG4 抗体测试

- 耳心反射测试（基于脉搏频率）

过敏原诊断的黄金法则（框 6.9）

在本章中，首先强调了在准确诊断中需要仔细记录过敏史的重要性。此外，已经反复强调了特异性 IgE/ 皮肤测试结果证实并仅在临床病史中进行解读的重要性。

根据过敏诊断的第四个"黄金法则"，如果你不想知道测试结果，那么就不要做测试！过敏专科医生经常遇到一些转诊给他们的患者，他们有一组过敏测试，其中有多个阳性结果，但这些结果与接触过敏原后的症状不一致。对于那些不加选择的食物过敏组合来说尤其成问题，因为患者担心他们是否应避免可能有 IgE/ 皮肤试验阳性的食物，但这些食物他们完全可以耐受。这需要大量的咨询时间来解释，并且可能需要进行其他不必要的激发测试以排除过敏和 / 或安抚焦虑的患者。在这种情况下，在没有实施激发试验的情况下口头保证是否足够，也是个卫生法学问题。

从上述情况可以很自然地得出结论：不能不加选择地进行"过敏筛查套餐"。这在成年人的过敏实践中尤其重要，因为普通人群中对食物过敏的认识很高，"食物过敏组合"越来越多地出现在大街上或互联网上。然而，所有的规则都有例外，比如运动诱发的严重过敏反应，对于像小麦、花生或鱼等食物的潜在过敏反应需要辅助因素，只有运动后才表现出来。在儿科实践中，在有潜在过敏临床表现的情况下，多种 IgE 检测也有一个合理的较低阈值，因为这些病史

可能不那么具有鉴别性——尽管在作者看来，为了避免混淆和焦虑，"儿童过敏组合"应该只能由在诊断和治疗儿科方面具有丰富经验和技能的从业人员开具。

框 6.9 过敏诊断的黄金法则

1. 准确的临床病史是过敏诊断的主要依据

2. 皮肤点刺 / 血清 IgE 试验是 IgE 敏感性的客观指标

3. 必须在考虑病史的背景下解读皮肤点刺 / 血清 IgE 试验

4. 如果你不需要测试结果，那就不要做测试。不加选择的皮肤点刺 / 血清 IgE "组" 更容易混淆结果，应该避免没有依据病史直接告知诊断信息 *

* 偶尔会指示多个 IgE 测试组。例如，评估运动诱发的严重过敏反应，其中食物可能是一个重要的辅助因素，在儿科实践中，病史可能更难鉴别。

小结——诊断方法

过敏的诊断主要取决于临床病史。其在体格检查和 IgE 敏感性的客观测试（无论是皮肤测试还是血清 IgE 测定）的辅助下，主要关注以下问题：

- 患者是特应性体质吗？
- 过敏会导致患者的症状吗？
- 与临床相关的过敏原是什么？

图 6.10 显示了一种简单的诊断路径，包括何时将患者转诊给过敏专家的要点。有哮喘、鼻炎或湿疹症状的患者应高度警惕过敏，特别是有其他特应性疾病相关的个人或家族病史的患者。无论是否根据最初的病史怀疑过敏，大多数患者都应进行有限数量的皮肤点刺试验或特异性 IgE 体外检测，以确认或排除常见气传过敏原；体格检查也应包括在内。只有当病史和其他检查都是阴性时，才有较大把握排除过敏，相反，只有病史和检查两者都呈阳性的情况下，才应进行过敏治疗或药物治疗。最重要的是，对于存在不一致的地方，应该重新评估病史。可能需要转诊给专家，偶尔也需要更复杂的检查或特定的激发试验检查。无论如何，需要强调的是临床检查的结果，即使在结合详细病史的情况下，也不能绝对地确认或排除每个病例中相关的过敏反应。

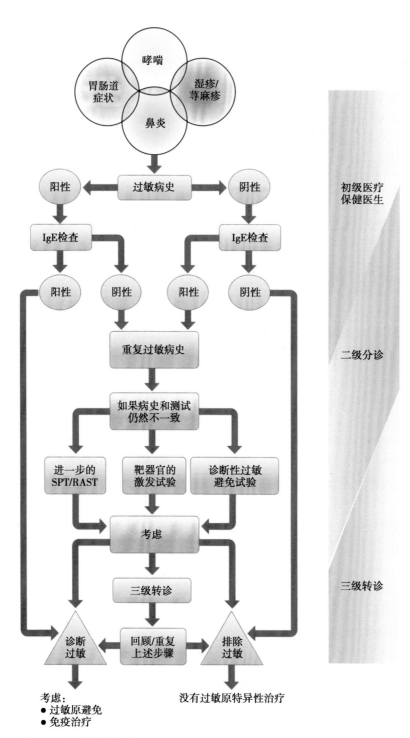

图 6.10　过敏诊断流程

重要信息汇总

- 过敏的诊断主要取决于临床病史。并在体格检查和客观的 IgE 敏感性测试 (皮肤试验或血清 IgE 测试) 的辅助下,主要关注以下问题:
  - 患者是特应性体质吗?
  - 过敏会导致患者的症状吗?
  - 与临床相关的过敏原是什么?
- 有哮喘、鼻炎或湿疹症状的患者应高度怀疑过敏,特别是有其他特应性疾病相关的个人或家族病史的患者。
- 大多数患者应进行有限数量的皮肤点刺试验或特异性 IgE 的体外检测,以确认或排除常见气传过敏原。
- 只有当病史和其他检查都是阴性时,才能高度肯定地排除过敏。
- 存在不一致的地方,应该重新评估病史。可能需要转诊给专家,偶尔也需要更复杂的检查或特定的激发试验检查。
- 需要强调的是临床检查的结果,即使在结合详细病史的情况下,也不能绝对地确认或排除每个病例中相关的过敏反应。

拓展阅读

Cockcroft D, Davis B. Direct and indirect challenges in the clinical assessment of asthma. Ann Allergy Asthma Immunol 2009; 103:363–370.

Eckman J, Saini SS, Hamilton RG. Diagnostic evaluation of food-related allergic diseases. Allergy, Asthma, and Clinical Immunology 2009; 5:2.

Halbert RJ, Tinkelman DG, Globe DR, et al. Measuring asthma control is the first step to patient management: a literature review. J Asthma 2009; 46:659–664.

Hamilton RG. Clinical laboratory assessment of immediate-type hypersensitivity. J Allergy Clin Immunol 2010; 125:S284–296.

Joint Task Force on Practice Parameters. The diagnosis and management of rhinitis: an updated practice parameter. J Allergy Clin Immunol 2008; 122:S1–84.

Joint Task Force on Practice Parameters. Allergy diagnostic testing: an updated practice parameter. Ann Allergy Asthma Immunol 2008; 100:S1–148.

Khan DA, Solensky R. Drug allergy. J Allergy Clin Immunol 2010; 125:S126–137.

Peden D, Reed CE. Environmental and occupational allergies. J Allergy Clin Immunol 2010; 125:S150–160.

Sicherer SH, Sampson HA. Food allergy. J Allergy Clin Immunol 2010; 125:S116–125.

Simons FER. Anaphylaxis: recent advances in assessment and treatment. J Allergy Clin Immunol 2009; 124:625–636.

附录 6.1　与过敏相关的健康生活质量测量

工具	Reference
哮喘	
哮喘控制问卷	Eur Respir J 1999；14：902
哮喘控制评分系统	Chest 2002；122：2217
哮喘控制测试	J Allergy Clin Immunol 2004；113：59
儿童哮喘控制测试	J Allergy Clin Immunol 2007：119：817
哮喘治疗评估问卷	Am J Respir Crit Care Med 1999；160：1647
劳拉哮喘症状量表	J Allergy Clin Immunol 2007：120：1368
哮喘生活质量问卷	Thorax 1992：47：76
哮喘生活质量问卷标准化版	Chest 1999：115：1265
迷你哮喘生活质量问卷	Eur Respir J 1999；14：32
儿童哮喘生活质量问卷	Qual Life Res 1996：5：35
过敏性鼻结膜炎	
鼻结膜炎生活质量问卷	Clin Exp Allergy 1991；21：77
鼻结膜炎生活质量问卷标准化版	J Allergy Clin Immunol 1991；104：77
迷你鼻结膜炎生活质量问卷	Clin Exp Allergy 2000；30：132
青少年鼻结膜炎生活质量问卷	J Allergy Clin Immunol 1994；93：413
儿童鼻结膜炎生活质量问卷	J Allergy Clin Immunol 1998；101：163
慢性鼻窦炎调查	Laryngoscope 1995；105：387
鼻窦炎预后测定	Am J Rhinol 1995；9：297
鼻窦炎伤残指数	Arch Otolaryngol Head Neck Surg 1997；123：1175
鼻窦炎症状效用指数	Qual Life Res 1997；7：693
鼻腔鼻窦预后测试	Clin Exp Allergy 2000；30：132
鼻炎 - 哮喘	Allergy 2003；58：289
鼻窦炎预后问卷	Ann Allergy Asthma Immunol 2001；86：222-5
荨麻疹	
慢性荨麻疹生活质量问卷	Allergy 2005；60：1073
皮肤病生活质量指数	Clin Exp Dermatol 1994；19：210
特应性皮炎	
特应性皮炎评分	Dermatology 1993；186：23
湿疹面积和严重指数	Exp Dermatol 2001；10：11
家族性皮炎指数	Br J Dermatol 2001；144：104
婴儿皮炎生活质量指数	Br J Dermatol 2001；144：104
皮肤病生活质量指数	Clin Exp Dermatol 1994；19：210

* This questionnaire may be obtained online, together with instructions for administration, analysis, and interpretation, from www.qoltech. co.uk.

第七章 药物治疗原则

Martin K. Church 和 **Thomas B. Casale**

内容释义

药物治疗的基本原则是缓解症状和治疗潜在炎症,以减慢疾病进展。

概述

过敏是可以累及多个器官的一系列疾病,每种疾病都需要使用不同的药物治疗,但药物治疗原则相同。在早期阶段,过敏可能表现为独立的间歇性支气管哮喘、鼻炎或荨麻疹发作。然而,随着病情的发展,潜在的过敏性炎症逐渐发展导致慢性疾病,并出现急性加重或者发作,乃至更严重的情况。用于治疗过敏的药物通常可以分为两类:一类是用于缓解急性发作症状的药物,一类是用于治疗潜在的炎症的药物。这些药物并不是截然分开的,一些旨在缓解急性症状的药物同时也可以控制潜在的炎症。但需要强调的是,本章节所述的治疗策略主要针对缓解症状和控制过敏性疾病的进展,而非治愈过敏性疾病,目前还无法实现这个目标。

肾上腺素和肾上腺素受体激动药

使用肾上腺素用于缓解哮喘症状,并且作为一种抢救严重过敏反应的药物已经有将近 100 年了。经过化学改良后的肾上腺素可以提高受体选择性,α 和 β 肾上腺素受体激动药,分别可用于治疗鼻充血和哮喘。

肾上腺素

在治疗严重过敏反应时,肾上腺素能够同时刺激 α 和 β 受体而发挥作用(图 7.1)。特别值得注意的是,肾上腺素具有扩张支气管的特性,能够抑制肥大细胞介质的分泌,通过对心脏、血管和肾素 - 血管紧张素系统的作用以及收缩皮肤和内脏血管床的作用维持循环稳定。肾上腺素可以通过两种酶促反应快速失活:神经组织中的单胺氧化酶(MAO)和神经外组织中的儿茶酚 -O- 甲基转移酶(COMT)。这意味着肾上腺素作用持续时间短,可能需要按照下述方法重复给药。

用法和用量

严重过敏反应

肾上腺素是治疗严重过敏反应的首选药物。一旦诊断严重过敏反应,越早使用肾上腺素,预后越好。剂量不足或给药延误可导致预后不良,增加急诊就诊次数,甚至死亡。医生在治疗严重过敏反应时应选择在大腿外侧

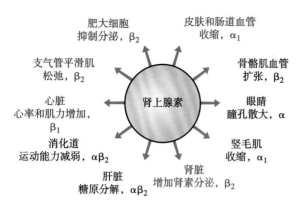

图 7.1　肾上腺素的作用

肌肉（股外侧肌）注射肾上腺素，与皮下注射或手臂肌内注射相比，这种给药方法可以更迅速地获得高水平的肾上腺素血药浓度。

成人的肾上腺素剂量为 1∶1 000（0.1%）的溶液使用 0.3~0.5mL（0.3~0.5mg）。儿童的肾上腺素剂量为按体重一次 0.01mg/kg。根据需要，每 5~15 分钟可以重复给药一次。如果成人患者对于肾上腺素肌内注射治疗无效，并出现由于心血管系统衰竭导致的休克时，可以静脉使用肾上腺素，起始剂量为 1~4μg/min。这种情况下，儿童的给药剂量通常为 0.1μg/kg。静脉注射肾上腺素时必须缓慢给药，以避免导致心律失常。

患者自行注射肾上腺素可以挽救生命。高危患者应随身携带一支预填充装肾上腺素的注射器（EpiPen、Twinject 或同类产品），并应指导患者如何在大腿外侧处正确注射。因为严重过敏反应有时会复发或出现迟发反应，即便患者自行注射肾上腺素后自觉好转，也应该立即去看医生或去最近的急诊室就诊，因此给予及时的后续医疗照护至关重要。

β₂肾上腺素受体激动药

在治疗支气管哮喘时，肾上腺素的很多作用是我们不希望出现的。肾上腺素的心血管作用会诱发心律失常，特别值得关注。目前通过对肾上腺素分子的化学修饰，并通过研制具有良好的药代动力学特性的吸入制剂，克服了许多此类问题。

1941 年对肾上腺素进行的化学修饰是使用异丙基替换侧链上的末端甲基（图 7.2）。这样做可增加侧链体积而改构产生异丙肾上腺素，该药物几乎只作用于 β 受体。继续增加异丙肾上腺素的侧链体积所产生药物的绝对效力虽然降低，但是相对 β₁ 受体，其对 β₂ 受体的选择性增加。进一步化学修饰可以减慢药

物代谢，获得更长的药效时间，例如沙丁胺醇和特布他林约为 4 小时，沙美特罗和福莫特罗超过 12 小时，新型制剂可达 24 小时。图 7.2 列出了此类药物的结构。但是，需要强调的是，这种化学修饰无法获得针对 β₂ 受体的绝对特异性，只能获得高选择性。因此，如果使用剂量较高时，同样可以出现 β₁ 受体介导的心脏不良反应。

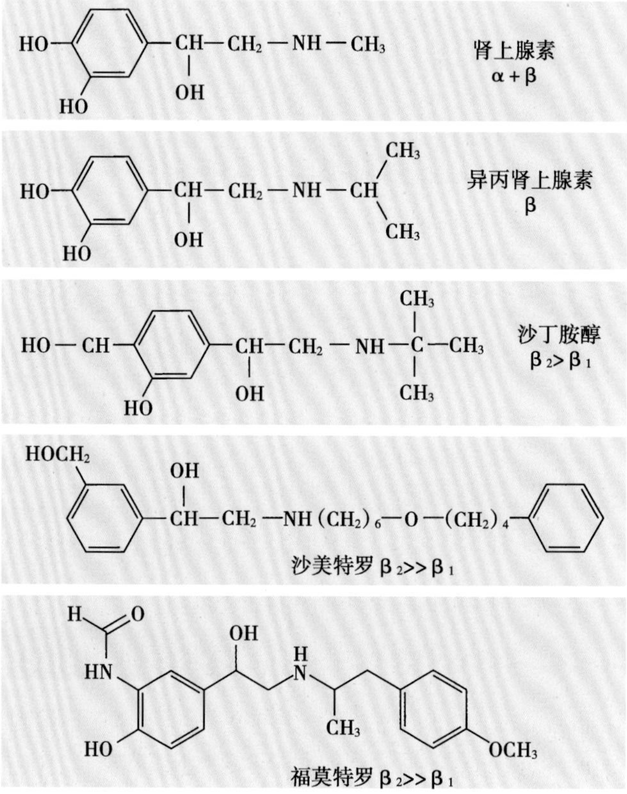

图 7.2　不同 β₂ 肾上腺素受体激动剂的化学结构发展

作用机制

我们对 β₂ 受体激动药的生化作用机制的了解可能比用于治疗过敏性疾病的其他任何药物都多。图 7.3 总结了 β₂ 受体激动药的作用。简而言之，β₂ 受体激动药与其受体单元发生相互作用可以诱导三磷酸鸟苷（GTP）与调节性 G 蛋白的 α 亚基结合并导致 α 亚基与 G 蛋白偶联受体分离。然后 α 亚基与腺苷酸环化酶（AC）形成复合物，并激活复合物的催化亚基，促进三磷酸腺苷（ATP）生成环磷酸腺苷（cAMP）。然后，cAMP 作为第二信使或细胞内信使，激活一系列 cAMP 依赖性蛋白激酶（cAMP-dPK），这些蛋白激酶介导多种蛋白的磷酸化，从而对细胞内生化反应起到关键作用。

通过这些机制，β₂ 受体激动药可导致支气管平滑肌有效松弛，因此得名为"支气管舒张药"。因为这一

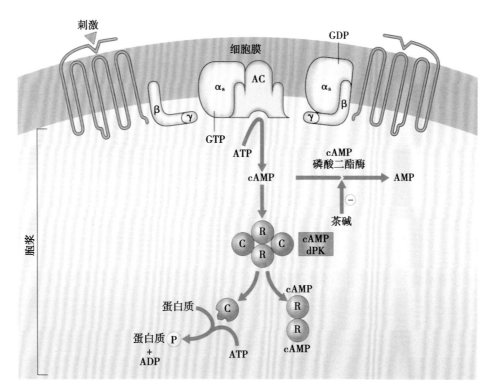

图7.3 腺苷酸环化酶和蛋白激酶的激活过程。该图显示了两个β肾上腺素受体分子,每个受体由三个跨膜环组成。刺激受体(左侧)使其活化,并导致异三聚体 Gs 蛋白的 α_s 亚基与 GTP 结合并从复合物分离,与腺苷酸环化酶催化单位(AC)结合。活化的 AC 可以催化环磷酸腺苷(cAMP)的形成,后者可以与 cAMP 依赖性蛋白激酶(cAMP-dPK)的调控单元(R)结合,释放催化单位(C)与磷酸化特异性蛋白结合。激活状态仅能短暂存在,ATP 水解为 ADP 导致 G 复合物的 $\alpha s\beta\gamma$ 重新组合、AC 灭活、受体再生以及通过磷酸二酯酶分解 AMP

作用是直接的,无论是否存在收缩刺激,β_2 受体激动药都能够松弛支气管平滑肌,因此也被称为"功能性拮抗药"。与此相似,β_2 受体激动药可以抑制肥大细胞(而非嗜碱性粒细胞)活化和释放相关介质。β_2 受体激动药在这方面的效果远远强于经典的肥大细胞稳定剂色甘酸钠。因为肺部 β_2 受体的分布密度最大的地方在支气管上皮细胞腔内,所以推测 β_2 受体激动药可以刺激这些细胞释放支气管松弛因子。迷走神经传出神经节上也有 β_2 受体的分布,并且可以抑制乙酰胆碱释放。正因为如此,抗胆碱药物可以用来治疗 β 受体拮抗药诱导的支气管收缩。

用法和用量

哮喘

与吸入型 β_2 受体激动药相比,口服 β_2 受体激动药能导致更高的剂量依赖性副作用的发生,如心动过速、心悸和震颤,这些副作用限制了该药的应用。虽然口服 β_2 受体激动药可用于一些儿童,但还应该首选使用带有储药罐的定量吸入器。与此类似,吸入给药也优于肠外给药,因为它具有起效更快,支气管扩张的效果相同或更大且副作用较少的特点。正确使用定量吸入器可以快速、大剂量给予 β_2 受体激动药。配合使用容纳器,定量吸入器所需的患者配合度更低并能减少口咽部沉积。在哮喘急性发作的急诊治疗时,有或没有储药罐的定量吸入器可以每 20~30 分钟使用一次。对于不能配合或严重气道阻塞且无法正确使用定量吸入器的患者首选雾化吸入治疗。但是常规给予短效 β_2 受体激动药的雾化给药通常没有必要。干粉吸入器由患者呼吸驱动,患者配合度要求较低,因为干粉吸入器通常需要快速深吸气,所以最适合 4 岁以上的儿童和成人在非急性发作期使用。

短效 β_2 受体激动药可以在 5 分钟内起效,持续作用时间为 4~6 小时(表 7.1)。现在已将这些药物定义为"快速缓解药物",是治疗哮喘急性症状和哮喘急性发作以及预防运动诱发支气管痉挛的首选药物。一周内使用短效 β_2 受体激动药超过 2 次提示哮喘控制不佳并且需要开始或增加控制炎症的药物。不推荐长期每日常规使用短效 β_2 受体激动药。

表 7.1 β₂ 受体激动药的作用时间

β₂ 受体激动药	起效时间	作用时间
沙丁胺醇	<5 分钟	4~6 小时
特布他林	<5 分钟	4~6 小时
福莫特罗	<5 分钟	>12 小时
沙美特罗	约 30 分钟	>12 小时

目前常用的两种长效 β₂ 受体激动药（LABA）是沙美特罗和福莫特罗，起效时间分别约 30 分钟和小于 5 分钟，两种药物作用的持续时间都超过 12 小时（参见表 7.1）。因为福莫特罗的起效时间与短效 β₂ 受体激动药相似，所以福莫特罗单独或联合吸入糖皮质激素现已作为急救药物使用。还有几种长效速效的 β₂ 受体激动药正在进行临床试验。

指南中所推荐的哮喘治疗，不建议单独使用 LABA 治疗哮喘或急性症状或急性发作。但是，LABA 可以用于预防运动诱发的支气管痉挛，其与吸入糖皮质激素联合使用适用于单用吸入糖皮质激素控制不佳的慢性持续性哮喘患者。

近期美国食品药品监督管理局（FDA）对 LABA 的潜在不良反应（包括死亡）提出担忧。FDA 做出了两项有争议的建议：一旦哮喘控制，应逐步降低剂量，尽可能停止使用 LABA；LABA 仅用于使用低中剂量的吸入糖皮质激素控制不佳的哮喘患者，并逐步增加剂量。但是，大量证据提示使用 LABA 联合吸入糖皮质激素可以改善哮喘的控制和提高生活质量。LABA 上市之后，因哮喘死亡的人数下降。目前，我们根据以循证医学为证据的指南，推荐合理使用 LABA，除非新数据证实潜在的风险收益率比当前报道的有上升。

α 肾上腺素受体激动药

鼻黏膜中的血管丰富，有广泛的毛细血管网和较大的海绵状血管窦，这些血管的张力主要通过交感神经系统的神经纤维维持，这些神经可以释放去甲肾上腺素和神经肽 Y 导致血管收缩。麻黄碱、羟甲唑啉和赛洛唑啉等鼻减充血剂都是 α 肾上腺素受体激动药，可起到类似于去甲肾上腺素的血管收缩作用，减少鼻部血流和减轻黏膜水肿，从而减轻鼻塞。

局部使用鼻腔减充血剂的一个主要问题是这些药物可以在几天内导致 α 肾上腺素受体数量减少，特别是羟甲唑啉和赛洛唑啉等强效药物。因此，当鼻内

减充血剂使用超过 3~5 天时，可能会出现鼻黏膜反弹性肿胀。这可能会造成减充血剂的持续使用，导致恶性循环，并可能造成长期后果。

用法和用量

过敏性鼻炎

只有极少数据支持使用口服减充血药治疗过敏性鼻炎和鼻充血能够获得临床疗效。因为其相关副作用（包括失眠、易怒、焦虑、震颤、心悸、心动过速和头晕），导致不推荐减充血药单独使用。但是，有些患者可能获益于按需使用口服减充血药来快速缓解急性鼻塞症状。老年人、妊娠女性和有高血压等基础心血管疾病的患者不推荐使用口服减充血药。另外，如果在使用 MAO 抑制剂治疗期间，使用拟交感神经药，可能会导致高血压危象。

鼻内局部使用减充血药可以更有效地缓解鼻塞症状，这种给药方法起效快速，使用 3~5 天即可改善鼻塞症状。但是，这种方法不能改善鼻炎的其他症状。鼻内使用减充血药的全身性副作用与口服减充血药相同，但是通常范围较小且程度更轻。长期使用会造成鼻黏膜反弹性水肿和药物诱导性鼻炎（药物性鼻炎），所以鼻内减充血药的推荐使用时间不应超过 3~5 天。

与单用 H₁ 抗组胺药物相比，常规联合使用 H₁ 抗组胺药物和口服减充血药治疗过敏性鼻炎临床获益更大。但是，鼻部症状的轻微改善似乎会被发生不良反应的风险增加所抵消。虽然没有已发表的研究支持联合使用口服 H₁ 抗组胺药物和口服减充血药作为急救药物或按需药物使用，但是这种给药方法可能对部分患者有益。

甲基黄嘌呤类药物

咖啡和茶叶提取物中富含甲基黄嘌呤类药物，该类药物用于治疗支气管哮喘已有接近 700 年的历史了。目前临床最常用的甲基黄嘌呤类药物是茶碱，剂型包括天然药物，水溶性乙二胺盐（氨茶碱），长效结合物，如胆碱茶碱。随着长效 β₂ 受体激动药的广泛使用，甲基黄嘌呤类药物的使用明显减少。

茶碱

作用机制

目前对于茶碱治疗哮喘的确切作用机制尚不完全清楚，明确的是茶碱能够抑制 cAMP 磷酸二酯酶

（PDE），通过阻止 cAMP 分解而提高细胞内 cAMP 水平（参见图 7.3）。茶碱治疗哮喘相关作用机制的理论基础是基于茶碱体内毒性浓度的生化和体外研究。因此，后续提出了多种其他机制，我们将其汇总于图 7.4。近期两项研究为 PDE 抑制理论提供更多证据支撑。第一项研究中观察到给予治疗剂量的茶碱可以使体内白细胞中的 cAMP 水平增加，该结果提示治疗剂量对 PDE 产生轻微作用也足以发挥临床效果；第二项研究发现了 7 个 PDE 同工酶家族，许多同工酶包含由不同基因编码的多个亚型，并且能够合成特异性抑制剂。值得特别注意的是，支气管平滑肌和包括肥大细胞在内的炎症细胞中都有 4 型 PDE（PDE4）。初期研究提示使用这种同工酶抑制剂可以促进茶碱发挥药物作用，而避免产生部分副作用。目前此类药物正在进行严格的临床试验，后续将会有相关介绍。

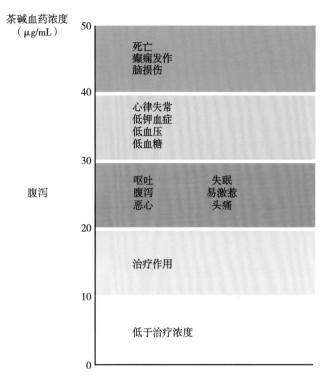

图 7.5　茶碱的剂量依赖性治疗作用和毒性反应

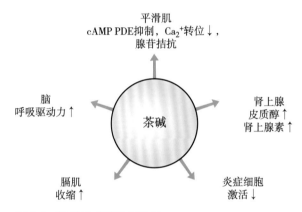

图 7.4　茶碱的可能作用机制
cAMP. 环磷酸腺苷；PDE. 磷酸二酯酶。

茶碱的主要缺点是治疗窗口窄（图 7.5）。当其血药浓度在 5~15mg/mL 范围时，可以观察到该药物在长期使用中的效果。如果茶碱血药浓度低于 5mg/mL，药物可能无效，如果高于 20mg/mL，毒性反应的发生和严重程度会随血药浓度的增加而增加。因为存在剂量依赖关系，医生定期监测茶碱血药浓度，以此调整剂量，可以避免可能危及生命的毒性反应发生。

用法和用量

支气管哮喘

甲基黄嘌呤类药物可以静脉给药、口服给药或经直肠给药。因为在治疗急重症哮喘时，静脉使用氨茶碱与吸入性 β_2 受体激动药相比没有明显益处，因此已经很少使用。目前唯一推荐的给药途径是口服给药，口服氨茶碱推荐用于使用吸入糖皮质激素治疗仍控

制不佳的患者。茶碱和氨茶碱可以快速在肠道内完全吸收，茶碱在肝脏代谢，正常人的半衰期约为 6 小时。因为作用时间相对较短，所以研发了许多茶碱缓释制剂，将作用持续时间延长至 8~24 小时，但因为此剂型药物可能发生血药浓度波动，造成治疗效果欠佳或出现潜在毒性反应，所以必须谨慎使用。茶碱使用的局限与不良反应有关，特别是在血药浓度超过 20mg/L 时容易出现心律失常、癫痫发作、恶心和呕吐、头痛和躁动不安。如果血药浓度维持在 5~10mg/L，就可以避免茶碱的大多数副作用，并且不会影响疗效。茶碱还会与多种药物相互反应，影响其血药浓度，这也限制了茶碱的使用。

低剂量茶碱的使用可以获得比吸入糖皮质激素加倍剂量更好的哮喘控制效果。茶碱可以改善肺功能并具有抗炎作用，有助于提高其疗效。茶碱可夜间给药用于夜间哮喘的治疗。但长效 β_2 受体激动药也同样有效，并且不会影响睡眠质量。

磷酸二酯酶 4 抑制药

磷酸二酯酶 4 抑制药具有广谱抗炎作用，对哮喘的治疗很重要。几种磷酸二酯酶 4 抑制药已经在慢性阻塞性肺疾病和哮喘中进行了试验。虽然获得了一定的疗效，但是这些药物的副作用，特别是恶心和呕吐，限制了其在哮喘方面的应用。

抗胆碱能药物

抗毒蕈碱药,特别是通过吸入曼陀罗、颠茄、天仙子叶燃烧产生的烟雾来治疗哮喘的历史已有数百年。现在,化学修饰的阿托品衍生物被用作支气管扩张药物。

作用机制

乙酰胆碱刺激支气管平滑肌上的毒蕈碱 M_3 受体,通过环磷酸鸟苷(cGMP)介导的通路造成平滑肌收缩。阿托品及相关药物通过竞争性和可逆性与受体结合,拮抗乙酰胆碱发挥作用,其对平滑肌收缩的抑制作用呈剂量依赖性(图 7.6)。

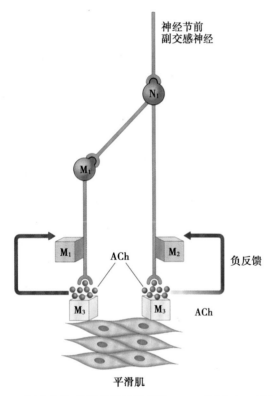

图 7.6 气道中的毒蕈碱胆碱能受体。ACh 作用于 N_1 受体可刺激神经节后神经纤维。这些神经纤维直接进入平滑肌,并释放 ACh 与 M_3 受体相互作用,引起平滑肌收缩。Ach 反馈性刺激神经上的 M_2 受体以减少 ACh 释放。M_1 受体所在位置是推测的,但是认为这些受体可作为次级兴奋神经,增强气道的副交感神经刺激
Ach,乙酰胆碱。

用法和用量

支气管哮喘和慢性阻塞性肺疾病(COPD)

即使是吸入后,阿托品也可被人体良好地吸收,并对副交感神经产生抑制作用。这种作用严重限制了阿托品作为支气管扩张药的使用。但是,异丙托溴铵和氧托溴铵是两种代表性的抗胆碱能药物和支气管扩张药,具有全身吸收差,副作用较少的特点,现已被广泛使用。成人常规局部使用抗胆碱能药物主要用于治疗 COPD,这些药物很少用于哮喘的长期治疗。抗胆碱能药物联合短效 β_2 受体激动药推荐用于儿童和成人中度至重度哮喘急性发作的急性期治疗。异丙托溴铵雾化溶液的常规剂量为 0.25~0.5mg,每 20 分钟给药一次,可连续给药三次,然后按需给药。另外,也可以使用定量吸入器给药 4~8 揿。抗胆碱能药物也可用于治疗 β 受体阻滞药导致的哮喘加重,并可作为快速缓解药物治疗无法耐受短效 β_2 受体激动药的哮喘患者。长效吸入型抗胆碱能制剂(如噻托溴铵)每日吸入一次,用于治疗 COPD,但是直到近期研究才证实这类药物可能对哮喘有益。

过敏性鼻炎

鼻内给予抗胆碱能制药可以有效减少上呼吸道感染和鼻炎患者的黏液产生,但是对鼻炎的其他症状无明显改善。

糖皮质激素

糖皮质激素,俗称为类固醇,自从 1950 年面世之后一直是治疗慢性重度哮喘的首选药物。最近发现使用糖皮质激素治疗轻症哮喘同样可以有助于减轻支气管炎症并可对气道损伤起到保护作用。另外,糖皮质激素能够减轻过敏性炎症,从而使得糖皮质激素在过敏性疾病中广泛使用,包括鼻、眼、皮肤和胃肠道的过敏性疾病。但是,必须强调的是,如果长期不正确或不适当地全身性使用糖皮质激素,可能会导致副作用。

人体肾上腺皮质束状带释放的天然糖皮质激素是氢化可的松。其具有强效抗炎作用,同时也具备糖皮质激素(图 7.7)和盐皮质激素作用。经化学修饰已经基本消除了盐皮质激素作用,但是目前还无法分离抗炎和糖皮质激素作用,后者是全身使用激素时出现副作用的主要原因。对类固醇进行化学修饰可以进一步优化合成的类固醇的药代动力学特征。在全身给药时,修饰后的药物可以增加效能并能够延长作用时间(如泼尼松龙和地塞米松)。在局部给药时,需要使用不同的药代动力学特性药物,即给药部位缓慢吸收,药物进入全身循环

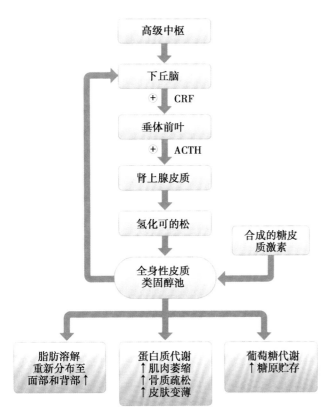

图 7.7 糖皮质激素控制分泌和代谢的作用。在正常人中,分别来自下丘脑和垂体的促肾上腺皮质激素释放因子(CRF)和促肾上腺皮质激素(ACTH)的正向调节可以诱导肾上腺分泌氢化可的松。氢化可的松和外源性糖皮质激素都对下丘脑产生负向作用,减少天然氢化可的松的分泌

后快速代谢。二丙酸倍氯米松可以满足第一个标准(图 7.8),这种药物的气雾剂已经使用多年,特别是在低剂量至中等剂量使用时,很少出现全身反应。现在出现了许多可以满足第二个标准的新型制剂,包括丙酸氟替卡松、糠酸氟替卡松、莫米松和环索奈德(图 7.8)。环索奈德还有一个独特的特性:本身是作用较弱的前体药物,在肺内酯酶转化为活性形式而发挥药效。

糖皮质激素定量吸入器(MDIs)给药装置在不断变化。2009 年,包括美国在内的许多国家禁止使用氯氟烃(CFC)作为推进剂的吸入器,因为 CFC 能够破坏地球的臭氧层,因此大多数推进器已被更环保的氢氟烷(HFA)取代。另外,有些生产厂家利用这次强制改变的机会,开发了具有推送更小颗粒且能够渗入更深肺组织的制剂[如倍氯米松(Qvar)和环索奈德]。

作用机制

天然的和合成的糖皮质激素都具有高度亲脂性,并且主要与两种血浆蛋白质之一结合:皮质激素转运蛋白(即皮质激素结合球蛋白,对糖皮质激素具有高亲和力的特异性皮质类固醇结合球蛋白)和白蛋白(可与所有类固醇进行低亲和力结合)。游离类固醇分子以弥散的方式通过细胞膜进入细胞内,与细胞质中的糖皮质激素受体(GR)结合发挥作用(图 7.9)。如果没有糖皮质激素,失活的糖皮质激素受体(GRi)通过与 90kDa 的热休克蛋白结合而保持静息状态。与糖皮质激素分子的相互作用导致热休克蛋白脱落从而暴露出活化部位。然后激活的受体(GRa)进入细胞核并与 DNA 染色质上的特异性糖皮质激素应答元件(GRE)相互作用,影响转录,从而影响类固醇敏感蛋白质的从头合成。举两个蛋白的合成上调的例子,一个是脂调蛋白,通过抑制磷酸酯酶 A_2 的活性产生抗炎作用,一个是抑制因子 κB(IκB),核因子 κB(NF-κB)的抑制因子,核因子 κB 是合成许多促炎细胞因子和黏附蛋白的转录因子。糖皮质激素也可以下调转录,这种作用的一个例子是抑制激活蛋白 1(AP-1)的转录,AP-1 是合成许多促炎细胞因子和生长因子的因子。另外,皮质类固醇还可以降低 IL-4 等细胞因子信使 RNA 的稳定性。这些复杂的过程导致了延迟起效,即便通过静脉给药,也需要 6~12 小时才能开始观察到皮质类固醇的有效作用。

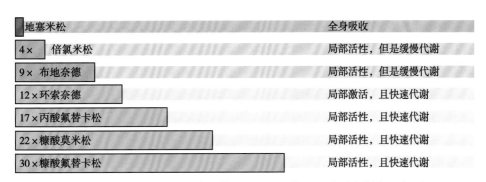

药物		吸收特性
地塞米松		全身吸收
4×	倍氯米松	局部活性,但是缓慢代谢
9×	布地奈德	局部活性,但是缓慢代谢
12×	环索奈德	局部激活,且快速代谢
17×	丙酸氟替卡松	局部活性,且快速代谢
22×	糠酸莫米松	局部活性,且快速代谢
30×	糠酸氟替卡松	局部活性,且快速代谢

图 7.8 各种糖皮质激素与糖皮质激素受体的相对亲和力,以地塞米松做参照(=1)

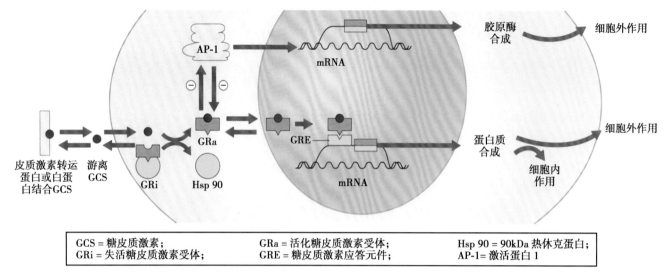

GCS = 糖皮质激素;	GRa = 活化糖皮质激素受体;	Hsp 90 = 90kDa 热休克蛋白;
GRi = 失活糖皮质激素受体;	GRE = 糖皮质激素应答元件;	AP-1= 激活蛋白 1

图 7.9 糖皮质激素在细胞内的作用机制（详细机制请参见正文）

在细胞水平方面,糖皮质激素可以通过抑制炎症过程中的多个环节来抑制急性和慢性炎症。图 7.10 列出了一些与过敏相关的细胞作用。其中,皮质类固醇可以减少许多细胞促炎细胞因子的产生,包括 Th2 淋巴细胞、肥大细胞和嗜酸性粒细胞,还可以减少嗜酸性粒细胞和肥大细胞的浸润和成熟,并能促进炎症细胞凋亡,这些是皮质类固醇在慢性过敏性疾病中发挥长期抗炎作用的可能机制（图 7.11）。对急性重度哮喘,静脉给予皮质类固醇后 6~12 小时内能够起到明显效果,这是因为该药能减轻水肿、减少局部因调脂蛋白生成诱导的类花生酸生成、减少炎症细胞浸润以及激活和逆转肾上腺素受体下调。

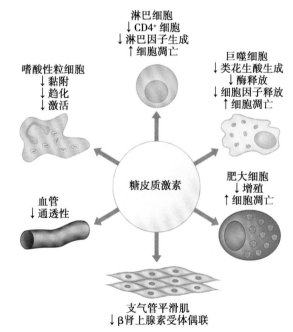

图 7.10 糖皮质激素减轻过敏性疾病的机制

糖皮质激素在细胞内所发挥的抗炎作用不能同其对葡萄糖、蛋白质、脂质代谢及对下丘脑-垂体-肾上腺（HPA）轴的抑制作用分开。图 7.7 对这些作用进行了总结。应该注意的是,所有种类的糖皮质激素,不管是天然的还是合成的,全身使用都会出现这些作用。另外,副作用的程度还取决于下列因素:

- 药物全身吸收的剂量。
- 活性代谢产物的存在。
- 全身作用的药效和持续时间。
- 治疗持续时间。

因此只有在充分权衡使用糖皮质激素的利弊并且了解抑制 HPA 轴可能导致的肾上腺皮质萎缩（特别是长时间的静脉用药）之后才能考虑全身用药。虽然肾上腺皮质萎缩是可逆的,但是可逆过程发生缓慢,因此长期使用皮质类固醇治疗的患者如果突然停药,可能会发生危险。

用法和用量

支气管哮喘

选择不同皮质类固醇用于个体化治疗过敏性疾病取决于给药的途径。如果口服或静脉使用糖皮质激素治疗急性重度哮喘,应该选择快速吸收和缓慢代谢的药物,对受体具有较高的亲和力,并且能够避免盐皮质激素作用,泼尼松龙、泼尼松和地塞米松最符合这些标准。为减少不良反应,推荐短期静脉用药,通常不超过 48 小时。静脉用药后通常序贯口服给药,剂量为每日 0.5~1mg/kg,最长给药 14 天。循证指南没有推荐最佳用药剂量或维持治疗时间,应

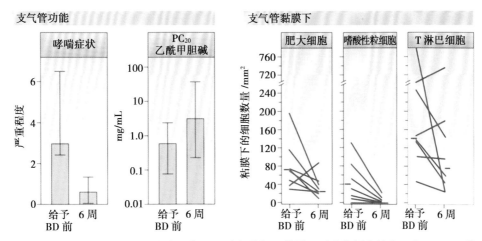

图 7.11 二丙酸倍氯米松对哮喘的作用。对患者每日给予二丙酸倍氯米松（BD）1 000μg 吸入治疗前后进行检查。患者的主观症状和乙酰甲胆碱刺激后的支气管高反应性得到改善。同时通过支气管活检进行评估发现黏膜下肥大细胞和嗜酸性粒细胞数量明显减少

对每名患者情况进行个体化治疗。如果给药时间小于 2 周，无须逐渐减量口服激素，可以直接停药。随着新型和更强效局部制剂的出现，已经很少有患者长期接受口服激素。为减少口服激素的副作用，应尝试使用隔日给予较低的剂量的方式。6~12 个月内接受全身性激素治疗疗程数是评价哮喘控制情况的良好指标。

对于慢性持续性哮喘患者的治疗，无论严重程度如何，初期最佳治疗方法都是选择吸入型糖皮质激素。基于患者的临床表现，根据循证指南的推荐开始每日给予低剂量、中剂量或高剂量的激素。在用药时，应考虑到各种激素之间的差异。此类药物理想的药代动力学特性是给药部位吸收缓慢以及进入体内后可以快速代谢。由于存在活性代谢产物，倍氯米松可能会出现更多不良反应，因其可能会影响生长速度，通常应避免用于幼儿。新型吸入型糖皮质激素的全身性不良反应罕见，除非给药剂量超过循证指南推荐的每日最高剂量。同时，每名患者都应监测白内障、鹅口疮、皮肤变薄、容易瘀伤和其他潜在不良反应。在评估可能发生的不良反应时，需要考虑到同时使用的其他激素药物，例如治疗皮肤和鼻部疾病的局部激素。另外，对于长期局部使用高剂量的糖皮质激素叠加频繁口服激素的患者，不良反应发生的风险非常高，如骨质疏松症等。在仅仅局部使用激素的患者中，出现肾上腺功能不全极为罕见。除了考虑每种激素的不良反应外，另一个重要问题是给药装置的选择。例如，倍氯米松和环索奈德的氢氟烷制剂（HFA）可以提供的颗粒更小，可以更好地进入肺远端。在幼儿和老年人中，定量吸入装置使用困难，而干粉吸入装置只需患者的吸气流速驱动吸入装置，就可以达到有效的药物输送，可能是更好的选择并可以获得更好的给药效果。

许多国家都制定了合理使用糖皮质激素治疗哮喘的指南。简言之，指南推荐即便在轻度哮喘患者，也应该开始使用吸入糖皮质激素进行治疗，对于中重度哮喘和控制不佳的患者，需要逐渐增加吸入剂量，当吸入型激素治疗仍无法控制满意时才使用口服激素治疗。需要认识到吸入糖皮质激素的量效反应较为剧烈，所以剂量增加可能不一定会提高疗效，反而可能导致更多副作用。

近期对使用吸入糖皮质激素治疗哮喘的许多重要问题进行了相关研究。虽然吸入糖皮质激素可以改善症状、提高肺功能、降低气道高反应性、减少急救药物使用，并能降低总体发病率和死亡率，但是目前支持吸入性激素可以预防哮喘发展或显著改变哮喘病程的证据很少。

总的来说，吸入糖皮质激素是治疗慢性持续性哮喘最好的药物，但是在改变疾病进程方面作用较少。与其他治疗方法一样，不是每个接受糖皮质激素治疗的患者都有效。初期数据提示糖皮质激素治疗无效的危险因素包括吸烟，可能还有肥胖。

过敏性鼻炎

在过敏性鼻炎中，糖皮质激素鼻喷剂主要用于缓解鼻塞症状。糖皮质激素可减少肥大细胞和其他炎症细胞聚集于鼻黏膜，但是由于它们不具有抑制肥大细胞脱颗粒或抑制组胺的作用，因此无法即刻缓解症状，但部分症状可以在 12 小时内改善。鼻内给予皮质类固醇是单药治疗过敏性鼻炎中最为有效的方案，

除非症状轻微且间歇性发作,否则应接受鼻喷激素治疗。虽然目前支持使用鼻内糖皮质激素治疗其他类型鼻炎的证据较少,但是它们经常被作为可选择的药物,特别是合并鼻息肉患者或嗜酸性粒细胞增多的非过敏性鼻炎患者。全身用药仅用于极其严重的情况,并且只限短期使用,通常小于 1 周。

过敏性结膜炎

使用类固醇滴眼液治疗多种类型的结膜炎都非常有效,包括过敏性结膜炎。在特殊情况下,才考虑全身给药。使用糖皮质激素治疗眼部疾病,应在专家指导下进行,因为激素可能产生局部不良反应。潜在危险最大的不良反应包括:

- 可能加重"红眼病",这是一种由单纯疱疹病毒导致的树突状溃疡。激素的局部免疫抑制作用会加重疾病,并可能导致失明,甚至失去眼球。
- 在容易发生慢性单纯性青光眼的患者中,使用数周激素滴眼液可能会诱发"激素性青光眼"。这种治疗也可能损害视力。
- 使用大剂量激素治疗结膜炎症,特别是全身给药时,可导致"激素性白内障"。这个问题的发生与剂量和治疗的持续时间均相关。例如,长时间口服泼尼松龙 15mg/d(或等量的其他激素)导致的"激素性白内障"风险约为 75%。

荨麻疹和特应性皮炎

类固醇霜剂和软膏可用于治疗多种皮肤炎症性疾病,包括湿疹和特应性皮炎。这些药物可以减轻症状,但是不能治愈疾病,停止治疗后经常反弹性加重。这些药物治疗荨麻疹无效(除非全身给药),并且禁用于玫瑰痤疮和溃疡性疾病(会导致疾病加重)。因为激素的局部不良反应(框 7.1)以及能够通过皮肤吸收而产生全身作用,所以激素不应是治疗这些疾病的首选药物,仅适用于较为严重的情况。因此,应使用最小剂量、最低效力的激素。另外,如果可能,推荐使用短程治疗。另外,因为可能导致系统性作用,所以不建议儿童使用皮肤局部激素。

框 7.1 糖皮质激素对皮肤的副作用

- 未治疗的感染的扩散或加重
- 皮肤变薄,可能仅部分可逆
- 不可逆性萎缩纹
- 多毛
- 口周皮炎
- 给药部位痤疮
- 皮肤轻度色素脱失

小结

选择合适的糖皮质激素,可以有效治疗过敏性疾病,同时在医生的严格观察下,可以避免相关不良反应的发生。

H_1 抗组胺药物

在所有过敏性疾病中,肥大细胞和嗜碱性粒细胞释放的组胺均发挥了重要的病理生理学作用,包括鼻炎、荨麻疹、哮喘和系统性严重过敏反应。因此,阻止靶器官刺激后释放组胺是药物研发的靶点。目前,我们已知组胺可以通过四种不同受体介导多种生物学作用(表 7.2)。刺激 H_1 受体可以激活磷脂酶 C,引起早期过敏反应的大多数症状,包括流涕、瘙痒和打喷嚏等过敏性鼻炎的症状,以及风团和瘙痒等荨麻疹的症状。H_2 受体可以刺激 cAMP 生成,尽管有部分改善炎性白细胞的作用,但主要参与胃酸分泌过程。H_3 和 H_4 受体是 Gi 蛋白偶联受体,可以抑制 cAMP 生成。虽然 H_3 受体主要在中枢神经系统发挥神经保护作用,但是近期研究发现人类鼻组织中的交感神经上也有 H_3 受体,并且与 H_1 受体共存。H_4 受体主要表达在造血细胞中,特别是树突状细胞、嗜酸性粒细胞和肥

表 7.2 受体介导的组胺作用

靶组织	作用	受体
气道		
支气管平滑肌	收缩	H_1
支气管上皮细胞	增加通透性	H_1
分泌腺	增加糖蛋白分泌	H_1、H_2
	分泌	H_1
血管		
毛细血管后微静脉	扩张	H_1
	增加通透性	H_1
神经		
感觉神经	刺激	H_1
中枢神经系统	神经调节	H_3
鼻	流涕	H_1
	水肿	H_1
白细胞	调节淋巴细胞功能	H_2
	树突状细胞、肥大细胞和嗜酸性粒细胞趋化作用	H_4

大细胞,刺激他们表面的 H_4 受体可以增强组胺介导的免疫应答。近期的研究发现在瘙痒模型中,H_4 抗组胺药物发挥作用,但是尚不清楚是效果由外周还是中枢作用而导致。目前 H_3 抗组胺药物或 H_4 抗组胺药物正在进行临床试验,并没有在临床上使用。本章节剩余部分重点介绍 H_1 抗组胺药物。

H_1 抗组胺药物通常可分为传统和新型抗组胺药物,也称第一代或第二代抗组胺药物。框 7.2 列出了常用的 H_1 抗组胺药物,图 7.12 列出了部分药物的化学结构。两代抗组胺药物的主要差异表现在中枢神经系统(CNS)镇静作用和其他副作用上。第一代抗组胺药物可以进入 CNS 并产生镇静作用。虽然这种镇静作用可能对治疗夜间急性发作的过敏反应有些益处,特别是儿童可能有所帮助,但是这种作用会严重影响门诊患者的使用,可能会导致组胺剂量在量效曲线 3~5 倍的偏倚。进一步增强酒精和其他 CNS 镇静剂的中枢反应,这也限制了此类药物的使用。另外,许多此类药物也会表现出对受体的选择性不强,包括阿托品样作用和阻滞 α 肾上腺素受体、5- 羟色胺受体的作用。

框 7.2 常用的 H_1 受体拮抗药

第一代	第二代
羟嗪	阿伐斯汀
苯海拉明	西替利嗪
氯苯那敏	地氯雷他定
	非索非那定
	左西替利嗪
	氯雷他定
	美喹他嗪
	卢帕他定

第二代 H_1 抗组胺药物导致的 CNS镇静作用明显降低,在治疗鼻炎或荨麻疹的推荐剂量下几乎无此作用。因此,使用这些药物可获得更大幅度的组胺量效曲线变化。另外,这些药物几乎不会产生阿托品样作用或其他受体的作用。研究显示,部分第二代药物具有抗过敏和抗炎作用,这些作用给治疗带来了更多益处。

作用机制

H_1 抗组胺药物并不是以往所认为的受体拮抗药,

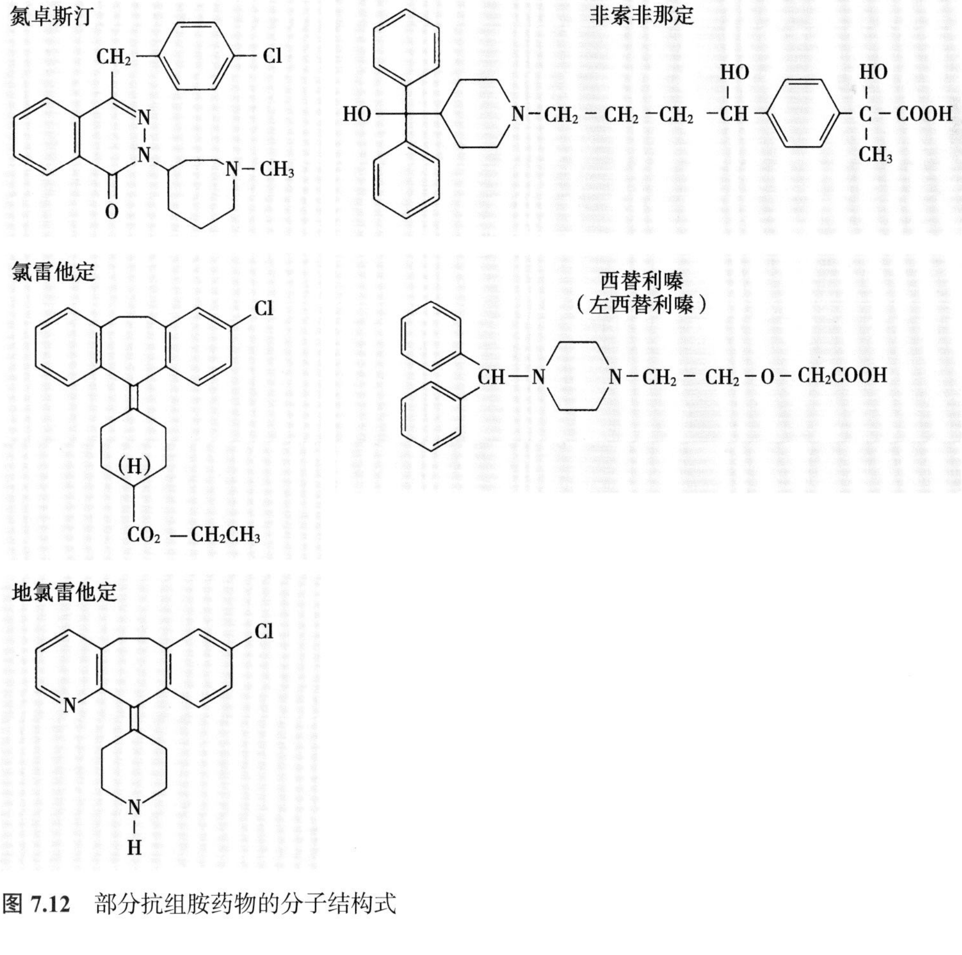

图 7.12 部分抗组胺药物的分子结构式

而是反向激动药；因此现在将其称为"H_1抗组胺药物"。如果没有组胺或抗组胺药物，活化的和失活状态的 H_1 受体会处于平衡状态。组胺可以优先与活化型 H_1 受体结合来稳定受体并转向活化状态并刺激细胞（图7.13）。相反地，H_1 抗组胺药物可以稳定失活型受体并将平衡转向相反方向。因此，组胺导致细胞或组织刺激量取决于组胺和 H_1 抗组胺药物的平衡。

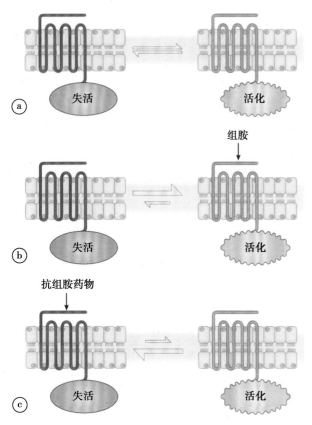

图7.13 组胺受体的二室模型。跨膜组胺 H_1 受体有失活（左）和活化（右）两种类型

ⓐ 在没有组胺或 H_1 抗组胺药物的情况下，H_1 受体的失活和活化构型处于平衡状态。实际上平衡状态非常有利于更稳定的失活型。ⓑ 组胺的作用，组胺对活化型受体具有优先亲和性。组胺与活化型受体结合可以稳定受体并导致平衡向有利于活化型受体的方向移动。ⓒ 抗组胺药物的作用，抗组胺药物对失活型受体具有优先亲和性。因此，抗组胺药物与失活型受体结合可以稳定受体并导致平衡转向相反方向。（转载自 Leurs R, Church MK, Taglialatela M. H1-antihistamines: inverse agonism, anti-inflammatory actions and cardiac effects. Clin Exp Allergy 2002；32：489-498.）

通过 H_1 受体介导的组胺作用包括：瘙痒、疼痛、血管扩张、血管通透、低血压、潮红、头痛、心动过速、支气管收缩、刺激气道迷走神经传入神经和咳嗽受体以及降低房室结传导。虽然过敏性疾病中的大多数组胺作用由 H_1 受体刺激导致，但是研究显示低血压、心动过速、潮红、头痛、皮肤瘙痒和鼻充血可能部分由 H_1 和 H_2 受体共同介导。

通过 H_1 受体，组胺因为能够激活转录因子 NF-κB 并能增加黏附分子 e 选择素、ICAM-1 和 VCAM-1 以及包括 IL-8、GM-CSF 和 TNF 等细胞因子的合成而发挥促炎活性。通过减少这些分子的生成，H_1 抗组胺药物能够减少嗜酸性粒细胞和中性粒细胞等炎症细胞的积聚而缓解过敏性炎症，但是与鼻内激素相比，H_1 抗组胺药物的作用较为轻微。

人体内中枢神经系统中，大约有 64 000 个能够生成组胺的神经元，位于结节乳头体核。在中枢神经系统中，由 H_1 受体介导的作用包括昼夜节律睡眠 / 觉醒周期中的觉醒、强化学习和记忆、体液平衡、抑制进食、体温控制、心血管系统控制和介导应激触发的脑垂体 ACTH 和 β 内啡肽释放。第一代 H_1 抗组胺药物，例如氯苯那敏、苯海拉明、羟嗪和异丙嗪可以很容易地进入脑部，而通过正电子发射断层成像（PET）检查发现这些药物与颅内 50%~90% 的 H_1 受体结合。即便使用推荐剂量，H_1 抗组胺药物也经常会导致日间嗜睡、镇静、困倦、疲劳和注意力及记忆障碍。因此，这些药物可能会导致道路交通和航空事故，并且可能导致儿童考试成绩较差。另外，因为半衰期较长，即使在睡前服用，这些药物也可能导致次日清晨功能障碍。因此不建议使用第一代 H_1 抗组胺药物。

另外，第二代 H_1 抗组胺药物很难渗透到 CNS，因为这些药物可以被许多有机阴离子转运蛋白泵主动转出，例如在构成血脑屏障的血管内皮细胞腔面上表达的 P- 糖蛋白。这些药物与 CNS 中的 H_1 受体结合的结合力不同，从非索非那定的 0% 到西替利嗪的 30%。因此，第二代 H_1 抗组胺药物的镇静作用和对驾驶能力的影响相对较轻。目前，地氯雷他定、非索非那定和氯雷他定是联邦航空管理局规定飞行员可以使用的 H_1 抗组胺药物。

H_1 抗组胺药物导致的心脏毒性反应罕见，并且与 H_1 受体无关。目前已经退市的两种早期第二代 H_1 抗组胺药物阿司咪唑和特非那定可能会导致 QT 间期延长并且会导致尖端扭转型室性心动过速，而新型第二代 H_1 抗组胺药物就没有此类作用。

所有第一代 H_1 抗组胺药物和部分第二代抗组胺药物，除左西替利嗪、西替利嗪和非索非那定外，均通过肝脏细胞色素 P450 细胞进行氧化代谢。左西替利嗪和西替利嗪通过尿液原型排泄，而非索非那定主要通过粪便排泄。肝脏代谢有几种影响：肝功能障碍患者和同时使用细胞色素 P450 抑制药（如酮康唑和红霉素）的患者会延长药物的血清半衰期。另外，也发现在肝功能下降的老年患者中作用时间更长。虽然这些问题在理论上可能会引发不良反应发生,但是第二代抗组胺药物的安全界限很高,很少发生严重反应。

用法和用量

所有 H_1 抗组胺药物经口服给药后都可以在胃肠道内良好吸收。使用大多数口服 H_1 抗组胺药物之后,可以在 1~4 小时内观察到症状缓解。药物作用时间从数小时至 24 小时不等,第二代药物通常为 24 小时左右。应用 3 个月没有观察到对组胺皮肤点刺试验抑制作用的耐受性。残留的对过敏原点刺试验的抑制作用可能最长持续到停止使用 H_1 抗组胺药物后 7 天。

过敏性鼻炎

在过敏性鼻炎患者中,H_1 抗组胺药物可以缓解喷嚏、瘙痒和流涕症状,但是在缓解鼻塞方面效果欠佳。虽然研究显示通过延长 H_1 抗组胺药物疗程可以显著减轻鼻塞症状,但是减轻鼻塞主要依赖于鼻内激素。有些患者联合使用白三烯受体拮抗剂和 H_1 抗组胺药物,可观察到鼻部症状改善好于任何药物单药治疗。

局部使用氮䓬斯汀和奥洛他定鼻喷剂治疗起效快速,耐受良好并且治疗过敏性鼻炎的临床疗效等同于或优于使用口服第二代 H_1 抗组胺药物。鼻喷剂的优点是不会造成全身不良反应,但是有一定的苦味(特别是氮䓬斯汀)且必须一日两次给药。

过敏性结膜炎

全身使用或局部使用(滴眼液)H_1 抗组胺药物可以减轻瘙痒、流泪和发红等过敏性结膜炎或鼻结膜炎的眼部症状。外用 H_1 抗组胺药物包括氮䓬斯汀、依匹斯汀、酮替芬和奥洛他定。部分上述药物还可以抑制肥大细胞脱颗粒。

荨麻疹和特应性皮炎

组胺可以导致所有荨麻疹的症状,包括风团、潮红和瘙痒。因此,欧洲过敏和临床免疫学会(EAACI)、全球过敏和哮喘欧洲网络(GA2LEN)、欧洲皮肤学论坛(EDF)和世界过敏组织(WAO)的最新荨麻疹治疗指南都推荐使用第二代非镇静 H_1 抗组胺药物作为所有类型急性和慢性荨麻疹的一线药物。另外指南还推荐,如果标准剂量无效,最高可增加至标准剂量的 4 倍。

瘙痒是特应性皮炎的主要症状之一,并且搔抓经常会导致病变加重。因为组胺是主要的致痒原,使用 H_1 抗组胺药物有助于缓解瘙痒、减少搔抓并且可能节约使用糖皮质激素。

支气管哮喘

目前的证据不支持 H_1 抗组胺药物用来治疗慢性哮喘,但是研究显示,第二代 H_1 抗组胺药物,特别是与鼻内皮质类固醇联合使用,可以减轻过敏性哮喘患者的症状和伴有过敏性鼻炎的成人患者的哮喘急性发作。原因可能是在空气到达肺部之前,鼻腔可以对空气进行加热、加湿和过滤。如果患者发生鼻塞,就会失去这种保护性功能。

严重过敏反应

虽然组胺可以缓解严重过敏反应的大多数症状,但是严重过敏反应的首选治疗是注射肾上腺素。肌内注射或静脉输注氯苯那敏或苯海拉明等 H_1 抗组胺药物可以作为辅助治疗缓解瘙痒、荨麻疹、流涕和其他症状。

小结

第一代 H_1 抗组胺药物最明显的不良反应与 CNS 相关,包括困倦、驾驶能力受损、疲劳、精神不振和头晕。另外还可能发生口干、尿潴留、胃肠道不适和刺激食欲。有些研究显示患者可耐受对第一代 H_1 抗组胺药物的镇静作用,但并没有发现一致的耐受性。如果母亲服药,在喂养婴儿时可能会出现第一代药物相关的婴儿烦躁、困倦或呼吸抑制。按照说明书的推荐剂量使用,第二代 H_1 抗组胺药物的 CNS 镇静发生率可大幅降低或消失。

有些第一代 H_1 抗组胺药物可能会导致剂量依赖性的窦性心动过速、反射性心动过速和室上性心律失常以及 QT 间期延长。上面列出了可能导致的严重心脏不良反应的两种药物,阿司咪唑和特非那定,已经退市。

有些口服 H_1 抗组胺药物(包括西替利嗪、左西替利嗪和氯雷他定)在妊娠期使用相对安全(FDA B 类:动物实验无不良反应,但是没有人类数据,或动物有不良反应但是人类无不良反应)。

白三烯合成抑制药和受体拮抗药

白三烯(LTs)是花生四烯酸在核被膜上被 5-脂氧合酶(5-LO)氧化后衍生的重要炎症脂质介质。共有两种类型的白三烯:二羟酸白三烯 B4 和半胱氨酰白三烯(CysLTs:LTC_4、LTD_4、LTE_4)。5-LO 可介导从花生四烯酸转化为不稳定的环氧化物 LTA_4,根据不同的细胞类型,可通过 LTA_4 水解酶转化为 LTB_4 或通过 LTC_4 合成酶转化为 LTC_4;嗜酸性粒细胞主要产生 CysLTs,而中性粒细胞主要产生 LTB_4。炎症细胞释放 LTC_4 之后,可由 γ 谷氨酰转肽酶将 LTC_4 转化为 LTD_4,然后再由二肽酶转化为稳定的 LTE_4。LTB_4 有一种特异性 LTB 受体，主要作用是趋化中性粒细胞。

CysLT 可通过两种不同的受体发挥作用：$CysLT_1$ 和 $CysLT_2$ 受体（表 7.3）。$CysLT_1$ 受体对诱导哮喘反应非常重要，它可以诱导气道平滑肌收缩、增加微血

管通透性和支气管黏液分泌，并可以诱导气道炎症，包括嗜酸性粒细胞浸润，最终导致支气管平滑肌增生，而支气管平滑肌增生是哮喘患者气道重塑的一个原因（图 7.14）。另外，$CysLT_1$ 受体在多种过敏性疾病中起到重要作用，包括过敏性鼻炎、特应性皮炎和慢性荨麻疹等。

当机体接触过敏原或其他刺激物时会产生 CysLTs。过敏原导致的哮喘发作时，支气管肺泡灌洗液中的白三烯水平升高。另外，过敏原和阿司匹林导致的哮喘患者尿液中可检测到白三烯代谢产物 LTE_4 浓度升高。

重要的是，虽然糖皮质激素是治疗哮喘最有效的抗炎药物，但是即便给予低剂量至高剂量糖皮质激素治疗后，仍可在支气管肺泡灌洗液中检测到 CysLTs，这个现象支持激素无法直接减少 CysLTs 产生的理论。因此，抑制白三烯合成或者抑制其受体功能的药物可能对哮喘有效。已经成功研发了针对这两种途径的新药用于哮喘。

LT 受体拮抗药（LT receptor antagonists, LTRAs）孟鲁司特、扎鲁司特和普鲁司特分别在 1998 年（美国）、1996 年（美国）和 1995 年（日本）获批。孟鲁司特和普鲁斯特都获批用于治疗成人过敏性鼻炎。1996 年，白三烯合成抑制药齐留通在美国获批。

表 7.3　人 CysLT 受体特性汇总

	受体	
	人 CysLT1	人 CysLT2
氨基酸	337	346
染色体	Xq13-q21	13q14.2
结合亲和力	$LTD_4 \gg LTC_4 > LTE_4$	$LTD_4 = LTC_4 > LTE_4$
拮抗剂	孟鲁司特	
	扎鲁司特	
	普鲁斯特	
表达	肺平滑肌	肺平滑肌
	嗜酸性粒细胞	脑和浦肯野细胞
	肥大细胞	巨噬细胞
	B 淋巴细胞	肥大细胞
	单核细胞/巨噬细胞	PBL

LTC_4、D4、E4. 白三烯 C4、D4、E4；PBL. 外周血淋巴细胞。

（摘自 Evans JF. Cysteinyl leukotriene receptors. Prostaglandins Other Lipid Mediat 2002；6&-69：587-597.）

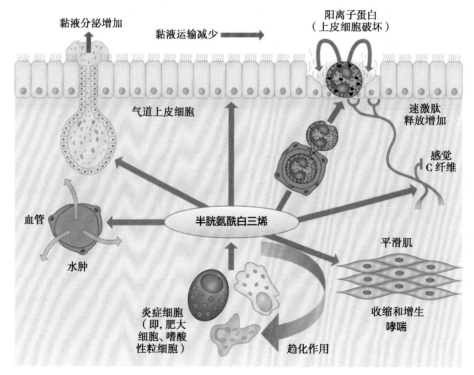

图 7.14　半胱氨酰白三烯在哮喘中的作用

作用机制

研发抑制白三烯合成的药物主要针对两个靶点,5-LO 和 5-LO 激活蛋白(5-LO-activating protein,FLAP)。齐留通是一种 5-LO 抗氧化剂抑制药。但此药并不具有很强的特异性,还可以同时抑制一些其他氧化酶,例如肝脏微粒体细胞色素酶 CYP3A4,其与特非那定、茶碱和华法林代谢相关。过敏性哮喘患者在进行过敏原激发试验之后,齐留通可以抑制早期而非晚期的哮喘反应。支气管痉挛被抑制的程度与尿液中 LTE_4 浓度降低幅度相关,齐留通还可以控制阿司匹林诱导的哮喘,同时也能观察到尿液中的 LTE_4 排泄减少。

虽然在实验模型中发现 FLAP 抑制药治疗有效并且在人体内 FLAP 抑制药抑制早期时相和晚期时相的哮喘反应,但是这些 FLAP 抑制药都还未上市,主要因为这些药物缺乏效力。

LTRAs 药物可以阻止 LTC_4 和 LTD_4 与 $CysLT_1$ 受体之间的相互作用,从而抑制这种作用导致的多种哮喘症状。$CysLT_1$ 受体在人体多种细胞表达,包括外周血白细胞(嗜酸性粒细胞、单核细胞亚群、巨噬细胞、嗜碱性粒细胞和前粒细胞 CD34+ 细胞)、肺部平滑肌细胞和间质的巨噬细胞和脾脏表达等,较少在小肠、胰腺和胎盘表达。人体 $CysLT_2$ 受体则表达于心脏(肌细胞、成纤维细胞和血管平滑肌细胞)、肾上腺髓质、外周血白细胞、脾脏、淋巴结、中枢神经系统、肺间质巨噬细胞和肺部平滑肌细胞。因为 LTRAs 有相对较高的受体选择性而不会阻断 $CysLT_2$ 受体,所以此类药物产生的不良反应通常比白三烯合成抑制剂更少。LTRAs 可以抑制气道炎症,包括嗜酸性粒细胞浸润。在致敏的实验动物中,LTRAs 可以抑制抗原诱导的早期时相和晚期时相反应并能减少支气管肺泡灌洗液中的嗜酸性粒细胞浸润。在哮喘患者中,长期给予 LTRAs 可以减少痰液和气道壁中的嗜酸性粒细胞,这些药物还可以抑制过敏原诱导的早期时相和晚期时相的哮喘症状。

在过敏原致敏 / 激发的动物模型中,有研究显示孟鲁司特具有抑制气道重塑的功能,例如减轻平滑肌增生和上皮下纤维化,体外研究显示普鲁斯特可阻断 LTD_4 上皮生长因子诱导的人类气道平滑肌增生(框 7.3)。

因为白三烯产生增加是阿司匹林相关哮喘的主要特征,所以 $CysLT_1$ 受体拮抗药可用于阿司匹林相关哮喘的治疗。

框 7.3 白三烯拮抗药(LTRAs)对哮喘患者气道的作用

抑制:
- 支气管平滑肌收缩
- 增加血管通透性
- 增加黏液生成
- 增加气道高反应性
- 气道炎症,包括嗜酸性粒细胞迁移和激活
- 气道重型,包括气道平滑肌增生

慢性哮喘患者使用扎鲁司特和静脉 / 口服孟鲁司特治疗可以明显增加第 1 秒用力呼气量(FEV_1),提示慢性哮喘会持续释放白三烯,导致支气管收缩和非特异性气道高反应性增加。

用法和用量

支气管哮喘

研究显示使用 LTRAs(成人:孟鲁司特,10mg,一日一次;扎鲁司特,20mg,一日两次;普鲁斯特,225mg,一日两次)和齐留通,600mg,一日四次,可以改善轻度至重度哮喘患者的肺功能和症状。在儿童患者中,可以用孟鲁司特(≥2 岁)、扎鲁司特(≥5 岁)和普鲁斯特(≥2 岁)治疗儿童哮喘。在成人和儿童中,LTRAs 可为运动诱发性哮喘、过敏原诱发的支气管收缩和阿司匹林哮喘提供保护作用。除了对肺功能有改善作用,LTRAs 和齐留通还可以降低气道炎症标志物的水平。LTRAs 也获批用于治疗过敏性鼻炎。另外 LTRAs 总体安全性和耐受性良好。

随机、双盲、安慰剂对照的临床试验已经证实了 LTRAs(孟鲁司特,10mg,一日一次;扎鲁司特,20mg,一日两次;普鲁斯特,225mg,一日两次)和齐留通,600mg,一日四次,用于治疗轻度至中度哮喘,与安慰剂相比,可以提高患者的肺功能、改善症状、提高生活质量以及降低哮喘急性发作风险。

LTRAs 或齐留通在轻度持续性哮喘患者中可以作为吸入低剂量糖皮质激素的替代治疗,尽管在一些研究中显示有效性稍差。与 LTRAs 或齐留通相比,低剂量吸入糖皮质激素在改善肺功能上更为有效,但是低剂量吸入性皮质类固醇和 LTRAs 在减少哮喘急性发作和风险的机制并不相同。循证指南推荐低剂量型糖皮质激素用于治疗轻度持续性哮喘,优于 LTRAs 或齐留通。通常只有 40%~60% 的患者对 LTRAs 治疗有效,因此医生需要评估特定患者是否应该继续使

用 LTRAs 治疗。如果患者在接受 4~8 周的治疗后无明显改善,应使用其他治疗方法,如吸入糖皮质激素。目前没有预测因子或生物标志物可以提示哪些患者可以从此类药物中获益。在给患者选择治疗方案时,LTRAs 的方便性是一个重要因素,有些患者无法正确使用吸入制剂,如幼儿,这样的患者适合使用 LTRAs 治疗。另外,有些儿童对吸入糖皮质激素的不良反应易感性高,特别是对生长速度的有害作用,这时 LTRAs 可能是合适的选择。在同时有过敏性鼻炎的患者中,该药物对改善上下气道症状均有帮助,是很好的治疗选择。在中度至重度哮喘患者中,LTRAs 和齐留通可用作吸入糖皮质激素的联合治疗选择。有研究显示在中度至重度哮喘患者中,使用 LTRAs 或齐留通联合吸入糖皮质激素,可以降低吸入糖皮质激素的剂量或在低剂量至高剂量吸入糖皮质激素治疗控制不佳的哮喘患者中,使用 LTRAs 或齐留通可以改善哮喘控制情况。在低剂量至中等剂量吸入糖皮质激素控制不佳的哮喘患者中,给予吸入糖皮质激素联合 LTRAs 或双倍剂量的吸入糖皮质激素,与基线相比,几项哮喘控制指标的改善情况相似。另外,LTRAs 联合吸入糖皮质激素的起效速度比双倍剂量的吸入性激素更快。

循证指南和 Cochrane 分析提示在吸入糖皮质激素控制不佳患者中,选择长效 β 受体激动药(LABAs)作为联合治疗优于选择 LTRAs 或齐留通。近期发表的一项研究比较了在低剂量吸入糖皮质激素未控制的儿童中,使用双倍剂量的吸入糖皮质激素和联合 LABAs 或孟鲁司特的治疗效果。作者发现联合 LABA 的治疗效果优于其他治疗方法并且推荐将 LABAs 作为儿童人群的首选升阶梯治疗。

LTRAs 和齐留通可以用于急性哮喘发作,作为急救药物使用。静脉注射 LTRAs 可在 15 分钟内快速起效,并可以增强短效 β 受体激动药的支气管扩张作用效果。口服制剂的作用峰值出现时间较晚,约为 2 小时,也可以增强短效 β 受体激动药的支气管舒缓作用。在成人和儿童中有同样的作用,因此 LTRAs 可用于治疗重症哮喘急性发作。

LTRAs 可以减少痰液和外周血中的嗜酸性粒细胞数量,提示 LTRAs 具有一定的抗炎作用。LTRAs 可以预防运动相关哮喘,未发现 LTRAs 对支气管保护作用的耐受性。

有 4%~28% 的成人患者在服用阿司匹林或其他有抗环氧合酶活性的非甾体抗炎药后会导致哮喘急性发作。这些患者的半胱氨酰白三烯生成增加。吸入糖皮质激素仍是治疗核心,但是 LTRAs 和齐留通对于进一步控制症状很有帮助,我们推荐所有阿司匹林相关哮喘的患者服用 LTRAs 或齐留通。

过敏性鼻炎

在伴或不伴发哮喘的季节性和持续性鼻炎的患者中,LTRAs 可以改善鼻部、眼睛和喉部症状并能提高生活质量。但是,联合使用 H_1 抗组胺药物和 LTRA 的临床益处并不总是优于这些药物的单独使用。另外,近期研究显示在缓解季节性过敏性鼻炎的症状方面,鼻内糖皮质激素的疗效优于单用 LTRAs 或 LTRAs 联合抗组胺药物。

荨麻疹和特应性皮炎

LTRAs 和齐留通治疗包括特应性皮炎在内的其他过敏性疾病的作用有限。在慢性荨麻疹的治疗中,LTRAs 或齐留通与 H_1 抗组胺药物联合使用可能稍微优于单用 H_1 抗组胺药物。

安全性

LTRAs 总体安全性和耐药性良好。在参与双盲、安慰剂对照试验的哮喘患者中,LTRAs 的不良反应发生率与安慰剂相似。迄今为止,没有使用这些药物相关的特殊不良反应的报告。齐留通和大剂量扎鲁司特可导致肝脏酶升高和发生肝炎。在使用齐留通的患者中,应监测谷丙转氨酶(ALT)的水平。所有三种 LTRAs 和齐留通都有变应性肉芽肿性血管炎(CSS)的报道,这是一种嗜酸性粒细胞性血管炎。推测的原因是,在此之前使用糖皮质激素治疗掩盖了血管炎相关的临床表现。对于使用这些药物的患者,医生应监测神经系统症状、新发皮疹和呼吸系统症状加重等表现,特别是在激素减量阶段。齐留通还可以抑制 P450 系统相关的药物代谢,如茶碱等。

小结

总而言之,许多研究支持以下观点:在轻度至中度哮喘患者中,使用 LTRAs 和齐留通可以改善肺功能和症状、介导抗炎作用并与皮质类固醇的抗炎作用相互补充。在中度至重度哮喘患者中,使用 LTRAs 或齐留通后可以减少糖皮质激素用量。基于目前哮喘治疗指南,LABAs 是补充联合治疗的一部分。在使用吸入性皮质类固醇联合 LABA 仍未控制的患者中,几乎没有证据支持加用 LTRAs 或齐留通可以增加疗效。依从性是控制哮喘特别重要的因素,因此 LTRAs 作为片剂,较吸入剂有临床应用的优势。

色甘酸钠和奈多罗米钠

色酮类药物,色甘酸钠和奈多罗米钠(图7.15)经常归为"抗过敏药物"。色甘酸钠在20世纪70年代首次上市,作为一种肥大细胞膜稳定药用于治疗哮喘,奈多罗米钠的适应证是减轻过敏性炎症。两种药物作用机制相似,主要有两方面作用,一是对肥大细胞的作用使其可预防和治疗速发型超敏反应,二是可以减轻过敏性炎症。

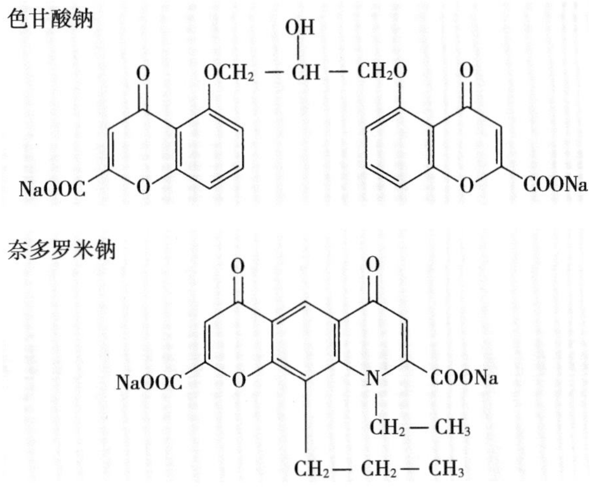

色甘酸钠

奈多罗米钠

图7.15 色甘酸钠和奈多罗米钠的结构

色甘酸钠和奈多罗米钠(参见图7.15)都是酸性药物,pKa值为1.0~2.5,并且在生理性pH(约7.4)状态下几乎都是以离子形式存在。这些理化特性意味着这些药物很少经胃肠道吸收,建议局部给药。这些药物的气雾剂可用于治疗哮喘,鼻内滴剂和鼻喷剂可用于治疗鼻炎,滴眼剂可用于治疗结膜炎。另外,口服溶液也可用于胃肠道过敏的局部治疗。这些药物几乎都是以离子形式存在,其优点是如果被全身吸收,药物也只能存在于细胞外间隙中,因此其毒性可以忽略不计。

作用机制

色酮类药物的主要作用是抑制参与肥大细胞和感觉神经元激活过程的 $Na^+/K^+/2Cl^-$ 协同转运蛋白功能,与袢利尿剂(呋塞米和布美他尼)作用靶点相同。虽然这些药物对肥大细胞的作用可以解释改善过敏原、运动和冷空气导致的支气管收缩,但是二氧化硫等刺激性物质导致的支气管收缩不是由肥大细胞介导的,这些作用更有可能由神经元反射(可能涉及C纤维感觉神经元)导致,奈多罗米钠能够抑制由缓激肽和辣椒素诱导的支气管收缩能够支持这个理论。因此,色酮类药物可能通过两种互补机制在急性哮喘发作的早期产生有效作用。

用法和用量

虽然色甘酸钠和奈多罗米钠初期适应证都是治疗哮喘,但是目前这些药物已经广泛用于过敏性鼻炎和结膜炎的局部治疗。

哮喘

直到21世纪初,色甘酸钠和奈多罗米钠都是治疗轻度至中重度哮喘重要的药物,特别是在儿童患者中。然而这些药物的作用相对较弱并且大约30%的患者治疗无效,一系列荟萃分析认为它们的疗效并不优于安慰剂。现行的指南也支持同样的观点。但是,许多临床医生认为,因为色酮类药物没有毒性,所以在治疗有效的轻度哮喘儿童中是一种可供选择的治疗方法。

过敏性鼻炎

色甘酸钠和奈多罗米钠的滴剂和鼻喷剂在过敏性鼻炎的治疗中有一定作用。为了获得更好的治疗效果,应在花粉季节开始前2~3周开始治疗并持续治疗至花粉季节结束之后。其唯一的不良反应是鼻黏膜局部刺激,罕见一过性支气管痉挛。

过敏性结膜炎

色甘酸钠和奈多罗米钠滴剂治疗过敏性结膜炎有效,特别是治疗眼痒症状,这可能由于药物抑制了传导瘙痒的感觉神经的激活。

小结

因为色甘酸钠和奈多罗米钠几乎不会全身吸收,所以这些药物极少发生全身不良反应。这使其成为治疗过敏性疾病的药物选择之一,特别对于幼儿,其他类型药物潜在副作用是幼儿治疗方案选择时需要面临的问题。吸入型治疗后最常见的不良反应是一过性咳嗽和轻度喘息。在鼻部和眼部的局部用药,可能会导致一过性刺痛。

非甾体抗炎药

阿司匹林、吲哚美辛、布洛芬或氟比洛芬等非甾体抗炎药(NSAIDs)的主要作用机制是抑制环氧合酶。因此,非甾体抗炎药具有剂量依赖性地抑制所有前列腺素形成的作用,不论有益或有害。在哮喘患者中,非特异性抑制前列腺素类(包括支气管收缩剂 PGD_2 和 TXA2)虽然在急性过敏原激发试验中有好的作用,但是似乎对哮喘的临床治疗益处不大。研究显示,PGE$_2$使T细胞免疫平衡倾向于Th2应答,其中部分是由PGE$_4$介导参与。但是,NSAIDs可能会在4%~28%的成人患者中诱发阿司匹林哮喘(AIA),因此不能在哮喘患者中轻易使用这种药物。AIA的特征是半胱氨酰白三烯生成增加,但是阿司匹林作用于环氧合酶并触发支气管收缩的具体机制仍不清楚(图7.16)。

PGD$_2$可以通过与两种受体相互作用来介导多种促炎效应:DP$_1$和DP$_2$。后一种受体是治疗哮喘和过敏性疾病治疗的药物靶点,本章后文将对此进行介绍。

用法和用量

如上所述,环氧合酶抑制药通常不推荐用于治疗哮喘并且禁用于AIA成人患者。但是,在治疗严重性全身性肥大细胞增多症时,环氧合酶抑制药与H$_1$抗组胺药物联合使用可能有一定益处,此时环氧合酶抑制药可以抑制来源于肥大细胞的PGD$_2$的合成。环氧合酶抑制药还可能对部分迟发型压力性荨麻疹/血管性水肿患者有益。但是,部分慢性特发性荨麻疹患者使用环氧合酶抑制药可能会导致症状加重。

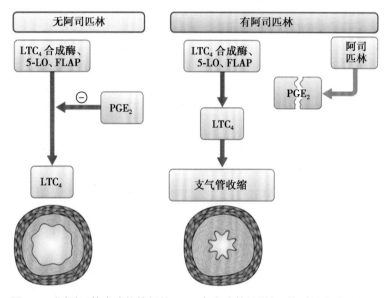

图7.16 阿司匹林哮喘的特征是LTC$_4$合成酶数量增加,特别是在嗜酸性粒细胞中。前列腺素E2可以调节白三烯形成酶复合物的活性。阿司匹林和相关NSAIDs抑制PGE$_2$生成可导致LTC$_4$合成明显增加和造成支气管收缩FLAP.5-脂氧合酶结合蛋白;5-LO.5-脂氧合酶;LT.白三烯;NSAIDs.非甾体抗炎药;PG.前列腺素。

已获批和正在研发的免疫调节剂

随着疗效更好的新型吸入糖皮质激素联合/不联合长效β受体激动药的出现,许多哮喘患者病情得到良好控制。但是与所有药物治疗一样,吸入糖皮质激素并非对所有患者都有效。有30%~35%的成人和儿童哮喘患者对吸入糖皮质激素性治疗反应差或无改善。另外,吸入糖皮质激素无法阻止疾病进展或完全逆转气道重塑。因此需要能够通过对关键免疫机制的调节并且诱导免疫耐受的新型治疗方法,即能够改变免疫应答并且在停止治疗后可以长期维持疾病控制的治疗方法。

作用于T细胞的治疗

因为哮喘患者气道中的活化T细胞具有促炎作用以及观察到CD25表达增加和哮喘严重程度有关,已有学者对阻断这种过敏性疾病的发病机制进行尝试。初期尝试包括使用凯利昔单抗等针对Th2细胞的单克隆抗体。虽然这种治疗可以一定程度上改善重症哮喘患者的症状,但是因其存在不良反应,并未对这种方法进行广泛研究。环孢素和他克莫司因具有类似抑制T细胞的机制,也被用于治疗重症哮喘。在早期研究中,环孢素可以改善重症哮喘患者的肺功能,但是因为副作用而未得到广泛使用。吸入型他克莫司用于哮喘患者治疗的临床研究因未满足主要终点而失败。

达利珠单抗是一种用于预防同种异体肾移植排斥反应的人源化单克隆 IgG1 抗体，能特异性针对活化 T 细胞表达的 CD25，并能够通过阻断 IL-2 受体 α 链抑制 IL-2 诱导的增殖，但是达利珠单抗不会耗竭循环中的 CD25+ 细胞。在一项已发表研究中，中度至重度哮喘患者静脉使用达利珠单抗可以改善肺功能、减轻哮喘症状、减少急救药物、延缓哮喘急性发作时间以及减少外周血嗜酸性粒细胞和血清嗜酸性粒细胞阳离子蛋白水平。

其他靶向作用于参与呼吸系统过敏性疾病的 T 细胞及其他关键细胞的治疗方法是使用 Toll 样受体的配体。Toll-4 受体的配体是内毒素 / 脂质 A，单磷酰脂质 A（MPL）是一种特异性配体，可以作为单药治疗或与过敏原免疫治疗联用于治疗过敏性疾病。在花粉季之前注射四次含有 MPL 的超短效疫苗可以减轻症状和减少药物使用，增加抗原特异性 IgG 水平并降低季节性 IgE 水平升高。

免疫刺激性 DNA 分子 CpG 是 Toll-9 受体激动药，已开展作为单药治疗和抗原联合治疗的临床试验。初步人体实验显示免疫刺激性 CpG 分子主要与短豚草过敏原 Amb a1 有关，可以刺激抗原特异性 Th2 向 Th1 转化，并且可以提高过敏原免疫治疗的安全性。虽然早期研究显示很有前景，但是大规模临床试验的结果令人失望。

在另一项研究中，通过临床试验证实了使用 Toll-9 受体激动药的有效性。CYT003-QbG10 是由一种病毒样颗粒（Qb）和一小段来源于分枝杆菌的 DNA 组成，可以激活树突状细胞和其他细胞中的 Toll 样受体 9。在近期发表的论文中，给予哮喘和过敏性鼻炎患者 10 周的 CYT003-QbG10 联合屋尘螨过敏原免疫治疗，发现症状评分、生活质量、屋尘螨的点刺试验反应都有改善，可以持续长达 48 周。这个结果提示停止治疗后临床缓解可以持续很长时间。有趣的是，在一项纳入 80 名季节性过敏性鼻炎患者的研究中，给予 QbG10 分子但不给予过敏原免疫治疗也能改善鼻结膜炎症状的总体评分。

另一种用于 T 细胞和早期过敏性炎症的靶向治疗是使用过氧化物酶体增殖物激活受体 γ（PPARγ）激动药。PPARγ 激动药可以通过与 AP1 结合抑制基因表达，同时与其他激活因子共同作用抑制炎症细胞因子的生成。研究显示，在大鼠哮喘模型中，PPARγ 激动药的效果得到证实。目前正在进行人体临床试验，用于观察这些已用于治疗 2 型糖尿病的药物（格列酮类药物）是否对哮喘也有一定效果。

Th2 细胞因子抑制药

因为 Th2 细胞因子（如 IL-4、IL-5、IL-9 和 IL-13 等）具有的重要作用，已有临床研究用于评价抑制细胞因子的生成和作用的靶向治疗效果。早期研究提示抑制 IL-4 具有一定应用前景，但是后续对于可溶性 IL-4 受体和 IL-4 的单克隆抗体的大规模研究并未获得有价值的结果。

虽然认为 IL-13 在气道高反应性、黏液分泌、IgE 和嗜酸性粒细胞趋化因子生成方面具有重要作用，但是特异性抗 IL-13 治疗的结果却令人失望。目前尚不清楚到底是因为特异性单克隆抗体药物的问题还是由于免疫系统复杂性，很难充分抑制 IL-4 或 IL-13。因此，同时靶向抑制 IL-4 和 IL-13 可能是更好的策略选择。

已有多种针对 IL-4Rα 的靶向策略尝试，其为 IL-4 和 IL-13 信号转导很重要的共同受体亚单位。Amgen317 是一种靶向 IL-4Rα 的人源化单克隆抗体，最早进行了临床试验，但早期试验结果却令人失望，因为该药产生的生物学活性微弱且没有临床疗效。尽管如此，该分子仍在继续研发，因为其他给药途径和剂量可能产生临床疗效。AIR645 是 IL-4Rα 的吸入型反义分子，初期临床试验正在进行，但是目前尚未报告阳性的临床结果。研究发现，一种 14kDa 的 IL-4 突变蛋白可以阻断 IL-4Rα，证实其可以有效治疗特应性皮炎（皮下给药）和哮喘（吸入给药）。据报告，这种吸入型分子 pitrakinra（AEROVANT™）可以阻断哮喘患者的速发和迟发过敏反应，这种药物在以传统主要终点作为评价指标的大规模临床试验中效果尚未确定。

一种阻断 IL-9 的单克隆抗体药物也在进行早期临床试验，但是还没有已发表数据可以确定此药的潜在疗效。

甲磺司特是一种口服药物，可以抑制 IL-4 和 IL-5 的合成。甲磺司特可以降低血清 IgE 水平和外周血嗜酸性粒细胞计数，改善哮喘结局并能减轻气道炎症。但是，这种药物需要一日三次给药，可能会因为依从性问题而造成使用受限。

抗嗜酸性粒细胞治疗

鉴于嗜酸性粒细胞在哮喘和过敏性呼吸疾病发病过程的重要作用，已有多种阻断嗜酸性粒细胞介导作用的治疗方法得以尝试。初期研究使用了人源化 IL-5 单克隆抗体，因为 IL-5 是一种对嗜酸性粒细胞的趋化和分化过程非常重要的细胞因子。几项较早的研究证实在使用 IL-5 单克隆抗体治疗后,患者血液和痰液中的嗜酸性粒细胞数量减少,但是气道高反应性、肺功能或症状没有明显改变。2009 年 3 月的《新英格兰医学杂志》上发表了两篇使用美泊利单抗的论文,与既往研究不同,这两项研究中要求入选受试者痰液嗜酸性粒细胞计数升高(>3%),研究人员再次发现外周血嗜酸性粒细胞计数减少,虽然临床效应一般,FEV$_1$、气道高反应性和症状的改善不突出或几乎没有作用,但是哮喘急性发作次数明显减少。

　　TPIASM8 是用于 RNA 沉默的寡核苷酸。此药包含两个修饰的硫代磷酸酯反义寡核苷酸,可以通过下调人 CCR3 以及 IL-3、IL-5 和 GM CSF 的共同 β 链来抑制过敏性炎症。近期的一项研究发现 TPIASM8 可以减少 46% 的痰液嗜酸性粒细胞并降低过敏原激发试验后的细胞总数增加。TPIASM8 可以显著降低哮喘的早期反应,而非迟发相反应。TPIASM8 还可以抑制过敏原诱导的痰液细胞中的 β 链 mRNA 和 CCR3 mRNA 水平,但是对细胞表面的 CCR3 和 β 链蛋白质表达没有明显影响。

抗 TNF-α 治疗

　　TNF-α 可以发挥多种功能,对哮喘发病有非常重要的作用。TNF-α 可以增加气道高反应性,并通过增加黏附分子的表达,增强对嗜酸性粒细胞和中性粒细胞趋化作用。另外,TNF-α 还能刺激上皮细胞和内皮细胞合成并释放趋化因子和其他细胞因子。在几项纳入重症哮喘患者的研究中发现,TNF-α 阻滞药可以改善肺功能、生活质量、减少急性发作率和降低气道高反应性。但是,大型多中心临床研究的结果却令人失望,不仅很难显示临床疗效,还会增加不良事件,提示收益风险比相对较低,因此目前已经中止了抗 TNF-α 治疗在哮喘和过敏性疾病治疗中的进一步研究。

作用于 IgE 和肥大细胞的治疗

　　肥大细胞和肥大细胞介导的反应是治疗过敏性炎症很重要的靶点。Syk 激酶是一种细胞内蛋白质-酪氨酸激酶,对肥大细胞和嗜碱性粒细胞的激活和介质释放非常重要。R112 是一种 Syk 激酶抑制药,在一项为期 2 天的在公园里开展的季节性过敏性鼻炎的研究中发现,该药物可以明显缓解过敏性鼻炎的症状,包括鼻塞、流涕、喷嚏、鼻痒、喉咙痒、鼻后滴漏、咳嗽、头痛和面部疼痛。此药可以在 30~90 分钟内起效,与安慰剂相比,总体临床改善率提升约为 25%。目前正在研制另一种吸入型制剂 R343 用于治疗过敏性哮喘。

　　奥马珠单抗是一种人源化抗 IgE 的单克隆抗体,具有一系列抗炎作用,并为患者带来临床获益(图 7.17)。奥马珠单抗可以快速降低游离 IgE 的水平同时减少关键效应细胞(包括肥大细胞、嗜碱性粒细胞、树突状细胞和单核细胞)上的高亲和力 IgE 受体表达。另外,奥马珠单抗仅 16 周后即可观察到肺部炎症减轻,在单用吸入糖皮质激素治疗或联合其他药物治疗的哮喘患者中,加用奥马珠单抗可以减少哮喘急性发作次数、改善症状评分、减少吸入和口服糖皮质激素的使用并减少急救药物的使用。小型临床研究或病例报告显示奥马珠单抗对下列疾病有益:季节性和常年性过敏性鼻炎伴或不伴哮喘、特应性皮炎、食物过敏、昆虫过敏、出现针对高亲和力 IgE 受体或 IgE 的自身抗体的慢性荨麻疹、变应性支气管肺曲霉病、乳胶过敏、慢性增生性鼻窦炎、复发性鼻息肉病、药物过敏和特发性严重过敏反应。但是,也有报告显示首剂和后续奥马珠单抗治疗后出现严重过敏反应,具体机制不详。近期,奥马珠单抗潜在的心血管不良事件得到关注,关于奥马珠单抗与恶性肿瘤的关联也尚存争议。

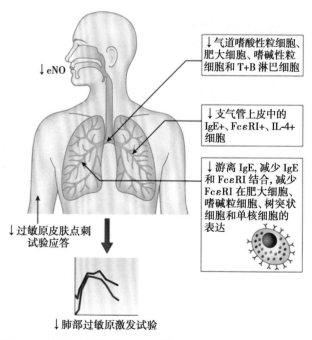

图 7.17　奥马珠单抗(抗 IgE)的作用机制

肥大细胞介质拮抗药

　　现已有多项针对哮喘重要介质拮抗药的研究,其中之一就是 CRTH2(一种 G 蛋白偶联受体)的拮抗药。CRTH2 存在于 Th2 细胞、嗜酸性粒细胞和嗜碱性粒细胞表面,具有介导 PGD_2 激活和趋化的作用。近期一项为期 28 天纳入 FEV_1 值为 60%~80% 的轻度至中度哮喘患者的 II 期临床研究显示,口服拮抗药 ACT-129968 具有临床应用前景,磷酸腺苷和乙酰甲胆碱支气管激发试验减少了 1~1.5 个加倍剂量,FEV_1 提高了 10%~14%,痰液嗜酸性粒细胞和 IgE 有所降低,患者的生活质量得到提高。还需要进一步的研究来评价 CRTH2 拮抗药的临床应用价值。

小结

从根本上讲,我们需要更好的治疗来减轻症状、改善生活质量以及预防或逆转疾病。这些治疗方法需要考虑风险 / 收益比,因为一些新型疗法如单克隆抗体费用昂贵。

重要信息汇总

- 过敏疾病的疾病谱广,受累器官多,每种疾病都需要使用不同的药物治疗。药物治疗的主要原则相同:缓解症状和减轻潜在炎症。
- 肾上腺素:严重过敏反应的急救药物,通过恢复血压和扩张支气管的作用挽救生命。高危患者应随身携带预填充的肾上腺素注射器(EpiPen、Twinject 或同类产品),并培训患者正确在大腿外侧进行注射。
- 支气管扩张药($β_2$ 受体激动药):通过增加 cAMP 来舒张支气管平滑肌。短效 $β_2$ 受体激动药可以在 5 分钟内起效,作用持续时间为 4~6 小时;而长效 $β_2$ 受体激动药(LABA)可在 30 分钟内起效,作用持续时间可超过 12 小时。LABA 只能与吸入糖皮质激素联合使用。
- 糖皮质激素:对哮喘和过敏性鼻炎患者有抗炎作用,应尽量局部给药。
- 白三烯受体拮抗药:LTRAs 和齐留通可以改善轻度至中度哮喘患者的肺功能和症状,具有抗炎作用并能补充皮质类固醇的抗炎特性。
- 甲基黄嘌呤类药物:在哮喘患者中,茶碱可作为支气管舒张药使用,与小剂量 $β_2$ 受体激动药联合使用时可能有协同效应。
- 抗胆碱能药物:异丙托溴铵(短效)和噻托溴铵(长效,一日一次)可用于治疗 COPD,但尚未证实对哮喘患者有益。

- H_1 抗组胺药物:减轻过敏性鼻炎患者的流涕和鼻痒症状特别有效;缓解鼻塞效果欠佳。
- 鼻内减充血剂(α 受体激动药):可以有效缓解鼻塞,但是使用时间不应超过 3~5 天,因为可能导致鼻黏膜反弹性肿胀和药物诱导性鼻炎(药物性鼻炎)。

拓展阅读

Barnes PJ. Theophylline and phosphodiesterase inhibitors. In: Adkinson NF, Bochner BS, Busse WW et al, eds. Allergy: principles and practice, 7th edn. St Louis: Mosby Elsevier; 2009:1505–1516.

Bousquet J, Khaltaev N, Cruz AA, et al. GA₂LEN; AllerGen. Allergic Rhinitis and its Impact on Asthma (ARIA) 2008 update (in collaboration with the World Health Organization, GA(2)LEN and AllerGen). Allergy. 2008 Apr; 63 suppl 86:8–160.

Camargo CA Jr, Rachelefsky G, Schatz M. Managing asthma exacerbations in the emergency department: summary of the National Asthma Education and Prevention Program Expert Panel Report 3 guidelines for the management of asthma exacerbations. J Emerg Med 2009 Aug; 37(2 suppl):S6–17.

Casale TB, Stokes J. Anti-IgE therapy: clinical utility beyond asthma. J Allergy Clin Immunol 2009 Apr; 123(4):770–771, e1.

Church MK, Maurer M, Simons FER, et al. Should first-generation H₁-antihistamines still be available as over-the-counter medications? A GA²LEN task force report. Allergy 2010; 65:459–466.

Dimov VV, Stokes JR, Casale TB. Immunomodulators in asthma therapy. Curr Allergy Asthma Rep 2009 Nov; 9(6):475–483.

Edwards AM, Holgate ST. The chromones: cromolyn sodium and nedocromil sodium. In: Adkinson NF, Bochner BS, Busse WW et al, eds. Allergy: principles and practice, 7th edn. St Louis: Mosby Elsevier; 2009:1591–1602.

Spahn JD, Covar R, Szefler SJ. Glucocorticoids: clinical pharmacology. In: Adkinson NF, Bochner BS, Busse WW et al, eds. Allergy: principles and practice, 7th edn. St Louis: Mosby Elsevier; 2009:1575–1590.

Wallace DV, Dykewicz MS, Bernstein DI, et al. Joint Task Force on Practice; American Academy of Allergy; Asthma & Immunology; American College of Allergy; Asthma and Immunology; Joint Council of Allergy, Asthma and Immunology. The diagnosis and management of rhinitis: an updated practice parameter. J Allergy Clin Immunol 2008 Aug; 122(2 suppl):S1–84. Review. Erratum in: J Allergy Clin Immunol 2008 Dec; 122(6):1237.

Zuberbier T, Asero R, Bindslev-Jensen C, et al. EAACI/GA²LEN/EDF/WAO guideline: management of urticaria. Allergy. 2009 Oct; 64(10):1427–1443.

第八章　过敏原特异性免疫治疗

Hans-Jørgen Malling, Jonathan Corren, Peter S. Creticos

内容释义

过敏原特异性免疫治疗（specific immunotherapy, SIT）是一种通过给过敏性疾病患者接触剂量逐渐增加的过敏原从而调节患者免疫系统，使患者临床症状得以减轻的治疗方法。

概述

给患者接种微生物来预防感染性疾病的做法最早应用于 18 世纪晚期。当时，花粉症被认为是由感染性微生物引起的，Noon 与 Freeman 给患者注射花粉制剂来预防花粉症症状是合乎逻辑的。尽管治疗的基本原理后来被证实是不正确的，但是治疗被证明是有效果的。在 20 世纪二三十年代，当时对花粉症的治疗手段十分有限，这种注射脱敏的疗法被广泛应用并表现出不同程度的成功率。在过去的二三十年中，不少有效又安全的抗过敏药相继问世，一些欧洲国家因此减少了免疫治疗的应用。但近年来，随着过敏原提取物的标准化以及人们对其免疫学机制的更深理解使这种治疗方法再次得到重视。同时也已明确，选择合适的患者以及对实践指南的关注都是治疗成功的关键。

呼吸道过敏治疗概况

过敏性呼吸道疾病的管理除了居家管理相关的患者健康教育以外，还包括三方面必要的干预措施，包括过敏原回避、药物治疗和过敏原特异性免疫治疗。中重度疾病患者接受免疫治疗具有一定临床疗效。免疫治疗可以影响过敏性炎症的病理生理机制，相对于对症药物可能具有更远期的疗效。尽管许多抗过敏药物疗效显著，且副作用甚微，但它们仅能缓解症状，而免疫治疗则是唯一可以改变疾病自然病程的治疗方法。对于过敏性鼻炎及哮喘的患者而言，选择合适的过敏原提取物进行免疫治疗可以显著减轻症状的严重程度，减少抗过敏药物的使用，并改善疾病特异性的生活质量。

免疫治疗的机制（图 8.1）

尽管 SIT 有益效应的确切机制尚不明确，但大部分免疫效应已被阐明。

一些研究显示 SIT 可以同时抑制过敏原刺激鼻部及肺部的速发相和迟发相反应。同样的，接受 SIT 期间，过敏原皮肤测试的速发相和迟发相反应的程度会有所减轻，尤其是对迟发相反应影响更大。

我们早已经明确免疫治疗可以降低好发季节期间 IgE 的水平，并使过敏原特异性 IgG 水平（即阻断性抗体）升高，尤其是 IgG4 亚群（图 8.2）。这一

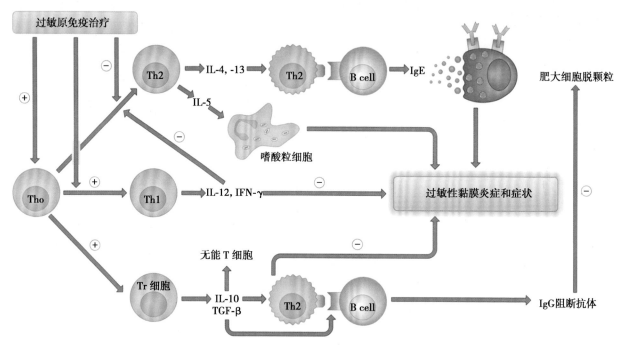

图 8.1 特异性免疫治疗（SIT）的机制。过敏性疾病以 2 型 T 辅助细胞（Th2）为主导，以白介素 4（IL-4）、IL-5 及 IL-13 的分泌为特征。IL-5 与嗜酸性粒细胞的生存、活化及成熟有关，IL-4 与 IL-13 对 B 细胞类别转换产生 IgE 有重要作用。Th1 反应诱导产生的 IL-12 及 γ 干扰素均可抑制 Th2 反应。SIT 诱导 Th1 反应，抑制 Th2 反应，同时诱导调节性 T 细胞（Tr 细胞）分泌 IL-10 及转化生长因子 β（TGF-β）。近年来报道显示 IL-10 可诱导 T 细胞 "无反应性" 或具有其他 "抗过敏特质"

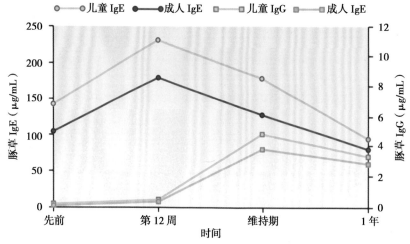

图 8.2 特异性免疫治疗过程中血清学变化的时程。需注意，过敏原特异性 IgE 在初始阶段上升，而过敏原特异性 IgG 在后续上升，一般晚于临床症状的改善

过程将减少 IgE 介导的组胺释放，并抑制 IgE 介导的抗原被递呈给 T 细胞。近年来的研究显示了免疫治疗后检测 IgG 亲和力及特异性的重要性。接受长期免疫治疗后，IgG4 的结合力增加，而 IgE 的结合力减弱。尽管这些由免疫治疗诱导的 IgG4 浓度的变化可能有一定潜在重要的致病意义，但个别患者 IgG4 水平和个体临床反应不存在相关性。

针对季节性过敏性鼻炎患者的研究显示免疫治疗影响多种类型细胞的募集和功能。这些改变包括在好发季节时，嗜酸性粒细胞、嗜碱粒细胞及 T 细胞向鼻黏膜募集的衰减。除此以外，免疫治疗还可以在优先分泌 γ 干扰素并减少分泌 IL-4 及 IL-5 的基础上，诱导 T 淋巴细胞亚群平衡的转变，使 2 型辅助 T 细胞（Th2）表型向 Th1 表型转移。然而，这些发现尚未在所有的研究中复现。

近来越来越多的研究关注了以 CD4$^+$CD25$^+$ 表型

为标记的调节性 T 细胞（Tr 或 Treg）。免疫治疗可以诱导调节性 T 细胞产生并释放 IL-10 及转化生长因子 β（TGF-β），这些细胞因子具有一系列抗过敏效应。其中最重要的作用是调节 IL-4 诱导 B 细胞产生 IgG4，抑制 IgE 依赖的肥大细胞激活，以及抑制人嗜酸性粒细胞细胞因子的产生及存活。IL-10 可以抑制加重过敏的细胞因子如 IL-5 的产生，可以诱导 T 细胞"无反应性"状态，这种状态被认为是 IL-10 受体依赖的 B7/CD28 共刺激途径阻断结果。IL-10 及调节性 T 细胞在免疫治疗疗效中起着关键性作用，需要更多的研究来证明其重要性。

皮下免疫治疗

皮下注射过敏原即皮下免疫治疗（subcutaneous infections, SCIT）是最常见的过敏原免疫治疗手段，需要从过敏原稀释浓度的极低剂量起注射，剂量逐步升高直至达到维持剂量。通常情况下，剂量累加阶段每周或隔周注射一次，疗程 10~24 周（一般欧洲为 10~13 周，美国为 12~24 周）。集群疗法仅需 7~8 周达到维持剂量，与相对较慢的常规疗法相比，安全性相仿。

剂量维持阶段每 4~8 周注射一次，总疗程 3~5 年。目前有多种方案包括"冲击"和"半冲击"疗法，这种方案中剂量起始阶段时间被压缩，通常采用一天内注射数次，每次间隔 30~60 分钟的疗法。这些方案最主要的缺点是增加了产生副作用的可能性，需充分权衡，确保在数天或数周中具有保护能力，这一方案尤其适用于膜翅目昆虫过敏患者。

舌下免疫治疗

目前还有许多其他途径的治疗方法，最有前景的是舌下免疫治疗（sublingual immunotherapy, SLIT）。诸多研究证实高剂量舌下免疫治疗是一种对成人及儿童均有效的治疗形式。舌下免疫治疗可由患者在家中自行用药，无须医务人员监管，可能导致更好的依从性。尽管有这些优点，如果要将舌下免疫治疗取代皮下免疫治疗仍存在一些问题需要注意。目前有关舌下免疫治疗与皮下免疫治疗比较的数据仍十分有限，也确实存在舌下免疫治疗总体疗效劣于皮下免疫治疗的说法。我们现在仍不清楚舌下免疫治疗的长期疗效，也不了解这种疗法所带来的免疫学改变。最后，舌下免疫治疗的安全性虽已被认可，但仍需大量与皮下免疫治疗类似的研究来最终证实舌下免疫治疗与皮下免疫治疗真正的风险 / 获益比。随着越来越多关于舌下免疫治疗研究的发表，希望以上这些问题可以得到解决，其作为皮下免疫治疗替代疗法的地位可以被更清晰地定义。舌下免疫治疗的副作用一般局限于局部瘙痒及口部、喉部和胃肠道的不适。然而，很少报道舌下免疫治疗诱发的哮喘反应。

其他途径

目前也有使用一些其他非传统的治疗方法。口服或鼻内局部免疫治疗与舌下免疫治疗相比疗效相对较差，无法取代原有疗法。使用极微稀释剂量花粉进行的顺势疗法，目前尚未证实具有明确疗效，不应推荐。

免疫治疗的疗效

膜翅目昆虫毒液过敏

膜翅目昆虫叮咬引起的严重过敏反应虽不常见但却致命，毒液免疫治疗是预防严重过敏反应的治疗选择。蜜蜂毒液的主要过敏原是磷脂酶 A2（Api m 1），而黄蜂毒液则是抗原 5（Ves v 5）。另一种临床上常见的昆虫是进口火蚁（也是膜翅目昆虫家族中的一员）。美国、澳洲、东南亚地区关于进口火蚁过敏的报道逐渐增多。

根据临床病史及毒液特异性 IgE 做出风险评估。既往叮咬后出现全身症状的患者比只有局部较大反应者出现严重过敏反应的风险要高得多。IgE 反应的程度与叮咬后的反应类型或严重程度不一定一致，一些经历较大局部反应的患者可出现非常高的毒液 IgE 值，而一些迅速发生血管反应并出现严重过敏性休克的患者则可能几乎检测不到毒液特异性 IgE。具有较大局部反应且毒液皮试阳性的儿童及成人发生全身性反应的概率在 5%~10% 的范围内。有报道的既往曾发生过全身性反应的儿童及成人再次发生全身性反应的风险为 30%~60%，反应越轻风险越低。成人出现全身反应的风险在 10~20 年内下降到了 15%~30%，但仍没有低到与普通人群患病率相当的 3% 的水平。在 10~20 年的观察中发现既往有全身性皮肤反应的儿童有不到 5% 的风险发生严重过敏反应。目前没有某种测试可以精确预测下次叮咬后的结局。现场叮咬激发试验是一种有效的研究手段,但很难在临床全面开展,因为一些对首次激发无反应的患者可能对后续的叮咬出现反应。

毒液免疫治疗的诱导阶段可每周给药,疗程共10周,可以采用2~3周为疗程的"半冲击"方案,或住院进行2~3天的冲击诱导。黄蜂毒液免疫治疗一旦达到维持剂量,95%~98%的患者接受黄蜂叮咬激发试验不会发生全身性反应(而蜜蜂毒液免疫治疗后80%~85%的患者不发生全身性反应)。接受传统方案100μg剂量未完全起效的患者接受200μg维持剂量治疗可能会更有效。在剂量维持阶段,治疗的保护作用会继续保持,维持剂量一般每4~6周给药一次,有时给药间隔也可延长至8周,尤其是在毒液过敏的长期维持阶段。维持治疗通常推荐进行3~5年,尽管需要权衡延长疗程的皮下免疫治疗所带来的不便,但越来越多的证据表明5年的治疗可提供更长期的获益。延长的疗程通常推荐给那些既往有更严重反应的患者,或在毒液皮下免疫治疗过程中有全身反应的患者,以及对蜜蜂过敏的患者(与黄蜂相反)。治疗的终止往往基于毒液皮肤试验反应的减轻或毒液特异性IgE水平的下降。接受治疗的患者毒液特异性IgG均会升高,≥3μg/mL的水平被认为具有保护作用。

毒液皮下免疫治疗终止后再次叮咬出现全身反应的低风险(10%)将会维持多年。尽管皮下免疫治疗后再叮咬发生严重全身性反应者很少,但仍有一些致死性事件的报道,通常这些患者存在其他的高危因素(如肥大细胞增多症、既往有严重反应史、毒液皮下免疫治疗过程中曾发生全身反应、蜜蜂过敏者)。在接受毒液皮下免疫治疗的儿童中,治疗终止后再叮咬出现全身反应的概率更低,近20年中持续低于5%。其中多少归功于皮下免疫治疗而多少归功于致敏的自然缓解不得而知,但临床信息是明确的:治疗在短期内是有效的,患者在治疗后多年仍保持了发生反应的低风险状态。

皮下免疫治疗在过敏性鼻炎和哮喘中的应用

过敏原特异性免疫治疗被广泛应用于过敏性气道疾病的治疗中。由于存在多种SIT的治疗形式,所以患者的入选十分关键。过敏性疾病的诊断应准确,

尤其是有常年症状的患者,应基于详细的临床病史,符合IgE介导的致敏,且有皮肤试验或血液测试结果支持。

已有发表的研究肯定了SCIT治疗过敏性气道疾病的有效性(图8.3)。针对过敏性鼻炎或哮喘患者接受皮下免疫治疗的大规模双盲安慰剂对照研究的Meta分析提示,积极的治疗(使用季节性花粉、尘螨、动物皮屑或真菌)可使平均症状-用药评分较安慰剂组下降45%。在这篇Meta分析中,平均30%的改善率被认为是临床相关差异的最低水平。在更新的原Meta分析中,皮下免疫治疗可使鼻炎严重程度平均改善40%,哮喘改善45%。

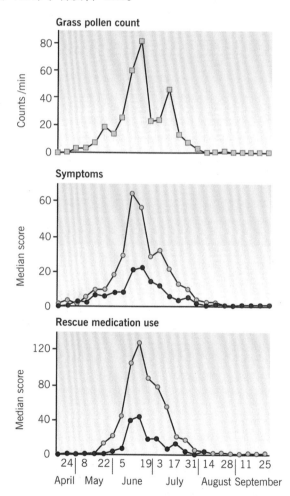

图8.3 花粉提取物免疫治疗或安慰剂治疗后症状及用药评分。注意接受免疫治疗后症状的明显缓解及使用抢救药物的显著减少

绿色,每周草花粉计数比较;蓝色,安慰剂组;红色,花粉提取液治疗组(数据来源 Varney VA, Gaga M, Frew AJ, et al. Usefulness of immunotherapy in patients with severe summer hay fever uncontrolled by anti-allergic drugs. BMJ 1991; 302:265-269.)

脚注:图8.3因版权问题,图片需要保留英文。

舌下免疫治疗在过敏性鼻炎和哮喘中的应用

大部分关于舌下免疫治疗的临床研究与现代标准不符，基于目前的所有研究，舌下免疫治疗的疗效似乎劣于皮下免疫治疗。近年来只有少数采用草和桦树花粉分别用 SCIT 与 SLIT 治疗过敏性鼻炎的大型研究，显示 SCIT 与 SLIT 的疗效具有可比性。然而，目前还没有两种脱敏方法在同一个研究中具有足够说服力来证明两者有效性相当的双盲研究。有一些证实舌下免疫治疗在儿童患者中有效的研究，但效力有限。

免疫治疗对疾病的调节与预防能力

在最近的一项研究中，205 名 6~14 岁患有草和 / 或桦树花粉致敏的季节性鼻炎患病儿童被随机分成接受积极皮下 3 年免疫治疗或安慰剂治疗的两组。在研究起始阶段没有哮喘症状的患儿中，接受积极免疫治疗的患儿在 3 年后最终诊断为哮喘的人数明显少于对照组（比值比为 2.52）。

过敏原特异性免疫治疗的适应证

膜翅目昆虫毒液过敏免疫治疗的适应证

毒液免疫治疗适用于曾有包括呼吸系统和 / 或心血管系统症状等严重全身性过敏反应，以及被皮肤试验和 / 或特异性血清 IgE 证实被某种昆虫致敏的儿童及成人患者。对于非致死性全身性反应（荨麻疹、红斑、瘙痒），可根据其他一些因素决定是否需要开始进行毒液免疫治疗。包括是否能立即获得医疗机构急救、高暴露风险的职业 / 爱好、伴随有心血管疾病、其他伴随疾病如肥大细胞增多症、可严重影响患者生活质量的焦虑引起的心理因素。目前的指南不推荐 15 岁以下单纯皮肤反应（荨麻疹）的患者接受免疫治疗。免疫治疗也不推荐给较大局部反应者或特殊反应者，如非 IgE 介导的超敏反应包括血管炎、肾病或血小板减少症。

呼吸道过敏免疫治疗的适应证及禁忌证

过敏原特异性免疫治疗一般适用于中重度持续症状的过敏性鼻炎患者，可以依靠使用口服抗组胺药缓解症状的间歇性症状患者不应作为这种治疗的候选者。可以从免疫治疗获益的特殊患者群体包括：①对现有药物治疗反应较差者；②对常用药物常规剂量具有困扰的不良反应；③开始出现支气管哮喘症状；④尽管使用传统治疗手段仍出现鼻炎的并发症，如鼻窦炎、中耳炎、牙齿咬合不正。

对过敏性哮喘患者采用免疫治疗的适应证尚不十分明确。如前所述，SIT 可能预防过敏性鼻炎向哮喘发展的进程，因此对新发过敏性哮喘患者应强烈考虑这一点。对于已诊断哮喘的患者，SIT 可减轻因暴露于特异性过敏原而诱发的疾病恶化程度。需要谨记的是重症哮喘需谨慎进行免疫治疗，因为有可能使哮喘进一步恶化，尤其是 $FEV_1<70\%$ 预期值的患者。

一般来说，儿童接受免疫治疗的反应比成人好，这很有可能与疾病病程有关。这也提示 SIT 应在自然病程尚有可能被逆转时进行，而不是在慢性不可逆性恶化时开始。

过敏性鼻炎及哮喘成功的免疫治疗取决于多方面因素，基于患者具有很大可能性得到临床获益且不良反应风险低的考虑而给患者进行免疫治疗可能是对患者最有利的（框 8.1）。

开始进行吸入性过敏原或膜翅目昆虫毒液过敏原皮下过敏原特异性免疫治疗的绝对禁忌证包括：①心血管疾病；②严重哮喘（见上文）并使用 β 受体阻滞药（包括局部用药）（见下文膜翅目过敏）者；③依从性较差；④严重心理问题；⑤妊娠。

一般免疫治疗年龄限于 5 岁以上，该年龄以下吸入性过敏原导致发病的可能性较小。此外，如给 5 岁以下儿童进行皮下免疫治疗，至关重要的是负责注射的医师需具有识别及处理该年龄段儿童发生严重过敏反应的丰富经验。

与吸入性过敏原免疫治疗相比，膜翅目毒液免疫治疗通常也可应用于合并有心血管疾病的老年患者以预防他们出现严重甚至致命的反应。这类患者通常使用 β 受体阻滞药，在停用该药或是放弃接受毒液免疫治疗之间必须仔细权衡利弊。对于冠心病或严重室性心律失常患者，停用 β 受体阻滞药的风险是不能接受的。如果患者高暴露于相关昆虫，即使在使用 β 受体阻滞药的情况下毒液免疫治疗也应当被采用，但应当在有相关专家在场且有严密的监控下进行，包括心电图血压监测，同时应有紧急预案，以防出现严重不良反应时因使用 β 受体阻滞药而使紧急救治疗效欠佳的情况发生。

框 8.1　吸入性过敏免疫治疗患者的适应证

- 患者年龄及疾病病程（以年计）
- 累及器官
- 症状严重程度及病程
- 与临床症状相关的过敏原
- 过敏原致敏与非特异性触发因素的重要性
- 过敏原暴露及过敏原回避效果
- 药物治疗的临床反应
- 需要的药物数量及类型
- 药物及免疫治疗所带来的风险
- 疾病及治疗对生活质量造成的影响
- 患者对治疗的态度及期望

评价每一个单独条目是有利于或不利于免疫治疗，只有那些总体疾病评估有利于免疫治疗的患者才应该进行免疫治疗。

过敏原特异性免疫治疗的安全性

IgE 致敏的患者注射过敏原（皮下免疫治疗者）存在发生严重过敏反应的风险。鼻炎患者接受高效提取液注射有发生严重全身反应的情况，主要出现在诱导阶段，但也可能发生在维持阶段。哮喘患者发生全身反应的风险相对较高，主要归因于支气管阻塞。因此哮喘患者注射前必须接受肺功能检测，以保证患者接受最佳的抗哮喘药物治疗。

研究数据显示患哮喘是皮下免疫治疗过程中出现严重全身反应的独立危险因素。致死性事件发生率约为 1∶2 500 000，在美国平均每年有 3.4 例死亡病例。皮下免疫治疗的致死率在过去的 15 年未发生改变。绝大部分致死性事件都发生于控制不佳的哮喘患者。值得关注的是，其中一些反应发生于接受注射30 分钟以后（即在接受注射过敏原治疗后常规推荐的 30 分钟观察时间以外）。在许多死亡事件中，既存在肾上腺素延迟使用（US 肾上腺素），也存在根本未使用肾上腺素的情况。出现全身不良反应的风险因素见框 8.2。

一些研究表明使用抗组胺药预处理可以减少皮下免疫治疗过程中局部及全身反应的发生频率及严重程度，但这还未实现标准化。免疫治疗形式及药瓶标签实现标准化可减少患者及剂量错误。但是，实施免疫治疗的临床医生必须经常评估其患者最近的健康状况，避免给不适合治疗的患者进行注射，尤其是病情未控制的哮喘患者。此外，适当且及时地使用肾上腺素治疗严重过敏反应是必要的。

框 8.2　皮下免疫治疗不良反应的相关因素

- 治疗诱导阶段
- 剂量错误
- 因疏忽注射于静脉内
- 既往全身反应史
- 对过敏原高度敏感
- 注射后剧烈运动
- 换瓶
- 出现发热性疾病
- 未控制的哮喘
- 过敏原的环境暴露，如花粉季
- 使用 β 受体阻滞药

舌下免疫治疗主要因其安全性被推荐使用。大部分有局部反应的患者多表现在口部及胃肠道。全身反应（主要为哮喘发作）鲜有报道。总体来说舌下免疫治疗还是一种可以在家中自行进行的治疗方式。

免疫治疗的实际管理

患者教育

患者应当被口头及书面形式告知有关免疫治疗的各种信息，包括治疗的疗效、可能的副作用、依从性要求、治疗疗程以及注射后需要观察的必要性。

不良反应的处理

由于皮下免疫治疗具有诱发严重过敏反应的风险，医疗人员应进行严重过敏反应处理的培训，经常更新急救车中常备的所有必需药物（框 8.3）。医生应确定附近有可以处理紧急事件的医院，在患者出现严重过敏反应需要至急救室或住院治疗时及时得到转运。

框 8.3　皮下免疫治疗所必需的急救设备

- 注射用肾上腺素（1mg/mL）
- 抗组胺药，糖皮质激素，注射或口服的血管升压素
- 注射器、注射针、止血带及输液设备
- 注射用生理盐水
- 氧气和抽吸设备
- 硅胶面罩及人工通气设备
- 血压监测设备
- 记录严重过敏反应过程及处理的表格

在远离重症监护病房的条件下，应备有直接喉镜、除颤仪、气管切开和心内注射的设备。但需要以上流程的这些罕见情况并不代表需要立即采取这些措施。

过敏原制剂

为取得良好的临床疗效并尽量减少副作用,保证应用于免疫治疗的过敏原产品质量非常重要。常规免疫治疗的提取液应当是标准化的且质量是可控的。在日常临床实践中,只能使用经过对照研究证实其临床疗效及安全性的过敏原提取液。

商业用过敏原提取液可以是水溶液、缓释剂或修饰过的提取物。水溶性提取物可被应用于多种注射方案如冲击或集群免疫治疗,其提取液的缺点是其过敏原快速降解及副反应的高发生率。缓释提取物是指将过敏原结合在一个载体上,以减缓注射部位过敏原的降解或清除速度,这可能意味着副作用发生率的减少,且可能具有更好的临床疗效。其缺点是一次治疗只能注射一剂或几剂,且副作用可能出现在注射 30 分钟后。修饰的过敏原提取物是指对过敏原进行物理性或化学性的变构以减少过敏原性并保留免疫原性(同时增加安全性)。然而,修饰过敏原的标准化存在一定问题,因为其不能基于 IgE 结合试验为基础。

美国及欧洲的过敏科医师之间一个最大的区别在于皮下免疫治疗中过敏原混合物的应用。不相关过敏原的混合使用在欧洲是不被推荐的,然而在美国却经常被使用。混合过敏原尚未在临床研究中被证实有效,且已有的数据还不能判断混合过敏原皮下免疫治疗是否有效。目前还没有理论基础来解释混合提取液皮下免疫治疗为何效果欠佳,最可能的解释是合适剂量的不同过敏原之间发生共同降解或剂量稀释。有交叉反应的过敏原混合物如草类、螨类等可以使用,但由于主要表位的高同源性序列,相对单一过敏原,混合过敏原很少存在优势。临床研究显示单一过敏原和交叉反应过敏原混合物之间的临床反应只有微小差别。

剂量调整

指南中关于注射的遗漏、前次剂量的重复及减量主要基于经验及传统。框 8.4 中的推荐已被证实是有效的。尽管迟发的注射部位局部反应被用于调整下次过敏原注射时的过敏原剂量,但是有一些研究提示前次注射的迟发性局部反应与下次注射发生全身反应的风险没有相关性。

框 8.4　减少皮下免疫治疗系统性不良反应的推荐

- 近 3 天存在气道感染或其他明显疾病者应推迟注射
- 近 3 天过敏症状恶化者或因近来暴露于过敏原而增加抗过敏药物者应推迟注射
- 哮喘患者每次注射前必须监测肺功能,当肺功能下降至小于个人最佳值 80% 时,必须推迟注射(峰流速即可)
- 超过注射间隔时间时,应减少注射预定剂量。减少的量取决于超过的时间
- 若前次注射出现全身反应,应减少注射预定剂量。减少的量取决于反应的严重程度。若发生严重过敏反应或其他致死性反应,是否要继续免疫治疗应重新仔细评估(除膜翅目昆虫毒液过敏,其是增强免疫治疗的指征)
- 检查任何会增加全身性不良反应或削弱严重过敏反应抢救疗效的药物使用情况
- 一般不推荐在过敏原流行季节开始进行诱导治疗。在过敏原流行季节,如患者有临床症状不应进行注射
- 接受感染性疾病的疫苗治疗后进行过敏原注射应间隔至少 1 周

未来的方向

肽类免疫治疗

肽类免疫治疗是基于特异性免疫治疗通过改变过敏原特异性 T 细胞功能的概念。为便于 T 细胞识别,注射的过敏原需以短肽片段与抗原递呈细胞上的主要组织相容性复合物(MHC)Ⅱ类分子结合从而呈递给 Th 细胞。由于抗体识别的 T 细胞表位不同于 B 细胞表位(图 8.4),所以 T 细胞肽类呈递给目标 T 细胞时有可能不发生 IgE 介导的严重过敏反应。候选肽类一般依据其在特定过敏患者中诱导特定淋巴细胞系增殖的能力来确定。基于 Fel d 1 和 Amb a 1 的肽类疫苗已分别在猫和豚草过敏的患者身上观察到了获益。尽管高达 1/3 的患者在注射后 1~3 小时内经历了轻度全身性反应,但这些反应随着治疗的持续而发生频率逐渐下降。在这些研究中偶尔也出现速发型反应,提示对这些肽类的致敏是有可能的。目前,肽类免疫治疗仍处在实验阶段,一些验证其疗效及安全性的研究也在进行之中。

抗 IgE 抗体

近来,对奥马珠单抗作为一种 6~17 岁年幼患者进行免疫治疗的联合治疗进行了研究。该研究对桦树

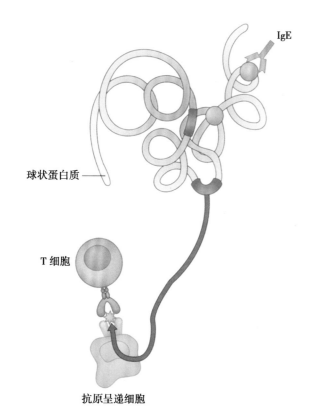

图 8.4　B 细胞及 T 细胞表位示意图。T 细胞表位是过敏原部分降解后产生的部分线性肽类，而 B 细胞表位是三维构型的，通常由含有基本结构的变应原分子打褶或折叠而成
APC，抗原递呈细胞；MHC，主要组织相容性复合物

● 完整分子表面的 B 细胞表位，由≥2 个肽链或不连续的氨基酸组成

■ 由蛋白质线性片段构成的 T 细胞表位，被 APC 部分消化后呈递给 MHC 分子的凹槽，可以表达在原来分子的外部

及草花粉过敏的患者在接受特异性免疫治疗达到剂量维持阶段开始联合奥马珠单抗治疗，结果显示，奥马珠单抗与免疫治疗联合使用比单纯使用免疫治疗更有效，且有很好的安全性及耐受性。奥马珠单抗也可用来减少免疫治疗的全身性不良反应，初步数据显示奥马珠单抗对于免疫治疗诱发的全身性反应具有保护性作用。然而奥马珠单抗的成本效益比将其排除在标准治疗之外。

免疫共刺激 DNA

动物模型研究已确定细菌性 DNA，尤其是在 CpG（胞嘧啶 - 磷酸 - 鸟嘌呤）序列中包含的未甲基化的胞嘧啶特异的互补 DNA 基序，是 Th1 反应的一种强效佐剂。CpG DNA 通过树突状细胞上的 Toll 样受体 9（TLR9）发挥作用。当蛋白质抗原与这些免疫共刺激寡脱氧核苷酸序列（ISS-ODN）结合在一起时，

一种具有潜在优势的免疫治疗新型类变过敏原产生了。第一，这种结合物将 ISS-ODN 及过敏原传递给相同的抗原呈递细胞；第二，没有游离的 ISS-ODN 接触其他的细胞以产生过多的介质从而导致不良反应的发生；第三，过敏原结合物可能表达较少的 B 细胞表位，也减少了副作用的风险。

这种疗法也有了一些令人鼓舞的发现，一项纳入 28 位豚草所致花粉症患者的研究发现，在最后一次免疫注射治疗后 3 周而到来的第一个花粉季并未观察到症状的改善，然而在接下来的花粉季就出现了一定程度上的症状改善，且患者并未接受更多的治疗。这些结果是令人鼓舞的，但仍需要更多的研究来证实这些疫苗的安全性及有效性。

小结

过敏原特异性免疫治疗是唯一有可能改变过敏性疾病自然病程的治疗方法，可以减轻症状，降低鼻炎向哮喘发展的风险。SIT 尽管存在一定的风险，但只要在可控的环境下进行，且根据国际指南慎重选择患者，风险是可以降低的。与 CpG-DNA 或其他佐剂结合的过敏原也许会进一步改善免疫治疗的疗效及安全性。因此对于过敏性疾病而言，免疫治疗是一种有价值的治疗方法，在将来会进一步改进并得到更广泛的应用。

重要信息汇总

- 变应原特异性免疫治疗是唯一可以改变过敏性疾病自然病程的治疗方法。
- 免疫治疗是通过抑制许多炎症细胞的聚集及功能来影响过敏性炎症，使 T 淋巴细胞的反应方向改变为非过敏途径。
- 皮下免疫治疗被证实对膜翅目昆虫毒液过敏、过敏性哮喘及鼻炎具有良好的临床效果及长期疗效（治疗结束后）。
- 舌下免疫治疗主要被证实对花粉过敏的鼻炎有效。
- 诱发严重不良反应的风险与皮下免疫治疗密切相关，因此这种疗法应由专业人员施行。舌下免疫治疗可导致局部不良反应，但总体来说比较安全，可在家进行。
- 未来使用肽类或免疫刺激 DNA 基序疫苗可增加免疫治疗的临床疗效及安全性。

拓展阅读

Abramson MJ, Puy RM, Weiner JM. Injection allergen immunotherapy for asthma. Cochrane Database Syst Rev 2010; (8):CD001186. Review.

Alvarez-Cuesta E, Bousquet J, Canonica GW, et al. Standards for practical allergen-specific Immunotherapy. Allergy 2006; 61(suppl 82):1–20.

Bousquet J, Khaltaev N, Cruz AA, et al. Allergic rhinitis and its impact on asthma (ARIA) 2008 update. Allergy 2008; 63(suppl 86):8–160.

Bousquet J, Lockey RF, Malling H-J, eds. WHO position paper. Allergen immunotherapy: therapeutic vaccines for allergic diseases. Allergy 1998; 53(suppl 44):1–42.

Calderon MA, Alves B, Jacobson M, et al. Allergen injection immunotherapy for seasonal allergic rhinitis. Cochrane Database of Systemic Reviews 2007, Issue 1. Art. No.: CD001936. DOI: 10.1002/14651858.CD001936.pub2.

Canonica GW. Sub-lingual Immunotherapy: World Allergy Organization Position Paper 2009. Allergy 2009; 64: S1–59.

Cox L, Li JT, Nelson H, Lockey R. Allergen immunotherapy: A practice parameter second update. J Allergy Clin Immunol 2007; 120:S25–85.

Jacobsen L, Niggemann B, Dreborg S, et al. Specific immunotherapy has long-term preventive effects of seasonal and perennial asthma: 10-year follow-up on the PAT-study. Allergy 2007; 62:943–948.

Malling HJ, Weeke B. EAACI Immunotherapy position papers. Allergy 1993; 48(suppl 14):9–35.

Malling HJ. Quality and clinical efficacy of allergen mixtures. Arb Paul Ehrlich Inst Bundesamt Sera Impfstoffe Frankf A M 2006; 95:253–257.

第九章 哮喘

Thomas AE Platts-Mills, Mitsuru Adachi, William W. Busse 和 Stephen T. Holgate

内容释义

哮喘是一种气道平滑肌过度收缩并且对外源性刺激产生异常反应的慢性炎症性疾病。

概述

哮喘症状的发作伴随着中型气道直径的改变,造成呼气困难。平滑肌收缩、气道壁水肿或肿胀、气道内黏液增加都会导致气道狭窄。但越来越明确的是,大多数哮喘发病的病理学基础是气道壁慢性炎症,这种炎症的机制已经在第一章进行了讨论。导致哮喘相关的慢性气道炎症最直接且最常见的原因是吸入性过敏原。对患者而言,有时这些外源蛋白质和哮喘症状之间的联系极易发现(例如,进入有猫的房间后 10 分钟内出现喘息或咳嗽发作)。另外,许多对尘螨过敏的患者没有意识到尘螨暴露与症状发作之间的关系。许多哮喘患者清楚地感觉到胸闷的症状,而许多非特异性刺激(如运动、冷空气或被动吸烟)可以诱发哮喘发作。哮喘患者会对冷空气等轻微刺激发生反应被称为"气道高反应",气道高反应性可以在临床进行测定,通过组胺或甲胆碱直接导致气道收缩,或通过接触冷空气或运动激发释放介质间接导致气道收缩。

患者气道炎症与哮喘症状或气道高反应之间的关系并不简单,因此不能通过测量肺部炎症水平来确定哮喘严重程度。尽管如此,嗜酸性粒细胞、T 细胞和肥大细胞产生的介质对理解哮喘的病理生理学机制十分重要,同时也是治疗的靶点。估算哮喘的患病率取决于对疾病的定义,另外哮喘患病率在不同国家和同一个国家内的不同地区之间存在明显差异。

定义哮喘的主要困难在于其临床表现的差异性,从随着时间或吸入 β_2 受体激动药可缓解的偶发胸闷或喘息到危及生命需使用大剂量吸入糖皮质激素或口服糖皮质激素治疗的严重气道梗阻。虽然严重程度有连续性,但是对疾病的分类有助于讨论病因、发病机制和治疗。

哮喘的分类

可以根据年龄、病因、疾病特征或严重程度对支气管哮喘进行分类。根据严重程度进行分类主要目的是用于治疗。因此,治疗轻度间歇性哮喘可能仅需支气管扩张药,但是哮喘频繁发作伴或不伴持续性轻度症状则需要全面治疗来控制气道炎症,同时使用支气管扩张药。重症哮喘成了需要专业护理和多种治疗措施的主要临床问题。

不同年龄的疾病表现形式不尽相同(表 9.1)。2 岁以内的幼儿,很难鉴

表 9.1 基于发病年龄和病因的哮喘和慢性气道阻塞性疾病分类

发病年龄	疾病	诱发因素和特征
≤2 岁的婴儿	单次或多次发作的支气管炎/喘息 支气管肺发育不良	呼吸道合胞病毒、孕妇吸烟、出生时肺体积较小 早产
儿童	过敏性哮喘	家族史、常见过敏原致敏和并发鼻病毒感染
20~60 岁的成人	过敏性哮喘 变应性支气管肺曲霉病 迟发型/内源性哮喘 其他类型的气道阻塞	室内过敏原致敏和鼻病毒感染 高 IgE、一过性肺浸润、嗜酸性粒细胞增多 鼻窦炎、鼻息肉、阿司匹林过敏 过度通气、声带功能障碍
>45 岁	间歇性喘息合并慢性阻塞性肺疾病	不可逆性气道阻塞、长期吸烟后出现 FEV_1 ≤预测值的 35%

FEV_1，第 1 秒用力呼气量。

别喘息和支气管炎,引起这些疾病发作的最常见病因是呼吸道合胞病毒(respiratory syncytial virus, RSV)感染。RSV 感染在 2 岁内的婴幼儿极其常见,多数患儿仅仅表现为轻度上呼吸道感染。是否在 RSV 感染时发生严重的支气管炎或哮喘,其重要危险因素是出生时的肺体积,而影响出生时肺体积的两个主要因素是早产和孕妇吸烟史。

在大龄儿童和年轻人中,最常见引起哮喘的原因是吸入性过敏原的致敏,特别是室内过敏原。其他重要的危险因素包括哮喘家族史、普通感冒病毒感染(特别是鼻病毒)和居住条件。

哮喘患者的过敏原激发可以引起支气管收缩、支气管炎症和气道反应性增加。因此,过敏原激活的炎症反应已经成为主要治疗靶点。其治疗方法包括减少过敏原暴露和对抗炎症介质的药物治疗(例如,色甘酸钠、吸入糖皮质激素和白三烯调节剂)。

过敏性哮喘患者是需要治疗的最大的哮喘患者群体,同时也是大多数流行病学研究重点关注的人群。因此,大多数关于哮喘患病率增加基于人群的证据都与学龄儿童或年轻人有关。

20 岁后发病的哮喘患者在治疗和诊断方面都相对复杂。在这个年龄组中,需要鉴别诊断的范围更大,对于所有出现持续性症状的患者都需要寻找病因,其主要病因包括成人单纯性过敏性哮喘、慢性增生性鼻窦炎相关的内源性哮喘、变应性支气管肺曲霉病、慢性阻塞性肺疾病相关的喘息和与气道高反应无关的引起气道阻塞的其他原因。

儿童过敏性哮喘

儿童期哮喘最重要的两个危险因素是家族史和对常见过敏原的速发超敏反应。这种免疫应答主要包括 IgE 抗体和 2 型辅助性 T 细胞(Th2),二者均参与气道炎症的发生(参见第一章)。由于遗传因素和过敏原暴露因素的结合,对吸入性过敏原产生免疫应答的儿童发生哮喘的风险增加。室内过敏原致敏(如尘螨、猫、狗和蟑螂)与哮喘密切相关(图 9.1)。相比之下,近期一些研究显示,草或其他花粉诱发的速发型超敏反应并不与哮喘发生明显相关。这意味着引起常年性哮喘患者气道炎症的过敏原暴露大多发生在屋内。

许多不同的实验证实了尘螨过敏原暴露和哮喘的发生相关(框 9.1)。重要特征包括:
● 室内过敏原致敏和哮喘发病之间密切相关。

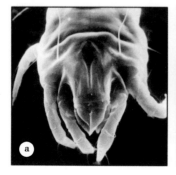
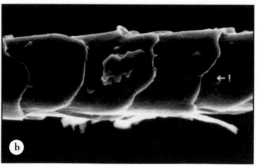

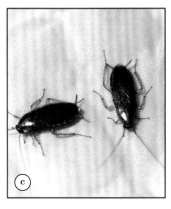
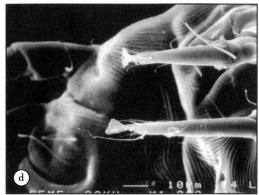

图 9.1　过敏原
ⓒ 尘螨；ⓓ 猫毛；ⓒ 蟑螂；ⓓ 螨虫腿。

框 9.1　室内过敏原暴露与哮喘存在因果关系

- 室内过敏原致敏和哮喘之间存在很强的相关性
- 多个不同国家的研究已发现室内过敏原、哮喘患者致敏和哮喘存在相关性。
- 这种关联仅存在于哮喘，其他肺部疾病无关
- 使用过敏原支气管激发试验可以重现哮喘的许多表现，包括嗜酸性粒细胞浸润和支气管反应性持续增加
- 减少疗养院或家中尘螨暴露是治疗哮喘的有效方法
- 过敏原暴露导致致敏和后续哮喘发病的机制具有生物学相关性

- 使用相关过敏原进行支气管激发试验可以重现许多疾病特征，包括急性和迟发的气道狭窄、炎症（包括嗜酸性粒细胞浸润）和非特异性气道高反应增加。
- 减少室内、病房或疗养院环境中过敏原暴露可以减轻哮喘症状。

因此，过敏性或"外源性"哮喘不仅意味着过敏原皮肤试验阳性，还包括因过敏原暴露而导致疾病的发生。与哮喘相关的主要过敏原已被纯化、克隆和测序（表 9.2）。对这些蛋白的免疫应答非常明确，包

表 9.2　哮喘相关的过敏原

	种属	过敏原	检测方法	空气中的颗粒大小
室内				
节肢动物：				
尘螨	屋尘螨	Der p 1	mAb ELISA	10~30μm
	粉尘螨	Der f 1	mAb ELISA	10~30μm
蟑螂	德国小蠊	Bla g 2	mAb ELISA	>10μm
家养宠物：				
猫	家猫	Fel d 1	mAb ELISA	2~10μm
狗	家犬	Can f 1	mAb ELISA	2~10μm
啮齿类动物：				
小鼠	小鼠	Mus m 1	多克隆 ELISA	2~10μm
大鼠	褐家鼠	Rat n 1	mAb	2~10μm
室外 / 室内				
霉	链格孢菌	Alt a 1	mAb/ 多克隆 *	10~14μm
	烟曲霉菌	Asp f 1	mAb	2μm
花粉：				
黑麦草	黑麦草属	Loi p 1	显微镜下花粉计数	15~30μm
豚草	普通豚草	Amb a 1		
橡树	栎木属			

ELISA，酶联免疫吸附试验；mAb，单克隆抗体。

* 显微镜检查也可以发现孢子。

括 IgE 抗体、IgG4 抗体和 Th2 淋巴细胞。虽然认为对室内过敏原的免疫应答是哮喘的危险因素,但是尚不清楚为什么一些过敏人群会出现气道高反应性和哮喘,而另一些却未出现。在某种程度上,这可能是一些因素可增加过敏性人群的炎症反应,另一些可诱发喘息。这些因素包括病毒感染、臭氧和被动吸烟,均可诱发上皮细胞应激反应(图 9.2)。哮喘发病的基础可能是在环境应激时上皮细胞重构能力受损(图 9.3)。

成人哮喘

过敏性哮喘

　　成人哮喘比儿童哮喘分类困难,因为存在多种疾病重叠,并且许多其他疾病也可能导致哮喘样症状。在成人哮喘患者中,30%~70% 为过敏性哮喘,不同比例基于研究的人群和疾病的严重程度。过敏患者包括儿童期发病、成人首次发病以及疾病在青少年时期已缓解但成年后复发的患者。较儿童患者,过敏原对成人哮喘直接作用的证据相对不足。但使用过敏原进行支气管激发试验可以模拟疾病的许多方面表现,避免接触过敏原可以减轻症状和药物使用,在多个国家进行的流行病学研究证实了成人过敏原致敏和哮喘的关联。另外,急诊就诊的成年哮喘患者的过敏反应和他们房屋中的过敏原相对应。这组患

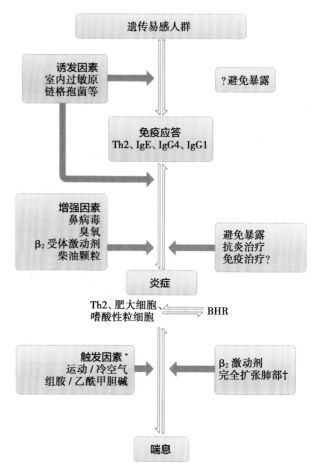

* 诱发因素和增强因素都可以作为触发因素
† ? 运动

图 9.2　哮喘的病因

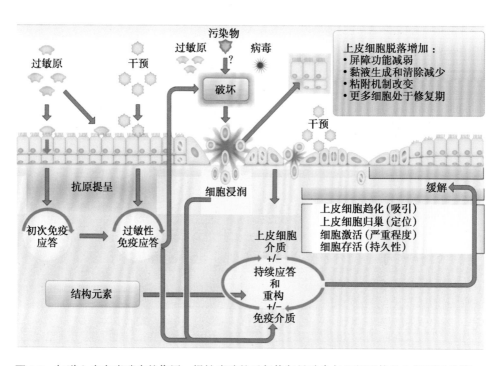

图 9.3　气道上皮在哮喘中的作用。慢性哮喘的反复修复导致参与组织重构的生长因子分泌

者的过敏原皮肤点刺试验阳性,可出现间歇性喘息和明显的气道高反应性。另外,这些患者的血清总IgE水平从正常上限至较高水平(100U/mL 至大约1 000U/mL),并且通常会出现中度外周血嗜酸性粒细胞增多(200~500/mL)。大多数成人过敏性哮喘患者的胸部 X 线检查结果正常,鼻窦 CT 检查结果正常或仅出现轻度改变(图 9.4)。

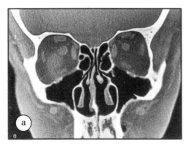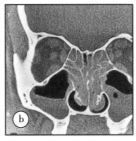

图 9.4 鼻窦 CT
ⓐ 结果正常;ⓑ 严重息肉样改变

变应性支气管肺曲霉病

如果哮喘患者病情更为严重(需要口服糖皮质激素治疗),出现持续性症状或开始排痰,应考虑变应性支气管肺曲霉病(allergic bronchopulmonary aspergillosis, ABPA)的诊断。在大多数患者中,ABPA是过敏性哮喘的并发症。诊断特征包括:

- 总 IgE>400U/mL(但是长期口服糖皮质激素治疗可能会抑制总 IgE 水平)。
- 持续性外周血嗜酸性粒细胞增多(500/μl)。
- 咳痰,颜色可能为棕色、橙色或灰色,可能培养出烟曲霉或其他真菌。
- 胸部 X 线检查可见一过性浸润。
- 胸部薄层 CT 扫描可见中心型支气管扩张。
- 烟曲霉皮肤点刺试验阳性或血清特异性 IgE 抗体阳性。
- 针对真菌的沉淀抗体阳性或高滴度特异性 IgG 抗体阳性。

囊性纤维化患者常可见烟曲霉肺内定植,这些儿童的血清总 IgE 和真菌的特异性 IgE 抗体水平通常较高。几乎所有这些儿童都有肺损害,包括支气管扩张,但是总的来说这些患者没有明显的嗜酸性粒细胞增多。其他真菌偶尔可以导致类似的表现(例如,变应性支气管肺弯孢菌病或变应性支气管肺念珠菌病)。

内源性哮喘

Rackemann 在 1947 年定义了内源性哮喘,提出关注成年出现症状的患者,该类患者特点如下:

- 常见过敏原皮试结果阴性。
- 没有特应性疾病的家族史。
- 持续性嗜酸性粒细胞增多。
- 病情严重(通常需要口服糖皮质激素,频繁就诊于三级医疗中心门诊和接受住院治疗)。
- 收入医院时病情仍未改善。

1956 年,Samter 观察到在这些患者中,部分患者伴有鼻息肉、鼻窦炎和阿司匹林过敏。在这种类型的哮喘患者中,肥大细胞和嗜酸性粒细胞选择性上调了产生介质终端酶白三烯 C4 合成酶的表达,导致半胱氨酰白三烯生成显著增加。虽然并非所有内源性哮喘患者都伴有鼻窦炎,但确实很常见。

在首次发病的年龄大于 40 岁的成人重症哮喘患者中,几乎 50% 是内源性哮喘,但是这些患者在全部哮喘患者中所占比例不超过 10%。在随机的成人哮喘发作急诊就诊的样本中,几乎 30% 的患者鼻窦 CT 可见广泛鼻窦炎,但是这个数字包括了伴有息肉性鼻窦炎的典型内源性哮喘患者和伴病毒感染的急性鼻窦炎患者(参见图 9.4)。

迟发型哮喘通常与特应性无关,可能与工作场所有关。职业性暴露于致敏化学物质(如异氰酸酯)是导致哮喘发病的重要原因,及时终止暴露可以治愈疾病或阻止疾病进展。在特应性人群中,暴露于新型外源性蛋白质(例如清洁剂中的酶、啮齿类动物尿液中的蛋白质等)也可能导致职业性哮喘。可以通过仔细询问病史、监测上班时和下班后呼气峰流速变化以及偶尔对疑似物质进行可控的激发试验来进行诊断。

病毒诱发的哮喘

病毒是最常见的哮喘触发因素,65% 的哮喘急性发作与其有关。同样,病毒感染还可以导致更为严重的急性症状和气流阻塞,以及住院时间延长。最常见的导致哮喘急性发作的病原体是鼻病毒,过敏性哮喘患者对其尤为易感。感染可加重支气管炎症和诱发哮喘的急性发作。目前对感染导致部分哮喘患者症状急剧变化的原因尚不清楚。有些研究提示可能存在 IFN-β 生成不足(图 9.5)。另外,鼻病毒激发试验显示肺部过敏性炎症和鼻病毒应答之间存在正相关。

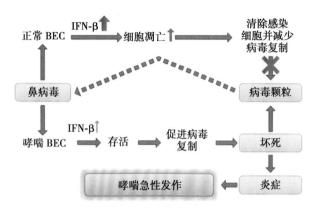

图 9.5 病毒诱发哮喘的发病机制模型。解释请参见正文
BEC,支气管上皮细胞;IFN-β,干扰素 β(资料来源 Wark PA, Johnston SL, Bucchieri F, et al. Asthmatic bronchial epithelial cells have a deficient innate immune response to infection with rhinovirus. J Exp Med 2005; 201: 937-947.)。

慢性阻塞性肺疾病

慢性支气管炎和肺气肿也被称为慢性阻塞性肺疾病(COPD),大多数患者与多年吸烟相关。吸烟导致的肺损害出现缓慢:

- 吸烟 5~10 年后,可能仍无法检测到对肺功能的影响。
- 吸烟 20 年后,第 1 秒用力呼气量(FEV$_1$)和用力肺活量(FVC)通常下降。
- 吸烟 30~50 年后,该疾病成为主要的临床问题。

这意味着通常患者不会在 50 岁之前因严重不可逆的气流受限而就诊。

COPD 的主要症状是咳嗽和劳力性呼吸困难,但是有些患者可能出现急性的气急和喘息,这些症状难以与哮喘鉴别。COPD 急性加重的治疗与哮喘急性发作相似,包括使用支气管扩张剂和吸入糖皮质激素。另外,许多 COPD 患者显示气道可逆试验阳性,醋甲胆碱刺激后可出现中度非特异性气道高反应。这些 COPD 患者发生气道炎症的基础尚不清楚,但通常与过敏无关。在少数患者中,气道真菌定植可能会加重疾病,但是即便在这种情况下,患者皮肤点刺试验和 IgE 抗体检测也未提示对真菌"过敏"。

患者经过最佳治疗后进行肺功能测定是确定存在持续性气流受限的最佳方法。进行 2 周的大剂量吸入糖皮质激素或口服泼尼松(大约 40mg/d)治疗,通常足以测定患者的最佳肺功能。可逆性气流受限通常使用百分比的变化来进行定义,但是如果是严重气流受限,即便 15% 的改变也仅仅提示轻微改善(例如,FEV$_1$ 为 0.8L,提高 15% 后 FEV$_1$ 为 0.9L)。因此,需要同时知道对支气管扩张剂的反应性以及 FEV$_1$ 和 FVC 治疗后达到的最佳值。

支气管的解剖和生理学

哮喘的病理生理学涉及鼻腔、鼻旁窦、口腔、喉、气管和支气管树。上述任何结构都可能发生炎症反应并出现不同程度的气流阻塞,并产生相应的临床症状。第十章将介绍鼻腔和鼻窦的解剖和生理学。哮喘关注的重点是大、中、小支气管,这些支气管都可能出现炎症反应、肿胀和高反应性。在达到终末性细支气管或呼吸性细支气管之前,支气管树大约有 16 级分支。在单纯性哮喘患者中,最下级的 5~7 级细支气管和肺泡大致正常。支气管壁内有软骨,在气管内可形成完全的软骨环;作为支气管分级时的标志(随着支气管的分级软骨越来越少),但是最小的细支气管没有软骨支撑。所有的支气管壁都有平滑肌(图 9.6)。

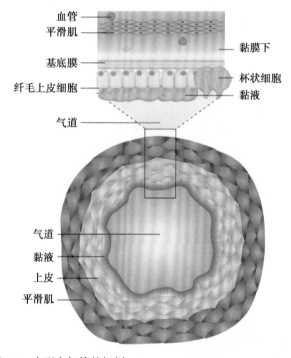

图 9.6 中型支气管的解剖
哮喘患者的支气管变化包括:(1)黏液生成增加;(2)基底膜下增厚;(3)上皮细胞脱落;(4)黏膜下水肿;(5)平滑肌肥厚;(6)肥大细胞、嗜酸性粒细胞、T 细胞和碱性粒细胞在黏膜下和上皮浸润。

肺脏有两方面的血供,一方面是肺循环,来自肺动脉的未氧合的静脉血,在肺泡进行气体交换;另一方面是来自主动脉的支气管循环向支气管壁供血。支气管动脉和静脉的分支在黏膜下和平滑肌周围形成血管丛。血管壁改变可导致水肿形成和炎症细胞浸润,单纯血管的改变可能导致血管壁增厚。

支气管内被覆纤毛细胞和浆液细胞。在大多数的支气管树中，60% 的细胞为纤毛细胞，但是气管和主支气管由假复层上皮细胞组成。随着支气管不断分级，纤毛细胞的比例也会增加。浆液细胞对控制气道肺液体具有重要作用，另外在支气管壁上皮和黏液腺中还有杯状细胞，这些杯状细胞可以分泌黏蛋白形成黏液毯。在哮喘的炎症部分认识最全面的是嗜酸性粒细胞浸润及其导致的损伤，包括上皮细胞层脱落（参见图 9.3）。对过敏原和其他抗原的免疫应答还包括杯状细胞和黏液生成的明显增加。在痰液中可见炎症产物，包括黏液、夏科 - 莱登晶体、嗜酸性粒细胞阳离子蛋白和 Creola 小体，这些产物可以提示浸润的嗜酸性粒细胞与上皮细胞之间的相互作用。

支气管的神经支配

支气管受副交感神经系统，包括传出的胆碱能纤维和无髓鞘感觉神经（C 纤维）以及交感神经系统（从节后肾上腺素能纤维到副交感神经节）的神经支配。支气管还受到非胆碱能非肾上腺素能（non-cholinergic，non-adrenergic，NANC）抑制性神经纤维的支配，这些神经与胆碱能神经纤维伴随走行，是直接神经元舒张支气管的仅有的通路（图 9.7）。这些神经可以支配平滑肌、血管、黏液腺、上皮细胞和肥大细胞。来自局部神经节的胆碱能神经纤维可以通过 M_3 受体刺激平滑肌收缩和毒蕈碱受体（图 9.8）。肾上腺素能神经通过两个途径对平滑肌进行抑制性控制：神经节后抑制性纤维向迷走神经节释放去甲肾上腺素以及肾上腺髓质向血液循环释放的肾上腺素。交感神经不会直接支配平滑肌。另外，NANC 系统的神经纤维与迷走神经伴行，其发出的神经节后纤维可以支

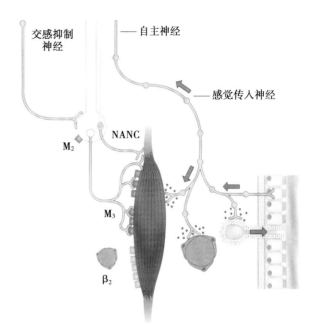

图 9.8 气道的神经支配

平滑肌传出神经受到 M_3 胆碱能受体支配，并且交感抑制神经纤维可以作用于副交感神经节的肾上腺素受体。平滑肌的抑制作用是通过肾上腺髓质释放入循环的肾上腺素来实现的。轴突反射激活的无髓鞘感觉神经纤维可以释放神经肽［例如，神经激肽 A、P 物质和降钙素基因相关肽（CGRP）］。NANC 纤维，非肾上腺素能、非胆碱能神经纤维。

配平滑肌。目前认为一氧化氮（NO）是 NANC 神经纤维释放的松弛平滑肌的介质。

神经除支气管支配外，还有两方面可能与哮喘的病理生理学有关：

- 支配上皮、血管、黏液腺的感觉神经纤维含有多种介质，包括 P 物质、神经激肽 A 和降钙素基因相关肽。来自其他感觉神经末梢的轴突反射可以触发这些介质的释放。许多炎症介质可以刺激神经末梢，包括缓激肽、肥大细胞类胰蛋白酶和白三烯。支气管上皮损伤暴露了感觉神经末梢，可能会增强黏液生成、血管渗漏和平滑肌收缩的反射性刺激。

- 组织中的大部分肥大细胞也有自主神经支配，能控制介质释放。另外，自主神经节中也有肥大细胞。神经节内或周围的肥大细胞释放的介质可以明显改变神经冲动的传递。

哮喘的诊断

患者可能因出现气促、喘息或咳嗽等急性症状就诊于门诊或急诊。如果患者在两次发作之间就诊，此时肺部可能是正常或接近正常。如果是前一种情况，使用支气管扩张剂治疗前后测量呼气峰流速或肺功

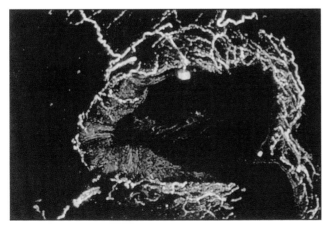

图 9.7 哮喘患者小气道周围感觉神经的三维共聚焦显微镜重建（J. Polak，RPMS，London 提供）

能通常可以确定可逆性气流受限。患者就诊时没有出现胸部异常体征或气流受限,根据病史,数天内连续测量峰流速或通过激发试验证实气道高反应性也可以确诊。在儿童和年轻人中,反复发作性喘息病史合并出现夜间觉醒、咳嗽或喘息的病史足以支持开始治疗。但是,最好可以明确在症状发作期间出现气流减少并且测定每名患者的最佳肺功能。

对哮喘患者的进一步评估包括明确患者是否为过敏性的哮喘(使用皮肤点刺试验证实的速发型超敏反应,测量血清总 IgE 或特异性 IgE 抗体以及重点关注嗜酸性粒细胞的血常规检查)。对治疗无效的持续性或重症哮喘患者,可能需要进行胸部 X 线检查、鼻窦 CT 以及上呼吸道评估。近期的几项研究显示呼出气一氧化氮水平(exhaled nitric oxide, eNO)升高和肺部炎症增加密切相关。更重要的是,有些研究提示 eNO 可以对治疗方案的调整有指导意义。

病史

哮喘的主要症状是喘息、咳嗽、胸闷和气促,这代表炎症和慢性气道重构之间的相互作用。所有哮喘患者的症状严重程度都有一定波动性,绝大多数患者的症状为间歇性发作。因此,大多数患者在发作间期的肺功能正常或接近正常,并且没有临床症状。症状可以自发发作(通常在夜间或早晨做第一件事时),在运动之后或已知触发因素的暴露后。为了全面了解

病史,必须询问患者的发病年龄和哮喘发作时的详细表现(表 9.3),病史采集还应该包括对治疗反应。哮喘的严重程度基于多种指标来评估:疾病复发和急性发作的频率、急诊就诊次数或住院次数以及治疗方案,特别是支气管扩张剂和吸入或口服糖皮质激素的使用情况等。

仔细询问症状的影响因素有助于鉴别非特异性触发因素(例如,冷空气、被动吸烟、情感事件或浓烈的香水)和特异性反应(例如,季节性花粉症或接触宠物等已知过敏原后出现鼻部、眼部或肺部症状),后者提示患者为过敏性哮喘。询问症状的季节性差异非常很重要,但大多数对常见室内过敏原过敏的患者不存在症状的季节性差异,相反,某些由病毒感染触发哮喘发作的患者会在秋季症状加重。因此,是否出现季节性的症状差异并不是鉴别过敏性和非过敏性患者的基础。直接询问环境因素也十分重要,例如潮湿、真菌、宠物、害虫和家具。另外,患者可能会意识到接触其他房屋后会出现特异性反应。因此同样重要的是了解儿童还在哪里度过他们的时间(例如,其他卧室、朋友或家人的房屋、日托中心)。

哮喘发作的表现不尽相同,从短暂的喘息(可自发缓解或在使用支气管扩张剂治疗后迅速恢复)到发作在数分钟,数小时或数天后发展成重症表现(这些症状对吸入药物的反应性差,甚至根本无效)。了解哮喘发作的严重程度和频率非常重要。在多数患者中,胸部症状出现前无前驱症状,但是另一些患

表 9.3 基于疾病严重程度的哮喘分类 *

分类	症状	最佳 FEV_1	检查
轻度间歇性	偶尔发作,可以自行缓解或使用一剂支气管扩张剂缓解	90%~100%	仅病史
中度间歇性	偶尔发作,但是可能需要进一步治疗 运动后发作	90%~100%	峰流速仪
轻度持续性	症状每周多次出现 运动后发作 需要规律治疗	>90%	肺功能、评估病因、峰流速监测和 CXR
中度持续性	症状频繁,出现难缓解的哮喘发作 运动困难 需要规律治疗	85%~95%	评估病情加重的原因
重度持续性	症状持续,需要长期连续治疗,急诊就诊和/或住院	60%~80%	肺功能、DLCO、鼻窦 CT 重新评估病因,包括鼻窦炎、阿司匹林过敏、真菌感染等

* 偶发性患者出现需要急诊治疗的严重哮喘发作较为罕见(或仅出现一次严重发作),其他方面未见严重症状。
CT,计算机断层成像;CXR,胸部 X 线检查;DLCO,肺一氧化碳弥散量;FEV_1,第 1 秒用力呼气量。

者在哮喘发作之前或同时伴随鼻部或鼻窦症状或咳痰。

鼻部或鼻窦症状

在接受治疗的哮喘患者中,至少一半伴随某种鼻部或鼻窦症状,绝大多数病例为过敏性症状,与过敏原暴露和皮肤点刺试验阳性相一致。但是,许多患者可出现阵发性鼻部压迫症状或脓性分泌物相关的疼痛。患者可能会提供既往使用抗生素治疗后症状改善的病史。然而,病史与鼻窦 CT 上的病变程度并不一致,并且有些患者对与致敏相关的治疗方法反应较好(即避免接触过敏原和局部抗感染治疗)。

对于治疗无效的反复发作的患者应进行鼻窦 CT 检查。但是鼻窦疾病有多种不同的类型,治疗方法也十分不明确。CT 扫描出现广泛鼻窦炎(参见图 9.4)是内源性哮喘的一个常见特征,在这些患者中,鼻息肉、嗜酸性粒细胞增多和阿司匹林过敏也很常见。中等程度的鼻窦异常很常见,并且可能与反复细菌感染有关,但尚不清楚鼻窦病变是否与哮喘的相关。另外,所谓"感染"很少能找到病原学依据。囊性纤维化[1]患者中,合并鼻息肉的鼻窦炎非常常见,应对所有 25 岁以下出现鼻息肉的患者进行汗液测试。最后,急性鼻病毒感染时,鼻窦 CT 上表现为病变范围广泛的鼻窦炎。有些急性哮喘成人患者可出现广泛鼻窦异常,并可在数周内消失,这种情况强烈提示急性病毒感染触发的哮喘发作(图 9.9)。

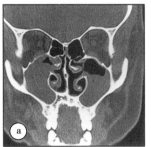
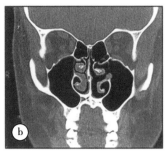

图 9.9 鼻窦 CT
ⓐ 哮喘急性发作时的 CT 扫描;ⓑ 4 个月后的 CT 扫描。

肺功能评估

哮喘患者胸部体格检查可闻及哮鸣音、呼吸时间延长和吸气受限,但体格检查并不是评估气流受限程度可靠的方法。监测气流阻塞最简单的方法是使用峰流速仪测定最大呼气流速(单位为 L/min)(图 9.10)。峰流速仪是理想的居家监测工具,简单易操作,价格便宜并且可以随身携带。2 周以上的重复测量值有助于绘制峰流速的昼夜变化、每日变化或是否始终保持正常数值。但是,这些结果依赖于呼气努力,需要患者或家长记录的依从性,并且不能提供关于气流模式信息。肺功能检测可以记录用力呼气量(FEV)随时间的变化情况;结果最常表述为:

- 第 1 秒用力呼气容积(FEV_1)。
- 中期流量 FEV(FEV 25%~75%)。
- FVC,即 6 秒内的用力肺活量(FVC_6)。

另外,肺功测定可以对治疗前后的测试曲线进

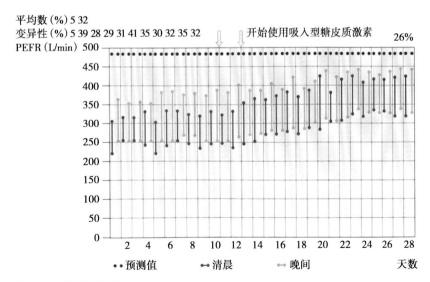

图 9.10 峰流速监测
每日记录清晨和晚间使用支气管扩张剂前后的峰流速,持续记录 1 个月。PEFR,呼气峰流速。

---

[1] 囊性纤维化在亚洲人群中少见。译者注。

行视觉比较,这样可以为可逆性气流受限提供明确证据。在轻度或中度的儿童或年轻人哮喘患者中,肺功能测定足以明确诊断。在重症哮喘患者中,肺功能测定可能在支气管扩张剂治疗后出现轻度可逆性(即,增加幅度 <15%),或证实其存在可逆性(即,增加幅度 >15%)但是仍有明显阻塞。对于这些患者,可能需要进行进一步的肺功能检查(例如,一氧化碳弥散功能和肺容量检测,在单纯性哮喘患者中这些指标均为正常)来排除其他诊断。但是,最有用的检查是使用大剂量吸入或口服皮质糖皮质激素联合支气管扩张剂治疗 3 周后,重复进行肺功能检测。只有如此治疗 2 周或 3 周后仍存在阻塞的患者才考虑固定性或不可逆性气流受限的诊断。

气道高反应性的检测(bromchial hyperreactive,BHR)

在肺功能正常的患者(即 FEV_1 > 预测值的 90%)中,可以通过多种不同的激发试验证实气道高反应性(表 9.4)。将特异性过敏原提取物通过雾化器以小液滴雾化的形式进行支气管激发试验可以在敏感患者中诱发急性气道阻塞。然而,在没有哮喘的过敏患者中也能出现相似的反应,一般通常需要更大的激发剂量。另外,人们日常暴露的过敏原为直径 $2\mu m$ 至 $20\mu m$ 的颗粒,并不是雾化的液滴形式(图 9.11)。因此,使用过敏原进行支气管激发试验不是诊断哮喘的检查方法,并不能得到皮肤点刺实验不能获得的临床信息。能够证实气道高反应性的非特异性激发试验包括运动、吸入干燥或冷空气、组胺和醋甲胆碱。

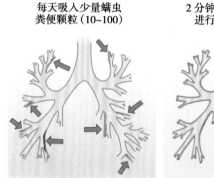
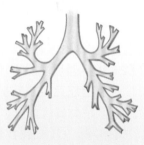

每天吸入少量螨虫粪便颗粒(10~100)

2 分钟内使用 10^8 个液滴进行支气管激发试验

局部炎症反应导致支气管反应性增加 ⓐ

20 分钟内出现广泛的支气管痉挛伴延长效应 ⓑ

图 9.11 肺部暴露

ⓐ 气道自然暴露于过敏原颗粒—每天吸入少量螨虫粪便颗粒(10~100)。局部炎症反应导致支气管反应性增加。ⓑ 2 分钟内暴露于 ≥ 10^8 个液滴的雾化提取物或组胺进行支气管激发试验。20 分钟内可导致广泛的支气管痉挛伴或不伴延长效应。

表 9.4 特异性和非特异性气道高反应性的激发试验

	反应				
	速发型 15 分钟	迟发型 2~8 小时	与 BHR 相关性	阻断药物	机制
特异性					
相关过敏原	++	++	否	色甘酸等	通过特异性 IgE 触发肥大细胞
非特异性					
运动或冷空气	++	±	是	色甘酸等、抗白三烯药物、短效和长效 β_2 受体激动药	水分蒸发→高渗透压触发
组胺 *	++	无	是	抗组胺药物	直接作用于血管、肌肉等
乙酰甲胆碱 *	++	无	是	抗胆碱能药物	直接作用于平滑肌
其他 *					
水	++	无	是	色甘酸	
高渗盐水	++	无	是	茶碱、色甘酸	
腺苷	++	无	是	糖皮质激素	
SO_2	++	无	±	糖皮质激素	

* 给药形式为雾化液体,直径约为 $2\mu m$。
BHR,气道高反应性

运动激发试验

4分钟高强度运动将心率增加至最大心率80%水平或随意的跑步,通常可以导致气道高反应性患者的FEV$_1$或峰值流速下降。这种气道高反应性测试依赖于呼吸道气体蒸发,而吸入气体的湿化会阻止发生该反应。因此,这种方法会受到环境湿度的影响。

冷空气激发试验

使用冷空气(干燥空气)进行激发试验可以获得与诱导肺部气体蒸发相似的反应,并且容易控制激发条件。目前尚不完全清楚运动或冷空气激发试验是否会诱导介质释放,因为很难在激发试验后检测肺内介质水平。但是糖皮质激素、色甘酸或白三烯拮抗剂可以抑制上述反应,提示在激发试验中可能存在介质释放。

组胺激发试验

1935年Samter首次报告组胺激发试验可以显示气道高反应性,1949年Tifeneau对该试验进行了优化。目前可以使用多种方法进行组胺激发试验,包括持续2分钟的潮式呼吸,使用手持式吸入器连续吸入以及使用剂量计,这些技术的不同之处在于肺对激发的反应随着充分吸气动作而改变。组胺的优点是一种天然物质并且体内半衰期非常短,缺点是可以引起不适的面部潮红。和所有激发试验一样,组胺激发试验也可以导致肺部阻力快速增加,因此应从低剂量开始进行组胺激发试验,并且需要医学监测。

乙酰甲胆碱激发试验

乙酰甲胆碱是可导致肺部平滑肌收缩胆碱能介质的类似物。目前认为乙酰甲胆碱激发试验是通过对平滑肌的作用产生效果,但是也可能存在其他通路,并且体外实验未显示哮喘患者的平滑肌出现非常明显的高反应性。气道壁增厚的观点在一定程度上解释了平滑肌高反应性。在黏膜下层,气道壁增厚可导致气道平滑肌收缩时不能产生成比例的气道直径缩小;在平滑肌外侧的外膜中,它将在更大的表面积上分布弹性收缩力,因此减少了对气道关闭的保护。乙酰甲胆碱支气管激发试验结果一致性好并且广泛用于临床测试(图9.12)。标准技术是使用剂量计,而潮式呼吸法可以作为备选方法。乙酰甲胆碱激发试验的耐受性良好,激发试验后可以快速恢复。

在所有气道高反应性的非特异性检测中,都认为检测本身不会增加气道高反应性,这与过敏原激发试验不同,过敏原激发试验可以导致迟发性反应(6小时之后)并且经常会出现气道高反应性持续增强。组胺激发试验未报告过迟发反应或对肺脏产生持续性作用。大多数运动激发试验后不会发生迟发反应。但是研究认为运动激发试验会导致介质释放,偶有出现迟发反应。因此,对于反复运动激发导致支气管收缩是否可以增加非特异性气道高反应性尚不明确。支持乙酰甲胆碱激发试验的证据不如组胺激发试验充分,因为偶有报告反复乙酰甲胆碱激发试验后可能导致持续的反应(特别是咳嗽)。

间歇性症状提示为哮喘的其他原因

哮喘的特征是支气管广泛炎症和气道高反应性。因此,大多数可以导致呼吸短促的疾病,如局限性阻塞,心脏或其他原因和单纯过度通气并不存在典型的哮喘病史或典型的可逆气流受限。尽管如此,许多患者的表现不特异,被误诊为哮喘并错误地按照哮喘进

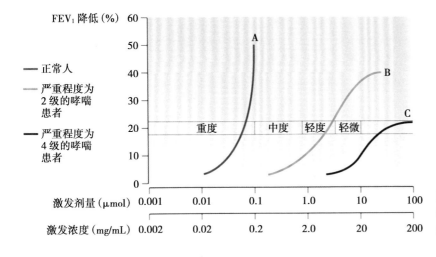

图9.12 气道对乙酰甲胆碱的反应
纵坐标为FEV$_1$降低幅度,横坐标为导致FEV$_1$降低的激发量(乙酰甲胆碱)。

行治疗。其他鉴别诊断可以分类为：
- 累及肺的疾病，可表现为哮喘样症状。
- 肺结构正常但伴有呼吸异常的综合征。
- 局部气流阻塞，患者自觉或查体可发现哮鸣音。

有时，哮喘患者就诊时仅有咳嗽症状，不伴有气道阻塞或气道高反应。在咳嗽变异性哮喘这一类型中，痰液中一定存在嗜酸性粒细胞。但是，许多其他疾病也会出现咳嗽或气短，伴或不伴有喘息，并且容易与哮喘混淆。这些疾病包括：
- 伴有急性肺水肿的心力衰竭。
- 继发于心肌梗死的心力衰竭。
- 肺栓塞。
- 肺炎。
- 气管支气管炎。

胸痛也会混淆诊断，因为重症哮喘患者也经常出现胸前区疼痛。成人出现疼痛症状通常会进行心肌梗死的排查。鉴别哮喘和肺水肿非常重要，因为哮喘患者禁用麻醉药品。同样情况，识别导致喘息和气短的肺栓塞非常重要，因为使用肝素可以挽救肺栓塞患者的生命。继发于细菌或病毒感染的支气管炎的症状与少数以咳嗽或排痰性咳嗽为主要症状的哮喘患者非常相似。

有多种肺部正常的情况也可能出现气短。最常见的是过度通气综合征。如果患者出现明显呼气相杂音，通常认为这些杂音是喘鸣音。但是，如果患者进行肺功能检测，通常结果正常。另外，患者的血气分析结果为典型的过度通气表现（即，pO_2 正常，pCO_2 非常低）。吸气或呼气时声带反常关闭被称为"声带综合征"可能出现典型症状，但很多情况下难以诊断。说话时症状改善、肺功能检测结果与症状不匹配以及特应性或炎症标志物阴性（即，嗜酸性粒细胞计数 $<0.01 \times 10^9/L$ 或呼出气一氧化氮 <25ppb）都能提示该疾病的诊断。在肺功能快速恢复至完全正常以及使用全身性糖皮质激素治疗效果不稳定的患者中也应该考虑该诊断。最后，越来越多的非哮喘患者因身体状态差或肥胖出现运动后呼吸急促。

喘息是支气管局限性部分阻塞的一个常见特征。异物、腺瘤等良性肿瘤或恶性肿瘤都可导致局部阻塞。总的来说，这些病变不会导致气短或气道阻力变化。但是，阻塞程度随炎症而变化。胸部 X 线检查通常可以发现恶性肿瘤，另外恶性肿瘤可能有出血表现。但是，恶性肿瘤导致的气道阻塞也可能对包括糖皮质激素在内的治疗有效。在诊断困难的患者中，胸部薄层 CT 或支气管镜检查可以对诊断局部阻塞提供帮助。

罕见的支气管软化或气管软化综合征也可能导致大支气管或气管阻塞，部分患者可能出现间歇性阻塞，通过胸部 CT 检查可以明确诊断。胸廓以外的气管阻塞（例如，由肿瘤导致）可能出现气短的症状，但通常表现为吸气性喘鸣音。

哮喘的管理

波动性气道阻塞是哮喘的特点，意味着患者本身必须在症状的控制上起到重要作用，并因此可以做出适当的决定。在病程早期进行有效宣教可以让患者（或父母）了解并对疾病充满信心，能管理疾病（框 9.2）。这样可以减少对正常生活的干扰，获得更好的长期疗效，并且大幅减少急诊就诊次数。管理计划的核心是：
- 简单有效地控制症状。
- 将发生严重副作用的风险降到最低。
- 在肺功能方面获得最佳的长期效果。

框 9.2　宣教在哮喘治疗中的作用

1. 告知患者疾病的本质，区分引起炎症的因素和急性呼吸困难的触发因素
2. 使用吸入器、储雾罐和雾化器的技巧；区分疾病控制药物和适合短期使用的支气管扩张剂
3. 家庭监测：
   - 峰流速仪的使用情况
   - 确定正常变异范围和个人最佳值
   - 少数情况下进行规律监测
   - 使用峰流速仪帮助评估哮喘发作和发作时的处理情况
4. 哮喘药物的副作用：
   - 过度使用支气管扩张剂
   - 吸入型糖皮质激素
   - 口服糖皮质激素
   - 茶碱
5. 哮喘急性发作的行动计划
6. 减少暴露的措施
   - 教育避免过敏原接触的相关措施：尘螨、宠物、蟑螂、真菌、花粉等。

需要根据哮喘发作的频率、哮喘发作的严重程度以及既往治疗反应对疾病严重程度进行评估（参见之前的病史和诊断章节）。最大的难题之一是在症状控制相对良好的情况下鼓励患者遵守预防措施，因此，让患者清楚地理解哮喘的本质和治疗目标极为重要。有效治疗哮喘需要患者和医务人员保持良好的合作关系。

药物治疗

用于治疗哮喘的主要药物分类（表 9.5）包括：

- 支气管扩张剂，可以快速缓解症状（缓解药物）。
- 抗炎药物，可以减轻肺部炎症，因此可以长时间控制症状（控制药物）。

所有目前可用药物都无法治愈哮喘。有几种药物无法分类，但是在部分患者的治疗过程中发挥重要作用。这些药物包括：

- 茶碱，可以作为 A2b 腺苷拮抗药和磷酸二酯酶抑制药。
- 沙美特罗和福莫特罗，都是长效 β_2 受体激动药。
- 白三烯调节剂，包括受体拮抗药（孟鲁司特、扎鲁司特）和 5- 脂氧合酶抑制药（齐留通），可以同时产生支气管扩张作用和控制作用。

β_2 肾上腺素激动药

β_2 肾上腺素激动药是日常生活中发生轻微喘息和急救情况下针对支气管痉挛的主要治疗药物。吸入性短效 β_2 选择性激动药通常在 10 分钟内起效并可有效缓解症状，应该向所有哮喘患者提供 β_2 肾上腺素激动药吸入制剂并告知其如何使用。但是，这些激动剂没有控制疾病的作用，并且有些证据提示过度使用肾上腺素激动药而不使用抗炎药物可能会增加气道高反应性。大多数情况下，β_2 肾上腺素激动药应在症状加重或峰值流速降低时作为处方药使用。另外，

患者如果每周需要使用 2 次或 3 次支气管扩张剂，应告知他们可能需要换用或增加其他治疗。在给予中至高剂量糖皮质激素治疗后仍出现症状的患者中，长效 β_2 受体激动药（LABAs）可用作吸入型糖皮质激素的补充药物。应在一个吸入器内同时包含 LABAs 和吸入型糖皮质激素。在未给予吸入型糖皮质激素的情况下，绝对不能单独使用 LABAs 治疗哮喘患者。

吸入性色甘酸钠（色甘酸）

在 1970 年，色甘酸钠被证明可以控制花粉季节过敏患者发生的气道高反应性增加。另外，色甘酸钠还可以防止运动激发试验的作用和过敏原支气管激发试验的速发型和迟发型作用。虽然色甘酸钠的抗炎或控制症状的效果需要 2 周才能完全起效，但是对激发试验的保护作用可在 20 分钟内起效。使用雾化器规律吸入色甘酸钠可以长期有效控制儿童哮喘，但是需要频繁给药才能获得最佳疗效。

吸入糖皮质激素

糖皮质激素吸入制剂（干粉或定量吸入器）已经成为成人患者的主要抗感染药物，此药也广泛用于儿童。具有全身活性的糖皮质激素可以用于吸入治疗（如泼尼松或地塞米松），但是目前使用的糖皮质激素是专门开发用于鼻部或肺部局部应用的，目的是增加局部生物利用度并减少全身副作用。每种制剂的局部作用、吸收情况及全身半衰期都各具特点。

表 9.5 常用哮喘药物的特性

	作用			防止过敏原反应			
	途径	控制	舒张支气管	运动	早期	晚期	频率 / 剂量
糖皮质激素	吸入	+++	–	+	–	++	一日一次 / 一日两次
	口服	+++	–	–	–	++	一日一次
色甘酸	吸入	+	–	++	++	+	一日四次
奈多罗米钠						++	
β_2 肾上腺素激动药	吸入	–	+++	+++	++	–	按需给药
	注射	–	+++	NR	NR	NR	
长效 β_2 肾上腺素激动药（LABA）	吸入	++	++	+++	++	++	一日两次，夜间给药或运动前给药
茶碱	口服	++	+	+	+	+	一日两次，或按需给药
异丙托溴铵	吸入	–	+	++	–	–	一日三次
白三烯拮抗剂	口服	++ 或 ±	±	++	–	–	一日一次或一日两次

NR，不相关

局部糖皮质激素通常一日一次或一日两次使用，但是也可以是用药方案的组成部分。为减轻全身副作用，儿童常规剂量应低于800μg/d。在轻度急性发作患者中，剂量可以增加一倍，在严重发作患者中，剂量可增加至2mg/d（即，布地奈德或氟替卡松，一次800μg，一日三次）。如果使用定量吸入器，建议使用大容量储药罐以减少口咽药物沉积（从而减少吞咽剂量），同时增加肺内沉积的效率。

过敏性哮喘的抗IgE抗体治疗

使用人源化单克隆IgE抗体（奥马珠单抗）治疗成人和儿童中至重度过敏性哮喘可以减少哮喘急性发作次数和吸入及口服糖皮质激素使用剂量。另外，有些研究可观察到使用奥马珠单抗可以改善肺功能和哮喘症状，提高生活质量。奥马珠单抗治疗可以降低过敏性哮喘患者的IgE水平并且部分抑制过敏原支气管激发试验后的早发和迟发哮喘反应。在一系列研究中，奥马珠单抗还显示可以降低多种气道炎症标志物的水平，包括嗜酸性粒细胞和IgE的高亲和性受体。虽然奥马珠单抗比其他哮喘控制药物更为昂贵，但是如果用于重症哮喘患者，研究显示奥马珠单抗可以节省总体治疗费用。

如果给予足量的过敏原治疗，特异性免疫治疗（specific immunotherapy，SIT）在过敏性鼻炎和过敏性哮喘患者中是有效的。但是，必须考虑到发生严重过敏反应的风险。联合使用SIT和奥马珠单抗治疗可以获得比单用任何一种方法更好的临床疗效和更少的不良事件。近期使用奥马珠单抗和SIT治疗儿童和青少年多重致敏的过敏性鼻炎的临床研究中发现，联合治疗与单用SIT相比可以更有效地减少花粉季节的症状。因此，抗IgE抗体也是严重过敏性哮喘的一个治疗选择。

管理计划

目前有很多哮喘治疗指南，这些国家或国际性指南都推荐根据疾病严重程度的阶梯性治疗推荐。但是，许多其他因素对治疗方案的制定产生影响，包括既往使用不同药物的体验、患者对吸入糖皮质激素的接受度、偏见、依从性、经济条件和患者对症状的焦虑程度。对于中度或重度持续性哮喘的患者，有效治疗包括多种不同药物的使用。而对于拒绝使用某种类型药物或不愿意对病情进行密切监测的患者而言，很可能需要面对疾病控制不佳的现状。

哮喘治疗指南已将控制气道炎症，同时结合环境控制措施和控制性药物，作为哮喘管理的核心。为了能够有效治疗，评估哮喘的严重程度非常重要，症状可以分为间歇性或持续性，然后将哮喘发作程度分为轻度、中度或重度，最终分为5组（表9.6）。毋庸置疑，可能许多患者并不符合这些分组要求。但是，治疗的关键步骤如下。

- 患者是否患有哮喘？如有，明确最佳肺功能并教导患者进行家庭监测。
- 提供缓解症状的方法，并指导患者如何使用吸入剂以及如何处理哮喘急性发作。
- 患者是否需要常规治疗？
  - 每日使用吸入或口服控制药物。
  - 进行皮肤点刺试验并教导患者过敏原的作用和

表9.6 基于哮喘严重程度的治疗 *

症状	短效β₂受体激动药	规律治疗	行动计划	框9.2中的宣教步骤
间歇性				
症状偶发或仅运动后出现症状	p.r.n	不需要	无	1和2
症状每周出现2~3次	p.r.n	部分病例需要	+ 或 –	1,2,3,(6)
持续性				
轻度至中度	p.r.n	吸入糖皮质激素/茶碱、LABA、LTRA	有	2,3,4,(5),6
中度伴急性发作	p.r.n	吸入糖皮质激素和其他	有	1,2,3,4,5,6
重度	p.r.n	高剂量吸入糖皮质激素和其他	有	1,2,3,4,5,6

p.r.n，必要时。

* 皮试或体外检测加特殊建议；花粉相关的季节性病例和其他高度过敏性病例中使用免疫治疗。

避免接触的方法。

- 评估是否需要其他治疗：
  - 管理运动诱发的急性发作。
  - 患者出现持续性症状的强化治疗。
  - 特殊行动计划。

行动计划

对出现持续性症状伴或不伴急性发作的患者,应制定行动计划以指导患者自我管理。应向大多数患者提供书面行动计划(框9.3)。但行动计划因疾病严重程度和患者理解程度会有所差异,最简单的行动计划是如果患者胸闷时应及时使用支气管舒张剂,如

框9.3　行动计划示例

病例 A: 间歇性症状,偶尔伴长时间喘息发作

Ⅰ. 使用支气管舒张剂,一次2揿,每小时重复1次,直到症状改善。(如可能,使用峰流仪监测。)

Ⅱ. 如果症状恶化或4小时后症状未改善,咨询医生或急诊就诊。(如果峰流速<最佳值的80%,应采取措施。)

病例 B: 持续性症状,伴每年数次轻度至中度哮喘发作

Ⅰ. 可用吸入剂或雾化剂增加支气管舒张剂的剂量。监测峰流速。

Ⅱ. 如果无效(即,峰流速<最佳值的80%),增加治疗:
- 维持增加后的支气管扩张剂剂量。
- 增加或添加高剂量吸入糖皮质激素,最大剂量可达3 000μg/d BDP或等同剂量。
- 增加口服茶碱缓释片,每晚300mg或一次200~300mg,一日三次。

Ⅲ. 如果2天内仍无效或症状加重,咨询医生或急诊就诊。

病例 C: 持续性症状,伴急性哮喘发作需要急诊治疗或使用口服糖皮质激素

Ⅰ. 如果使用支气管舒张剂治疗无效,及时增加吸入糖皮质激素;剂量可增加到至少3 000μg/d BDP或等同剂量。

Ⅱ. 根据耐受情况,添加茶碱缓释剂口服,维持血药浓度2~10μg/m。

Ⅲ. 如果症状恶化或24小时内未改善并且峰流速<最佳值的70%,开始或增加口服糖皮质激素。使用标准剂量(即,50mg/d)治疗6天,或在12天内从60mg/d减量至10mg/d。如果开始口服糖皮质激素,请咨询医生。如果口服糖皮质激素治疗24小时内症状未缓解,请就诊。

紧急电话号码取决于不同的医疗系统,但是所有哮喘患者都应该知晓如何获得紧急的建议或治疗。有些患者的哮喘发作从鼻窦症状增加开始,可能需要使用抗生素。但是,哮喘急性发作的常规治疗并不包括抗生素。所有使用糖皮质激素治疗的患者都应告知糖皮质激素的急性和慢性副作用。BDP,二丙酸倍氯米松。

果症状在3~4小时内未缓解时应及时去看医生。对于有重症发作风险的哮喘患者,行动计划应包括下列指导:

- 增加支气管舒张剂的剂量。
- 增加常规治疗(通常在症状加重或峰值呼气流速改变后)。
- 增加其他药物,例如长效β_2受体激动药、茶碱或雾化支气管舒张剂。
- 增加吸入糖皮质激素并开始使用口服糖皮质激素。

虽然许多诊所都有预制版的行动计划,但是这些行动计划不能替代宣教,需要与患者讨论每个治疗步骤。与患者一起制定行动计划比使用预印版本更有效,因为良好的哮喘治疗需要患者理解不同阶段控制哮喘的目的。因此花时间解释哮喘行动计划是非常值得的。

规避过敏原

绝大多数哮喘儿童和年轻人对一种或多种常见吸入过敏原过敏,过敏原激发试验可导致典型的哮喘炎症以及规避过敏原的研究证实吸入这些过敏原可以导致哮喘发病。在疗养院、医院病房和患者房屋进行的过敏原规避研究显示减少屋尘螨暴露可以改善症状和非特异性气道高反应性(框9.4)。另外,研究显示气道高反应性降低与痰液中的嗜酸性粒细胞数量减少一致。合理结论是,避免接触过敏原是哮喘患者抗感染治疗的一个主要方法,因此,所有症状持续存在的哮喘患者治疗方案中都应该包括避免过敏原暴露。

虽然很多过敏原都可导致哮喘(参见表9.2),但是大多数研究中发现室内过敏原是主要过敏原。另外,尚无明确措施可减少室外花粉和真菌暴露水平。减少室内过敏原暴露水平的措施取决于具体的过敏原,减少屋尘螨暴露的技术与控制宠物暴露和控制德国蟑螂过敏原暴露的技术不同,规避过敏原的建议取决于导致患者过敏的具体过敏原。由于病史不是确定速发型超敏反应的可靠方法,所以应根据皮肤点刺试验结果或血清IgE抗体检测结果决定是否行过敏原规避。皮肤点刺试验使用针刺或小针进行,操作简单、安全,并可以提供绝大多数主要过敏原的致敏信息(参见第一章)。使用放射变应原吸附技术或优化的放射变应原吸附试验进行血清检测通常敏感性较低,但是体外检测也是可靠的方法,优点包括患者无不适、可以标准化并且对于真菌等过敏原可能敏感性更高。

框 9.4 避免过敏原接触的推荐措施

- 尘螨
  卧室:
  - 使用防渗透的床垫套和枕头套。
  - 定期清洗床上用品,温度为 60℃。
  - 每周进行真空清洁(戴口罩)。
  - 移除地毯、毛绒玩具和杂物。
  其余屋内场所:
  - 减少使用地毯和软垫家具。
  - 降低湿度。
  - 使用苯甲酸苄酯或鞣酸处理地毯。
- 猫和狗
  - 让宠物待在室外或不饲养宠物。
  - 减少储水器并且每周清洁一次。
  - 使用 HEPA 品质的室内空气过滤器。
  - 每周给宠物洗澡,减少储水器和空气中的过敏原。
- 蟑螂
  - 强制清洁,移除积累的过敏原并控制所有食物来源。
  - 使用诱饵站、诱饵贴和 / 或硼酸。
  - 封闭裂缝,减少蟑螂的繁殖区。
- 这些建议只适用于通过皮肤点刺试验或 IgE 抗体的体外检测确诊的过敏患者。

* 防渗床单最好是细织床单,孔径≤10µm。
HEPA,高效空气过滤器。

过敏原规避的主要问题是鼓励患者遵循推荐步骤完成,这种干预措施只有长期坚持才会获益。在职业性哮喘患者中,如果明确发现致敏化学品,让患者离开暴露区域是相对直接的措施。但是如果哮喘是由室内过敏原引起的,避免过敏原就会变得更加困难。如果不针对治疗目标和实践步骤进行详细宣教,患者不太可能遵循这些费时费力的干预措施。因此,与哮喘治疗一样,治疗成功取决于患者及家人是否接受适当的宣教和参与程度。

运动

在治疗过程中应特别关注(有时是主要关注内容)患者参加正常运动的能力。这是哮喘控制良好的最佳指标之一,也是患者长期健康的主要表现。体育锻炼对人非常有益,包括哮喘患者在内。另外,许多患者和医生认为运动对哮喘患者特别有益。

控制运动诱发支气管痉挛的方案是所有患者的治疗计划的一部分。方案示例如下:

- 运动前 10 分钟,使用短效 β_2 受体激动药。
- 运动前 20 分钟,吸入 4~20mg 色甘酸钠,并在运动前即刻增加 β_2 受体激动药。

- 运动前 1 小时,使用一种长效 β_2 激动药。沙美特罗和福莫特罗都是长效 β_2 受体激动药,也都可用于运动性哮喘患者,但应与吸入型糖皮质激素联用,不应单独使用。

近期的研究显示白三烯受体拮抗药(如孟鲁司特、普鲁司特)可以有效控制运动性哮喘。然而重要的是应该认识到,运动诱发的是非特异性气道高反应性,在不易控制的情况下,就应当针对肺部基础炎症进行治疗。这包括特定过敏原规避、常规使用白三烯拮抗剂、吸入色甘酸钠、茶碱或吸入型糖皮质激素(这些方法都有助于控制运动后的反应)。

另外,应鼓励所有患者制定正常运动计划。一个重要的运动原则是缓慢热身、行走或慢跑,减轻后续进行更剧烈运动时的反应。因此,所有患者都应设计一种方案,包括必要时进行预处理,以进行长时间(即,超过 30 分钟)的常规运动,而这些运动可以在不引起支气管痉挛的情况下进行。

哮喘的结局——自然病程和管理的影响

在大多数患者中,哮喘的长期预后良好,只有少数出现喘息并需要治疗的患者会发展为重症哮喘。儿童期症状经常可以缓解,特别是由病毒导致喘息或哮喘的非过敏儿童。虽然多达 70% 的儿童可以完全缓解,但是许多患者仍有气道高反应并且部分患者可能复发。目前尚不清楚影响疾病缓解和复发的因素。但是,严重过敏的儿童(特别是患有持续性湿疹的儿童)和 3 岁之前出现症状的过敏儿童不太可能出现缓解。在新西兰达尼丁进行的一项出生队列研究发现,哮喘从儿童期持续到成人期或青少年期疾病缓解后复发的危险因素包括对屋尘螨致敏、乙酰甲胆碱激发阳性(气道高反应)、女性、吸烟和低龄发病。如果成人后才罹患哮喘,更有可能症状严重并且不太可能缓解。

虽然大多数医生认为良好的疾病管理可以影响哮喘的长期结局,但是这尚未获得证实。直到最近,部分研究支持药物治疗可以降低住院率或病死率。在斯堪的纳维亚半岛,现已证实使用吸入型糖皮质激素在减少的哮喘住院治疗次数中起重要作用。虽然在世界许多地区(如英国、澳大利亚、日本和美国大城市)哮喘仍是严重问题,但现有证据提示增加使用吸入糖皮质激素和 / 或吸入型糖皮质激素联合 LABA 可能会降低住院率和病死率。

一般认为疾病严重性主要由治疗不当所致,在临床实践中,全面遵循哮喘指南进行管理将扭转现状。普遍观点认为哮喘正变得越来越常见且越来越严重。

另一个重要因素是 Th2 介导的炎症对气道结构的影响,可以导致气道重构。这可以解释为什么长效 β_2 受体激动药和白三烯受体拮抗药等药物与吸入糖皮质激素联合使用治疗中度至重度哮喘时比单纯加倍吸入糖皮质激素的剂量更有效(图 9.13)。

大多数间歇性哮喘患者在发作间期的肺功能正常或接近正常。相反,中度至重度持续性哮喘患者的 FEV_1 经常低于预测值的 80%。对持续性存在哮喘症状的成人患者进行随访发现,部分患者的肺功能下降加速,尽管如此,很少有肺功能下降导致呼吸衰竭的发生。

目前尚不清楚哮喘导致长期组织损伤的本质。患病多年的儿童和成人哮喘患者的肺部改变更为明显。这些改变包括支气管基底膜下修复性胶原蛋白(Ⅰ型、Ⅲ型和Ⅴ型)沉积,有时也被称为"重构",被认为是由细胞因子、生长因子和来源于肥大细胞、T 细胞、嗜酸性粒细胞和上皮细胞的其他介质导致。

由此产生的观点认为积极的早期抗感染治疗能够改善远期结局。但是,尚未确定在肺部结构的变化是导致肺功能下降的原因,或者早期使用吸入性抗炎药物会阻止这些改变的发生。但是有明确证据支持上皮细胞、成纤维细胞、平滑肌细胞和血管发生了增生性反应,问题在于如何确定这些改变的机制和意义。

慢性气道炎症是导致哮喘症状和异常气道生理功能的主要原因,甚至在轻度患者中也是如此。因为炎症可能导致气道结构改变(重构),而气道重构可导致不可逆的气流受限和持续性症状,在 START 研究(常规使用吸入糖皮质激素治疗早期哮喘的研究)中调查了使用吸入型糖皮质激素早期干预近期发病的轻度持续性哮喘患者的长期作用。长期使用低剂量吸入糖皮质激素治疗(一日一次)可以降低这些患者的严重急性发作风险并改善哮喘控制水平。虽然在肺功能指标方面也观察到了吸入型糖皮质激素的治疗益处,但是这种治疗方法仅能部分阻止肺功能的加速下降。因此推测,除了慢性气道炎症,可能还有其他通路参与了气道重构。

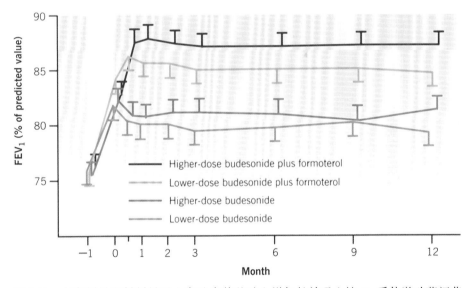

图 9.13　在高剂量和低剂量吸入布地奈德基础上增加长效吸入性 β_2 受体激动药福莫特罗对 FEV_1 影响的效果。对症状性哮喘进行的为期 12 个月的随机对照试验(FACET 研究)中,以气道直径的指标进行绘图 [改编自 Pauwels RA. Lofdahl CG, Postma OS, et al. Effect of inhaled formoterol and budesonide on exacerbations of asthma. Formoterol and Corticosteroids Establishing Therapy (FACET) International Study Group. N Engl J Med 1997; 337 (20): 405-411]

脚注:图 9.13 因版权问题,图片需要保留英文。

新型治疗方法

药物治疗：激动药和拮抗药

有证据显示哮喘是一种炎症性疾病,因此通过阻断炎症反应的介质来治疗哮喘是合理的。这种治疗方法包括色甘酸钠、缓释茶碱、白三烯拮抗药、白三烯合成抑制药和吸入糖皮质激素。目前还在开发许多不同的治疗方法,范围从传统拮抗药到反义 DNA。这些治疗方法包括:

- 高活性的低分子量血管细胞黏附分子 -1（VCAM-1）拮抗药,可以阻止嗜酸性粒细胞黏附。
- 可溶性白介素 -4（IL-4）受体,可以在体内阻断 IL-4 的活性,目前正在进行临床试验。
- 人源化 IL-5 单克隆抗体,可以有效减少血液中的嗜酸性粒细胞数量,但是不能改善重症持续性哮喘患者疾病活动性的临床指标。
- 反义 DNA,用于阻断目标介质或其受体的生成。
  - 反义 DNA 的短片段,可以阻断 DNA 转录,并且理论上可以将反义 DNA 作为药物直接释放到肺部,治疗作用可持续数天。
- 治疗重症哮喘的抗 TNF 疗法。
- 人源化 IgE 单克隆抗体,特异性针对人 IgE 与肥大细胞高亲和力 IgE 受体结合的位点,这种分子对减少哮喘急性发作有明显效果,已在美国和欧洲获批用于治疗重症过敏性哮喘。

奥马珠单抗通过皮下给药,根据血清总 IgE 水平和体重,决定每月注射一次或每 2 周注射一次。奥马珠单抗是首个针对 IgE 靶向治疗。

改变免疫应答：免疫偏移和免疫治疗

传统免疫治疗最明确的靶点是过敏原特异性 CD4+ T 细胞。已经提出了多种不同方法作用于这些 T 细胞或在首次暴露于过敏原之前改变免疫应答（图 9.14）。

可以通过随机或定向诱变技术修饰重组过敏原,让其大幅降低针对特异性 IgE 抗体的反应性但能维持 T 细胞应答。这些分子可能比传统免疫治疗更加安全。

在动物模型中,DNA 质粒作为替代缺陷基因的方法和提供一过性表达外源性蛋白质的方法都显示出了良好前景。另外,质粒中的 DNA 含有的免疫刺激信号可以影响 Th1 或 Th2 免疫应答。因此,可以设计 DNA 质粒（包括过敏原基因）用于改变现有的免疫应答。

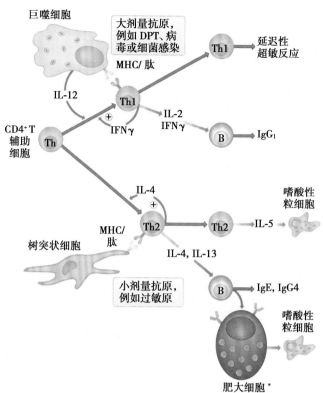

* 激活的肥大细胞可以产生组胺、类胰蛋白酶、白三烯和 IL-3、IL-4、IL-5、GM-CSF、TNF-α、RANTES

图 9.14 细胞相互作用导致不同类型的 T 淋巴细胞应答。DPT,百白破。

大量暴露于有猫和狗的环境不会增加动物皮屑致敏的患病率。在一些研究中,室内养猫其实可以降低致敏风险。其中部分患者形成了临床耐受且未产生 IgE 抗体,但发现了高滴度的猫过敏原 IgG 抗体,被称为"改良的 Th2 反应"。

可以通过在儿童形成自然免疫应答之前就对其进行免疫调节,或通过改变已形成的反应来改变免疫应答。典型方法包括:

- 在高危儿童中使用天然蛋白质进行鼻腔或口服主动免疫,尝试诱导免疫耐受。
- 使用与 IL-12 有关的抗原进行免疫接种,可以导致 Th1 偏移。
- 使用 DNA 的免疫刺激信号序列,例如包含 CpG 结构域且与蛋白质直接连接的合成寡脱氧核苷酸,目标是产生 Th1 反应,阻止或替代 Th2 反应。

应对哮喘流行率不断增加的方法：如何逆转现代生活因素对其的影响

20 世纪下半叶,哮喘的发病率及患病率显著增加。在 20 世纪 50 年代,这种增长造成至少 3/4 就诊于诊所或医院的病例没有得到应有的治疗。患病率增加与现代生活的许多方面有关。我们不想改变对重大感染性疾病的控制,但是现代生活的一些方面确实可以被改变,并不会带来危害。下面总结了可能导致哮喘流行的原因。

居住条件改变

居住条件改变的目的是让房屋更舒适,但同时也会导致室内过敏原暴露增加,可能会加重致敏作用,这点很容易做出改变(参见框9.4)。

儿童早期感染率下降

免疫接种、家庭人数减少和抗生素使用使儿童早期的感染发生率降低。但是,病毒性感染降低的证据尚不确切,也不清楚这些因素是如何导致哮喘患病率增加的。毋庸置疑的是儿童细菌性感染减少,而细菌性感染被认为能够通过刺激 IL-12 生成而导致 Th1 反应偏移。

体育运动减少

在许多西方国家中,体育运动大幅减少,儿童通常仅每周运动数小时,而非 1950 年的每天运动数小时。目前尚不清楚运动保护肺部的机制,但是深吸气可以减少肺部阻力并且轻度运动能够预防运动性哮喘。另外,现在已有很好的实验证据显示运动具有抗炎作用。

饮食改变

饮食已经发生了多种不同形式的改变,但是下面几种情况在许多国家都很常见:

- 现代饮食中普遍存在的色素和防腐剂。
- 动物脂肪摄入量增加和蔬菜摄入量减少。
- 过多的蛋白质和热量摄入(与西式饮食的特征一致),近期数据显示肥胖和哮喘相关,提示哮喘表型发生改变并且哮喘患病率增加。

重要信息汇总

- 1960—2000 年的 40 年里,哮喘患病率大幅增加,并开展了大量针对哮喘病因和新型治疗方法的研究。
- 了解常年性过敏原暴露的重要性使得控制暴露的方法明显改进,特别是尘螨。

- 已经研发出的几种不同的吸入型糖皮质激素、长效 β_2 激动药和白三烯拮抗药都有助于哮喘长期治疗。
- 哮喘治疗需要对患者进行强化宣教,包括疾病病因、不同类型治疗的目标、吸入器的使用方法以及疾病监测方法。但是,哮喘患病率增加的原因非常复杂,包括过敏反应增加、主要室内过敏原暴露增加和生活方式改变等多种影响因素。
- 将来的哮喘治疗将包括避免明确诱发因素、控制免疫应答、阻断多种炎症介质。但是,还需要对现代生活方式进行多个方面调整,包括因"娱乐"造成长时间久坐。

拓展阅读

Allergy and asthma. Nature 1999; 402 (6760):B1–39.

Barbers R. Asthma. Curr Opin Pulm Med 2000; 6:1–89.

Barnes PJ, Alving K, Kharatonov SA, et al. Exhaled markers in airway disease. Eur Respir Rev 1999; 9:207–253.

Chung KF, Godard P. Difficult therapy-resistant asthma. ERS Task Force Report. Eur Respir Rev 2000; 10:1–101.

Cowan, DC, Cowan JO, Palmay R, et al. Effects of steroid therapy on inflammatory cell subtypes in asthma. Thorax 2010; 65:384–390.

Holgate ST, Chuchalin AG, Hebert J, et al. Efficacy and safety of recombinant anti-immunoglobulin E antibody (omalizumab) in severe allergic asthma. Clin Exp Allergy 2004; 34:632–638.

Klinman DM. Immunotherapeutic uses of CpG oligodeoxynucleotides. Nat Rev Immunol 2004; 4:249–258.

Martinez FD, Holt PG. Role of microbial burden in the aetiology of allergy and asthma. Lancet 1999; 354(suppl II):12–15.

Pauwels RA, Pedersen S, Busse WW, et al on behalf of the START Investigators Group. Early intervention with budesonide in mild persistent asthma: a randomized, double-blind trial. Lancet 2003; 361:1071–1076.

Platts-Mills T, Vaughan J, Squillace S, et al. Sensitisation, asthma, and a modified Th2 response in children exposed to cat allergen: a population-based cross-sectional study. Lancet 2001; 357(9258):752–756.

Platts-Mills TA, Erwin EA, Heymann PW, et al. The evidence for a causal role of dust mites in asthma. Am J Respir Crit Care Med 2009; 180(2):109–113.

Postma DS, Gerritesen J. The link between asthma and COPD: bronchitis VL. Clin Exp Allergy 1999; 29(suppl 2):2–128.

Wark PA, Johnston SL, Bucchieri F, et al. Asthmatic bronchial epithelial cells have a deficient innate immune response to infection with rhinovirus. J Exp Med 2005; 201:937–947.

第十章　过敏性鼻炎和鼻窦炎

Glenis K. Scadding, Martin K. Church 和 Larry Barish

概述

有很多原因会引起鼻炎（图 10.1）。但是我们这章节主要关注过敏性鼻炎，过敏性鼻炎常是由于吸入类过敏原导致的 IgE 介导慢性炎症，并常伴随过敏性结膜炎出现。鼻窦炎常同时出现鼻腔及鼻窦的炎症（见下文），鼻炎及鼻窦炎非常普遍，由于其严重影响日间工作或学习的效率、生活质量，因此造成社会经济负担。它们是哮喘的诱因，也是哮喘的主要恶化因素。大多数哮喘患者还患有鼻炎 / 鼻窦炎，但是通常被忽略或是诊断不明确和 / 或治疗不当。

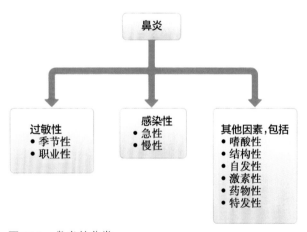

图 10.1　鼻炎的分类

鼻腔和鼻窦的功能

鼻腔是吸入空气的第一道防线，它能调节空气的温度和湿度，同时过滤潜在的有害物质，并且同时也是嗅觉感受器的位置——嗅觉黏膜（图 10.2）。鼻腔有显著的湿化空气的作用，将吸入空气温度提高到 32℃，在空气到肺部之前湿度可以达到 98%。这种作用是气流通过密集的血管性黏膜以及血流量增加的鼻窦黏膜实现的。鼻窦可以减轻颅骨的重量，增加声音共鸣和产生抑制细菌、病毒、真菌和肿瘤细胞的高浓度的一氧化氮。

鼻腔的狭窄不规则的腔隙使空气产生湍流，气流的碰撞——一个保护功能可以避免潜在危害的颗粒进入支气管。植物花粉大约直径为 10μm，大部分沉积到鼻腔，但直径小于 2μm 的颗粒，例如真菌孢子不会受鼻腔气流的

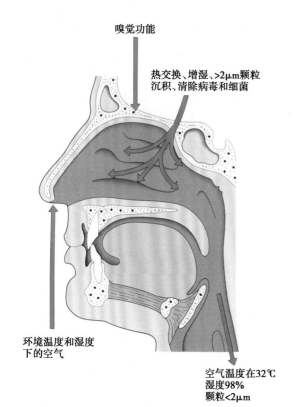

图 10.2　鼻腔功能加湿加温过滤空气

影响。在鼻腔内这些颗粒常会到达呼吸道的远端。通过纤毛的运动作用 10~30 分钟内从鼻腔到达咽部，继而发生吞咽。另外，大约 99% 的液溶气体，像二氧化硫存留在鼻腔内而不会进入下气道。

鼻腔的解剖和生理功能

鼻腔始于鼻内孔，距鼻孔约 1.5cm 的窄缝状的小孔（图 10.3），这是呼吸道的最窄部分，横截面积约为 0.3cm^2。下鼻道、中鼻道、上鼻道组成鼻腔外侧壁，鼻中隔组成鼻腔内侧壁。鼻甲有助于鼻腔的不规则轮廓，这对鼻腔的空气调节和空气过滤功能很重要。鼻泪管开口于下鼻道，鼻腔下鼻甲外侧。额窦、前组筛窦和上颌窦窦口引流至中鼻道，位于中鼻甲外侧。

上皮从鼻前庭的复层鳞状变为鼻腔前 1/3 的鳞状和过渡上皮。其余的部分都衬有典型的呼吸道假复层纤毛柱状上皮，内含许多黏液分泌杯状细胞（图 10.4），除了存在于鼻腔上部的嗅区黏膜上皮。大量的杯状细胞主要是集中在鼻腔的下半部分，与气管及主支气管相似。上皮位于基底膜上，是一层由 Ⅱ、Ⅳ 和 Ⅴ 型胶原，层粘连蛋白和纤维连接蛋白组成的结缔组织层，固有层下有密集的血管，没有内部弹性层和多孔的基底膜小动脉，增加了药物的渗透性。在这里有广泛的毛细血管网。毛细血管开有小孔，允许液体快速穿过

毛细血管壁。大的海绵状血管窦状体出现在鼻甲的固有层（图 10.5），有助于对吸入空气进行加温加湿。当固有层慢性或过度扩张时，它们是过敏性和非过敏性鼻炎鼻塞的主要原因。固有层下面是骨膜和骨。

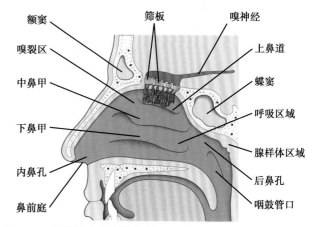

图 10.3　矢状位鼻腔大体解剖

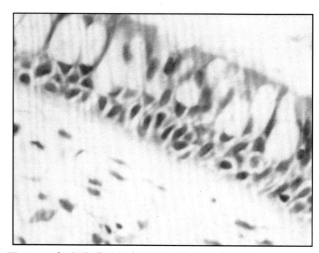

图 10.4　鼻腔黏膜的假复层纤毛柱状上皮（M Calder-Zapata 博士　伦敦　圣巴塞洛缪医院　提供）

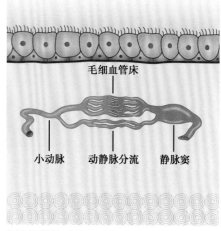

图 10.5　鼻腔的脉管系统显示了毛细血管床，动静脉分流和静脉窦。（J-B Watelet 教授　比利时　根特大学医院　耳鼻咽喉头颈外科　提供）

神经分布（表 10.1）

感觉神经分布

三叉神经传入（感觉）支神经纤维存在于鼻腔黏膜内，产生刺激和疼痛的感觉，常导致打喷嚏。嗅觉是受第 I 对脑神经的作用，这一神经通过筛板进入鼻梁顶部。

血管神经分布

交感纤维主要分布在血管内。它们的共递质去甲肾上腺素和神经肽 Y 的释放会引起血管收缩，并维持鼻窦的交感神经张力。这在一天中随着每 4~6 小时交替鼻孔开放增加而波动（鼻周期）。

产生于蝶神经节的副交感神经纤维控制血管舒张和腺体分泌，副交感神经共递质为乙酰胆碱和血管活性肠肽。

表 10.1　鼻子的神经

	神经	神经递质	结构	作用
嗅觉神经 + 其他	颅神经：0 和 1	不明确	嗅觉黏膜上皮受体	嗅觉功能
感觉神经	第五颅神经（三叉神经：分支 V1，V2）	P 物质神经激肽 A CGRP	血管 黏液腺上皮	神经反射
副交感神经	视神经到蝶腭神经节	乙酰胆碱 VIP	血管 黏液腺	血管扩张 鼻塞 流涕
交感神经	胸椎到上颈神经节	去甲肾上腺素 神经肽 Y	血管吻合	血管收缩

CGRP, calcitonin gene-related petide 降钙素基因相关肽，VIP, vasoactive intestinal 血管活性肠多肽。

鼻腔黏膜的轴反射较强，导致血管扩张和腺体分泌增加伴黏膜增厚。这些是由刺激物和炎症介质引起的，作用于神经末梢，炎症介质包括：感觉神经多肽、P 物质、神经激肽 A、降钙素基因相关多肽（calcitonin gene-related peptide, CGRP）。

此外，引起血管扩张的感觉神经的活性通路是三叉神经通过蝶腭神经节和中枢神经反射。同时还存在鼻肺反射，可能是哮喘的患者由于鼻腔阻塞引起气管反射增强和鼻眼反射，会引起过敏性鼻炎相关性结膜炎。有趣的是细胞因子引起神经末梢产生神经多肽增加，因此称神经性炎症，会引起过敏性鼻结膜症状进一步加重。

黏液分泌的调节

黏液是由上皮内的分泌黏膜腺体的杯状细胞和分泌细胞分泌的，被血管渗出液稀释。分泌由副交感神经胆碱能神经控制，但交感刺激和轴突反射也能增强分泌。

疾病的发病机制

发病机制

过敏性鼻炎是一种由于吸入过敏原刺激鼻腔黏膜产生的 Th2 型炎症紊乱。树突细胞位于鼻黏膜表面是很关键的，这样可以捕获变应原并将过敏原多肽片段呈递给淋巴结中的 T 淋巴细胞。近期的研究显示：树突状细胞所处的环境不同，反应的结果也不同，如胸腺基质淋巴细胞生成素（thymic stromal lymphopoietin, TSLP）的多种分子可促进 Th2 过敏反应。IgE 的转换在局部发生，局部产生的 IgE 释放，并与鼻腔黏膜表面肥大细胞和循环中的嗜碱性细胞的高亲和力受体相结合，沉积在鼻黏膜上的过敏原激活的肥大细胞使预先合成的介质（如组胺）迅速释放，引起过敏性鼻炎的早期症状，即流鼻涕、鼻痒和打喷嚏。另外，像嗜酸性粒细胞、CD4[+] T 淋巴细胞和嗜碱性粒细胞之类的大量炎症细胞是由组胺、新产生的脂质介质前列腺素 D_2、半胱氨酸白三烯 C_4 和细胞因子[包括肿瘤坏死因子 $-\alpha$（TNF-α）和趋化因子]刺激内皮细胞上的黏附分子表达而产生的。CD4[+] T 淋巴细胞细胞因子（包括 IL-5）的产生延续了这种反应，它刺激嗜酸性粒细胞，使嗜酸性粒细胞大量侵入黏膜并延长了嗜酸性粒细胞的活性。迟发相过敏反应症状主要是鼻塞和鼻腔黏膜高反应性。过敏原特异性 IgE 和鼻腔黏膜嗜酸性粒细胞浸润是过敏性鼻炎的典型特征，区别于其他形式的鼻炎——除了非过敏性鼻炎伴嗜酸性粒细胞浸润（non-allergic rhinitis with eosinphilia, NARES）没有过敏原特异性 IgE 的系统证据,这种情况被称为"非特应性"——无全身性特应反应证据的局部黏膜的过敏性疾病。

鼻腔反应

从症状和鼻气道阻力方面来说,鼻高反应性可以通过吸入非特异性药物如组胺和乙酰甲胆碱(图10.6)在鼻炎患者中得到证实。鼻炎可以独立地引起支气管敏感性的增高,同时可以上调鼻眼反射。这与哮喘与鼻炎的发病机制非常相似,在两种情况下,高反应性都是其主要特征。上气道组胺和乙酰胆碱反应缺乏相关性,与鼻炎严重程度相关性较差,这些差异可能是由于鼻部平滑肌缺失造成的。组胺会引起黏膜充血和水肿,从而降低上呼吸道通畅性,而乙酰甲胆碱则主要与腺体分泌相关,由于交感性血管收缩神经的支配作用,其对血管舒张的作用较小(图10.7)。血管充血作为鼻塞的一种重要的机制通过对血管收缩剂喷雾的快速反应得到了证实,这不是哮喘支气管收缩的特征。

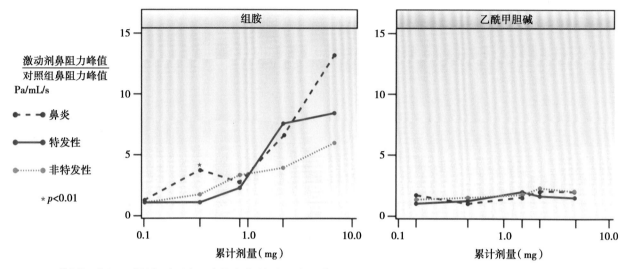

图 10.6 使用组胺和乙酰甲胆碱后鼻阻力的变化(加权几何均值变化)

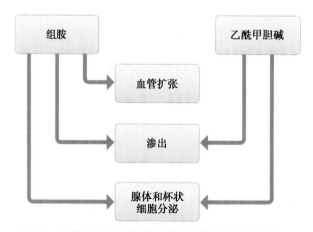

图 10.7 组胺和乙酰甲胆碱对鼻炎的鼻腔黏膜的作用

过敏原的激发

敏感性个体吸入过敏原之后可引起速发相和迟发相的反应。约有50%的患者过敏原激发后2小时和8小时发生迟发反应,伴有鼻塞症状和鼻腔阻力增加。与速发相的强烈鼻塞和症状相比,迟发相的生理变化可能非常微妙(图10.8)。鼻腔周期可能掩盖了迟发相的鼻气道阻力的增量。最近研究发现血小板活化因子和其他介质可以增强鼻腔对组胺和缓激肽的反应。

致敏阶段

在花粉季节,致敏的个体长时间暴露于低剂量的花粉中,因此过敏性个体会增加对过敏原的反应,这个过程叫"致敏"。致敏的潜在机制尚未完全了解,包括肥大细胞(图10.9)和嗜酸性粒细胞数量增加和感觉神经神经肽增加,即所谓的"神经源性炎症"。这与实验室中人工条件激发的单次大剂量过敏原明显不同。现在正在使用重复几天的低剂量激发,以更好地模拟环境暴露。

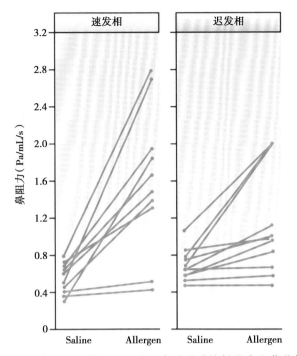

图 10.8　鼻腔对过敏原的反应。鼻腔黏膜接触盐水和草花粉之后鼻阻力测量。测试在过敏原激发 30 分钟后进行（速发相）或是激发 2~7 小时后（迟发相）

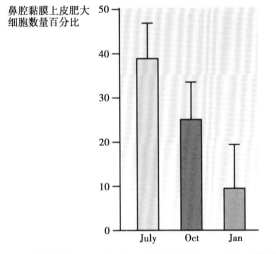

图 10.9　鼻腔黏膜上皮总的肥大细胞数量百分比在 7 月份（草粉季节），与 10 月份和 1 月份进行对比，对草花粉敏感的鼻炎

炎症细胞和介质

随着过敏原的吸入，很多不同的炎症介质可以在鼻腔灌洗液中发现（表 10.2）。尽管肥大细胞炎症介质如组胺、前列腺素 D_2（PGD_2），白三烯和类胰蛋白酶是造成鼻部过敏许多症状的直接原因。过敏原激发可以在鼻腔中发现大量的其他炎症介质，这些包括主要来自嗜酸性粒细胞的白三烯；嗜酸性粒细胞阳离子蛋白（ECP）、嗜酸性粒细胞过氧化物酶（EPO）和嗜酸性粒细胞的主要碱性蛋白（MBP）；来自中性粒细胞

的中性粒细胞过氧化物酶；血小板活化因子来自多种炎症细胞，血小板中的血清素，血浆衍生前体的激肽和补体因子，P 物质，血管活性肠肽和来自神经末梢的降钙素基因相关多肽。

表 10.2　炎症介质作用于鼻腔，作用及其来源

介质	作用	来源
组胺	血管舒张，血浆渗透，腺体分泌	肥大细胞（速发相），嗜碱性粒细胞（迟发相）
前列腺素 D_2	血管扩张	肥大细胞，血小板，成纤维细胞
类胰蛋白酶	？激活激肽释放酶	肥大细胞
TAME 酯酶	血管舒张	浆细胞，腺激肽释放酶，肥大细胞类胰蛋白酶
半胱氨酸白三烯 B_4	嗜酸性粒细胞趋化作用，中性粒细胞的趋化和激活作用	中性粒细胞（迟发相）
半胱氨酸白三烯 C_4 和 D_4	血管扩张，增加血流	肥大细胞，嗜酸性粒细胞，嗜碱性粒细胞
激肽	血管扩张，增加毛细血管血流，疼痛	浆细胞
PAF	血管收缩/血管扩张，嗜酸性粒细胞，中性粒细胞趋化作用	巨噬细胞，中性粒细胞，嗜酸性粒细胞，内皮细胞
ECP EPO MBP	上皮损伤	嗜酸性粒细胞

　PAF：血小板活化因子，ECP：嗜酸性阳离子蛋白，EPO：嗜酸性粒细胞过氧化物酶。

　MBP：主要碱性蛋白。

临床表现

过敏性鼻炎

过敏性鼻炎患者的症状主要是：鼻腔分泌物增加、鼻痒、打喷嚏及鼻塞，这些症状是间断性或者持续性的，间断性鼻炎被 ARIA（allergic rhinitis and its impact on asthma）定义为症状发作一周内少于 4 天，或是连续少于 4 周；持续性鼻炎被定义为症状发作一周之内大于 4 天，或是持续超过 4 周。这个分类与季节性或常年性不同，并且季节性过敏性鼻炎症状往往是持续的，而常年性的过敏性鼻炎症状则常是间断性的，但是分类适用于全球并且符合治疗的需求。ARIA 将鼻炎分为轻度不影响生活，以及中重度影响日常工

作、学习、活动及睡眠，或是产生显著的困扰。

过敏性鼻炎与吸入过敏原的暴露关系密切，很多常年性的过敏原比如花粉、尘螨和屋内宠物。但对于常年性过敏人群准确找出过敏原是比较困难的事情。一些患者尽管有过敏性鼻炎的症状，但是却没有明确的过敏原（皮肤点刺试验和血清特异 IgE 阴性），鼻腔局部产生 IgE 在一些患者中（非特应性个体）发现。

流行病学

155 年前过敏性鼻炎还很少出现，随着城市化进程的加快，过敏性鼻炎的发病率显著增高，在西方一些国家里可以达到 40%。并且过敏性鼻炎的主要发患者群是 15~25 岁，尤其是在幼儿（图 10.10）发病增加显著。很多环境因素都可以导致过敏性鼻炎发病率增高：污染增加，居住环境的改变，城市室内卫生环境的模式，全球变暖，维生素 D 缺乏，全球化导致新的过敏原的暴露，现代化生活模式，压力增大。更多因素在第四章中进行更详细的讨论。

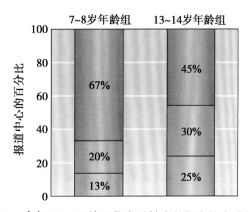

图 10.10 参加 ISAAC 关于儿童过敏症的报告的全球报告中心所占百分比

增加（红色），未发生变化（琥珀色）或是降低（绿色）。在 7 年的过敏性鼻炎流行中介于阶段 1 和 3。报道接受了 66 个中心 7~8 岁组和 106 中心 13~14 岁年龄组。（Adapted from Asher Ml, Montefort s, Bjorl<st~n B, et al, Worldwide time trends in the prevalence of symptoms of asthma, allergic rhinoconjunctivitis, and eczema in childhood: ISAAC Phases One and Three repeat multicountry cross-sectional surveys. Lancet 26-8-2006; 368: 733-43.）

过敏性鼻炎的过敏原因地域不同而种类不同，在英国最常见的是草花粉，在北美洲则是豚草为主，在斯堪的纳维亚桦树花粉非常普遍，地中海区域则橄榄树花粉是主要的过敏原（表 10.3），在热带区域，过敏原可以一年四季都有，频繁出现的花粉过敏症状可以是常年的，相反，典型的常年性过敏原，像屋尘螨，

在温带气候（见表 10.3）中则是在秋季和冬季引发症状。霉菌不常引起过敏性鼻炎，因为它们非常小，常停留在下气道。

表 10.3 全球主要的过敏原

过敏原类型	样本
主要的过敏原	草和杂草
	豚草（美国）
	百慕大草（美国）
	提摩太草（英国和美国）
	鸡爪草（果园）（美国）
	树
	白桦树（北部欧洲）
	日本雪松（杉树）（日本）
	豆科杉木（南部非洲，南美洲和亚洲）
室内和职业过敏原	屋尘螨
	室内宠物
	面粉（烘培师）
	焊料（焊料工）
	乳胶（健康工人）

职业因素可以引起过敏性鼻炎及非过敏性鼻炎（见表 10.3）。鼻炎比哮喘的敏感性更高，鼻腔黏膜更容易接触灰尘和水汽（像面包师的面粉，异氰酸酯，木屑和动物过敏原）所有这些都可以引起 IgE 介导的过敏反应。职业性鼻炎常进展或是合并出现职业性哮喘，而不能反过来，因此早诊断，及时去除过敏原为哮喘的预防提供了机会。食物有时也会引起过敏性鼻炎，尤其是在幼儿中，但是鼻炎常与其他过敏症状（特应性皮炎、哮喘）伴随出现。这与味觉性鼻炎不同，后者证实为非过敏性鼻炎，症状引发主要是刺激性受体导致的，与 IgE 过敏及严重过敏反应无关。

很多过敏原致敏常发生在生命的早期免疫系统尚未成熟的时候（框 10.1）。但是过敏性鼻炎发病年龄则更晚，常常有个人或家族既往过敏史。有证据表明鼻腔局部黏膜常发生 IgE 的转化和产生。胸腺基质淋巴细胞生成素或许与致敏相关，被描述为抗体转换主要因子，存在于鼻腔黏膜上皮；吸烟会上调胸腺基质淋巴细胞生成素增加，激素可以使其降低。

过敏性鼻炎与家庭的大小相关，第一个出生的孩子风险最高。对甲型肝炎抗体和对结核分枝杆菌 1 型迟发性超敏皮肤测试呈阳性的儿童（即来自较不干净环境的儿童）患过敏性鼻炎的可能性较小。早期感染会保护机体避免向过敏体质发展，其原因或许是与干扰素的增加有关。

增加因素	降低因素
特应性个体	早期甲型肝炎
出生月份（5 和 6 月份）	卡介苗预防接种
男性	早期接触室内宠物（猫和狗）
第一胎	
吸烟	
早期接触过敏原	
病毒感染	
环境污染	
家族过敏史	

吸烟可以导致 IgE 增加，对于父母吸烟和生活在室内环境潮湿的孩子来说鼻炎发病率成倍增加。现代高效节能"紧凑"的建筑使室内湿度和温度增加有利于屋尘螨和真菌的生长，因此增加了潜在过敏原的暴露。但是，由于青贮饲料生产而引起的花粉暴露量的减少并没有降低花粉过敏的发生率。

非鼻腔的症状和生活质量

过敏性鼻炎的症状除了流鼻涕和打喷嚏外，影响是多方面的，严重影响生活质量。重要的不仅是发现、检查和治疗过敏性鼻炎，而且要确定潜在的并发症。

大约有 85% 的患者会因为鼻塞而影响睡眠，在清晨最明显和平躺时症状会加重。伴侣常被鼾声打扰，儿童有过敏性鼻炎会经历睡眠微觉醒和异常呼吸，打鼾，阻塞性呼吸暂停。睡眠剥夺会导致身体疲倦，精神和身体都会有问题（图 10.11）。

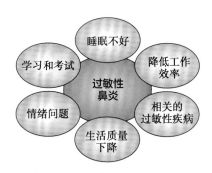

图 10.11 患者感知的过敏性鼻炎对生活质量的影响

过敏性鼻炎在青少年中非常普遍，特别令人关注的是会影响学习和考试成绩，有过敏性鼻炎症状的青少年与无症状的相比专注力会下降和学习能力受损（图 10.12）。与无症状时相比，他们的表现更差，尤其是服用了一代抗组胺药物。过敏性鼻炎引起

的儿童其他并发症主要是易怒和行为问题，研究发现过敏性鼻炎与注意力差，多动症（attention-deficit/hyperactivity disorder, ADHD），焦虑，抑郁相关。

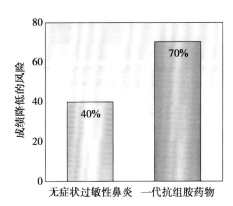

图 10.12 考试成绩降低的风险出现在有症状的过敏性鼻炎且服用有嗜睡性质的一代抗组胺药物来控制症状的学生。（来自 Walker S, Khan-Wasti S, Fletcher M, et al Seasonal allergic rhinitis is associated with a detrimental effect on examination performance in United Kingdom teenagers: case-control study .J Allergy Clin Immunol 2007; 20: 381-387）

对于成年人，过敏性鼻炎可以引起工作能力的下降。虽然很少有患者请假，但研究表明，工作能力下降了 35%~40%，导致每年约 20 亿美元的成本。调查问卷，如 S-36，显示超过 1/3 患者出现显著的生活质量的下降，包括自尊心不足，情绪问题增加，持续的疲劳和性功能下降。

哮喘伴随过敏性鼻炎

大约 90% 的过敏性哮喘的患者有过敏性鼻炎，约有一半过敏性鼻炎的患者会有过敏性哮喘，这两个条件之间的关系可以从两个方面来看待。第一个方面是"同一气道，同一疾病"的概念。Th2 炎症通路是两种疾病的主要共同组成，并且，显而易见的是鼻腔的神经反射会引起气管的反应，反之亦然。第二个方面是鼻腔作为肺部的守护者，可以加热空气到 35℃，空气加湿到 95%，过滤直径大于 10μm 的颗粒，可以去除直径在 20~25μm 的大多数花粉的过敏原。70% 过敏性鼻炎伴哮喘的患者主诉过敏性鼻炎可以加重哮喘症状。哮喘合并过敏性鼻炎患者比单纯哮喘患者更常去全科医生那里就诊和住院。事实上，鼻炎对哮喘控制不良的比值比约为 4，与吸烟的比值比相似，是哮喘治疗一致性差的比值比的 2 倍。

哮喘的加重常起源于上气道鼻病毒"感冒"，"感冒"是鼻炎患者急性发作的常见诱因。可能是由于

之前存在的炎症(最轻持续性炎症)及合并过敏性反应,对相关过敏原和鼻病毒感染的暴露导致哮喘儿童住院治疗的概率比接近20倍。对过敏性鼻炎的规范

治疗可以减少哮喘的发作(图10.13)。因此内科医生治疗哮喘同时应该注意鼻炎的问题,并且确定患者可以得到及时适当的治疗。

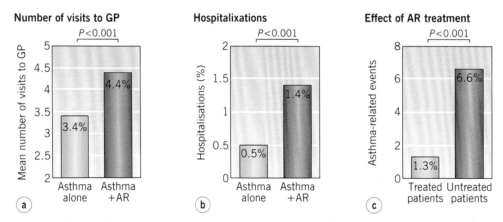

图10.13 哮喘相关 ⓐ 全科医生随访和 ⓑ 住院在哮喘和哮喘伴过敏性鼻炎患者中的情况。ⓒ 过敏性鼻炎的治疗效果在哮喘相关事情中的效果。数据 a 和 b 文献:Thomas M, Kocevar VS, Zhang Q, et al. Asthma heath care recource use among asthmatic children with and without concomitant allergic rhinitis .Pediateic 2005 Jan; 115(1): 129-134, and 数据 c 文献:Crystal_Peters J, Neslusan C, Crown WH, et al. Treating allergic rhinitis in patients with comorbid asthma: the risk of asthma-related hospitalizations and emergency department visits. J Allergy Clin Immunol 2002 Jan; 109(1): 57-62.

过敏性鼻炎合并口腔过敏综合征

口腔过敏综合征,有时称为花粉 - 食物过敏,主要是桦树、艾蒿、牧草和豚草等吸入过敏原引起的过敏反应,这些过敏原与存在水果和蔬菜等食物中的过敏原某些分子相似,发生交叉反应。最常见的症状是食用交叉反应性的生水果或蔬菜后立即产生嘴唇、口咽部的刺痛感,红斑,血管性水肿和喉部痒或紧迫感。这种口腔症状被认为主要发生在生的水果或蔬菜,因为过敏原(抑制蛋白)在受热的情况下在胃肠道系统易被破坏掉。但是一些交叉过敏原像脂质转移蛋白,不易出现热不稳定性,会引起更严重的症状,如严重过敏反应。抗原及食物交叉反应的详述见第6章框6.7。

过敏性鼻炎的诊断

过敏性鼻炎的诊断主要是依据临床病史,体检,适当的过敏原特异性 IgE 的检测——上述定义可能排除了一部分轻度疾病或仅局部鼻 IgE(非特应性)的病例需要进行鼻过敏原激发来诊断。在2周内日记记录症状及其体征可能对可疑病例有帮助。伴随结

膜炎症状的更可能是过敏原因。

鉴别诊断

最常见的鉴别诊断是非过敏性鼻炎,包括各种疾病,其中一些是可以治疗的(见图10.1),如内分泌紊乱,例如因怀孕而引起的鼻塞,口服避孕药或甲状腺功能减退,导致鼻腔黏膜增厚或水肿。反弹性血管舒张的药物性鼻炎(过度使用局部鼻减充血剂)通常会产生水肿和鼻黏膜红肿,不应与真正的鼻炎相混淆。但除此之外,无论是对局部抗炎药有反应的 NARES(非过敏性鼻炎伴嗜酸性粒细胞增多综合征),还是神经性鼻炎,都可能难以控制。重要的是要注意可能会出现鼻部症状的其他疾病。单侧鼻塞,出血或疼痛等异常特征可能提示其他病理情况(例如恶性肿瘤或韦格纳肉芽肿病;图10.14)。在婴儿中,单侧鼻塞和流涕也可能是由异物引起的,或者是少见的先天性后鼻孔闭锁引起的。出生时出现慢性流涕伴湿性咳嗽提示原发性纤毛运动障碍。鼻中隔偏曲不管是先天性还是外伤性的都可以引起鼻塞,但是除非伴有严重鼻炎,否则不太可能在成年后第一次注意到。慢性感染性鼻 - 鼻窦炎主要以绿色的分泌物和急性感染的症状区分,尽管由于鼻窦引流不畅,

脚注:图10.13 因版权问题,图片需要保留英文。

通常与常年性鼻炎有关。

　　如果有必要可以做进一步的实验室，影像学和形态学检查。

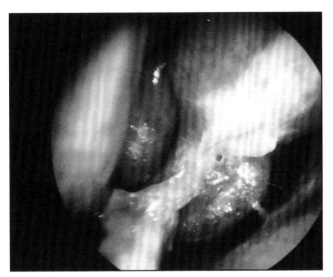

图 10.14　鼻内镜下见 Wegener's 肉芽肿的鼻腔黏膜。（由 VJ Lund 教授提供）

病史

　　表格化的面谈或书面问卷式的详细病史和特定问题，对于区分鼻炎与上呼吸道感染或其他鼻部疾病至关重要。此类调查表应涵盖以下内容：

- 症状特征是什么——是否有明显的鼻部症状，例如鼻塞、打喷嚏或鼻腔分泌物？
- 您如何描述症状以及发病的时间顺序？
- 是否为单独的鼻腔症状或存在更广泛的症状，尤其是眼睛、耳朵、喉咙、胸部、皮肤？
- 房屋周围是否有潜在的过敏原（如床上用品、宠物、住房质量低下）？
- 是否有任何特定的促发因素（如花粉、动物接触、职业接触）？
- 与食物或饮料有关系吗？　是否有新鲜水果或蔬菜引起口腔瘙痒？
- 有哪些职业和休闲活动，特别是哪些为加重症状的活动？
- 正在服用什么药物？请问是否有药物［如阿司匹林、非甾体抗炎药（NSAIDs）］会使症状恶化？
- 试过什么样的治疗？都是怎么应用的？多久？有帮助吗？
- 影响生活方式的问题是什么？
- 家族或过去是否有过敏史？

症状表现

　　可能有合并症（如复发性鼻窦炎、分泌性中耳炎或哮喘控制不佳），需要通过询问基本症状来排除潜在的其他鼻炎。

体检

- 几种面部特征与鼻和眼疾病的各种症状有关（图 10.15）。这些包括"过敏性眼圈"——眶下黑眼圈，与静脉丛充血有关。

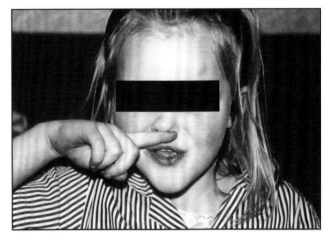

图 10.15　过敏性敬礼征

- "过敏性张口"或持续张口呼吸——由于鼻塞引起的。
- "横向鼻折痕"——鼻子"过敏性敬礼征"频繁向上摩擦的结果。
- 长期存在的上呼吸道问题导致牙齿错𬌗畸形和咬合过度。

鼻内镜

　　鼻镜检查对于鼻部疾病的临床检查是必不可少的，对此可能有几种解释。简单检查将发现外部鼻异常，但也可能存在内部鼻中隔异常。鼻内镜可以用传统的光镜或角度鼻内镜或耳镜。鼻咽镜检查是在软腭下方放置一面镜子进行，以检查鼻咽区域。在可能的情况下，该检查应辅以鼻腔和鼻咽区域的内镜检查（图 10.16）。用连接到良好光源的短硬性内镜或短柔性内镜进行此检查，这对于检查鼻腔后部及鼻咽和喉部也很有用。

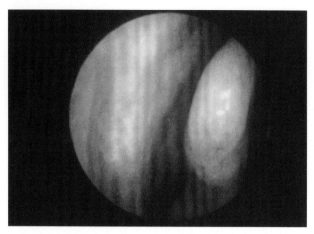

图 10.16　硬性鼻内镜检查正常鼻腔,在右侧鼻腔内部可以看到鼻腔外侧壁位于右侧而中鼻道位于左侧。由 Jan Kumlien 博士提供

应注意以下几点:

■ 任何结构性异常,例如鼻中隔偏曲——应指定偏曲的部位,并记录息肉的存在与否(图 10.17)。

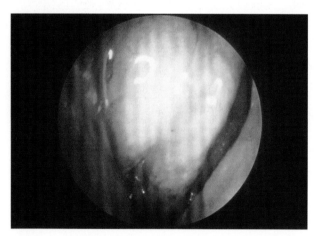

图 10.17　硬性鼻内镜检查患者右侧鼻腔有一个小息肉,在中鼻道和鼻腔外侧壁之间(由 Jan Kumlien MD 提供)

■ 鼻分泌物的量和性状(例如水样、黏液状或化脓性),可用于区分感染和其他状况。
■ 黏膜的性状、颜色、纹理以及瘢痕和病变的征象应进行专门评估——传统的淡蓝色可能表示过敏性状况。
■ 单侧鼻塞或许是提示鼻腔异物。

由于存在多种导致鼻部症状的原因,因此这些步骤必不可少。

鼻外部位检查

应该评估的其他部位如眼睛、耳朵、胸部和皮肤。应注意是否存在结膜炎、结膜注射用水和水肿。

所有有持续性鼻炎的患者都应询问是否有哮喘的病史,还应检查胸部,进行某种形式的下呼吸道功能测量,例如峰值流量或肺活量测定。

过敏性鼻炎患儿的中耳炎和中耳积液的发生频率可能增加,因此应检查耳部,特别是寻找中耳病灶,最好使用耳内镜,鼓膜检查也有帮助。随着频率增加,医生应检查是否有荨麻疹或湿疹性病变。

辅助检查

检测是否有过敏性鼻炎

病史和体格检查应该作为过敏原检测的辅助检查。

皮肤点刺

上气道过敏的常规检查是皮肤点刺试验,对于大多数过敏性鼻炎的患者都应该进行这种检查(图 10.18)。一个对症状治疗有良好反应的成年患者并且有明确的季节性过敏性鼻炎病史并不一定需要做皮肤点刺试验。皮肤点刺试验的详情及体内特异性的血清 IgE 检测详见第 6 章。

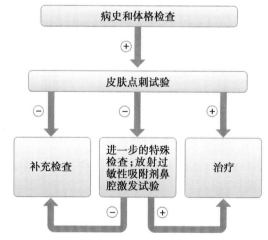

图 10.18　一种简化的方案,用于评估怀疑过敏引起的上呼吸道问题的患者,如果皮肤点刺试验证实了病史,可以进行治疗。除此之外还可以进行更进一步的检查和测试。RASR(radioallergosorbent):放射过敏性吸附剂

鼻腔激发试验

鼻腔激发试验可以被用来检查特异性的及非特异性的鼻腔反应,特异性反应性的测试包括将特异性过敏原应用于鼻黏膜。一些用于监测激发情况变化的测试(表 10.4)也可用于监测疾病进展。

表 10.4 疾病活动期或是激发试验来监测鼻腔症状的方法

症状	方法
喷嚏	计数
	症状评分
鼻塞	症状评分
	鼻峰流量
	鼻压力计
	鼻声反射
分泌物增多	症状评分
	体积测量
	重量测量
	鼻腔灌洗液
鼻痒	症状评分

鼻腔过敏原的激发试验可以用来确诊或是排除可疑过敏原,在病史和皮肤点刺试验不一致的情况,因为可能存在局部过敏性鼻炎。大多数鼻腔过敏原激发试验主要是用于研究鼻炎的发病机理和检测可能有效的药物。

目前没有统一的技术来进行鼻腔过敏原激发试验或检测临床反应。在临床,单纯喷嚏的数量和其他症状的评分或许已经足够了。但是如果研究需要分级(数量)的反应,那就需要更多复杂的技术。进行鼻腔激发试验所涉及的风险很小,即使患者鼻腔完全堵塞,特别是当患者被给予过敏原时要屏住呼吸,其他的器官也很少受到影响。

过敏原应该分类明确和标准化。通过喷雾给药的水溶液使过敏原可以广泛分布;相反,如果免疫组织学需要活组织检查,首选是通过浸渍滤纸将过敏原应用于小区域。

过敏原吸入后主要有三个反应,打喷嚏、鼻塞、流鼻涕;这三个症状彼此之间相关,需要被监测。

喷嚏是由于中枢反射刺激鼻腔黏膜感觉神经末梢导致的,很容易通过数量来分级,是在激发过程中,鼻部症状的重现性最高。鼻塞是由于鼻腔黏膜血管扩张和不同程度的组织水肿导致的。鼻塞可以通过主观症状评分进行评价和用几种客观评价的技术进行鼻塞程度的评分。

■ 鼻测压,决定鼻腔气流与压力的关系(图 10.19)
■ 鼻峰流量测定(图 10.20)
■ 鼻声反射测量(图 10.21)

在鼻测压的过程中,主动前路技术是首选的,对患者的正常鼻呼吸和鼻腔分别进行评估。鼻腔周期(交替的基线鼻腔舒张和收缩)的存在可能会导致解释上的问题。当这些参数中的任何一个变化被认为是阳性时,没有统一接受的确定方法,但它们仍然被视为主要的研究工具。鼻声反射通过声音反射来确定整个鼻腔的横截面积。它比鼻压力测定法更具重复性,即使在有明显鼻阻塞的患者中也能获得读数。

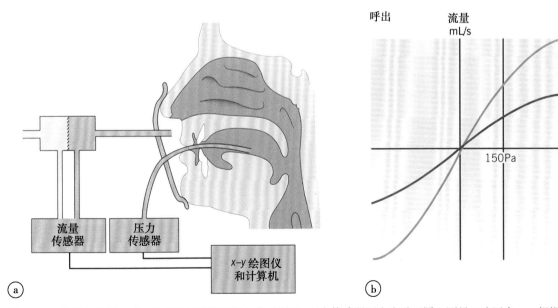

图 10.19 鼻压力检测。 ⓐ 患者通过麻醉面罩经鼻子呼吸,压力传感器可在麻醉面罩上测量口腔压力。一根深的管子插入口腔并且紧密夹在嘴唇之间。这是压力传感器来测量口腔压力。ⓑ 压力和流量绘制在 x-y 绘图仪上。阻力可能由恒定压力下读取流量计算出来,常是 150Pa

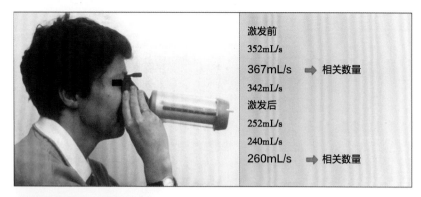

激发前
352mL/s
367mL/s ➡ 相关数量
342mL/s
激发后
252mL/s
240mL/s
260mL/s ➡ 相关数量

图 10.20 鼻腔峰值流量是由吸气决定的。在不影响鼻腔的情况下,将面罩紧紧套在鼻子周围,以进行最大的鼻呼吸。确定至少三次峰值流量,并记下最大值。抗原激发之后,最小值可以获得

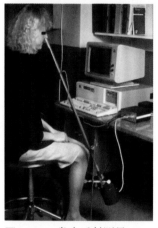

图 10.21 鼻声反射测量

鼻腔表面液体增加或是鼻腔分泌物增加是第三个最重要的症状。称量被吹出的分泌物是测定液体产生量的简单方法。评估鼻表面液体的特殊成分的任何变化也可能是有意义的。用生理盐水冲洗鼻腔,或用梅罗塞尔滤纸收集过敏原激发前后的内容物,并随后分析特异性细胞激活的各种标记物(图 10.22)。

组胺或类胰蛋白酶可作为肥大细胞活化的标记物;嗜酸性阳离子蛋白,主要碱性蛋白和嗜酸性粒细胞介导的神经毒素可以作为嗜酸性粒细胞活性的标记物。IgA 和溶菌酶可作为腺体分泌的功能标记物,白蛋白和纤维蛋白原可作为血浆渗液的功能标记物。细胞因子同样可以被监测。

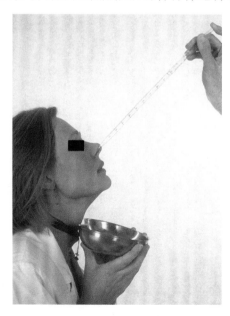

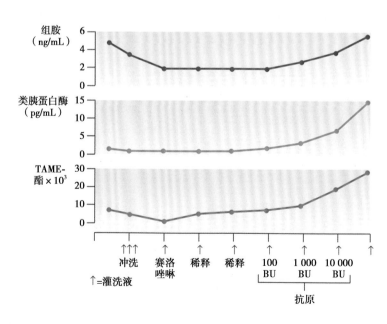

图 10.22 鼻腔灌洗
可以应用生理盐水进行冲洗(大约 5mL/ 鼻腔)同时闭合上咽,鼻腔过敏原的激发可以在固定的时间间隔内进行一系列的重复灌洗。对过敏性个体增加过敏原的剂量将引起肥大细胞活性标记物的数量增加例如组胺,类胰蛋白酶,N-α- 甲苯磺酰 -L- 精氨酸甲基酯和血浆蛋白。

这些技术主要用于研究,有助于我们了解上呼吸道过敏反应的病理。但它们在临床环境中的应用仍不确定。

细胞学研究

通过刮擦或刷涂获得的上呼吸道黏膜细胞学检查有时可用于阐明上呼吸道疾病是否为原发性。嗜酸性粒细胞超过10%(图10.23)是活动性炎性疾病的标志,但也可存在于一些非过敏性鼻炎中。上皮细胞中肥大细胞的存在和密度也随着过敏原的暴露而增加(见图10.9)。还可以使用偏光显微镜通过刷涂来分析纤毛的摆动频率。活检仅应由熟悉鼻腔解剖的人进行,并准备应对有时大量的活检后出血。

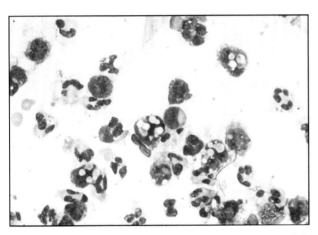

图10.23　从接触过敏原的季节性过敏性患者中刷出的样本,显示了一些中性粒细胞,一些上皮细胞和一些嗜酸性粒细胞,其中一些出现空泡提示正在进行分泌活动。(吉姆萨染色,原始*原始400)(From Bousquet J, Khaltaev N, Cruz AA, et al. Allergic Rhinitis and its Impact on Asthma(ARIA)2008 update(in collaboration with the World Health Organization, GA(2)LEN and AllerGen).Allergy 2008;63 suppl 86:8-160.)

过敏性鼻炎的管理和治疗

鼻炎的适当管理可以改善症状和生活质量,并减少合并症。鼻炎的免疫疗法可能会减少从鼻炎到哮喘的进展。迄今为止,尚无公认的鼻炎对照试验,但已有可验证的生活质量指标,例如可用于测试患者生命周期的鼻炎生活质量问卷(rhinitis quality of life questionnaire, RQLQ)。

最重要的因素是患者的信息,如果患者是孩子,则是父母的信息。成功的治疗取决于患者对疾病本质的了解:这可能是一生的疾病,其中治疗效果取决于患者的配合,以及治疗是否有效、安全。书籍、视频或手册可能会有所帮助。

避免过敏原

当完全避免过敏原后会停止症状,例如季节性鼻炎不会在过敏季节外的时间内有症状。对食物、药物、动物或乳胶有过敏反应时,应严格执行此方法,因为季节性花粉和真菌在空气中分布广泛,但是很难完全避免这些过敏原。有时彻底改变环境可能有用。

在双盲试验中,旨在减少家中螨接触程度的措施尚未被证明是有益的,但是所有这些试验都没有减少螨虫的暴露。在一项开放的小型研究中,当动物被移走,房屋被高温蒸汽清洗,并随后继续采取了防尘螨措施后,儿童的生活得到了改善。因此尽量消除其他局部刺激物(如香烟烟雾)也很重要。

盐水冲洗

用等渗或轻度高渗盐水冲洗鼻子可以减轻鼻部症状,特别是在接触过敏原后使用。在儿童中,它减少了鼻内类固醇的使用。

药物治疗

几种药物制剂可用于治疗鼻炎,但其疗效不同(表10.5)。每种药物的详细信息都在第7章中详述。具有不同作用机制的药物组合可以产生协同效果。过敏性结膜炎通常很常见,并且像鼻部症状一样也应予以治疗。ARIA指南提供了一个基于疾病的严重程度和时间的治疗计划(图10.24)。

表10.5　各类治疗过敏性鼻炎药物疗效概括[*]

药物	打喷嚏	流鼻涕	鼻塞	嗅觉缺失	结膜炎
色甘酸钠	++	+	+	−	++[**]
减充血剂	−	−	+++	−	−
抗组胺药物	+++	++	+/-	−	++[***]
异丙托氨溴索	−	++	−	−	−
局部激素	+++	+++	++	+	++
口服激素	++	++	+++	++	??
抗白三烯	−	++	+	−	??

[*] 其中的一些药物只抑制鼻腔一种症状(例如减充血剂只对鼻塞有效),同时其他药物则有更广泛的效应(例如,局部激素)。

[**] 色甘酸钠可以有效地控制眼部症状只是眼科制剂。

[***] 新的极具潜力的激素经鼻应用可以降低眼部症状。

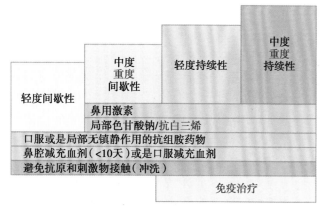

图 10.24　ARIA 指南诊断计划基于病情持续时间和程度

文献：Bousquet J, Khaltaev N, CruzAA, et al. Allergic Rhinitis and its Impact on Asthma（ARIA）2008 update（in collaboration with the World Health Qrganization, GA2LEN and AllerGen）. Allergy 2008；63 suppl 86：8-160.

鼻用激素

三项荟萃分析已确定鼻内类固醇是过敏性鼻炎的最有效的单一治疗方法。它们能治疗包括鼻塞在内的所有症状，比抗组胺药、白三烯和色苷酸钠喷雾剂更有效，是治疗轻度间歇性鼻炎的首选药物。鼻用激素常规使用剂量是一日 1~2 喷。需要向患者解释正确的使用方法（图 10.25）。但是，应该向患者清晰阐明激素的最大益处不是马上显现而是需要几天的时间。

以前的药物，包括氢化倍氯米松、布地奈德、氟尼松、曲安奈德，比新的药物效力低，只有在全身吸收后才慢慢地被代谢。新的药物除了药效更强大，还可以在肝脏快速代谢并且全身的副作用很小。

如果症状仍然存在，在给鼻内类固醇的同时，需要用鼻腔减充血剂或是短期口服糖皮质激素来打开鼻腔。

一些鼻用激素可以显著地缓解过敏性鼻炎伴随的眼部症状。原理是鼻用激素发挥抗炎作用后可以减少鼻眼反射。

现代鼻用激素因为吸收度低又可以快速代谢，局部和全身副作用有限或许可以长期使用。在这种情况下，建议每年进行一次或两次的鼻镜检查。4 岁以上的儿童中可以使用局部糖皮质激素，如果没有行仔细的个人评估和生长监测，不应进行长期治疗。患有哮喘、鼻炎和特应性湿疹的儿童可能在多个部位接受了类固醇皮质激素治疗，必须权衡类固醇激素负荷对适当鼻炎治疗的潜在益处。但是，鼻腔治疗对鼻炎的贡献远不及肺和皮肤，后者的吸收面积要大得多，有

效的鼻炎治疗可能会减少所需的吸入类固醇的吸入量，因此在鼻用激素治疗的试验阶段，应仔细监测生长（这是全身性类固醇活性的最敏感的监测指标）可能会有所帮助。

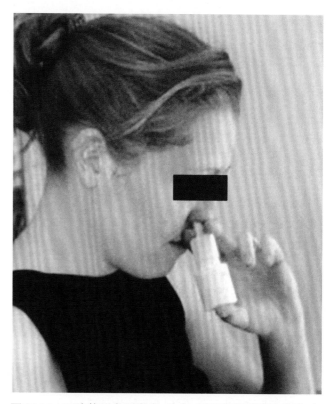

图 10.25　正确使用鼻用激素，首先，轻轻擤鼻以清除鼻孔，如果分泌物浓稠，可用盐水冲洗。随后同时略微向下看像看书一样，喷向两侧鼻腔外侧壁，使用对侧的手。不要吸气。这样避免了在鼻中隔沉积从而导致的酸痛和出血，并且还会润湿大部分外侧壁，使喷雾通过黏液纤毛清除后流回至鼻腔，持续 10~15 分钟。就在这段时间激素进入上皮细胞。强烈吸气喷雾剂被迅速移至被吞咽的鼻咽部区域无法进行所需的局部作用。改编：BSACI guidelines for allergic and non-allergic Rhinitis.CEA 2008：38：19-42.

有些患者可能会受到喷剂的局部刺激，并有出血。鼻中隔穿孔是一种罕见的副作用，可能是由于直接在中隔上误施药造成的。

抗组胺药物

很多有抗组胺作用的药物都被应用在临床工作中，一代抗组胺药物，包括氯苯那敏和苯海拉明，治疗系数低，可以跨越血脑屏障。治疗效果所需的大剂量会导致镇静、精神运动迟缓以及胆碱能和肾上腺素能受体的阻断等不良反应。它们不应该再继续被使用。新的抗组胺药物，如西替利嗪、地氯雷他定、依巴斯汀、非索非那汀、左旋西替利嗪、氯雷他定和卢帕他

定,这些药物的嗜睡性很轻或几乎没有,可以单独应用在轻度鼻炎或单用效果不佳时联合鼻用激素治疗,而最有效的治疗效果是针对鼻腔分泌物。其对治疗喷嚏及鼻痒也有效果,但在鼻塞的治疗上没有显著效果。定期使用抗组胺药物能轻度地减少鼻塞。

鼻用抗组胺药物作为鼻腔喷雾剂使用疗效增加,副作用减少。到目前为止,氮草斯汀和左旋考巴斯汀喷雾剂是有效的。尽管局部应用抗组胺药的假定致敏作用受到质疑,当应用于黏膜时,这种不必要的影响的风险似乎很小。

抗组胺药物的使用应该按日计算而不是按需计算。常规应用于常年性过敏性鼻炎,没有证据显示快速耐药反应和长期的毒性。

抗胆碱药物

异丙托溴铵是一种阿托品衍生物,很难被黏膜吸收,过敏性及非过敏性鼻炎的患者以大量鼻腔分泌物为主要症状的患者会从中受益,在过敏性鼻炎中,当患者使用量不足时,通常与鼻用皮质类固醇同时使用。喷剂需要一天多次使用,在流涕最严重时,需要1~2喷,要警告患者有一些副作用如尿潴留和青光眼。

色甘酸钠和奈多罗米纳

色甘酸钠和奈多罗米纳是传统的肥大细胞膜稳定剂,但是它也可以下调感觉神经活性从而降低痒的感觉以及一些抗炎成分。这些药物与抗组胺药物有相似的效果,鼻内制剂应每天至少给药四次,这使得患者依从性差。然而眼科制剂非常安全,尤其是对于治疗过敏性结膜炎有效。

白三烯受体拮抗剂

药物中存在两种形式:抑制白三烯的成分(齐留通)和白三烯受体拮抗剂(LTRAs)(像孟鲁司特、扎鲁司特和普仑司特),这些对哮喘、鼻炎、过敏性鼻炎及鼻息肉均有效。以前,抗白三烯受体拮抗剂与组胺药物有相似的效果,与抗组胺药联合使用几乎没有额外的益处,也不优于单独使用局部皮质类固醇。在英国它们被许可用于哮喘合并枯草热的患者。大约60%的鼻息肉患者获得益处,阿司匹林耐受及阿司匹林敏感患者之间无显著差异。患者对LTRAs的反应有很大差异,大约10%的患者获得显著的效益。因为鼻息肉常伴随哮喘,可能很严重,抗白三烯受体拮抗剂可能在不使用类固醇的此类患者中使用最多。

α肾上腺受体激动剂(鼻腔黏膜收缩剂)

上百万鼻炎患者使用鼻腔黏膜收缩剂,无论是口服还是鼻喷,所有可商购的鼻血管收缩剂或多或少都具有α肾上腺素能刺激特性,并可引起静脉平滑肌收缩,从而增加反应性充血和反复性充血。最受欢迎的外用制剂包括赛洛唑啉或羟甲唑啉,且它们作用的时间较长。其延长使用会增加反弹的风险,因此只推荐偶尔限用几天。当口服减充血剂时,鼻塞对血管收缩剂无反应的药物性鼻炎的风险较低。但是这一途径与一些令人不适的副作用有关,包括膀胱功能障碍、不安、恶心、呕吐、失眠、头痛、心动过速、心律失常、高血压和心绞痛,是心血管疾病患者、甲状腺毒症、青光眼和那些服用单胺氧化酶抑制的人群的禁忌证。由于这些受体阻断药物都是非处方的,有风险的患者应该被警告其可能的有害影响。高血压和青光眼患者风险较高,需要避免口服减充血剂。

鼻内减充血剂在改善鼻塞方面起效迅速,但应限制使用不超过5天,因为长期使用可能导致鼻黏膜反复肿胀和药物性鼻炎(药物性鼻炎)。

全身激素

全身性皮质类固醇对所有类型鼻炎都非常有效。但是它们具有全身性副作用,无论是通过注射还是口服给药,都应考虑获益/风险比。长效注射很简单,但是与反复注射后出现肌肉萎缩相关,并且出现时间与季节性过敏原的最大效应并不吻合。已报道了反复使用的严重副作用,如股骨头坏死。对于严重的季节过敏性疾病,可以考虑口服泼尼松龙或泼尼松治疗高峰期。但如果更常规的治疗失败,则应考虑特定的脱敏反应。

免疫治疗

约有20%的过敏性鼻炎患者的症状不能通过指南指导的药物治疗结合避免接触过敏原的措施得到有效控制。这些个体应考虑进行免疫治疗,尤其是病史明确为一或两种过敏原的并辅以IgE测试,并且相关过敏原已以标准化形式提供药物,可以常规给药进行免疫治疗。

皮下免疫治疗(Subcutaneous immunotherapy SCIT)

经典的皮下免疫疗法以间隔反复注射过敏原,并且在具有明确的过敏原(如花粉、螨虫和动物皮屑)的过敏性鼻结膜炎中有效。在开始治疗之前,必须对患者进行仔细的阐述,概述其所需的细节和承诺,因为这是一项长期治疗,涉及频繁注射致敏性提取物至少3年。另外,皮下免疫疗法具有发生严重过敏反应的风险,因此必须提供心肺复苏设施,并且患者每次注射后必须观察1小时(在美国为30分钟)。由于与免疫疗法有关的潜在风险,一些国家已使用指南来管理这种疗法的使用。机制涉及诱导T调节细胞(图10.26)。

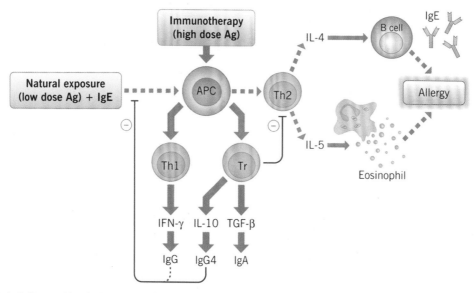

图10.26 免疫治疗的作用机制是复杂的。有证据表明从Th2反应转变为Th1反应并产生IgE.可能涉及调节性T细胞,这些细胞产生IL-10,它能促进向IgG4的转换,从而能够阻止由IgE促进的抗原呈递B细胞,还能够阻止TGF-β将IgE转换为IgA的产生。相反,激素可以降低Th2反应而不增加Th1的反应。(改编自 Robinson DS, Larche ML, Durham SR. Tregs and allergic disease.J Clin Invest 2004:114:1389-1397)

Natural exposure:自然暴露;low dose:低剂量;Immunotherapy:免疫疗法;high dose:高剂量;B cell:B细胞;Allergy:过敏;Eosinophil:嗜酸性粒细胞

儿童过敏性鼻炎的免疫治疗可能已被证明可以减少鼻炎向哮喘的发展。

舌下免疫治疗(sublingual immunotherapy, SLIT)

近年来针对过敏原是草粉或是屋尘螨的舌下脱敏治疗证明是有效的。桦木花粉和其他过敏原的试验正在进行中。这种方法包括在医院进行舌下的初始剂量,然后在家里自我给药。副作用很普遍但很轻,包括瘙痒,一开始大约80%患者嘴唇和喉部黏膜肿胀。在使用10天之后大多数患者症状消失。系统性的严重过敏反应很罕见并且没有死亡病例的报道。

高剂量的过敏原是必需的,但如果考虑到所有因素,如反复就诊、下班时间、专业时间等,费用与皮下脱敏治疗相似。

舌下脱敏治疗作用机制与皮下脱敏治疗相似,疗效与荟萃分析结果相重叠,但需要进行一次大规模的头对头的试验。这意味着舌下脱敏治疗像皮下脱敏治疗一样可以改变疾病的进程。

鼻窦炎

鼻窦的结构与功能

鼻窦除了被用来减轻颅骨重量,增加共鸣腔,还可以产生无色无味的一氧化氮来杀灭细菌、病毒、真菌及肿瘤细胞。它们是气道固有免疫的一部分。

尽管鼻窦可以达到上腭的水平,鼻窦的引流和通风仍需借助鼻腔为桥梁。鼻窦引流主要是靠鼻窦黏膜纤毛的自洁,从鼻窦底部开始,到达并经狭窄的窦口引流,其很容易就被肿胀的鼻腔黏膜堵塞,导致鼻窦引流障碍,出现鼻腔无法引流和氧气量下降的现象,从而降低鼻腔黏膜纤毛的清洁效果和一氧化氮的产生(图10.27)。

鼻窦疾病是影响公共健康的常见疾病,大约有16%的人群受到影响,并且严重地影响生活质量和日

脚注:图10.26因版权问题,图片需要保留英文。

常工作。在欧洲鼻窦炎被称为鼻-鼻窦炎,因为经常是继发于鼻腔疾病。只有创伤、牙科和潜水造成的穿透性伤害例外。

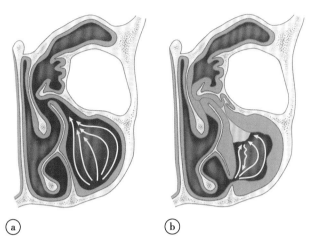

ⓐ　　　　　　　ⓑ

图 10.27　图解表示 ⓐ 正常鼻窦和 ⓑ 鼻窦阻塞在正常的鼻口窦道复合体区域,尽管通过外科手术形成了下鼻道开窗,但仍将黏液引向该处

影像学

　　鼻窦区域的 X 线片很少有用,因为过敏性疾病导致的上颌窦黏膜轻度肿胀并不预示鼻窦炎,但应该被解释为整体过敏的一部分。然而,在一个或多个鼻窦中存在液体,或完全混浊,需要通过鼻窦穿刺或鼻内镜进一步评估。CT 能更好地显示鼻腔和鼻窦的区域,特别是针对筛窦和鼻口区域,这些区域通常有病理表现(图 10.28)。但是 CT 扫描可在普通感冒后几周仍不正常,因此不应用于诊断鼻窦炎,而应为内镜手术或怀疑恶性肿瘤提供线索。

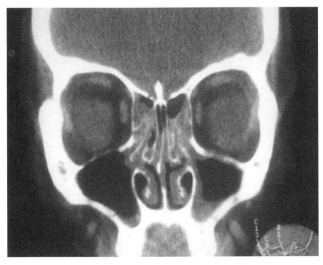

图 10.28　CT 显示了筛窦炎症和鼻口窦道复合体阻塞

急性鼻窦炎

　　欧洲指南(EPOS)将其定义为持续 12 周,通常是由呼吸道病毒产生的鼻窦自限性感染,随后高达 2% 涉及化脓性细菌:肺炎链球菌,嗜血流行性感冒病毒,卡他莫拉菌。使用鼻内类固醇治疗可提高轻度病例的痊愈率;如果症状恶化或最初为中到重度症状,即发热超过 38℃、严重的面部疼痛和全身不适,则需要使用抗生素。一般来说,8 例患者中只有 1 例受益于抗生素治疗。

慢性鼻窦炎

　　这是一系列炎症性疾病,每种疾病都有不同类型的白细胞浸润,其中大部分以广泛的组织重塑为特征。在欧洲,鼻窦炎的定义是病程超过 12 周,与鼻炎一样,它也是包括以嗜酸性粒细胞缺失或显著表达为特征表现的疾病。轻度,中度和重度的划分可以简单地通过 3cm、7cm 和 10cm 的视觉模拟标尺进行划分。在美国,慢性鼻窦炎的定义是鼻腔刺激、打喷嚏、流涕和鼻塞症状在大多数日子里至少每天持续 1 小时。诊断慢性鼻窦炎的客观指标是,在鼻窦区域内的压力或疼痛持续超过 6 周。

　　鼻窦性头痛伴鼻塞和鼻漏的最常见病因是偏头痛或面部中位疼痛综合征,慢性鼻窦炎的诊断需要通过鼻镜或放射影像进行客观确认(图 10.29)。

　　尽管慢性鼻-鼻窦炎通常与厌氧菌、革兰氏阴性菌、金黄色葡萄球菌和其他细菌的存在有关,但患者如果没有潜在免疫缺陷、人类免疫缺陷病毒感染、内脏逆位-鼻窦炎-支气管扩张综合征或囊性纤维化等疾病的情况下很少会引起慢性显性感染。这些患者的鼻窦内有明显的中性粒细胞增多和密集的细菌浸润(>10^5~10^6cfu/mL)。

　　相比之下,大多数慢性非息肉样鼻-鼻窦炎患者以炎症性疾病为主,这些形式的慢性鼻-鼻窦炎中细菌的存在可能反映了维持无菌(如丧失黏液纤毛清除)和继发性细菌定植(可能以生物膜的形式)的常见机制的丧失。这些细菌可能是良性共生体,但也有可能通过它们作为抗原、免疫佐剂和超抗原的来源而促进或加剧慢性鼻-鼻窦炎的其他表现。研究认为慢性鼻-鼻窦炎主要是一种感染性疾病,这一不准确的概念导致人们仍不适当地将抗生素和外科引流作为主要治疗方式,尽管这些方法在慢性或反复阻塞继发

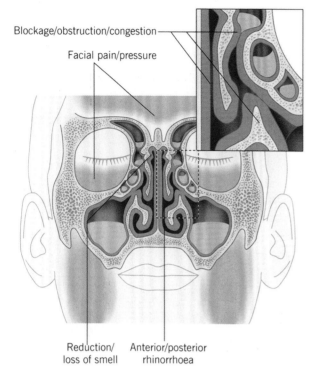

图 10.29 鼻窦炎症状（改编自 Fokkens W, Lund V, Mullol J. Eurpean position paper on rhinosinusitis and nasal polyps 2007. Rhinol Suppl, 2007（20）: 1-136.

Blockage/obstruction/congestion: 堵塞; Facial pain/pressure: 面部疼痛 / 压力; Reduction/loss of smell: 味觉减退 / 丧失; Anterior/posterior rhinorrhoea: 前 / 后鼻腔分泌物

于病毒性鼻炎、过敏性鼻炎、解剖结构异常或其他原因的鼻窦口时可作为多途径的一部分发挥选择作用。但这些过程导致反复和持久的细菌感染,那可能与窦腔气压伤、呼吸上皮损伤、睫状体破坏、显著的黏液腺和杯状细胞增生有关。

鼻腔盐水冲洗促进黏膜自洁和消除细菌生物膜,而且通常也被证明是有用的。

嗜酸性粒细胞性鼻窦炎

其特征是鼻窦及相关组织中嗜酸性粒细胞显著积聚,可通过组织化学染色诊断为嗜酸性粒细胞或嗜酸性粒细胞衍生介质（嗜酸性粒细胞阳离子蛋白和主要基质蛋白）。黏膜显示出表达引起嗜酸性粒细胞增多的细胞因子,趋化因子和促炎性脂质介体［半胱氨酸白三烯（CysLTs）］的细胞明显增加。嗜酸性粒细胞是许多这些细胞因子和脂质介质的重要来源,一旦被聚集,它们提供了进一步聚集、增殖、活化和存活所必

需的生长因子,而与非嗜酸性鼻窦炎相比,这是一种自我增殖综合征,因此,单纯手术治疗效果不佳。

尽管嗜酸性粒细胞增多症占优势,但病因仍不清楚,也没有明确的过敏原,其中许多患者表现出过敏性致敏,致敏机制可能与一部分受试者有关。一般来说,空气过敏原不能进入健康的窦腔,鼻窦疾病引起的鼻窦口阻塞则更难进入。然而,这些患者在暴露于空气过敏原后确实表现出鼻窦炎症的恶化,并且鼻腔激发加剧了嗜酸性粒细胞进入鼻窦。在没有直接进入鼻窦的情况下,这些研究表明炎症细胞（像嗜酸性粒细胞、树突状细胞、T 辅助淋巴细胞）在鼻腔上皮、鼻腔相关淋巴组织、骨髓和鼻窦之间的系统和 / 或局部淋巴循环可能导致这种疾病。或者,对鼻窦内共生真菌和细菌过敏（IgE）可能是相关的。

这些患者常有哮喘,这种疾病与哮喘有许多相似的组织学和免疫学特征,表明相同的疾病过程分别侵袭上呼吸道和下呼吸道。治疗哮喘有效的方法通常对治疗嗜酸性鼻窦炎有效,包括白三烯调节剂,尤其是皮质类固醇。手术很少单独有效,但可能是必要的,既要解决侵略性的增生性疾病,又为局部治疗（局部激素）提供机会。细菌作为抗原和超抗原的来源,加重了疾病的严重性;因此冲洗是有益的,抗生素的有限使用有时可能是有益的。尽管早期的研究热情很高,但目前的研究并不支持局部抗真菌药物的使用。过敏治疗（免疫治疗,抗 IgE 治疗,抗 IL-5 治疗）的作用正在研究中。

尤其难以治疗的嗜酸性鼻窦炎亚群包括过敏性真菌性鼻窦炎、阿司匹林加重性呼吸系统疾病和血管炎如过敏性肉芽肿性血管炎。有时这些疾病之间有重叠,过敏性真菌性鼻窦炎和阿司匹林加重性呼吸道疾病一起出现。

过敏性真菌性鼻窦炎

偶尔在鼻窦中以共生体形式出现的真菌,在对相关真菌 IgE 致敏和总 IgE 浓度升高的个体中产生强烈的 th2 淋巴细胞和嗜酸性粒细胞炎症反应。与其他形式的嗜酸细胞性鼻窦炎相比,疾病通常局限于一个或几个鼻窦。严重的嗜酸性细胞浸润和嗜酸性细胞介导的分泌产物,以及广泛的杯状细胞和黏液腺增生,产生一个厚的渗出物（过敏性黏液层）,在 CT 检查（图 10.30）和外科切除术中都有明显的表现。这种炎

脚注:图 10.29 因版权问题,图片需要保留英文。

症通常表现为占位病变,可扩散到邻近组织。治疗过敏性真菌性鼻窦炎需要手术彻底清创,然后延长冲洗和局部使用皮质类固醇。在没有局部或全身抗真菌药物或是脱敏治疗在应用中的情况,可能与过敏性支气管肺霉病有关。

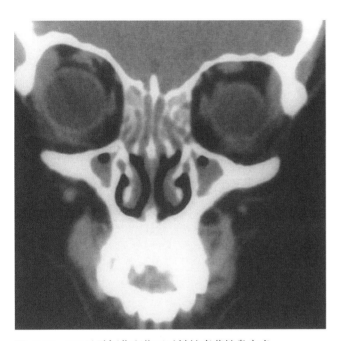

图 10.30　CT 显示钙化斑位于过敏性真菌性鼻窦炎

阿司匹林加重性呼吸道疾病

　　阿司匹林加重性呼吸道疾病最初是由鼻息肉、阿司匹林敏感性和哮喘三者组成(萨姆特三联症)(表 10.6)。自然病史为严重的感冒并没有痊愈的非过敏性鼻炎患者,会最终发展为鼻息肉、迟发性哮喘和阿司匹林敏感性。这种非常严重和广泛的全组鼻窦炎,导致所有鼻窦完全堵塞。阿司匹林加重性呼吸道疾病引起多发性鼻息肉,其特点是快速增长的鼻息肉,且缺乏有效的治疗方案,手术后易复发。尽管鼻窦内存在大量炎症组织,但是与急性或非过敏性鼻炎比,患者很少有鼻窦压迫感或是头疼的症状。持续的主诉是嗅觉减退和大量的鼻后滴漏以及应用激素或是联合使用长效 β 受体激动剂也难以控制的哮喘,一些患者肺功能可以出现进展性不可逆性下降和侵袭性结构重塑。肺、鼻窦和鼻息肉组织显示强烈的嗜酸性粒细胞进入循环。已经被证实,局部 IgE 增多是通过 V_b 受体对多个 T 细胞结合的金黄色葡萄球菌产生多克隆反应。这些最终会扩散到血液循环中,患者会进行多次阳性的皮肤点刺试验,其意义尚不确定。

表 10.6　阿司匹林加重性呼吸道疾病

发作时间	人生的第三个或第四个十年——比其他形式的哮喘晚
嗜酸性粒细胞性鼻窦炎	广泛鼻窦炎伴随几乎所有鼻窦都有炎症
鼻息肉	显著的,快速生长,并且需要多次手术去除
嗅觉功能丧失	与特发性嗜酸性粒细胞相比更频繁地出现完全嗅觉功能的丧失
哮喘	哮喘倾向于重度和难以控制,经常与广泛的重塑和迅速进行的不可逆的肺功能下降相关
阿司匹林过敏	对于阿司匹林和其他非选择性环氧合酶抑制剂敏感 人们普遍可以耐受选择性的环氧化酶 -2 抑制剂
嗜酸性粒细胞	大量的嗜酸性浸润在支气管气道和鼻窦以及鼻息肉内,在外周血循环中嗜酸性粒细胞数量增多
半胱氨酸白三烯	患者表现出持续过量产生半胱氨酸白三烯和对半胱氨酸白三烯过度反应,阿司匹林和其他环氧合酶抑制剂阿司匹林(和其他环氧合融抑制剂)介导的反应在很大程度上反映了半胱氨酸白三烯的产生和白三烯调节可见减轻反应
非特应性个体	与其他类型的哮喘相比,患者非特应性个体(并不显示出对吸入类过敏源或总的 IgE 增高)尽管局部的多克隆 IgE 产生于疾病的晚期,或许继发于金黄色葡萄球菌通过 $V\beta$ 受体刺激 T 细胞产生的。最终渗入血液循环,患者进行了多种阳性皮肤点刺试验,但意义不明。当存在时,过敏性鼻炎反映出该常见疾病的同时存在

　　这些患者服用环氧化酶的抑制剂会出现鼻塞,流鼻涕,阵发性打喷嚏,典型的服用阿司匹林或是非甾体抗炎药物导致哮喘加重。这些反应不是对这些药物过敏(IgE 介导的)而是因为直接药理作用所致。摄入这些药物会导致环氧合酶产物前列腺素 E_2 的产生减少和细胞分泌花生四烯酸增加。花生四烯酸是由有活性的肥大细胞和嗜酸性粒细胞产生,前列腺素 E_2 抑制嗜酸性粒细胞和肥大细胞的活性,前列腺素 E_2 的浓度被环氧合酶抑制剂降低,使这些细胞被激活。对这一概念的支持来自观察到外源性给予前列腺素 E_2 可阻止这种反应的发生。前列腺素 E_2 抑制肥大细胞和嗜酸性粒细胞的活性主要是通过环氧合酶 -1,而选择性的环氧合酶 -2 抑制药通常是可以耐受的。

阿司匹林加重性呼吸道疾病可以解释为花生四烯酸产生过多和对花生四烯酸的过度敏感。阿司匹林加重性呼吸道疾病受试者显示,参与半胱氨酸白三烯合成的酶显著上调。这种过度表达既会导致半胱氨酸白三烯的持续过度生产,又会导致因摄入阿司匹林而威胁生命。除了产生过量的花生四烯酸,这些患者对于半胱氨酸白三烯也会出现敏感性增加的现象,反应为半胱氨酸白三烯受体的过度表达。另外前列腺素 E_2 受体下调。

阿司匹林加重性呼吸道疾病患者有时对白三烯调节剂有治疗反应,这些患者也从阿司匹林脱敏和随后每日服用阿司匹林中获益,尽管阿司匹林的益处机制尚不清楚,但值得注意的是,这种治疗与半胱氨酸白三烯的产生减少和半胱氨酸白三烯受体的表达减少有关。阿司匹林成功脱敏可改善哮喘控制,减少对于激素的大量需求,提高(保存)嗅觉,减少反复的鼻息肉切除,显著降低鼻窦细菌超级感染的发生。

过敏性肉芽肿性血管炎

过敏性肉芽肿性血管炎是一部分患者有嗜酸性血管炎并伴随反复出现的重症哮喘和反复生长的鼻息肉,其他系统性症状包括分泌性中耳炎、多发性单神经炎、皮疹、关节痛,并可能累及心脏。大约50%患者存在抗中性粒细胞胞质的抗体。全身激素使用是有效的,但是硫唑嘌呤或环磷酰胺的使用可以降低激素的需求和减少副作用。

鼻息肉(慢性息肉性鼻窦炎)

与鼻炎的分类一样,炎症性息肉主要包括中性粒细胞或嗜酸性粒细胞,并且能反映多种原因导致的严重增生(图 10.31)。症状很少是单侧的,尽管这种一般见于后鼻孔息肉或是肿瘤,因此这种单侧的鼻息肉需要进行手术转诊。偶尔鼻息肉里会隐藏恶性肿瘤,因此初次手术的鼻息肉需要交给耳鼻喉医生。鼻息肉显著的症状是鼻塞和嗅觉减退,息肉在内镜下是苍白,灰黄色的圆形肿物(图 10.32)。

慢性鼻窦炎伴或不伴鼻息肉的治疗原则总结见图 10.33。

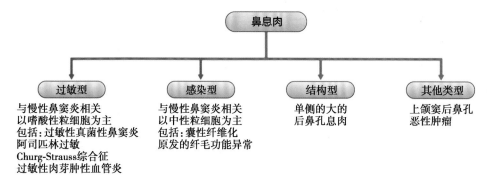

图 10.31 鼻息肉分类

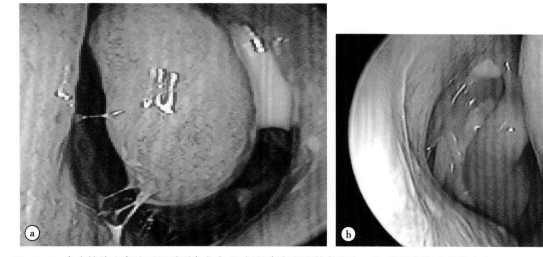

图 10.32 鼻内镜检查鼻腔可以看到鼻息肉 ⓐ 慢性鼻窦炎不伴鼻息肉。ⓑ 慢性鼻窦炎伴鼻息肉

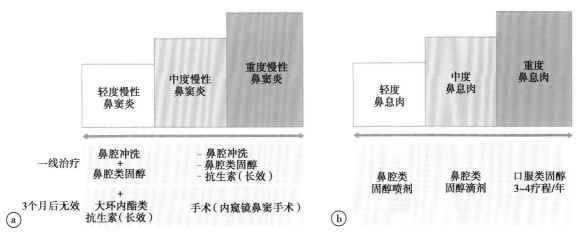

图 **10.33** 慢性鼻窦炎的治疗原则 ⓐ 不伴鼻息肉和 ⓑ 伴鼻息肉。治疗 3~6 个月进行复诊（Tomas M，Yawn BP，Price D, et al. EPOS Primary Care Guidelines：European Position Paper on the Primary Care Diagnosis and Management of Rhinosinusitis and Nasal Polyps 2. Prim care Respir J 2008；17：79-89.）

重要信息汇总

- 鼻炎及鼻窦炎经常被忽视，需要认真仔细地诊断和有效的治疗。
- 鼻炎和鼻窦炎影响生活质量，降低工作或是学习的效率，经常存在共病。
- 鼻炎包括过敏性及非过敏性的鼻炎都是发展成哮喘的危险因素。鼻炎脱敏治疗可以降低哮喘的发生风险。
- 准确的诊断和有效的治疗可以提高症状的控制和生活质量以及提高哮喘的控制。
- 鼻炎包括很多类型，严重的可以涉及其他器官（如韦格纳肉芽肿、变应性肉芽肿性血管炎、免疫系统缺陷）。
- 早期诊断及治疗至关重要，可降低致病率和致死率。

拓展阅读

Bousquet J, Khaltaev N, Cruz AA, et al. Allergic Rhinitis and its Impact on Asthma (ARIA) 2008 update (in collaboration with the World Health Organization, GA²LEN and AllerGen). Allergy 2008; 63 suppl 86:8–160.

Fokkens W, Lund V, Mullol J, on behalf of the EP3OS group. Rhinology 2007; 45(suppl 20):1. Online at: http://www.rhinologyjournal.com.

Keil T, Bockelbrink A, Reich A, et al. The natural history of allergic rhinitis in childhood. Pediatr Allergy Immunol 2010 Sep; 21(6):962–969; Epub 2010 May 9.

Moscato G, Siracusa A. Rhinitis guidelines and implications for occupational rhinitis. Curr Opin Allergy Clin Immunol 2009; 9(2):110–115.

Portnoy JM, Van Osdol T, Williams PB. Evidence-based strategies for treating allergic rhinitis. Curr Allergy Asthma Rep 2004; 6:439–446.

Powe DG, Jagger C, Kleinjan A, et al. 'Entopy': localized mucosal allergic disease in the absence of systemic responses for atopy. Clin Exp Allergy 2003; 33(10):1374–1379.

Scadding GK, Durham SR, Mirakian R, et al. BSACI guidelines for the management of allergic and non-allergic rhinitis. Clin Exp Allergy 2008; 38:19–42.

Scadding GK, Hellings P, Alobid I, et al. Diagnostic tools in Rhinology EAACI position paper. Clinical and Translational Allergy 2011; 1(2):1–39.

Stelmach R, do Patrocinio TN, Ribeiro M, et al. Effect of treating allergic rhinitis with corticosteroids in patients with mild-to-moderate persistent asthma. Chest 2005;128:3140–3147.

Walker S, Khan-Wasti S, Fletcher M, et al. Seasonal allergic rhinitis is associated with a detrimental effect on examination performance in United Kingdom teenagers: case-control study. J Allergy Clin Immunol 2007; 120(2):381–387.

Wallace DV, Dykewicz MS, Bernstein DI, et al. The diagnosis and management of rhinitis: An updated practice parameter. J. Allergy Clin Immunol 2008; 122(2):S1-S84.

第十一章　过敏性结膜炎

Melanie Hingorani, Virginia L. Calder, Leonard Bielory 和 Susan Lightman

内容释义

结膜炎是结膜的炎症,位于巩膜前表面和眼睑内表面的黏膜,发生了包括过敏在内的多种炎症。

概述

眼表过敏性炎症(眼睑边缘、结膜和角膜;图 11.1)是最常见的眼部疾病之一,影响了英国 21% 的成年人。在轻症的情况下,结膜会因暂时性过敏原(如季节性过敏性结膜炎中的花粉)或持久性过敏原(如常年性过敏性结膜炎中的屋尘螨)而发炎,产生不舒服的症状,但不会威胁视力。

另外,春季角膜结膜炎和特应性角膜结膜炎等疾病在累及角膜时可能会有致盲并发症,目前的治疗药物只有部分有效。

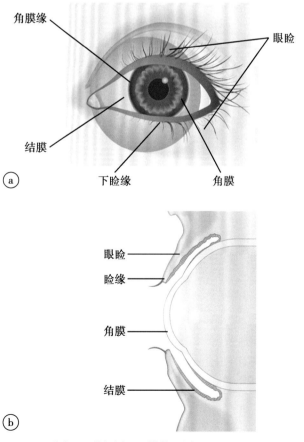

图 11.1 眼表 ⓐ 前视图,ⓑ 横截面图

解剖学和生理学

结膜是一层薄而透明的血管黏膜,覆盖着内眼睑表面和前巩膜(图11.2)。它与角膜缘(巩膜和角膜之间的过渡区)的角膜上皮细胞和眼睑边缘灰线处的皮肤连续(图11.3)。结膜有三个主要区域(图11.4):睑结膜部分(衬在眼睑内面,与下方纤维组织牢固结合)、球结膜(位于前巩膜表面,与下方组织松散结合)和穹窿结膜(上方和下方)。穹窿结膜连接睑结膜和球结膜两个部分,呈松散褶皱。

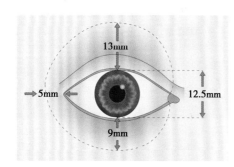

图11.2 结膜表面标记

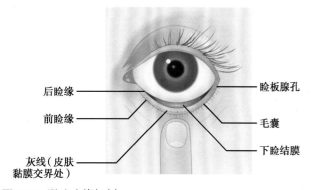

图11.3 眼睑边缘解剖

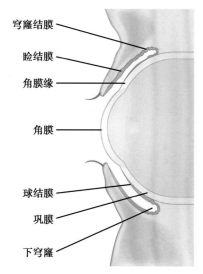

图11.4 眼睑和结膜(图中所示的穹窿是体内的虚拟空间)

正常结膜由2~10层厚的非角化鳞状上皮细胞组成,位于由疏松血管结缔组织构成的固有层上。结膜对于角膜非常重要,结膜为角膜提供了适宜环境,起到稳定泪膜的作用。这对于保护眼睛免受感染和创伤也是至关重要的。正常人结膜中有许多白细胞(图11.5)。T细胞是最常见的细胞类型,其次是巨噬细胞。嗜酸性粒细胞和嗜碱性粒细胞通常不可见。肥大细胞(图11.6)集中在血管、淋巴管和腺体周围,绝大多数为MCct型(分泌颗粒中含有类胰蛋白酶和糜蛋白酶)。结膜淋巴细胞和浆细胞构成结膜相关淋巴组织(conjunctival-associated lymphoid tissue, CALT),是黏膜相关淋巴组织(mucosal-associated lymphoid tissue, MALT)的一部分。CALT有三个组成部分:上皮内淋巴细胞,散在的固有层淋巴细胞和CALT聚集物,位于含有M(microfold)细胞的特殊扁平结膜上皮下。在固有层中,IgA浆细胞的数量远远超过其他浆细胞类型。

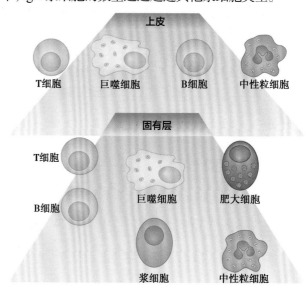

图11.5 正常结膜白细胞

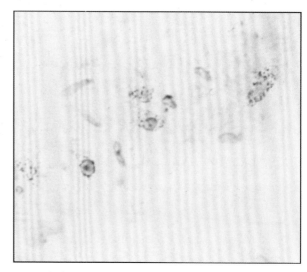

图11.6 免疫组化证实肥大细胞在上皮和黏膜下层(由Puman博士提供)

疾病机制

季节性变态反应性结膜炎（seasonal allergic conjunctivitis, SAC）主要是由结膜肥大细胞及其分泌产物协同的速发（1 型）超敏反应。在 SAC 中，结膜肥大细胞被激活，这是过敏原与足够的

IgE 受体（FceR1）交联的直接结果，导致组胺、白三烯、蛋白酶、前列腺素、细胞因子和趋化因子的脱颗粒和释放（图 11.7）。快速分泌组胺会引起特征性的瘙痒。在与受体（H1 和 H2）结合时，组胺引起血管渗漏，导致嗜酸性粒细胞和中性粒细胞进一步浸润，细胞水肿，但很少或没有观察到 T 细胞浸润。

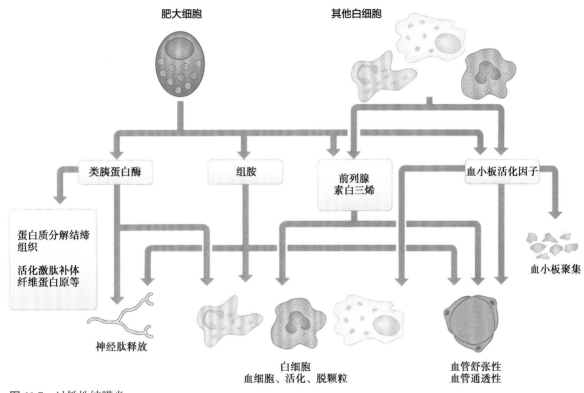

图 11.7 过敏性结膜炎
HETEs，羟基二十碳四烯酸的介质；PAF，血小板活化因子。

在常年性过敏性结膜炎（perennial allergic conjunctivitis, PAC）中，结膜组织被嗜酸性粒细胞、中性粒细胞和少量 T 细胞浸润，可能是由于在持续的过敏性炎症反应中释放趋化因子将这些细胞吸引到炎症部位而引起的。这些细胞能分泌多种促炎细胞因子[白细胞介素（IL）-3、IL-4、IL-5、IL-6、转化生长因子 α（TGF-α）、肿瘤坏死因子 α（TNF-α）]、趋化因子（IL-8、RANTES）和多种介质（颗粒蛋白：嗜酸性粒细胞阳离子蛋白、主要碱性蛋白，以及嗜酸性粒细胞衍生的阳离子蛋白，图 11.8），以放大炎症反应。在 SAC 的睑结膜组织中可以发现黏膜肥大细胞（MC_T）的相对增加，而在 PAC 中可以发现 MC_T 和结缔组织型肥大细胞（MC_CT）表型的增加。PAC 中肥大细胞亚群激活的不同模式可能反映了对过敏原更持久的反应。

在更严重的慢性过敏性眼病中，可以检测到其他炎症细胞。春季角膜结膜炎（vernal keratoconjunctivitis,

VKC）时，先天性和获得性免疫反应的细胞被激活；T 淋巴细胞和嗜酸性粒细胞占优势，但肥大细胞、中性粒细胞和其他细胞也浸润结膜上皮和基质（图 11.9）。在特应性角膜结膜炎（atopic keratoconjunctivitis, AKC）中，浸润结膜组织的主要细胞类型是 T 细胞、嗜酸性粒细胞和中性粒细胞。VKC 患者睑结膜组织中淋巴细胞数量明显增加，主要是活化的 CD4$^+$ T 细胞，定位于病变组织的上皮下层。与正常人相比，结膜上皮和基质中 HLA-DR 表达增加，Langerhans 细胞和活化巨噬细胞（CD68$^+$）数量增加。由于原位杂交染色显示 Th2 细胞因子（IL-3、IL-4 和 IL-5）mRNA 表达增加，来自 VKC 结膜组织的 T 细胞克隆可被描述为 Th2 型。有超过 60% 的 VKC 泪液样本含有细胞内 T 细胞表达的 IL-4 的增加，多重磁珠阵列分析的方法对泪液样本进行分析，显示与非特应性对照组相比，VKC 中 IL-4、IFN-γ 和 IL-10 升高。

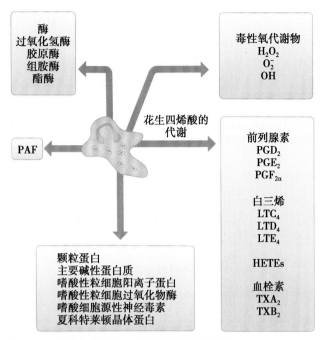

图 11.8 过敏性结膜炎中的嗜酸性粒细胞产物
HETE₄，羟基二十碳四烯酸。

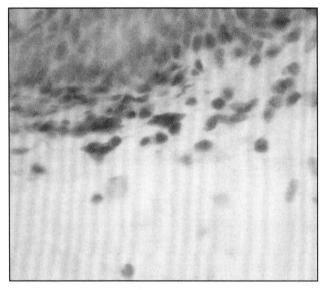

图 11.9 春季角膜结膜炎黏膜下 T 淋巴细胞免疫组化

AKC 结膜活检标本中 CD4⁺ T 细胞活化、HLA-DR 表达、单核/巨噬细胞系细胞数及基质组织中 Th2 细胞因子（IL-3、IL-4 和 IL-5）mRNA 表达均增加。然而，与 VKC 相比，IL-2 mRNA 和 IFN-γ 表达的 T 细胞的表达也明显增加，提示在严重的慢性眼过敏性疾病中，Th1 型 T 细胞反应更为明显。支持这一点的是，AKC 结膜来源的 T 细胞株分泌的干扰素 γ（IFN-γ）水平显著升高。最近的研究也发现在结膜组织和 VKC 和 AKC 的泪液来源细胞中存在 Th17 细胞，但在 SAC 中不存在，尽管它们在慢性过敏性眼病中的作用尚不清楚。

在 VKC 和 AKC 中，上皮细胞也有改变，有组织重塑和胶原沉积的迹象（图 11.10，图 11.11），嗜酸性粒细胞活化的程度（1CAM-1 或 HLA-DR 的表达）比嗜酸性粒细胞的总数更与疾病的严重程度相关，VKC 和 AKC 在结膜嗜酸性粒细胞的集合细胞因子类型上也存在差异，VKC 主要表达 IL-3、IL-5、IL-6 和 GM-CSF，AKC 主要表达 IL-4、IL-8 和 GM-CSF。

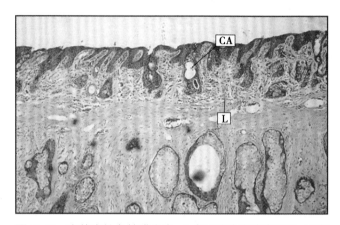

图 11.10 在特应性角结膜炎中，上皮细胞中有隐窝脓肿，有带状淋巴细胞浸润（L）（苏木精和伊红，X40）

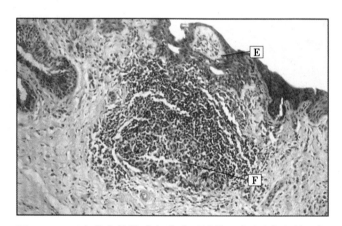

图 11.11 巨大乳头状结膜炎黏膜下层淋巴滤泡（苏木精和伊红，X65）
E，上皮；F，囊泡。

尽管具体的细胞间相互作用仍在研究中，但细胞和细胞因子谱的这些差异表明，每种形式的眼变态反应都涉及明显不同的疾病机制。

临床表现

一般临床表现

虽然过敏性结膜炎的严重程度不同，但也有一些共同的特点。都表现为眼睛发红、流泪、有分泌物、不适或有时疼痛，最重要的是眼睛发痒，这在非过敏性眼部疾病中是不常见的。和其他严重的综合征相比,本病的视觉障碍通常是很轻的。患者主诉眼睑肿胀,有时结膜本身也有肿胀,使眼睛呈明显的凝胶状外观,许多情况是季节性的,或在花粉季节出现季节性加重。某些疾病有依赖于过敏原暴露时间的季节性变化[巨大乳头状结膜炎(GPC),PAC]。许多过敏性结膜炎患者现在或以前有非眼部过敏史(湿疹、哮喘、荨麻疹、鼻炎)。

过敏性炎症的典型眼部症状是眼睑肿胀、弥漫性结膜红肿和轻度肿胀,经常为粉红色而不是红色,睑结膜有如天鹅绒般地增厚和发红,伴有称为乳头的细小赘生物,其大小可从细小的针孔大小(图 11.12)到直径大于 1mm 的巨大乳头,呈鹅卵石状(图 11.13)。有时可见肉眼可见的结膜肿胀,称为"水肿",有时可见其他症状,如眼睑皮肤皮炎(图 11.14),眼睑边缘炎症(睑缘炎)、结膜瘢痕和角膜受累仅在某些更严重的疾病中出现(表 11.1)。

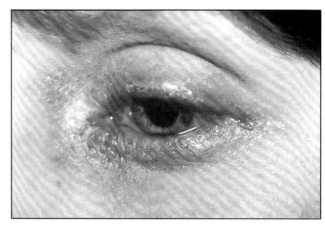

图 11.14　特应性角膜结膜炎的眼睑

表 11.1　眼组织在过敏性眼病中的作用

症状	睑结膜	边缘	角膜	睑缘
季节性过敏性结膜炎	+	−	−	−
过敏性结膜炎	+	−	−	−
春季角膜结膜炎	+ +	+ +	+ +	+
特应性角膜结膜炎	+ +	+ +	+ +	+ +
巨大乳头状结膜炎	+ +	−	−	−

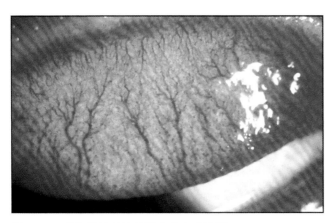

图 11.12　常年性过敏性结膜炎的上睑结膜

疾病亚型的临床表现

季节性和常年性过敏性结膜炎

这些疾病是最常见的过敏性结膜炎,这两种疾病很相似,只有时间不同,这完全取决于暴露于致敏原的持续时间。在 SAC(季节性过敏性结膜炎、花粉热)中,致病的变应原是植物花粉和孢子,临床表现仅发生在这些变应原在大气中浓度高的季节(图 11.15)。在 PAC(常年性过敏性结膜炎)中,过敏原(最常见的是室内尘螨,也有动物皮屑、真菌等)及其症状和体征全年都有(见图 11.12)。在这两种情况下,眼睛都是发痒,流泪,分泌物变黏稠和发红,但视力障碍都是轻

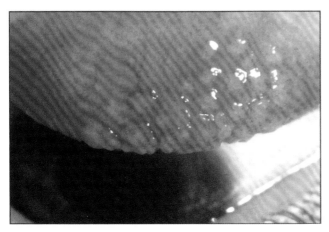

图 11.13　巨大乳头状结膜炎的上睑板表面

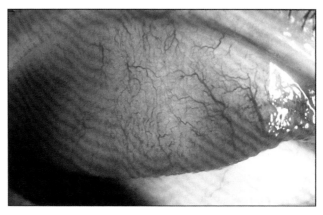

图 11.15　季节性过敏性结膜炎的睑结膜

微的,是由过度的泪液分泌和黏液的产生引起。戴隐形眼镜的人可能会发现,在这种情况下,他们的镜片耐受性会下降。临床表现为轻度结膜炎,临床症状可能非常轻微。球结膜和睑结膜表现为轻度至中度充血、水肿和浸润(炎性浸润导致透明性丧失和增厚)。睑结膜上可见小乳头。特别强烈或急性过敏原暴露后,可能会有结膜水肿和眼睑肿胀。PAC 中可见更多的浸润和乳头反应,而结膜水肿更提示 SAC。

角膜和角膜缘没有受到影响,结膜表面也没有瘢痕,因此没有严重的视觉威胁。通常对局部治疗抗组胺药和肥大细胞抑制剂或全身抗组胺药有良好的反应。局部使用类固醇通常是不合适的,因为它们的副作用可能比疾病本身严重得多。这些疾病通常会影响青少年和年轻人,并且往往会随着年龄的增长而减轻并最终解决。

特应性角结膜炎

AKC 是一种罕见的、终生的、威胁视力的疾病,主要影响成人,但偶尔也影响儿童,他们患有全身性特应性疾病,特别是特应性皮炎。AKC 是一种症状严重的疾病,伴有严重的瘙痒、流泪、分泌物黏稠、眼睑和眼睛发红,有时会引起眼部疼痛。通常有面部湿疹累及眼睑(见图 11.14),眼睑边缘出现睑缘炎(睫毛毛囊和睑板腺的慢性炎症)。睑缘增厚充血,后部变圆,有时角化,眼睑解剖可能因外翻(睑外翻)、内翻(睑内翻)、倒睫(睫毛内翻)和划痕而扭曲。整个结膜受到影响,表现出严重的浸润,乳头可能是巨大的线形和星状瘢痕,并经常收缩(图 11.16)。可出现明显的角膜缘炎症。角膜容易发生上皮缺损、进行性瘢痕形成、新生血管形成(图 11.17)、变薄和继发性角膜感染(疱疹、细菌和真菌)。泪膜体积或质量的改变可能导致严重的干眼症。角膜斑块有时与春季疾病相似。AKC 与角膜摩擦、圆锥角膜、特应性白内障和视网膜脱离之间的关系是公认的。

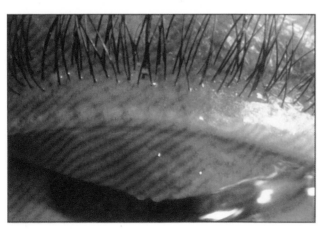

图 11.16　特应性角膜结膜炎的睑结膜

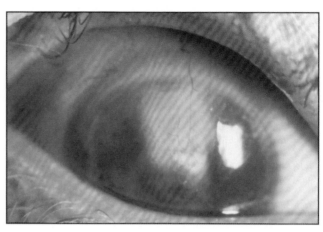

图 11.17　特应性角膜结膜炎的角膜瘢痕形成与新生血管形成

AKC 治疗困难,患者无法彻底治愈。尽量控制面部湿疹和眼睑边缘炎症是至关重要的。局部肥大细胞抑制剂需长期使用,应用局部类固醇往往是必要的。这些患者中有许多需要角膜手术,而在 AKC 存在的情况下,角膜手术是一种高风险的手术。

春季角膜结膜炎

在英国,VKC 是一种不寻常的,自我限制的,经常是季节性的眼部过敏,影响儿童和年轻人,尤其是男性,其中许多人有个人或家族特应性病史(图 11.18)。这种情况是部分地中海盆地、中东、远东、非洲和南美洲地区眼部发病的常见原因和严重的眼部发病原因,在那里如果这种疾病是常年性的,则与特应性无关。

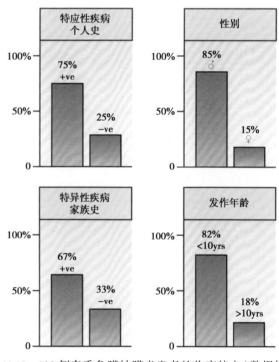

图 11.18　100 例春季角膜结膜炎患者的临床特点(数据修改自 Buckley RJ)

症状有明显的瘙痒、不适、畏光、眼睑痉挛、炎性渗出物、视物模糊和"早晨的痛苦"——早上无法睁开眼睛。上睑结膜和角膜缘是最明显的受累区，其他结膜区则没有明显的炎症征象。当疾病活跃时，结膜表面充血、水肿和浸润，并出现黏液（图11.19）。睑结膜被严重浸润，有巨大的乳头（图11.20）。在晚期，也可见上皮下的细微瘢痕，但结膜不会挛缩和变形。边缘可出现充血和浸润，可出现不连续的肿胀。Trantas首先描述了在角膜缘存在小白点块，这是春季角膜缘炎症的典型表现（图11.21）。

最严重的情况是角膜受累。在病情较轻的时候，上皮细胞有点状紊乱（图11.22）。如果不治疗，病变会合并形成大面积糜烂（图11.23）；黏液、纤维蛋白和炎性碎片的沉积会导致斑块的形成（图11.24）。在VKC中，两只眼的症状严重程度可能有很大的不同，这种现象还没有得到令人满意的解释。

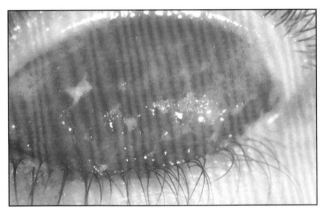

图11.19 活动性春季角膜结膜炎

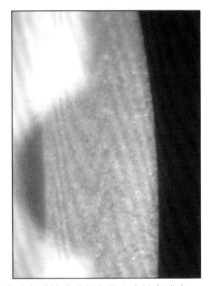

图11.22 春季角膜结膜炎的点状上皮性角膜炎

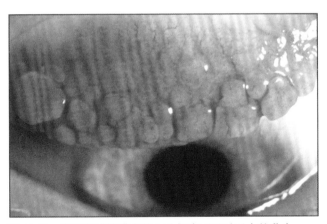

图11.20 春季角膜结膜炎的上睑板表面显示巨大的乳头

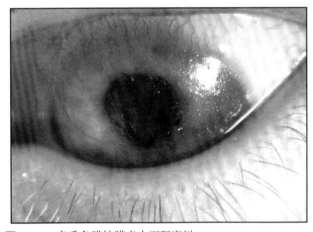

图11.23 春季角膜结膜炎大面积糜烂

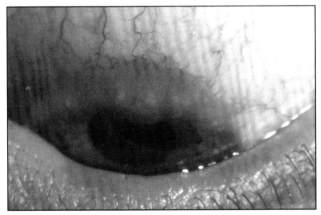

图11.21 春季角结膜炎角膜缘Trantas点

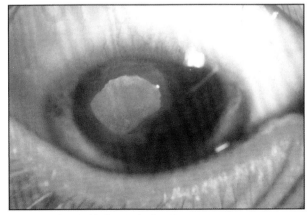

图11.24 春季角结膜炎的角膜斑块

治疗通常由眼科医生负责,因为很多情况下需要局部使用皮质类固醇。大多数情况下,局部应用肥大细胞抑制剂可获得一些效果,而较严重的情况下,局部应用环孢素 A 可好转;这两种药物都代替了类固醇的应用。黏稠溶解滴眼液可提供额外的症状缓解,并可能抑制斑块物质的沉积。当角膜上皮被斑块侵蚀出现破坏时,需要局部抗生素滴剂进行抗菌预防。

当出现角膜斑块时,药物治疗的目的是尽快控制结膜炎症,以便通过外科手术去除斑块。在手术显微镜下进行板层切除来实现,通常要在全身麻醉下,因为大多数患者是儿童。再上皮化通常发生在术后几天。

VKC 通常在青春期或青春期后自发缓解,但可能发展为 AKC。

巨大乳头状结膜炎

异物相关的乳头状结膜炎,1974 年首次在佩戴软性隐形眼镜的人中报告。现在人们认识到,它可能出现在所有类型的佩戴者上,也可能与人工眼的使用和其他异物及材料的存在有关,如突出的缝线、突出的巩膜扣带和氰基丙烯酸酯胶。虽然与特应性有关,但还没有一致的结论。

症状的出现可能发生在隐形眼镜或假体磨损开始几周到几年后。无季节性变化,男女及各年龄段均有 GPC 发生,隐形眼镜有不适及黏液积聚。患者抱怨摘除后眼睛发痒。根据每天的佩戴时间来测量,隐形眼镜的耐受性降低,并且在上眼睑下隐形眼镜有向上移位的趋势。患者可能会注意到,如果戴上全新的镜片,症状就会减轻。

结膜症状的分布和性质与 VKC 非常相似(见图 11.13),只是角膜缘不常受累。尽管疾病的名称如此,但乳头并不总是巨大的。角膜不受影响。

仔细注意隐形眼镜卫生、改善隐形眼镜或假体的贴合度和表面质量、尽量减少磨损时间,使用药物来管理 GPC。使用一次性隐形眼镜。如果是其他异物(如缝合线 GPC;图 11.25),排除异物可治愈该病。

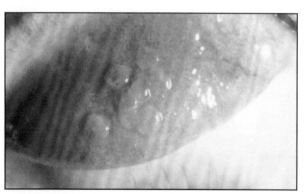

图 11.25 缝线诱导的巨大乳头状结膜炎:破坏性角膜缝线和睑板表面显示巨大乳头状突起

肥大细胞抑制剂已被证明在 GPC 的治疗中是有效的。除了眼部假体的佩戴者,局部类固醇制剂不应使用,因为它们可能发生比疾病本身更严重的视力下降。

诊断

临床诊断都需要和临床上其他疾病鉴别,也需要通过客观的实验室参数来证实(框 11.1)。

框 11.1　过敏性结膜炎的定义和鉴别

- 过敏性结膜炎的特征是以下一种或多种症状:瘙痒、发红、流泪(通常伴有前鼻畸形)和肿胀(结膜和眶周)。
- 结膜炎应按病原学分类为过敏性或非过敏性,并与其他结膜炎症状相区别。
- 过敏性结膜炎的症状可能只在特定季节出现,可能是间歇性的(<4 周),也可能是常年性的(或持续时间 >4 周),没有季节性恶化,常年性有季节性恶化,或可能在间歇性特定的空气过敏原暴露后发生。
- 与鼻炎相似的过敏性结膜炎的危险因素包括:
  - 特应性家族史
  - 6 岁前血清 IgE>100U/mL
  - 社会经济地位较高的阶层
  - 过敏性皮肤点刺试验阳性

鉴别诊断

尽管它们的临床特征可以相对令人信服地诊断大多数形式的过敏性结膜炎,但在这些疾病的较轻或初始阶段,可能存在一些诊断上的混淆。一些临床症状可以和眼部过敏的临床症状相似,包括泪膜功能障碍、亚急性和慢性感染、免疫学状况、青光眼、毒性和机械性结膜炎(表 11.2,图 11.26)。

病史

病史是任何过敏性疾病的重要组成部分,因为过敏性功能障碍很少以单个器官为目标,而是作为包括哮喘、过敏性皮炎、荨麻疹和过敏性鼻炎、慢性中耳炎、鼻窦炎、鼻息肉病和咽鼓管疾病在内的过敏性疾病谱的一部分。各种特应性疾病的家族史是常见的。过敏性眼病的发病率很重要,因为季节性和常年性眼病的发病率与儿童期开始的鼻变态反应的发病一致,超过 80% 的人在 30 岁之前就发生了鼻变态反应。许多患者有特定的季节性恶化,在树木(如桦树)、草和杂草(如豚草)季节出现特定的季节性恶化并不少见。

表 11.2 结膜炎的鉴别诊断

	标注					症状					
	优势细胞类型	结膜水肿	淋巴结	分泌物	鹅卵石样睑结膜	角膜缘	眼睑受累	瘙痒	坚韧感	疼痛	季节变化
过敏性											
SAC	肥大细胞 Eos	++	—	透明黏液	—	—	+/-	++	+/-	—	+++
PAC	肥大细胞 Eos	+/-	—	透明黏液	—	—	+/-	+	+/-	—	—
VKC	淋巴细胞 Eos	+/-	—	黏稠黏液	++	++	+	+++	+	++*	++
AKC	淋巴细胞 Eos	—	—	黏稠黏液	++	++	+++	++	+	++*	+
GPC	淋巴细胞 Eos	—	—	透明白色	++	+/-	—	++	+		
传染性											
细菌	PMN	—	—	黏液脓性	–	*		—	++	+/-	
病毒	PMN 单核细胞	—	++	透明黏液	囊泡	+/-			+	+	
衣原体	单核细胞 淋巴细胞	—	+	透明黏液脓性	囊泡	+/-				+/-	
免疫性											
川崎病	PMN 淋巴细胞	+/-	++	浆液性黏液	—	—	—		—	+/-	+/-
葡萄膜炎	淋巴细胞	—	—	—	—	—		—	—	—	++
结节病	淋巴细胞	—	—	—	囊泡	+/-	灰色扁平丘疹		—	+/-	
巩膜外层炎	淋巴细胞	—	—	—	—	—			+	+/-	
接触性皮肤结膜炎	淋巴细胞	+/-	+	–透明黏液	—	+/-	++	+	—	+/-	
血管水肿	肥大细胞	++	—	—	—	—	+++	+/-			
葡萄球菌性睑缘炎	单核细胞 淋巴细胞	+/-	—	++黏液脓性	—	—	++	—	++	+/-*	
非特定											
泪膜功能障碍	—	—	—	浆液性水样	—	—	—		++	+/-*	
角膜擦伤/异物	—	—	—	浆液性水样	—	—	—		+/-	+++	
化学品	—	—	—	浆液性黏液	—	+/-	++	—	+/-	+++	
鼻泪管阻塞	如果继发感染，PMN	—	—	黏液脓性	—	–	+	—	+/-		

AC,过敏性结膜炎；Eos 嗜酸性粒细胞；VKC 春季角结膜炎；GPC 巨大乳头状结膜炎；PMN 中性粒细胞,多形核白细胞。
* 是否累及角膜。

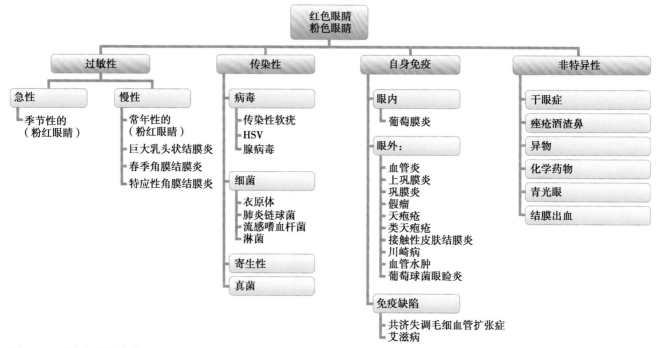

图 11.26　引起红眼的疾病

有与各种结膜炎相关的特征性症状。流泪、不适和畏光是常见的，但不是特异的。瘙痒是主要的眼部过敏症状，并导致摩擦眼睛。与眼部过敏相关的黏液丰富、黏稠。结膜水肿和充血导致球结膜表面呈"玻璃状"外观，粉红色多于红色。眼睑痉挛是一个与 AKC 和 VKC 相关的个体问题，特别麻烦，因为早晨需要时间来适应。

体格检查

从肉眼开始进行初步检查，使用一种光源，如用于照明的手电筒或检眼镜。检眼镜还具有放大倍率和照明源的优点，放大倍数约为 15 倍，视野为 6.5°~10°。眼科医生使用的裂隙灯（生物显微镜）检查提供了最广泛的外眼检查，放大倍数可达 16 倍。

检查眼睑和眼睑边缘是否肿胀、变色和上眼睑下垂（上睑下垂，图 11.27）。眼睑皮肤可能表现为硬结、鳞屑和苔藓样变。在眶下区 Dennie Morgan 线是特应性皮炎水肿引起的下眼睑下皮肤皱褶线，是过敏的诊断标志。眼睑解剖的扭曲可能涉及内翻（内翻眼睑）或外翻（外翻眼睑）或内翻睫毛（倒睫）。眼睑炎（眼睑发炎）可能包括结痂、发红和前眼睑边缘肿胀。在慢性眼睑边缘疾病中，睑板腺孔扩张不均匀，分泌物呈黄色和半固体，而不是正常时产生的透明液体；后眼睑边缘呈圆形边缘，而不是正常的方形轮廓。

对过敏性结膜疾病，所有的结膜都涉及。球结膜可直接检查，要求患者全方位注视，当用手指向下拉下眼睑时，很容易看到下睑板表面和前结膜。当患者向下看时，借助棉签或较窄的物体将上睑结膜表面

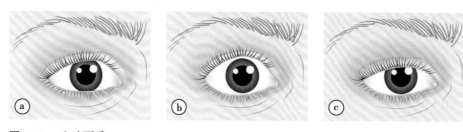

图 11.27　上睑下垂
注意眼睑相对于瞳孔的位置是很重要的。ⓐ 正常眼的眼睑只覆盖虹膜，而不覆盖瞳孔；ⓑ 眼球突出的眼睑不覆盖虹膜，在眼睑和虹膜之间显示巩膜白色；ⓒ 上睑下垂时，眼睑覆盖大部分上虹膜，可能覆盖部分瞳孔。

外翻（图 11.28）。在衣原体和病毒性疾病中，上穹窿区需要一个特殊的牵开器来对受累区域进行全面检查（图 11.29），结膜表面水肿（结膜水肿）呈玻璃状外观，呈胶状。滤泡和乳头是睑结膜表面的突起；滤泡是苍白的，小的（1mm×1mm），有光泽（图 11.30），乳头较大，粉红色，有一个共同的中心血管。结膜表面的瘢痕呈线状、网状或片状，较明显的瘢痕化可导致睑结膜表面缩短、穹窿间隙丧失，有时伴有睑内翻，内侧结膜解剖消失。检查角膜，使用荧光等重要染色剂

和钻蓝光检查更容易突出表面损伤。应注意任何表面异常，如角膜表面细尘点状异常表明点状上皮性角膜炎，以及局部上皮缺陷，如角膜溃疡；干白色或淡黄色病变可能表明角膜斑块。粘在角膜表面的黏液被认为是病理性的。角膜缘是角膜周围和结膜连接的区域。它通常是看不见的，当出现环形的淡粉色发炎时变得可见。连接处的不连续的肿胀可能表现为角巩膜缘乳头状，白点是包括嗜酸性粒细胞在内的细胞集合（Trantas 点，见图 11.21）。

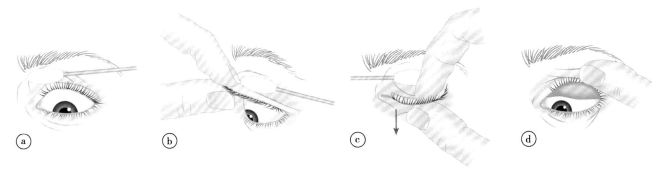

图 11.28 上眼睑外翻的技术
将棉签放在眼睑上使眼睑外翻ⓐ，要求患者向下看，轻轻抓住上睫毛ⓑ。用棉签将上眼睑轻轻地拉下，在上眼睑施加压力ⓒ，然后将其举过棉签的表面ⓓ。

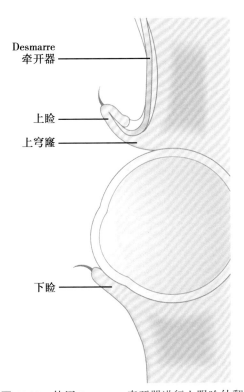

图 11.29 使用 Desmarre 牵开器进行上眼睑外翻

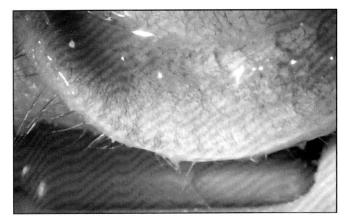

图 11.30 睑结膜和穹窿结膜中的滤泡

调查和试验

目的是根据观察到的临床特征,确定炎症的来源是过敏性的,并确定存在哪种形式的眼部过敏(框 11.2)。

框 11.2　诊断:眼部过敏实验室诊断要点

- 特异性 IgE 抗体检测:
  - 优先通过皮肤测试
    为患者的症状提供过敏的证据
    确认或排除患者症状的可疑原因
    评估对特定过敏原的敏感性,以采取预防措施
    制定过敏原免疫疗法
- 特异性 IgE 体外试验:
  - 与点刺 / 穿刺皮肤试验相比,特异性 IgE 免疫测定的准确灵敏度为 70%~75%。

特殊诊断技术

- 嗜酸性粒细胞结膜涂片:
  - 对过敏性结膜炎可能是一个有用的辅助诊断
- 泪液总 IgE 分析:
  - 可用于 IgE 介导疾病的鉴别诊断
- 结膜过敏原分析:
  - 可用于确认系统性变态反应的诊断
  - 可用于研究眼变态反应的临床特点
  - 可用于局部抗炎药应用的疗效研究
- 结膜细胞学检查:
  - 是诊断慢性过敏性结膜炎的有效手段

皮肤点刺试验

皮肤点刺试验是一种眼部过敏患者常用的简单、快速、廉价的检测程序。它提供了对环境和食物过敏原敏感的证据,并加强了患者对过敏的认知。该测试对全身过敏反应高度敏感,但并不总是与眼部过敏状态有很好的相关性。由于结膜可能是过敏反应中唯一的致敏器官,皮肤试验作为一种验证性试验,仍需要其他局部试验的支持,如结膜激发试验。

斑贴试验

如果有接触敏感的问题,特别是湿疹性眼睑炎或眼结膜炎,斑贴试验就是必要的。在背部皮肤上贴敷一系列含有半抗原的纤维素圆盘,48 小时后移除。苯扎氯铵和硫柳汞作为存在于眼科和隐形眼镜溶液防腐剂中的成分是必须测试的。如果怀疑局部制剂影响试验结果,可以使用存疑制剂溶液直接进行斑贴试验。需要注意的是,眶周皮肤不同于其他部位,如背部皮肤,不仅是上皮层和真皮层的深度不同,并且相

较于眼睑,其肥大细胞的数量和暴露于外部环境的程度也有限。例如,阳光照射可能只会加剧眼睑皮肤上的特异性和非特异性反应。

血液学分析

在某些情况下,血清中特异性 IgE 测定优于皮肤试验。在受 VKC 或 AKC 影响的儿童中,由于各种原因,建议直接测定血清特异性 IgE:患者年龄因素,儿童在皮肤测试期间通常缺乏合作,经常出现皮肤高反应性和 / 或湿疹,长期使用局部和全身药物,同时量化对不同抗原致敏的能力,随着时间的推移比较获得的 IgE 数值。需要注意的是,VKC 和 AKC 并不总是与特定过敏原致敏有关。特别是 VKC,尽管 IgE 阳性和 IgE 阴性患者之间的疾病是不可区分的,但 IgE 致敏只发生在一半的人群中。

血清总 IgE 不再被认为是诊断的必要条件,因为 IgE 在正常范围内并不能排除过敏性诊断。相反,IgE 的高水平可以在许多病理学上观察到,并非特异性的。

嗜酸性粒细胞增多症是过敏性疾病的指示性指标,而非特异性指标。一般季节性 / 间歇性或常年性 / 持续性过敏性结膜炎、接触性变态反应和 GPC 不伴有嗜酸性粒细胞增多,而 AKC 和 VKC 中常见。相反,血清嗜酸性粒细胞阳离子蛋白(ECP)水平在眼变态反应活跃期显著升高。

结膜激发试验(conjunctival provocation test,CPT)或结膜过敏原激发试验(conjunctival allergen challenge,CAC)

CPT(CAC)也被称为"眼部激发试验",可以被比作眼睛的"皮肤试验"。事实上,眼部激发是过敏测试的最初形式,在这种测试中,已知数量的特异性过敏原被注入眼部表面,并测量由此产生的过敏反应。结膜的可见变化可以用肉眼观察,但在研究中,通常用裂隙灯在高倍下观察。泪液中的介质释放和细胞浸润很容易测定。虽然这项技术在临床上并不经常使用,但它在实验室和制药工业中,特别是在开发抗眼部过敏的新药方面,具有重要意义。定义致敏变应原的结膜过敏反应对理解患者的疾病非常有帮助。CPT 可证实结膜对过敏原的反应性,这些过敏原经点刺试验呈阳性。对于有过敏性眼病的临床病史而血清 IgE 或点刺试验阴性的患者,评估特异性、局部结膜反应也特别有用。此外,CPT 可用于确定多次皮肤试验阳性的患者最重要的过敏原,跟踪特异性全身免疫治疗的局部治疗效果,评价抗过敏药物的疗效,并研究过敏性结膜反应的病理生理学。

标准化过敏原可用于激发试验。测试时,患者必

须是无症状的并且至少一周没有药物治疗。每 15 分钟注射一次过敏原剂量，直到出现中度临床反应。即时阳性反应的特征是患者在自然暴露于抗原后所经历的体征（发红、结膜水肿和眼睑肿胀）和症状（瘙痒和流泪）。阳性反应通常在 20 分钟内逐渐消退。晚期炎症反应也可能发生，这取决于过敏原的剂量和患者的敏感性。全身性副作用（全身瘙痒、支气管痉挛、过敏反应）是罕见的，但可能发生在特别敏感的患者。

只有在标准化中心才能开展这种测试方法，而且应始终提供全身反应的快速治疗。对于哮喘患者，只有在必要时才能进行试验。

非特异性激发试验

使用组胺或高渗溶液进行的眼部激发试验，用于验证过敏患者结膜的非特异性高反应性。VKC 患者对低浓度组胺有反应。

泪液特异性 IgE 的测定

当在全身测试阴性的情况下怀疑 IgE 介导的结膜反应时，泪液的特异性 IgE 水平可提供重要信息。非过敏性患者泪液中检测不到特异性 IgE 水平。每次分析至少需要 $50\mu l$ 的泪液，因此不可能总是获得足够数量的样品。考虑到新的体外诊断分析技术对泪液样本还不适用，仍建议对某些病例进行血清特异性 IgE 和储备泪液分析。虽然眼部没有标准化的参考参数，但其检测方法与血清 IgE 检测相同。由于泪液收集困难，可能诱发反射，以及因此引起泪液的异常稀释和样本的定量限制，这些因素都导致了优先使用特定的激发试验，来更好地定义结膜的临床反应水平。

泪液总 IgE 的测定

泪液中 IgE 的正常值通常很低，低于 2.5kU/L（3ng/mL），这是由于血 - 泪屏障所致。可检测的泪液 IgE 水平证明了局部抗体的产生，有助于过敏性结膜炎的诊断。在泪液中总 IgE 的半定量快速测定诊断试验——Lacrytest（Adiatec）商业化后，该测试近期将可用于实验室试验。这项测试使用将纸条直接敷贴于结膜下穹窿的方式，类似于 Schirmer 试验。在条带内部嵌入包含比色系统的抗 IgE 抗体，通过读取颜色强度在几分钟内获得总 IgE 的半定量结果。

结膜细胞学诊断

在结膜炎症活跃期，评估眼表白细胞的数量和百分比对于决定如何进行进一步的诊断试验是至关重要

的。即使仅有一个嗜酸性粒细胞也高度提示过敏，但没有嗜酸性粒细胞并不排除过敏性诊断。肥大细胞的存在，尤其是脱颗粒的肥大细胞也有助于诊断（表 11.3）。

表 11.3　结膜炎的细胞学表现

结果	相关结果
中性粒细胞	细菌，化学
淋巴细胞	病毒性，变应性，毒性（药疹）
嗜酸性粒细胞	变应性，寄生性
肥大细胞尤其是脱颗粒的	变应性
混合中性粒细胞、淋巴细胞、浆细胞和多核上皮细胞，以及上皮细胞内的胞浆内包涵体	衣原体

泪液细胞学

泪液细胞学检查快速简便：用玻璃毛细管从外眦收集几 μL 的泪液，立即放在一张预着色玻片上即可。

结膜刮取

使用压舌板刮取结膜，可以收集比泪液细胞学更多的细胞。样品只放在玻璃载玻片上，用快速染料固定和染色。当怀疑存在衣原体时，这种方法也可用于检测胞浆内包涵体的分化，或与免疫荧光相结合寻找病毒。

印模细胞学

硝酸纤维素膜的印模细胞学可通过光学或电子显微镜的非创伤性方法来评估表浅结膜上皮的形态，因此主要用于泪膜病理学，且不需要局部麻醉就可以进行。

结膜活检

结膜活检需要组织学和免疫组化分析，常用于肿瘤病理学或自身免疫性疾病的诊断，如类天疱疮。

刷式细胞学

刷式细胞学是与印模细胞学不同的一种新的研究技术，它使用一种特殊的一次性尼龙刷。刷式细胞学检查可使结膜上皮细胞恢复到较高数量，且创伤小。在裂隙灯直视下，用刷子轻轻旋转几下刮擦结膜即可。收集的材料涂在玻片上，固定、染色，盖上盖玻片。标本用光学显微镜检查。该技术也可用于流式细胞仪检测泪液细胞表型。刷式细胞学比印模细胞学越来越受欢迎，因为它更有效地去除表面细胞，操作更容易、更经济。

临床管理

临床管理概述与目标

过敏性结膜炎的严重程度和预后差别很大。大多数疾病不能通过治疗治愈，但通过适当的治疗，所

有的症状都可以明显缓解,尽管完全消除症状可能并不容易。但 GPC 是一个例外,如果病因被消除,这种疾病通常很快就可以逆转;然而,大多数患者希望继续使用隐形眼镜和假体,因此这样消除病因是不切实际,或者说没有吸引力的。在 SAC 和 PAC 中,症状从轻微到严重不等,但没有损害视力或眼表解剖完整性的风险;随着时间的推移,许多患者的严重程度也会降低。因此,治疗的目的是减轻症状,但要避免使用类固醇等药物,因为这些药物具有视力损伤风险的副作用。在 VKC 中,症状通常很严重,并且严重的发作会对角膜造成严重损害,带来永久性视力下降的风险,但在青春期或成年期可能会自发消退。VKC 的目的是让孩子度过疾病的活跃时期,获得对疾病的充分控制,以防止长期的眼部后遗症,保持良好的生活质量、规律到校学习,而不会在疾病治愈后造成持续存在的医源性问题。这通常包括在疾病恶化的周期侵袭性治疗过程中以及期间的快速减轻治疗中。然而在 AKC 中,这种疾病往往是终身的并且进展缓慢,具有非常高的视力受损和眼表完整性破坏的风险。早期认识这种情况,由经验丰富的专家进行治疗,利用所有可用的治疗方法来减少对高剂量类固醇的依赖,并尽量减少对眼睑、角膜和结膜的结构损伤至关重要。

患者教育

应向患者解释过敏性结膜炎的性质,特别是该疾病可以治疗但不能治愈。如上文所述,还应概述病情可能的时间进程。应尽早商定现实的治疗可能性和目标,这取决于治疗风险与疾病风险之间的平衡(表 11.4);应强调在病情较轻或疾病活动较少的时期使用高强度类固醇治疗是不可取的,即使这意味着有时必须接受不完全的症状解决方案。

表 11.4 过敏性结膜炎治疗总结

非药物	非特异性药物	特效药	外科
避免过敏原	润滑剂	抗组胺药	菌斑清除
冷敷	黏痰溶解药	血管收缩药	板层角膜移植术
脱敏	抗生素	肥大细胞抑制剂	穿透性角膜移植术
	湿疹处方	环孢素	准分子激光器
	睑缘处方	非甾体抗炎药	组织胶镜片
		类固醇	治疗性接触

向过敏人群提供信息手册和联系地址可能会有所帮助。

临床管理计划

回避过敏原

当可以识别过敏原时,减少接触通常可以减少症状。在花粉敏感的情况下,应避免接触绿地、树木和花朵;在花粉季节,汽车和卧室的窗户必须保持关闭;患者在花粉计数高的日子最好尽量待在室内。可通过以下方法减少室内尘螨的暴露:

- 积极清洁家庭(定期除尘,在床垫、地毯和窗帘上使用专用吸尘器)
- 拆除卧室地毯和窗帘
- 60℃ 以上水温清洗床单
- 使用防螨床垫和枕头套
- 使用杀螨剂杀死螨虫

如果真菌敏感,可以使用除湿装置,如果皮屑敏感,避免与宠物接触也有帮助。对于任意过敏原,使用高效过滤器可能是有用的,在更严重的情况下,可能有必要转移到一个新的地点甚至入院以减少过敏原负荷。

经肠外和口服途径的免疫治疗在 SAC 和 PAC 中已被证明是有效的。由于潜在的风险和治疗时间的延长,它的使用仅限于严重的病症。当无法识别明确的致敏原时,免疫疗法尚未被证明是有效的。

在 GPC 中,完全去除过敏原是可能的,例如通过去除暴露的缝合线或停止佩戴隐形眼镜。然而,许多隐形眼镜或假体的佩戴者希望继续使用他们的设备。在这种情况下,建议暂时或永久减少佩戴时间,并提供新的(非放置式)镜片或设备。透镜的表面质量和边缘轮廓都应得到优化,包括消除任何不规则或划痕,如有必要,可根据透镜材料(如从软到硬)改变隐形眼镜形状。镜片必须定期和彻底清洗,尽可能避免使用没有蛋白酶的保存溶液。使用一次性镜片有助于 GPC 的管理。

非特异性药物治疗

在轻度 SAC 和 PAC 中,冷敷是需要的,并且可能减少药物治疗。局部使用生理盐水或润滑剂(人工泪液)可以减轻症状,有助于稀释或冲走过敏原和炎症介质。如果 AKC 患者有干眼症,则应予以使用。黏液溶解液可溶解异常黏液(如 5%、10% 或 20% 的乙酰半胱氨酸),并可加速早期角膜斑块的消退。当角膜上皮严重破坏（大面积糜烂或斑块）时，应考虑使用局部抗生素。

在 AKC 中，最好与皮肤科医生协作使用润肤剂，局部类固醇或不定期全身治疗进行面部和眼睑湿疹的治疗。重要的是要通过眼睑边缘卫生（使用浸泡在弱碳酸氢钠或婴儿洗发水溶液中的棉球）、外用抗生素（偶尔使用类固醇）软膏以及长期低剂量方案（如多西环素 100mg/d，持续 3~6 个月）的全身抗生素治疗来控制眼睑边缘疾病。

局部抗组胺药

这些药物通常与用于 SAC 和 PAC 的拟交感神经血管收缩剂（如安他唑啉、萘甲唑啉）联合使用，联合使用比单独使用任何一种成分都更有效。它们起效快，但没有预防作用，长期使用这些制剂可能导致接触性睑结膜炎。

左旋卡巴斯汀、氮草斯汀和依美斯汀是滴眼液配方中常见的选择性强效局部 H_1 受体拮抗剂成分。它们对减轻 SAC 和 PAC 的症状和体征有效，对慢性眼部过敏性疾病的治疗也有一定的辅助作用。

口服抗组胺药

这些药物，特别是那些具有较少的镇静和抗胆碱能副作用的药物（如西替利嗪、非索非那定），广泛应用于 SAC 和 PAC。它们偶尔也被用作 AKC 和 VKC 的一种辅助用药以打破瘙痒 - 抓挠循环，特别是在夜间的用药中。它们还有额外的优势，那就是可以控制相关的非眼过敏症状，比如鼻炎，但是还有一些不必要的影响，可能会让患者感到不适，比如黏膜干燥。

局部肥大细胞抑制剂

这些化合物局部应用以减少肥大细胞脱颗粒和感官激活，这可能有助于减少瘙痒。这些药物广泛用于各种形式的过敏性结膜炎，一般耐受性良好，没有严重的眼部副作用。它们提供了一种预防性的方法，如果在可能的情况下（如花粉季节开始时）或疾病过程的早期出现症状之前使用效果最佳。但此类药物起效相对缓慢（5~7 天），在存在活跃炎症的情况下滴注时可能会出现刺痛，因此应提醒患者，他们的眼部感受最初可能会恶化。在 VKC 和 AKC 中，肥大细胞抑制物充当类固醇保护剂。

克罗莫林钠 / 氯苯那敏是这些药物中使用时间最长的一种，2%（英国）和 4%（美国）的滴剂每天可使用 4 次。奈多洛米钠是一种较新的、更高效的肥大细胞稳定剂，与克罗莫林相比，它更具优势，并且可在 SAC 和 RAC 中每天使用两次。洛多沙胺氨丁三醇是另一种最近引进的肥大细胞稳定剂，较其他制剂可能引起较少刺痛。奈多罗米和洛度沙胺均被认为比克罗莫林起效更快。

奥洛他定和酮替芬是高效抗 H_1 受体效应和抑制肥大细胞脱颗粒及嗜酸性粒细胞功能的复合制剂，其中以酮替芬为典型代表。它们在 SAC 和 PAC 中有用，也可能在 VKC 和 AKC 的治疗中发挥作用。它们可以避免有时使用传统肥大细胞抑制剂时所见的初期症状恶化。

类固醇

外用类固醇在控制过敏性结膜炎方面非常有效，但有潜在视力损伤的副作用，包括青光眼、白内障，以及疱疹、细菌和真菌性角膜感染风险的增加。因此，类固醇通常在 SAC 和 PAC 及 GPC 中禁用（除了没有视觉潜能的人工眼），因为副作用的严重程度超过病情的严重程度。在 AKC 和 VKC 中，经常需要类固醇，但应在尽可能低的浓度和尽可能短的时间内使用，以尽量减少副作用。使用表面作用类固醇（氟米龙、利美索龙）也可以减少副作用。在疾病活动增加或角膜受累的时期最有帮助。其他治疗，特别是肥大细胞抑制剂，应在类固醇使用期间继续使用。上睑注射短效或长效类固醇（如曲安奈德）偶尔用于难治性病例。在少数情况下，AKC 和 VKC 需要全身性类固醇。除了考虑到严重的副作用外，临床医生还应记住，在眼部疾病得到抑制后减少和停止使用全身性类固醇，会导致反弹复发，从而给哮喘和湿疹的治疗带来新的困难。

环孢素

环孢素是一种强效的免疫抑制剂，通过抑制 $CD4^+$ T 细胞增殖和 IL-2 的产生发挥作用。2% 环孢素外用制剂可显著降低 VKC 和 AKC 的症状和体征，而环孢素作为类固醇代替剂格外有效。环孢素滴眼液经常引起强烈的刺痛。此外，由于其亲脂性，环孢素必须溶解在油（如玉米）中才能达到 2% 的治疗浓度，而且滴注后 3 小时内，油滴会造成主观视觉模糊。这意味着环孢素滴剂虽然效果很好，但患者很难耐受。局部环孢素不会产生类固醇引起的严重眼部副作用，但可能导致可逆的点状角膜上皮病和轻微的眼睑皮肤浸渍。另外可以出现全身吸收，但即使在长期使用时，血清浓度水平明显也低于产生治疗作用或全身副作用所需的水平。

一种新的、低浓度（0.05%），但耐受性较好的环孢素眼用乳剂经批准用于干眼症，其作用尚待确定，但早期研究表明,它对于抗类固醇的 AKC 可能是有益的。未经许可使用含有 0.2% 环孢素的兽医眼膏被证明是有益的,并且对许多 VKC 和 AKC 患者具有良好的耐受性。

非甾体抗炎药

外用非甾体抗炎药(NSAIDs)对过敏性结膜炎有一定的疗效。有关 VKC、GPC 和 SAC 中的舒洛芬和酮咯酸氨丁三醇等药物减轻症状和体征的报道已经发表,口服阿司匹林作为局部治疗的辅助药物可以加速过敏性角膜病变的消退。局部非甾体抗炎药不如类固醇有效,但具有良好的眼部安全性,并且当抗组胺药和肥大细胞抑制剂不够有效时,可能有助于治疗无视力威胁的过敏性结膜炎。

外科

手术通常仅限于治疗 AKC 和 VKC 中的视力减退性角膜疾病。对于角膜斑块,药物治疗可迅速减少炎症,手术或激光去除斑块可促进早期上皮再形成。如果角膜瘢痕降低视力,或者角膜广泛变薄或穿孔,可能需要进行包括板层角膜移植或穿透性角膜移植、氰基丙烯酸酯胶水敷贴或治疗性隐形眼镜使用在内的手术;穿透性角膜移植术有更高的并发症风险,部分原因包括存在过敏、眼部环境受累。

试图影响活动性炎症的结膜手术,如切除乳头、黏膜或整个睑板,可提供短期缓解,但有长期不良影响,因此最好避免。

治疗的新方法

潜在的治疗药物包括白三烯拮抗剂、抗 IgE 抗体和血小板活化因子(PAF)拮抗剂、抗嗜酸性粒细胞颗粒蛋白化合物、黏附分子拮抗剂和影响细胞因子产生和作用的药物(如抗 IL-4、抗 IL-5、抗 IL-13 或抗 RANTES 单克隆抗体),但尚未转化为局部眼部制剂使用。

疾病控制效果评价

疾病控制的评估包括症状学的严重程度、结膜炎症的活跃程度,以及 AKC 和 VKC 患者中的角膜状态。患者的随访频率由这些因素决定,并且随着时间的推移变化很大。严重疾病的患者可能在春夏两个月会发作,应该在此期间多随访,在花粉季节开始之前,治疗可能会比预期增加。早期或活动性角膜疾病的患者,尤其是患有 VKC 的幼儿,可能需要每周甚至倘若病情非常严重需要每天进行检查。

小结

绝大多数过敏性眼炎的患者有明显症状,但并不危险,可以通过简单的局部用药和过敏原控制等措施缓解,并且可以由非专业人员进行治疗。小部分严重的 VKC 和 AKC 患者,需要专业的治疗和使用药物或干预措施,这些药物或干预措施可能导致眼部损伤。在这些情况下,由有经验的临床医生进行适当的治疗可以将永久性医源性或病理性视力下降的风险降到最低。

重要信息汇总

- 过敏性结膜炎常与全身过敏性疾病有关
- 角膜可累及 VKC 和 AKC,但不累及季节性和常年性过敏性结膜炎或 GPC,角膜累及可导致永久性视力减退
- 复杂微妙的病因差异可能是过敏性结膜炎不同临床亚型的基础
- 过敏性结膜炎的诊断主要是临床性的,但大量的实验室研究可能有所帮助
- 使用局部类固醇会增加感染、白内障和青光眼的风险
- 使用所有可用的治疗方法,以尽量减少类固醇的使用非常重要。

拓展阅读

Bielory, L. Ocular allergy overview. Immunol Allergy Clin North Am 2008; 28:1–23.

Bonini S, Lambiase A, Sgrulletta R, et al. Allergic chronic inflammation of the ocular surface in vernal keratoconjnctivitis. Curr Opin Allergy Clin Immunol 2003; 3:381–387.

Calder V, Hingorani M, Lightman S. Allergic disorders of the eye: immunopathogenesis. In: Rich RR, Fleischer TA, Shearer WT, et al., eds. Clinical immunology: principles and practice, 3rd edn. London: Elsevier; 2008:Ch 47.

Hingorani M, Calder V, Buckley RJ, et al. The immunomodulatory effect of topical cyclosporin A in atopic keratoconjunctivitis. Invest Ophthalmol Vis Sci 1999; 40:392–399.

Lemp MA, Bielory L. Contact lenses and associated anterior segment disorders: dry eye disease, blepharitis, and allergy. Immunol Allergy Clin North Am 2008; 28:105–117.

Mantelli F, Lambiase A, Bonini S. A simple and rapid diagnostic algorithm for the detection of ocular allergic disease. Curr Opin Allergy Clin Immunol 2009; 9:471–476.

Strauss EC, Foster CS. Atopic ocular disease. Ophthalmol Clin North Am 2002; 15:1–5.

Tabbara KF. Immunopathogenesis of chronic allergic conjunctivitis. Int Ophthalmol Clin 2003; 43:1–7.

第十二章 荨麻疹与不伴风团的血管性水肿

Marcus Maurer，Clive EH Grattan 和 Bruce L. Zuraw

内容释义

荨麻疹是以皮肤风团和/或血管性水肿为特征的疾病，其可为自发性或诱导性。此外，荨麻疹常被用以描述全身突发皮肤风团的症状。风团为浅表皮肤组织的一过性水肿状态，通常中心苍白且周围有红晕，经历数小时后消退且不遗留色素沉着或瘢痕；患者常常伴有瘙痒症状，此外皮肤烧灼感或刺痒感也较为常见。相比较而言，血管性水肿累及的皮肤组织层次更深，颜色苍白且边界不清，持续时间比风团更长，但消退后也不遗留色素沉着或瘢痕；患者常伴有疼痛症状。血管性水肿常发生于口唇、眼睑和生殖器，但也可以发生于其他任何部位的皮肤组织，并且在遗传性血管性水肿和获得性血管性水肿中可累及咽喉与肠道。

荨麻疹

概述

近年来，关于荨麻疹的病因、定义、流行病学特征、临床特征、疾病相关生活质量、药物经济学、发病机制和治疗有许多进展。据估计，约 20% 的人群一生中曾患过荨麻疹。过去，荨麻疹并无统一的定义，从而导致难以对不同研究中心的研究数据及临床治疗策略进行比较。对于重度及难治性荨麻疹具有良好疗效的新型药物的诞生，是临床医生、患者及医药行业探索、研究及治疗这一异质性疾病的新手段。

荨麻疹的病理生理基础为短暂的皮肤及黏膜下血管通透性增加而导致短暂的水肿。这一水肿状态可累及较浅的皮肤层次，此时其通常被描述为风团；但也可累及真皮和皮下组织，此时被称为血管性水肿。在某些情况下，也可同时表现出上述两种特征，例如在延迟压力性荨麻疹中可见到的伴有浸润感的水肿性红斑。然而，临床表现通常无法帮助我们区分患者的病因。肥大细胞是荨麻疹发病机制的核心细胞，而组胺是介导瘙痒和风团的重要炎性介质，同时组胺也可介导血管性水肿的症状。但是，值得注意的是，不伴皮肤风团的血管性水肿也可由缓激肽介导，而不伴有肥大细胞脱颗粒的过程。

其他系统性疾病也可出现皮肤症状并且表现为荨麻疹样皮疹，如由免疫复合物介导的荨麻疹性血管炎和某些由 IL-1β（而非组胺或缓激肽）介导的遗传性自身炎症反应综合征。

最新版的荨麻疹指南提出，使用"荨麻疹"来描述这一特定的以皮肤风团和/或血管性水肿为特征的疾病，而非用以描述全身突发的皮肤风团的症状。把握血管性水肿的临床特征十分重要，由于其包含肥大细胞依赖的组胺介导的血管性水肿和非肥大细胞依赖的缓激肽介导的血管性水肿，而这两种疾病具有不同的临床病程和治疗手段。关于非肥大细胞依赖的血管性水肿将在本章的第二部分进行介绍。

由于荨麻疹的种类与亚型较多，关于诊断的内容将在各个不同类型的荨麻疹中分别介绍。

肥大细胞介导的荨麻疹的病理生理特征与发病机制

荨麻疹症状的发生与皮肤肥大细胞的活化密切相关。肥大细胞是皮肤常驻的免疫细胞，具有胞质异染颗粒——其成分主要是组胺和蛋白水解酶。在皮肤组织中，肥大细胞主要分布在神经纤维和小血管周围，其基本生理功能是为阻挡病原体和其他环境中的有害物质提供第一道防线。肥大细胞活化并释放炎症介质将刺激神经纤维（介导瘙痒、烧灼感或疼痛），导致血管扩张（皮肤红斑）、血浆外渗（水肿），并募集包括中性粒细胞在内的其他炎症细胞。而肥大细胞的活化信号十分复杂且多样，但大部分是通过作用于肥大细胞表面的特异性受体从而激活肥大细胞。

临床症状

风团是皮肤组织浅表且一过性的肿胀，其大小不定但通常伴有瘙痒或烧灼感（图 12.1），且其周围常伴有红晕。皮肤风团通常在数小时内自发缓解。血管性水肿表现为突发、深在性的，有时伴有疼痛的真皮深层和皮下组织的水肿，通常持续更长的时间（通常为数日）。并且其经常累及黏膜。在不同类型的荨麻疹中，荨麻疹症状可自发出现，或也可被某些特定的诱因或激发因素诱导出现。在慢性自发性荨麻疹中，

皮肤风团常常在夜间发生，并且最常发生于四肢；而血管性水肿通常累及头面部（如眼睑、口唇、舌头）及手足。而在诱导性荨麻疹中，相关症状则发生在暴露于特定刺激因素的皮肤区域。在所有类型的荨麻疹中，患者除皮肤症状外，在出现皮疹前或出现皮疹时还可伴有皮肤外症状，如发热、头痛、关节痛或消化道症状（如消化不良和腹泻）。

自发性荨麻疹的疾病活动度采用荨麻疹活动度评分进行评价，其涉及对风团数量的评分和皮肤瘙痒严重程度的评价。在慢性自发性荨麻疹中，疾病活动度还可通过疾病特异性的生活质量问卷（CU-Q$_2$OL）以及其他的生活质量问卷进行评估。诱导性荨麻疹的疾病活动度常常与患者接受的刺激强度相关。在某些诱导性荨麻疹如冷接触性荨麻疹和日光性荨麻疹中，疾病活动度可通过测量诱发临床症状的暴露时间或刺激强度进行评估。

分类

荨麻疹依据病程可被分为急性荨麻疹（病程 <6 周）和慢性荨麻疹（病程 ≥6 周）；而依据临床症状出现的诱因可分为自发性和诱导性（表 12.1）。在自发性荨麻疹中，风团和 / 或血管性水肿症状自发出现，即相关症状通常无法在某些特定因素刺激下诱导再现。而诱导性荨麻疹的风团和 / 或血管性水肿的症状可在某种特定的刺激因素作用下诱导再现，相关刺激因素包括外源性物理刺激（物理性荨麻疹）或其他刺

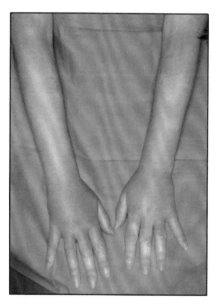

图 12.1　慢性自发性荨麻疹患者肘部的风团和手部的血管性水肿

表 12.1　荨麻疹分类

类型	分类
自发性荨麻疹	
	急性自发性荨麻疹
	慢性自发性荨麻疹
诱导性荨麻疹	
物理性荨麻疹	人工荨麻疹
	延迟压力性荨麻疹
	振动性血管性水肿
	冷接触性荨麻疹
	热接触性荨麻疹
	日光性荨麻疹
其他类型荨麻疹	胆碱能性荨麻疹
	运动诱导的荨麻疹
	接触性荨麻疹
	水源性荨麻疹

激（其他类型荨麻疹）。物理性荨麻疹的相关诱因包括皮肤接触冷或热刺激、紫外线或可见光照射或其他机械性刺激（如摩擦、压力、振动）。诱导性荨麻疹的其他诱发因素还包括接触某些特殊物质（接触性荨麻疹）、水（水源性荨麻疹）、体育运动（运动诱发的荨麻疹）和核心体温升高（胆碱能性荨麻疹）。

肥大细胞介导的荨麻疹的相关鉴别诊断包括皮肤肥大细胞增生症（色素性荨麻疹）、荨麻疹性血管炎，以及非组胺介导的血管性水肿（如遗传性或获得性 C1 酯酶抑制剂缺乏）（框 12.1）。风团和血管性水肿还可出现在其他多种类型的综合征中（框 12.2）。

框 12.1　荨麻疹鉴别诊断

- 皮肤肥大细胞增生症
- 荨麻疹性血管炎
- 非组胺依赖的血管性水肿（如遗传性血管性水肿）

框 12.2　伴有风团 / 血管性水肿的综合征

- 冷吡啉相关周期性综合征（CAPS），包括 Muckle-Wells 综合征
- Schnitzler 综合征
- Gleich 综合征
- Well 综合征

不同类型的荨麻疹

自发性荨麻疹

急性自发性荨麻疹的病例通常在数日或数周内自发缓解，而由急性荨麻疹转化为慢性荨麻疹的风险较低。导致急性自发性荨麻疹的最常见的诱因包括上呼吸道的病毒感染和药物——尤其是非甾体抗炎药。

慢性自发性荨麻疹的平均病程为 4 年；近期的一项研究报道 50% 的患者在发病的前 10 年内病情可自发缓解。大部分慢性自发性荨麻疹患者同时出现风团和血管性水肿的症状，约 1/3 的患者仅有风团而不伴血管性水肿，约 1/10 的患者仅有血管性水肿而不伴风团。约 10% 的慢性自发性荨麻疹的症状每天都会出现，但在大部分病例中，无症状的状态可持续数日至数月。因此，也有学者将这种周期性、反复发作的状态称为"周期性"或"复发性"荨麻疹。

慢性自发性荨麻疹可由多种病因导致，其中最为常见的包括自身免疫反应、感染和食物不耐受。自身免疫反应（如患者的血清中存在肥大细胞激活因子）可通过自体血清皮肤试验（autologous serum skin test,

ASST）进行检测，约占 40%，相关患者存在 IgE 特异性或 IgE 高亲和力受体特异性的自身抗体。

感染可诱发慢性自发性荨麻疹，包括病毒感染（如甲型肝炎病毒、乙型肝炎病毒）、鼻咽部、胃肠道的细菌感染（如幽门螺杆菌感染）和寄生虫感染（如芽囊原虫、类圆线虫）。总体而言，慢性自发性荨麻疹患者发生感染性疾病的概率与健康人群相比并不升高，其荨麻疹病情在感染得到有效控制后可缓解。最常见的导致慢性自发性荨麻疹的感染包括胃部的幽门螺杆菌感染、上呼吸道的感染（如 A 组链球菌）和牙源性感染。

慢性自发性荨麻疹还可由食物不耐受（不同于食物过敏）诱发，食物不耐受常表现为剂量依赖性和迟发性（4~12 小时）的特点，相关的食物成分包括着色剂、防腐剂、增味剂和某些天然成分（如芳香族成分、生物胺和水杨酸类的成分）。若患者接受 3~4 周低假性变应原饮食后慢性自发性荨麻疹的疾病活动度减轻，或接受食物激发试验后慢性自发性荨麻疹的活动度加重，则可被确诊。接受低假性变应原饮食对食物不耐受诱发的慢性自发性荨麻疹的检出率在 30%~90%，而接受食物激发试验的检出率在 20%~60%。

其他较为少见的诱因即为 I 型变态反应（少于1%）和非感染因素相关的慢性炎症反应过程如胃炎、胃食管反流、胆囊或胆管的炎症和自身免疫性疾病，如系统性红斑狼疮（systemic lupus erythematosus, SLE）。

除了上述常见诱因外，慢性自发性荨麻疹的临床症状还可在某些非特异性激发因素的作用下加重。如约 50% 的患者报告在进行体力劳动或经历压力事件后其荨麻疹的发作频率会增加或症状的严重程度会加重。患者在生活中避免或减少相关非特异性激发因素被证实可减轻患者的疾病活动度并提高生活质量。

在所有慢性自发性荨麻疹的患者中，均需获得完整的病史（框 12.3）以协助诊断，并确定相关诱因在发病中的作用和对疾病的影响。患者每日对疾病症状的记录（如荨麻疹日记或荨麻疹日历）可以帮助临床医生确定患者的疾病活动度和对治疗的反应。主要的内科合并症需通过体格检查和实验室检查来明确。物理性因素或运动因素的激发试验对确定和排除诱导性荨麻疹有很大帮助，尤其是当患者的病史提示其有相关症状时。当患者在一年内反复、持续出现慢性自发性荨麻疹症状，且具有极高的疾病活动度

时,应对该患者筛查相关可能的原因(表 12.2)——如
框 12.3 需询问慢性自发性荨麻疹患者的相关问题

1. 您的荨麻疹最早是何时出现的?
2. 您的风团多久出现一次? 每次持续多长时间?
3. 在一天中的什么时段您的皮肤风团和瘙痒症状最严重?
4. 您的风团是什么形状的? 是什么大小的? 受累的部位是哪里?
5. 您是否有血管性水肿的症状? 多久出现一次? 哪个部位受累? 持续多长时间?
6. 您的风团 / 血管性水肿有何症状(如瘙痒、疼痛、烧灼感等)?
7. 您的其他家庭成员中是否有患有荨麻疹(或过敏)的患者?
8. 是否有过敏史? 您认为您是对什么过敏? 或有其他合并症?
9. 您的皮肤风团 / 血管性水肿症状是否可被诱发(如揉搓皮肤)?
10. 您使用什么药物(如止痛药或抗炎药、激素、通便药或其他药物)?
11. 您的皮肤风团或血管性水肿的发生是否与您的食物有关?
12. 您是否吸烟或饮酒? 是否与出现荨麻疹相关?
13. 您从事什么工作? 您的荨麻疹发生与工作有关吗?
14. 您进行什么娱乐活动? 与您的荨麻疹发生有关系吗?
15. 您的荨麻疹在周末或假期是否会出现变化?
16. 您是否有外科植入物?
17. 您对昆虫叮咬(如蜜蜂、马蜂)过敏吗?
18. 您采用过何种方式治疗您的荨麻疹? 疗效如何?
19. 您精神压力大时是否会出现风团?
20. 您的生活质量是否受到荨麻疹的影响? 影响如何?
21. 对于女性患者:您的荨麻疹与月经周期相关吗?

通过自体血清皮肤试验(autologous serum skin test, ASST)对自身免疫反应进行筛查,此外还包括感染(如幽门螺杆菌筛查,或耳鼻喉科或口腔感染的筛查)、食物不耐受的检查(如食物排除或食物激发试验)。

诱导性荨麻疹

与自发性荨麻疹不同,所有类型的诱导性荨麻疹患者仅在受到某些特定的诱发因素的刺激下才会出现症状,并且其背后的病因目前尚不清楚。因此,针对诱导性荨麻疹,目前首要目的是明确患者的疾病诱发因素,主要通过病史和激发试验。由于患者可同时患有 2 种或 2 种以上不同类型的诱导性荨麻疹,因此凡是与患者的发病可能相关的诱导因素均应进行检查。同时,同一患者也可同时患有自发性荨麻疹和诱导性荨麻疹。患者可通过阈值激发试验明确其疾病活动度。同时,由于在某些特别严重的诱导性荨麻疹患者接受激发试验检查时可能会出现系统性症状甚至休克,因此临床医生需特别注意相关风险,在进行激发试验检查时需具备抢救条件。另外,诱导性荨麻疹还可对患者的工作造成严重影响。

物理性荨麻疹

物理性荨麻疹是一组具有异质性的疾病,患者的临床症状可在接受不同的外界物理性因素的刺激下被诱导再现,如机械性刺激(人工荨麻疹、延迟压力性荨麻疹、振动性血管性水肿)、温度刺激(冷接触性荨麻疹、热接触性荨麻疹)、电磁辐射(日光性荨麻疹)。

表 12.2 慢性自发性荨麻疹常规和升级的诊断方式

步骤	诊断方法	目标
常规	病史	明确诊断、评估生活质量
	荨麻疹日记	评估疾病活动度和治疗疗效
	查体、血常规、血沉 /C 反应蛋白	排除严重的内科合并症
	停用可疑药物	除外药物不耐受
	激发试验(如人工划痕症、压力、寒冷刺激、紫外线、热刺激、运动)	确诊 / 排除诱导性荨麻疹(如物理性荨麻疹)
升级	自身免疫反应的检测(如自体血清皮肤试验,甲状腺激素和自身抗体,抗核抗体,肥大细胞活化抗体)	确诊 / 排除自身免疫因素相关的慢性自发性荨麻疹
	感染性疾病筛查(如幽门螺杆菌和寄生虫检测、耳鼻喉科检查和口腔检查)	确诊 / 排除感染相关的慢性自发性荨麻疹
	食物不耐受的检测(如针对假性变应原的食物排除疗法、假性变应原的食物激发试验)	确诊 / 排除食物不耐受相关的慢性自发性荨麻疹
	慢性炎症状态、I 型变态反应的检测(如皮肤点刺试验、总 IgE 和特异性 IgE)	确诊 / 排除其他原因导致的慢性自发性荨麻疹

人工荨麻疹（人为性荨麻疹、皮肤划痕症）是物理性荨麻疹中最为常见的类型。其表现为在搔抓、抚摩或揉搓皮肤后迅速出现的瘙痒性风团（图 12.2）。激发试验可使用钝头物体（如笔杆末端或木制压舌板）划患者上背部或前臂屈侧皮肤，当然也可使用特制的人工划痕尺。应在进行激发试验后 10 分钟进行结果判读，若接受激发试验部位出现风团并且有瘙痒的症状则为阳性。

延迟压力性荨麻疹表现为在受到持续的垂直压力的部位出现皮肤肿胀（图 12.3）。皮肤反应通常在接受相应刺激后 6~8 小时出现，并可持续超过 3 日。皮肤反应并非总伴有瘙痒症状，也可表现为烧灼感或疼痛。其激发试验可通过向患者肩部施加压力（施加 7kg 重物于 3cm 宽的肩带上）或通过使用有支撑的木杆向患者的背部、大腿或前臂施加压力，当然也可使用特制的压力测试仪。在 6 小时后进行结果判读，若患者在相应皮肤部位出现可触及的水肿性红斑则为阳性结果。

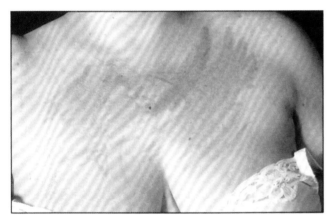

图 12.2　人工荨麻疹的线状风团

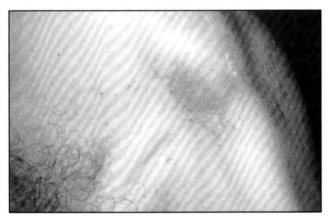

图 12.3　延迟压力性荨麻疹患者肩部因 6 小时前的压力而形成的皮疹

振动性血管性水肿是物理性荨麻疹中较为罕见的类型，表现为皮肤受到振动刺激后数分钟内快速出现瘙痒、肿胀的症状。患者将前臂置于涡旋振荡器接受振荡刺激后 10 分钟进行结果判读，若出现肿胀则为阳性。

冷接触性荨麻疹（获得性寒冷性荨麻疹）表现为皮肤受到寒冷刺激后迅速出现的风团和血管性水肿症状。在大部分病例中表现为瘙痒和 / 或皮肤烧灼感。寒冷激发测试可通过传统的冰块试验或冰袋，甚至冷水浴进行检测，也可使用特制的温度测试仪（TempTest®）进行检测。若使用冰块试验进行检测，应将冰块置于透明的塑封袋中以避免其直接接触患者皮肤而造成冻伤。使用冷水浴激发试验需要临床医生特别注意，因为这种方法可能会诱发系统性症状。在进行激发试验后 10 分钟进行结果判读，若患者相应部位的皮肤出现可触及的界限清楚的风团和边缘红晕则为阳性结果。

热接触性荨麻疹也是一种较为罕见的疾病，表现为接受热刺激的皮肤在数分钟内出现风团并通常伴有烧灼感。激发试验可使用装入热水的金属 / 玻璃容器或将患者局部皮肤置于热水中，也可使用温度测试仪（TempTest®），最高可进行 45℃温度的检测。在进行激发试验后 10 分钟进行结果判读，若患者相应部位的皮肤出现可触及的界限清楚的风团和边缘红晕则为阳性结果。

日光性荨麻疹表现为在日光照射后皮肤出现风团并伴有瘙痒或烧灼感。激发试验可应用 UVA、UVB和可见光的照射装置照射患者臀部。若在激发试验 10 分钟后出现皮肤可触及的界限清楚的风团和边缘红晕则为阳性结果。

其他类型的诱导性荨麻疹

还有一些诱导性荨麻疹并非由外界物理性因素诱发，包括胆碱能性荨麻疹、运动诱导的荨麻疹、水源性荨麻疹和接触性荨麻疹。

胆碱能性荨麻疹表现为核心温度升高，如体育运动或体温被动升高（如桑拿、热水澡、精神压力或进食辛辣食物）后出现皮肤瘙痒和风团的表现。通常累及躯干和四肢，表现为较小的、一过性的风团并伴有周围红晕，并且需与运动诱导的荨麻疹 / 严重过敏反应相鉴别。后者是由运动诱发，而并非核心温度升高。在运动诱导的荨麻疹 / 严重过敏反应中，仅有体育运动可诱导患者临床症状再次出现，而体温被动升高则不会，并且其常常伴有系统性症状。食物或药物依赖的运动诱导的荨麻疹 / 严重过敏反应在鉴别诊断中也需要充分考虑。水源性荨麻疹和接触性荨麻疹则在皮肤接触水或其他可诱导荨麻疹的物质后出现。

治疗

荨麻疹的治疗以控制临床症状为主,因为目前尚不清楚荨麻疹背后的病因,因而难以避免或对因治疗,控制患者的症状直至其临床症状自发缓解,并避免对患者生活的长期影响。改善病情的药物被越来越多地使用,这些药物有可能会缩短患者的病程,但尚缺乏相关的研究证据。对不同临床类型荨麻疹相关炎性介质的深入理解,将帮助我们为患者选择适合的治疗方案。

避免诱因

急性荨麻疹

上呼吸道的病毒感染是最常见的诱因。有研究报道链球菌和葡萄球菌的感染是最重要的病因。患者常常报告其急性荨麻疹的发生与速发型的食物过敏反应相关,然而事实上其可能性相对较小,这种风险在具有特应性体质的儿童中更易发生。有研究报道在地中海地区,异尖线虫的感染或进食被异尖线虫感染的鱼类导致已致敏的患者出现急性荨麻疹的症状。目前尚缺乏寄生虫感染导致急性荨麻疹在相关感染流行国家的发生率的报道。

慢性荨麻疹

慢性细菌感染与自发性荨麻疹的关系的数据主要来自 20 世纪关于牙源性脓肿导致慢性荨麻疹的病例报道或病例系列研究。尽管相关的证据等级较低,但是若能识别相关慢性感染并给予治疗依然是很好的。相关性更高的是胃部幽门螺杆菌的感染。一项 meta 分析的结果提示,进行幽门螺杆菌清除成功的慢性自发性荨麻疹的治疗有效率高于未能成功清除幽门螺杆菌感染的患者。既往有研究报道感染导致的冷接触性荨麻疹经抗生素"对因"治疗有效,但相关结论尚未在临床试验中进行验证。在慢性自发性荨麻疹患者的饮食中避免假性变应原的内容将在后文的非药物干预部分进行介绍。在诱导性荨麻疹中,避免暴露于相关诱导因素将减少或避免相关临床症状的发生。

急性荨麻疹

大部分患者的病情可通过非镇静 H_1 抗组胺药得到控制。在病程中,短期使用口服糖皮质激素将减轻患者的临床症状并可缩短患者的病程。在某些同时出现严重过敏反应症状的患者中可能还需使用肾上腺素。

慢性荨麻疹

非药物干预

通常通过患者的病史可以寻找到自发性荨麻疹的诱发加重因素,这些诱发加重因素可能是单一种类也可能是多种,包括过热、局部压力或摩擦、精神压力、病毒感染、非甾体抗炎药。饮食中的假性变应原如人造食品添加剂、天然的水杨酸和生物胺成分、酒精和辛辣食物等也可诱发加重自发性荨麻疹。

非药物干预措施包括持续 3 周的低假性变应原饮食,此后再以 3 日为间隔,逐步引入食物,以寻找在此前诱发疾病加重的食物。患者在疾病缓解后应避免接触相关食物至少 6 个月。

光疗可被用于自发性荨麻疹和诱导性荨麻疹的治疗。近期一项应用窄谱 UVB 治疗使用标准剂量的非索非那定片治疗无效的人工荨麻疹的初步研究结果显示,几乎所有患者在应用光疗后皮肤风团和瘙痒的症状均得到改善,但在停止治疗后 6~12 周临床症状又会出现反复。有研究报道脱敏治疗成功用于冷接触性荨麻疹和日光性荨麻疹的患者,通过使患者反复接受寒冷刺激或紫外线照射最终达到脱敏,但这一治疗方案可能并不适用于大部分患者。

脱敏可适用于部分胆碱能性荨麻疹患者,患者通过体育运动反复达到可诱发临床症状的状态,但相关的获益也十分短暂。

药物干预

非镇静 H_1 抗组胺药是治疗所有类型荨麻疹的一线治疗用药。标准剂量的非镇静 H_1 抗组胺药是现有具有高等级证据的用于荨麻疹的治疗用药。并且越来越多的研究证实加倍剂量的非镇静 H_1 抗组胺药用于自发性荨麻疹和冷接触性荨麻疹的疗效。同时联合使用 H_2 受体拮抗药可能会增加获益,但相关研究的证据等级较低。传统的第一代抗组胺药具有一定的疗效,但是其可能出现抗胆碱能副作用和中枢神经系统镇静作用。尽管长期使用可能会对其镇静作用产生耐受,但是仍然会影响患者日常的精细工作。最新版的国际荨麻疹指南不推荐使用第一代抗组胺药用于治疗荨麻疹。

此外,还有非常多其他的药物被报道可用于治疗慢性荨麻疹,但相关研究的证据等级均较低(表 12.3)。尽管如此,在某些情况下使用相关药物确实能起到治疗作用。未来需要更多的研究探索可用以预测疗效的临床与实验室指标。

表 12.3   肥大细胞诱导的荨麻疹患者可与抗组胺药联合应用的其他治疗

药品	药物种类	剂量	临床适应证
泼尼松龙	糖皮质激素	0.5mg/（kg·d）	短期内用于重症荨麻疹
孟鲁司特	白三烯受体拮抗药	10mg/d	延迟压力性荨麻疹
达那唑	同化激素	200~400mg/d	重症胆碱能性荨麻疹
氨苯砜	砜类	50~150mg/d	阿司匹林敏感的延迟压力性荨麻疹
柳氮磺胺吡啶	磺胺类抗菌药	1~4g/d	延迟压力性荨麻疹

口服糖皮质激素

使用口服糖皮质激素用于治疗荨麻疹的证据等级较低。不过,临床用药经验提示短期应用糖皮质激素在多种类型的荨麻疹中均有效,并且短期用药的安全性也很好。不过,在某些特定类型的荨麻疹如延迟压力性荨麻疹,或其他系统疾病如荨麻疹性血管炎中可能需要更长的疗程。如有可能,在临床上应尽可能避免长期应用口服糖皮质激素。

白三烯受体拮抗药

使用最为广泛的白三烯受体拮抗药为孟鲁司特。其通常与非镇静抗组胺药联合使用。在延迟压力性荨麻疹中,白三烯受体拮抗药与 H_1 抗组胺药联合应用的治疗效果优于单用 H_1 抗组胺药。

达那唑

达那唑可提高胆碱能性荨麻疹患者的运动激发阈值,但是其雄激素相关的副作用限制了其在女性患者中的应用。

氨苯砜

已有氨苯砜用于慢性自发性荨麻疹的相关报道,不过也有研究称其在延迟压力性荨麻疹和荨麻疹性血管炎中的疗效更佳。相关潜在的副作用有氨苯砜超敏反应综合征和贫血。

柳氮磺胺吡啶

柳氮磺胺吡啶用于延迟压力性荨麻疹有很好的疗效,但其本身含有的类似氨基水杨酸的结构却有诱发自发性荨麻疹的风险。

改善病情的治疗

自 20 世纪 90 年代报道重症慢性自发性荨麻疹患者体内存在可介导组胺释放的功能性自身抗体后,出现免疫调节剂和免疫抑制剂用于治疗荨麻疹的临床试验。除此以外,一个小型的病例系列研究报道了血浆置换疗法用于荨麻疹。丙种免疫球蛋白的治疗在开放标签的试验中也被报道有效,但是由于血液制品的有限供给和潜在的使用风险而不再应用于临床。环孢素是免疫抑制剂中使用证据最多的药物,约在 2/3 的患者中有效,尤其是在嗜碱性粒细胞组胺释放试验阳性的自身免疫性荨麻疹中显示出良好的疗效。其通常用量为 4mg/（kg·d）,并在后续 3~4 个月中逐渐减量。其他的免疫抑制剂还包括吗替麦考酚酯和氨甲蝶呤。除此以外,硫唑嘌呤、他克莫司、环磷酰胺等也被报道有良好疗效。生物制剂的发展为荨麻疹的治疗提供了全新且重要的治疗手段,尤其是对于重症的荨麻疹患者。现有的 RCT 临床试验、开放标签临床试验和部分病例报道提示奥马珠单抗（抗 IgE 单克隆抗体）在大多数慢性自发性荨麻疹和诱导性荨麻疹中均有良好疗效。未来还需进一步探究奥马珠单抗的用药策略和作用机制。

非肥大细胞介导的血管性水肿

血管性水肿既被用来代表一类特定的疾病,也可用于描述特定的临床体征。其最常发生于口唇、眼睑和生殖器;但也可发生于任何部位包括咽喉和肠道。血管性水肿可以是遗传性的、获得性的或药物诱导的。

血管性水肿通常表现为非对称性、不可凹陷的水肿,通常不伴瘙痒（图 12.4）。肥大细胞介导的血管性水肿与肥大细胞介导的风团的病理生理机制相

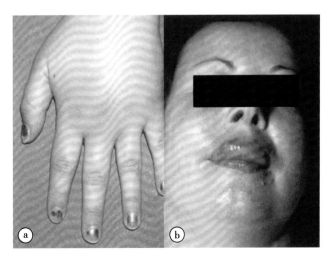

图 12.4   手部血管性水肿 ⓐ 和面部血管性水肿 ⓑ

似,请见上文。此部分将重点介绍非肥大细胞介导的血管性水肿,特别是遗传性血管性水肿(hereditary angioedema, HAE),获得性 C1 酯酶抑制物缺乏、血管紧张素转换酶抑制药(ACE-Ⅰ)相关血管性水肿和非组胺依赖的特发性血管性水肿。总体而言,上述疾病表现为不伴有风团的复发性血管性水肿,并且通常被认为由缓激肽介导。

非肥大细胞介导的血管性水肿的病理生理机制

C1 酯酶抑制物缺乏型遗传性血管性水肿

血浆 C1 酯酶抑制物功能缺乏可导致遗传性血管性水肿,是后续导致蛋白水解酶、血浆激肽释放酶和凝血因子Ⅻa 及补体蛋白酶 C1r 和 C1s 功能紊乱的触发因子。遗传性血管性水肿共可分为 2 类(表 12.4)。其中Ⅰ型和Ⅱ型遗传性血管性水肿均是由 C1 INH 基因突变导致。Ⅱ型遗传性血管性水肿的 C1 INH 功能低下。超过 280 种不同的 C1 INH 基因的突变类型已被报道(网站 http://hae.enzim.hu/),据估计遗传性血管性水肿在全部人群中的发病率在 1:30 000 至 1:80 000 之间,并且不存在性别或种族差异。来自临床数据与实验室研究的结果显示通过激活血浆接触系统产生的缓激肽是导致遗传性血管性水肿中皮肤肿胀的始动因素。

表 12.4　遗传性血管性水肿的种类

	C1 INH 水平	C1INH 功能	所有 HAE 中的比例
Ⅰ型	低	低	85%
Ⅱ型	正常	低	15%
Ⅲ型	正常	正常	??

C1 酯酶抑制物正常型遗传性血管性水肿

此外还有一种属于常染色体显性遗传的遗传性血管性水肿类型;但是该种类型的患者的 C1 INH 基因和 C1 INH 蛋白是完全正常的,被称为"Ⅲ型 C1 酯酶抑制物正常的遗传性血管性水肿"。最早对Ⅲ型遗传性血管性水肿的报道的家系中,所有的患者均为女性。此外,患者的血管性水肿的发生与其体内的高雌激素水平密切相关,如怀孕或注射外源性雌激素。不过,后续也有报道有男性成员患病的家系,以及患病的女性成员的发病与其体内雌激素水平无关的情况(图 12.5)。同时,在一小部分Ⅲ型遗传性血管性水肿的家系中发现凝血因子Ⅻ突变的个体,这一突变可能会增加其体内的缓激肽的产生。Ⅲ型遗传性血管性水肿不伴凝血因子Ⅻ突变的发病机制尚不十分清楚。不过,研究者们依然认为缓激肽是最重要的介质。

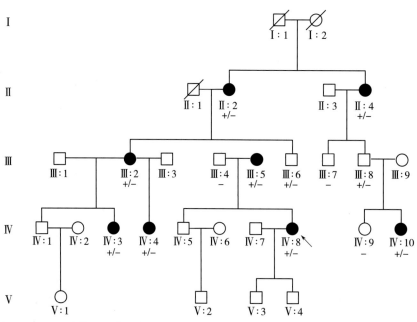

**图 12.5　**Ⅲ型遗传性血管性水肿和 FXⅡ 突变显示出常染色体显性遗传的特征

黑色圆圈,复发性血管性水肿患者;+/−,带有 p. Thr309Lys 突变的杂合子;−,不携带突变。个体 Ⅳ:8(箭头)是指示病例,个体Ⅲ:8 是遗传此疾病但自身未发病的个体。

获得性 C1 INH 缺乏

C1 INH 缺乏导致的血管性水肿也可后天获得而非先天遗传。C1 INH 缺乏综合征与 C1 INH 基因突变无关,其功能性 C1 INH 的合成也未出现异常。而是由于其 C1 INH 的分解过多,超过了患者机体新合成 C1 INH 的能力。获得性 C1 INH 缺乏的患者通常合并可导致经典补体通路持续激活的基础疾病,而导致 C1 INH 的持续分解,特别是淋巴组织增殖性疾病如恶性增殖性疾病或单克隆免疫球蛋白病。部分获得性 C1 INH 缺乏的患者体内还存在针对正常 C1 INH 的自身抗体,该种自身抗体可导致 C1 INH 与其特异性蛋白水解酶的相互作用失效,C1 INH 可被蛋白水解酶转化为无活性状态,但此后蛋白水解酶并不失活。与遗传性血管性水肿类似,获得性 C1 INH 缺乏的患者体内的缓激肽水平升高。

血管紧张素转换酶抑制药(ACE-Ⅰ)相关血管性水肿

血管紧张素转化酶是一种蛋白水解酶,其可从特定肽段如缓激肽、P 物质上剪切下羧基氨基酸(图 12.6)。当血管紧张素被抑制时,缓激肽的降解将减缓,进而导致患者出现水肿症状。ACE-Ⅰ 相关血管性水肿的患者被报道血清缓激肽水平明显增高。有推测称,ACE-Ⅰ 相关血管性水肿的易感性与患者的其他缓激肽降解途径的功能和活性相关。临床研究显示,ACE 抑制剂和中性内肽酶抑制剂同时应用比单独使用 ACE 抑制剂更易导致血管性水肿的发生。

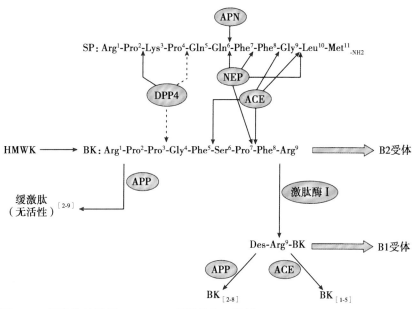

图 12.6　缓激肽的降解, des-Arg9- 缓激肽和 P 物质
APN,氨肽酶 N 或 M;APP,氨肽酶 P;BK,缓激肽;DPP4,二肽基肽酶 Ⅳ;HMWK,高分子量激肽原;NEP,中性内肽酶;SP,P 物质。

非组胺依赖的特发性血管性水肿

在特发性血管性水肿和 C1 INH 正常的患者中,许多患者给予增加剂量的抗组胺药治疗效果仍然不佳。这些患者的血浆缓激肽水平在发病时明显升高,但是这些患者是缓激肽合成通路出现异常还是缓激肽降解通路出现异常尚不清楚。

非肥大细胞介导的血管性水肿的临床表现

C1 INH 缺乏的遗传性血管性水肿

遗传性血管性水肿的患者表现为反复发作的累及四肢、泌尿生殖系统、腹部、面部、咽喉或同时累及上述多个部位的非瘙痒性、非凹陷性血管性水肿。遗传性血管性水肿的发作可通过其较长的持续时间与过敏反应或特发性血管性水肿相鉴别,同时其发作前还可伴有前驱症状(如被称为“环状红斑”的非荨麻疹样皮疹,或出现局部刺痛感或皮肤紧张感),前驱症状可在遗传性血管性水肿发作前持续数小时至一日。遗传性血管性水肿的肿胀是阵发性的,而非每日发生。典型的遗传性血管性水肿发作表现为在首发的 24 小时内逐渐加重,在后续的 48~72 小时内逐渐减轻,不过在某些情况下症状持续的时间可能会更长,并且受累部位可能出现变化。

四肢及腹部是最常受累的部位,几乎各占 50%。100% 的遗传性血管性水肿的患者在一生中会经历四肢及腹部症状。后者会导致严重的腹痛和难以控制的恶心、呕吐,并且第三腔隙内的液体积聚会导致低血压。由于遗传性血管性水肿的严重的腹部症状,许多患者都会经历不必要的外科手术干预。此外,最危险的是累及咽喉部的发作,会影响咽部的通畅,而可能导致窒息死亡。尽管咽喉部的症状与四肢和腹部症状相比发生率较低,但是有超过 50% 的遗传性血管性水肿的患者在一生中会至少经历一次累及咽喉部的发作。所有的遗传性血管性的患者,不论其疾病的严重程度如何以及其既往是否有过头面部或咽喉部受累的病史都应充分考虑其可能会出现咽喉部受累的风险。

许多遗传性血管性水肿的患者在其童年期间经历第一次发作(图 12.7);约 50% 的患者在 10 岁前经历第一次水肿症状,部分患者在 1 岁时即出现血管性水肿症状。人部分患者在青春期经历临床症状的加重。遗传性血管性的严重程度在个体间差异很大。部分患者每周经历 1 次或多次发作,而少数患者被报道从未出现过水肿症状。一些刺激因素可能会诱发遗传性血管性水肿发作,如创伤(即使是很轻微的损伤,如在坚硬表面久坐较长时间)和情绪压力。此外值得注意的是一些医源性损伤如牙科操作、药物注射或手术也可诱发遗传性血管性水肿。

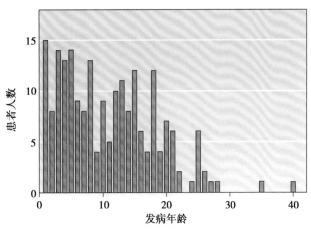

图 12.7 209 名 C1INH 缺乏的遗传性血管性水肿患者的发病年龄分布

体内激素变化也会影响疾病的严重程度。含雌激素的避孕药和雌激素替代疗法均被报道会增加水肿症状的发生。妊娠对遗传性血管性水肿的严重程度的影响存在个体差异;不过,女性患者在分娩期间较少发生水肿症状。由于血管紧张素转换酶抑制药可降低缓激肽的分解,血管紧张素转换酶抑制药可诱发血管性水肿的发生,因此在遗传性血管性水肿的患者中应避免使用血管紧张素转换酶抑制药。

有研究报道幽门螺杆菌感染可能是腹部症状的诱发因素,不过并非所有的相关研究中均发现这一相关性。目前,并无针对遗传性血管性水肿的可靠的且明确的诱发因素。

正常的遗传性血管性水肿

尽管Ⅲ型遗传性血管性水肿的临床表现与 C1 INH 缺乏相关的遗传性血管性水肿的表现十分相似,但是二者依然有一些重要差异。与Ⅰ型和Ⅱ型遗传性血管性水肿不同,Ⅲ型遗传性血管性水肿更易发生于女性,并且在青春期前较少发病,并且通常发病频率较低,患者有更长的无病间隔期,但是更易出现面部及舌部受累,但较少出现腹部和多器官受累。疾病发作的诱发因素与Ⅰ型和Ⅱ型遗传性血管性水肿相似,包括创伤、情绪压力和雌激素水平升高。

获得性 C1 INH 缺乏

获得性 C1 INH 缺乏与遗传性血管性水肿的最大区别是其晚发以及缺乏家族史的特点。除此以外,获得性 C1 INH 缺乏与遗传性血管性水肿十分相似。

ACE-I 相关性血管性水肿

ACE-I 相关性血管性水肿通常累及唇部、舌头和面部,而腹部受累则不如遗传性血管性水肿中那样常见。ACE-I 可诱导血管性水肿的原因是这一类药物的药理学作用,因此任何种类的 ACE-I 均可诱导 ACE-I 相关性血管性水肿。ACE-I 相关性血管性水肿的发生率占所有使用 ACE-I 药物的不足 1%,不过在美国黑人中的发生率明显更高(2.8%~6%)。其他增加 ACE-I 相关性血管性水肿发生风险的因素为吸烟史、高龄和女性。糖尿病患者似乎发生率较低。从开始使用 ACE-I 至出现血管性水肿症状的间隔通常少于 1 月;通常会发生在用药第 1 周内,但是在超过 25% 的病例中会超过 6 个月甚至可长达10 年。

非组胺依赖的特发性血管性水肿

该种类型的患者的发病与遗传性血管性水肿的发病十分类似;不过这些患者具有正常的 C1 INH 功能并且无血管性水肿家族史。由于该类型的患者的诊断十分困难,目前对于该种类型的血管性水肿了解较少。

诊断

患者反复出现血管性水肿症状而无典型皮肤风团表现的患者,需要评估其患有缓激肽介导的血管性水肿的可能。患者的临床症状是诊断的重要依据(表12.5),同时,实验室检查对于明确诊断也十分重要。

表 12.5　不同类型的血管性水肿的临床特征

	Ⅰ/Ⅱ型 HAE	Ⅲ型 HAE	ACID	ACE-I	CSU 的 AE
发病年龄	6~20 岁	10~20 岁	>50 岁	任何年龄	任何年龄
受累部位	四肢、胃肠道、生殖器、面部、口咽	面部、舌	四肢、胃肠道、生殖器、面部、口咽	面部、舌、咽部	四肢、面部、舌
持续时间(小时)	48~96	48~96	48~96	较长时间	2~48
激素或抗组胺药疗效	无效	无效	无效	未知	有效
家族史	通常有	有	无	无	无
基础病	无	无	恶性肿瘤或丙种球蛋白血症	高血压	无
外源性雌激素导致加重	是	是	是	否	否

ACID,获得性 C1 INH 缺乏(获得性血管性水肿);CSU,慢性自发性荨麻疹。

C1 INH 缺乏的诊断依赖实验室检查的结果。对 C4、C1 INH 浓度和 C1 INH 功能的检测有助于诊断,不过对于年龄不足 1 岁的患者的补体水平解释需较为谨慎。所有 C1 INH 缺乏的患者在疾病发作时均会出现低 C4,此外大部分患者在发作间隙血清 C4 水平依然降低。Ⅰ型和Ⅱ型遗传性血管性水肿还可由 C1 INH 抗原水平以协助诊断。获得性 C1 INH 缺乏的患者通常伴有 C1q 水平下降及抗 C1 INH 自身抗体水平升高。为上述检查项目的标准流程,表 12.6 总结了各项检查在不同种类的疾病中的作用。在根据临床表现推测 C1 INH 缺乏的可能性较小时,仅检测 C4 的水平就可以了,尤其是在患者的急性发作期时(图 12.8)。

目前,尚无帮助确诊Ⅲ型遗传性血管性水肿的检测项目。部分患者存在凝血因子Ⅻ的密码子 309 基因突变;但是,无上述基因突变并不能排除Ⅲ型遗传性血管性水肿的诊断,并且这一基因突变类型并未被证实可直接导致该疾病。服用 ACE-I 期间出现的血管性水肿通常认为是由 ACE-I 导致的,除非有证据支持其他诊断。非组胺依赖的特发性血管性水肿的诊断属于排除性诊断,这些患者具有正常的 C1 INH 并且无家族史,且使用加倍剂量的抗组胺药治疗无效。

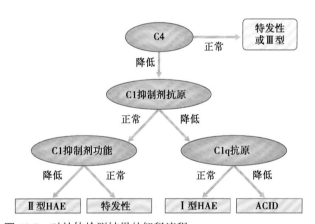

图 12.8　对补体检测结果的解释流程

在Ⅰ型和Ⅱ型遗传性血管性水肿中 C4 的水平一定降低,但在Ⅲ型遗传性血管性水肿和特发性血管性水肿中是正常的。在 C4 低,C1INH 浓度正常的患者中,通过 C1INH 的功能区分Ⅱ型遗传性血管性水肿与特发性血管性水肿。在 C4 和 C1INH 浓度均降低的患者中,可通过 C1q 水平区分Ⅰ型遗传性血管性水肿和获得性 C1INH 缺乏。ACID,获得性 C1INH 缺乏。

表 12.6　不同类型的血管性水肿的实验室检查的特点

	C1-INH 水平	C1-INH 功能	C4 水平	C3 水平	C1q 水平
Ⅰ型 HAE	低	低	低	正常	正常
Ⅱ型 HAE	正常或增加	低	低	正常	正常
Ⅲ型 HAE	正常	正常	正常	正常	正常
获得性 C1INH 缺乏	低	低	低	正常 / 低	低
ACE-I 相关	正常	正常	正常	正常	正常
特发性血管性水肿	正常	正常	正常	正常	正常

治疗

通常用于治疗组胺介导的血管性水肿的如肾上腺素、糖皮质激素、组胺等药物对于缓激肽介导的血管性水肿并无明显疗效。并无证据证明糖皮质激素或抗组胺药对于遗传性血管性水肿的发作有任何保护作用。肾上腺素可能具有短暂的保护作用，但是无证据表明其能改善患者的预后。

C1 INH 缺乏的遗传性血管性水肿

对于遗传性血管性水肿的治疗包括急性发作的治疗和预防复发。累及腹部或咽部的急性发作具有很高的致残或致死的风险。即使仅是四肢的水肿也会导致患者误工或无法上学。静脉输注血浆提取的 C1 INH（pdC1 INH）是过去 20 年内欧洲及许多其他国家在患者急性发作时的一线治疗。在过去的几年内，有 5 个药物通过了随机盲法安慰剂对照试验使得急性发作的患者有了更多的治疗选择。

3 项不同的 C1 INH（两个 pdC1INH 和 1 个重组人源化 C1INH）目前被批准用于治疗急性发作的遗传性血管性水肿的患者（表 12.7）。此外，上述所有药物均显示出极佳的疗效。尽管开放标签试验指出 500~1 500U 剂量的 pdC1INH 显示出极佳的疗效，近期一项 pdC1INH 的随机试验证实需要 20U/kg 的剂量以达到满意疗效。观察性研究显示在疾病发作前应用家庭自助给药的 pdC1INH 提前用药将提高临床症状的缓解速度。艾卡拉肽是一有良好应用前景的血浆激肽释放酶抑制药，激肽释放酶可剪切激肽原并释放缓激肽。皮下注射艾卡拉肽 30mg 在美国被批准用于治疗急性发作。由于潜在的过敏反应的风险，艾卡拉肽需在医疗机构进行注射。艾替班特是选择性缓激肽 B$_2$ 受体拮抗药，也是通过皮下注射给药。在欧洲已批准注射艾替班特 30mg 用于遗传性血管性水肿的急性发作。由于循环容量下降导致的低血压需要快速静脉补液，而咽喉部的血管性水肿需要建立通畅的气道并可能需要紧急插管或气管切开术。

表 12.7　遗传性血管性水肿急性发作时的治疗用药

药物	机制	剂量	给药途径	潜在副作用
血浆提取 C1INH	抑制血浆激肽释放酶活性，抑制XII因子活性	500~1 000U；20U/kg	静脉注射	严重过敏反应（罕见）；感染（理论上可造成感染）
重组人源化 C1INH	抑制血浆激肽释放酶活性，抑制XII因子活性	50~100U/kg	静脉注射	严重过敏反应（少见）
艾卡拉肽	抑制血浆激肽释放酶	30mg	皮下注射	严重过敏反应（少见）
艾替班特	拮抗缓激肽作用于缓激肽 B$_2$ 受体	30mg	皮下注射	注射不良反应（常见）

遗传性血管性水肿的患者也需要预防性治疗（表 12.8）。短期预防性治疗是为了保护患者在接触一些可能诱发遗传性血管性水肿的诱因（如口腔治疗、有创医疗操作或手术）后出现疾病发作。长期预防性治疗是为了使患者在未来的生活中减少遗传性血管性水肿的发作频率和严重程度。

所有遗传性血管性水肿的患者在暴露于诱发因素后均应接受短期预防治疗。如果是比较轻微的诱发因素（如洗牙），使用现有的上述其中 1 种急性期治疗药物即可。若是暴露于较强的诱发因素或无上述急性期治疗药物，则需使用 pdC1INH、FFP/SDP 或高剂量雄激素进行预防性治疗。

并非所有的遗传性血管性水肿的患者都需要长期预防性治疗，应根据患者的发作频率、发作严重程度、是否可及时获得急救药物或按需治疗药物以及患者的合并症情况具体分析患者是否需要长期预防性治疗。目前有多种预防性治疗手段。采用 pdC1INH（1 000U 每周 2 次）对于重度遗传性血管性水肿的患者可提供良好的预防效果。雄激素也有很好的疗效不过可能会产生一些影响患者生活甚至是比较严重的副作用。雄激素的治疗疗效与副作用均是剂量依赖性的。抗纤溶药物如氨甲环酸以及氨基己酸与雄激素相比效果稍弱，但是也有一定的预防作用，尤其是对于儿童等不适合应用雄激素的人群。

表 12.8 遗传性血管性水肿预防性治疗用药

药物	机制	剂量	给药途径	潜在副作用
血浆提取 C1INH	抑制血浆激肽释放酶活性,抑制Ⅻ因子活性	1 000U 每 3~4 日	静脉注射	严重过敏反应(罕见);感染(理论上可造成感染)
17α- 烷基化雄激素				
达那唑	增加 C1INH 水平;并增加激肽酶水平	长期:100mg 每 3 日至 200mg/d;短期:400~600mg/d	口服	常见:体重增加、男性化、痤疮、性欲改变、头痛、易怒、转氨酶升高、抑郁、高血压、血脂异常
司坦唑醇		长期:1mg 每 3 日至 2mg/d;短期 4~6mg/d		少见:儿童生长缓慢、女胎男性化、胆汁淤积性黄疸、肝紫癜病、肝细胞癌。最好避免用于儿童
氧甲氢龙		长期:2.5mg 每 3 日至 10mg/d;短期:20 mg/d		
抗纤溶药				
氨甲环酸	抑制纤溶酶原活性	20~50mg/(kg·d),每日分 2~3 次服用	口服	常见:恶心、眩晕、腹泻、直立性低血压、乏力、肌肉痉挛伴有肌酶升高。少见:血栓
氨基己酸		1g/d,分 2 次服用;1.5g/d,分 3 次服用		

C1 INH 正常的遗传性血管性水肿

大部分在急性发作期使用 pdC1INH 进行治疗的Ⅲ型遗传性血管性水肿的患者均有良好的效果。并且有研究报道艾替班特在治疗Ⅲ型遗传性血管性水肿患者急性发作中有良好疗效。孕酮和雄激素均被报道可用于Ⅲ型遗传性血管性水肿的长期预防性治疗。

获得性 C1INH 缺乏

获得性 C1INH 缺乏的治疗与遗传性血管性水肿相比有诸多不同。首先,治疗基础疾病(如恶性淋巴系统增殖性疾病)可缓解获得性 C1INH 缺乏的症状。利妥昔单抗被报道可诱导一小部分获得性 C1INH 缺乏的患者的长期缓解。并且有研究报道使用 pdC1INH 成功治疗其急性发作的报道;但是依然有一些患者需要高剂量的 pdC1INH 或使用 pdC1INH 治疗无效。艾替班特或艾卡拉肽也许可用于治疗上述患者。最后,对于获得性 C1INH 缺乏的患者,使用抗纤溶药物作为长期预防性治疗似乎比使用雄激素治疗的效果更佳。

ACE-I 相关血管性水肿

这些患者治疗的关键是终止 ACE-I 的使用。这些患者的降压药通常可安全转换为别的种类。有报道称使用艾替班特可有效控制上述患者的急性血管性水肿症状。

非组胺依赖的特发性血管性水肿

目前尚无对相关患者有效的治疗。

重要信息汇总

- 荨麻疹是一组以风团和 / 或血管性水肿为特征的疾病。
- 荨麻疹依据病程可分为急性和慢性,依据临床特征可分为自发性和诱导性。
- 慢性自发性荨麻疹可由多种原因引起,在高疾病活动度和长病程的患者中应进行相关筛查。
- 慢性诱导性荨麻疹的发病机制尚不清楚。使用激发试验可帮助确定相关诱导因素同时帮助确定激发阈值。
- 非镇静抗组胺药是所有类型荨麻疹的一线治疗选择,当标准剂量治疗无效时应增加剂量。
- 非镇静抗组胺药治疗无效的慢性荨麻疹患者可尝试抗组胺药联合白三烯受体拮抗药和 / 或 H$_2$ 受体拮抗药、环孢素、奥马珠单抗和其他的免疫调节剂及免疫抑制剂。
- 血管性水肿可由肥大细胞介导(如在荨麻疹患者中)或缓激肽介导(如在遗传性或获得性 C1INH 缺乏患者中)。
- C1INH 缺乏的遗传性血管性水肿表现为四肢或腹部的水肿,此外,更加危险的情况下,还可出现上呼吸道的水肿。

- 对于不伴皮肤风团的复发性血管性水肿的诊疗过程应检测 C4 和 C1INH 抗原的滴度和功能。
- C1INH 缺乏的遗传性血管性水肿需使用有效的按需治疗用药,并且需充分考虑其预防性用药的必要性。
- 血浆提取或重组 C1INH、血浆激肽释放酶抑制剂艾卡拉肽和缓激肽 B_2 受体拮抗药艾替班特是用于 C1INH 缺乏的遗传性血管性水肿患者按需治疗十分有效的治疗选择。
- 非肥大细胞介导的血管性水肿还包括 C1INH 正常的遗传性血管性水肿（Ⅲ型遗传性血管性水肿）、获得性 C1INH 缺乏性血管性水肿、ACE-I 相关性血管性水肿和特发性血管性水肿。

拓展阅读

Bork K, Wulff K, Hardt J, et al. Hereditary angioedema caused by missense mutations in the factor XII gene: Clinical features, trigger factors and therapy. J Allergy Clin Immunol 2009; 124:129–134.

Grattan CEH, Humphreys F. Guidelines for evaluation and management of urticaria in adults and children. Br J Dermatol 2007; 157:1116–1123.

Konstantinou GN, Asero R, Maurer M, et al. EAACI/GA²LEN task force consensus report: the autologous serum skin test in urticaria. Allergy 2009; 64:1256–1268.

Magerl M, Borzova E, Giménez-Arnau A, et al. The definition and diagnostic testing of physical and cholinergic urticarias – EAACI/GA²LEN/EDF/UNEV consensus panel recommendations. Allergy 2009; 64:1715–1721.

Magerl M, Pisarevskaja D, Scheufele R, et al. Effects of a pseudoallergen-free diet on chronic spontaneous urticaria: a prospective trial. Allergy 2010; 65:78–83.

Metz M, Gimenez-Arnau A, Borzova E, et al. Frequency and clinical implications of skin autoreactivity to serum versus plasma in patients with chronic urticaria. J Allergy Clin Immunol 2009; 123:705–706.

Młynek A, Zalewska-Janowska A, Martus P, et al. How to assess disease activity in patients with chronic urticaria? Allergy 2008; 63:777–780.

Zuberbier T, Asero R, Bindslev-Jensen C, et al. EAACI/GA²LEN/EDF/WAO Guideline: Definition, classification and diagnosis of urticaria. Allergy 2009; 64:1417–1426.

Zuberbier T, Asero R, Bindslev-Jensen C, et al. EAACI/GA²LEN/EDF/WAO Guideline: Management of urticaria. Allergy 2009; 64:1427–1443.

Zuraw BL. Hereditary angioedema. New Engl J Med 2008; 359:1027–1036.

第十三章 特应性皮炎和变应性接触性皮炎

Thomas Werfel 和 Alexander Kapp

内容释义

特应性皮炎是一种常见的炎症性皮肤病,其特征是严重瘙痒、慢性复发性进程、具有湿疹样皮肤病变的独特分布,且通常有特应性皮炎的个人或家族史。

过敏性接触性皮炎与特应性无关,其为延迟性超敏反应(Ⅳ型反应)的原型,这种反应主要由淋巴细胞介导,对小分子过敏原致敏所导致的皮肤炎症和水肿。

概述

湿疹是一种可在临床或组织学上确定的皮肤炎症反应。临床上,急性湿疹常伴明显红斑、浅表丘疹和水疱,容易擦破并结痂。慢性湿疹由相当严重的红斑、浸润和鳞屑组成(图 13.1)。在组织学上,湿疹的特征是表皮水肿和海绵样病变,真皮层乳头水肿,真皮层单核细胞浸润并延伸至表皮(图 13.2)。

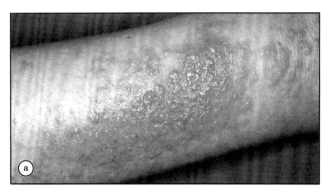

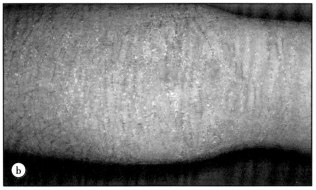

图 13.1 急性湿疹、慢性湿疹的形态学:ⓐ 急性湿疹,特征为明显的红斑、浅表丘疹和水疱;ⓑ 慢性湿疹,特征为微弱的红斑、浸润和鳞屑(慢性特应性皮炎)

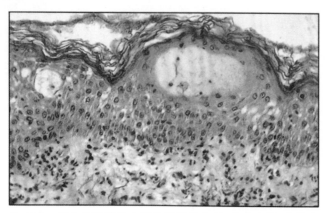

图 13.2 变应性接触性皮炎的组织学表现：表皮水肿，有微水疱形成；单个核细胞浸润真皮层、表皮层（×130）

表 13.1 湿疹性皮肤病的分类

疾病	特征
变应性接触性皮炎	局部接触过敏原引起 可能由过敏原引起的血源/药物诱导
光敏性皮炎	局部接触紫外线辐射引起 可能是血液/药物诱导
特应性皮炎/神经性皮炎	外源性（即特应性皮炎） 内源性（即神经性皮炎）
刺激性接触性皮炎	局部接触引起
光毒性皮炎	局部接触紫外线辐射引起
脂溢性皮炎	马拉色菌分泌因子引起
钱币状皮炎/盘状湿疹	炎性浸润引起
静脉曲张皮炎/淤血湿疹	慢性静脉功能不全引起

湿疹在皮肤病中占很大比例，是患者就诊的最常见原因。这种情况可能是由一系列单独或联合作用的外部和内部因素引起。由于涉及多种病因，仅凭临床表现形式难以对个体进行分类，同一患者可能同时出现多种形式的湿疹（湿疹性皮肤病的最常见分类见表 13.1）。由于过敏机制仅在特应性皮炎和变应性接触性皮炎中起主要作用，本章将集中讨论这些疾病。读者可参阅皮肤病学教科书，以了解更多有关其他形式的湿疹性皮肤病的知识。一般来说，"湿疹"和"皮炎"是同义词，但"皮炎"这一术语在本指南中优先用于描述涉及湿疹过程的各类疾病。

特应性皮炎和变应性接触性皮炎都属于湿疹性皮肤病。在这两种疾病中，真皮层均发现一种以 CD4+ T 辅助细胞为主的单核细胞浸润，表皮受累在疾病的急性期常清晰可见。虽然这两种疾病有许多共同的特点，但它们的病因和临床表现却大不相同，故在此分别介绍。

第一部分 特应性皮炎

特应性皮炎（atopic dermatitis, AD）是一种常见的慢性炎症性皮肤疾病，其特征为瘙痒、慢性病程反复发作、独特分布的湿疹样皮损，以及个人或家族的特应性疾病史。

解剖和生理学

皮炎/湿疹急性期皮肤的组织学检查显示，特应性皮炎与变应性接触性皮炎相似，表皮有微水疱形成，伴有真皮淋巴组织细胞浸润。

发病机制

不同的发病机制对于特应性皮炎患者的亚组分型至关重要，已经观察到涉及在不同染色体（3、5 和 11）上的许多基因座的多因素性状可反映这一事实。AD 中描述的遗传多态性涉及不同染色体上的特应性炎症的介质，其中部分介质也可能在呼吸道过敏症中发挥作用。

最近，与寻常鱼鳞病相关的丝聚蛋白基因突变被发现与 AD 具有密切关联，突显了 AD 患者皮肤屏障功能缺陷的易感性，这意味着对于相当大比例的患者可能是由于脂质代谢异常和/或表皮结构蛋白形成异常（例如，丝聚蛋白功能丧失突变，蛋白酶抑制剂缺乏）而导致皮肤屏障功能异常（"干性"皮肤）引发疾病。

这些可能与先天免疫的致病因素相结合，导致诸如金黄色葡萄球菌或糠秕马拉色菌（与正常人表皮葡萄球菌相比）等致病性微生物的异常定植，增加了皮肤感染的易感性。在特应性皮炎中观察到的一些固有免疫缺陷是原发性缺陷，例如固有受体（如 TLR2、NOD2）的信号转导或表达缺陷，其他缺陷可能继发于获得性免疫反应，例如抗菌肽的缺乏可能是由于急性湿疹中 Th2 细胞因子（如 IL-4 和 IL-13）的过表达导致的。

获得性免疫系统中的多种免疫异常也已被描述，像其他特应性疾病一样，许多特应性皮炎患者普遍存在 Th2 细胞因子的过表达,这与 IgE 的调节密切相关,后者在约 80% 的患者中高于正常水平。特异性 IgE 通常与食物或环境过敏原有关。最近的研究指出,包括 T 淋巴细胞和特异性 IgE 在内的特异性免疫反应直接针对自身抗原和微生物抗原,这些 T 淋巴细胞和特异性 IgE 抗体可能直接参与湿疹性皮肤反应。

在已致敏的患者中经常观察到对屋尘螨、花粉、动物皮屑或食物的湿疹样斑贴试验反应(图 13.3)。这些测试有助于了解不同的造血细胞群体在早期湿疹反应中的病理生理作用。在湿疹的急性期大多数 T 细胞表达 Th2 细胞因子(IL-4、IL-13、IL-31),在慢性期皮肤中 Th1 细胞因子 IFN-γ 增加。最近人们清楚地发现,IL-17 和 IL-22 这两种作用于结构性上皮细胞的 T 细胞因子同样在特应性皮炎患者的皮肤中分泌(图 13.4)。

携带抗原的树突状细胞主要通过高亲和力 Fc 受体 FcεRI 结合 IgE,存在于特应性皮炎的表皮中,并且主要存在于真皮中,过敏原与这些细胞的 Fc 受体的结合被认为有助于抗原向特定 T 细胞的呈递(图 13.5)。这些细胞大多表达皮肤归巢分子皮肤淋巴细胞抗原(CLA),已经在特应性皮炎的循环系统和皮肤中得到鉴定。目前表皮和皮肤环境因素(如 TSLP)正在被研究,可能直接或间接影响浸润 T 细胞的不同细胞因子模式。

较多活化的嗜酸性粒细胞被发现出现在海绵状表皮病变的早期,随后可以检测到来自嗜酸性粒细胞的分泌性蛋白质,例如主要的碱性蛋白质或嗜酸性粒细胞阳离子蛋白,但在病变真皮中未发现完整的细胞。AD 的主要临床症状是瘙痒,目前的研究的重点是在自主神经系统失衡的情况下,心身影响力有多强,并随后增加了 AD 中各种炎症细胞(例如嗜酸性粒细胞)的介质产生情况。

流行病学研究对病因和发病机制的建议

在过去的几十年中,特应性皮炎的发生率有显著增加,成为目前最常见的炎症性皮肤病,在北欧和美国的儿童中患病率超过 10%。当前多种可能相关的表达因子正在被研究(图 13.6)。一些研究指出,特应性皮炎的患病率在生活在空气污染程度较高的地区的儿童中更高。然而对经历了不同类型空气污染的基因相似人群(即德国统一后不久针对来自前东德和西德的儿童)进行的比较并未发现特应性皮炎的患病率存在明显差异。

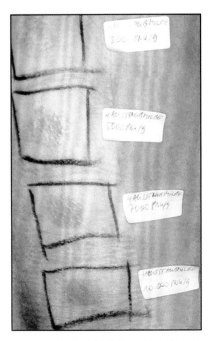

图 13.3 高度致敏的特应性皮炎患者背部由屋尘螨过敏原引发的斑贴试验反应。注意反应的剂量依赖性强度

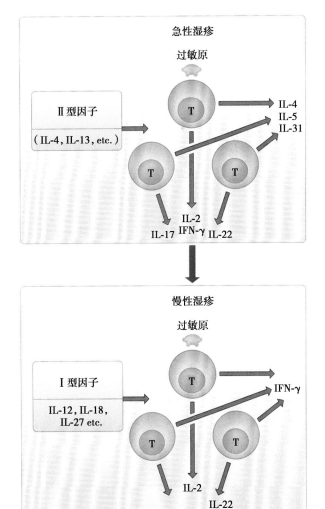

图 13.4 急性和慢性皮炎细胞因子模式的转换

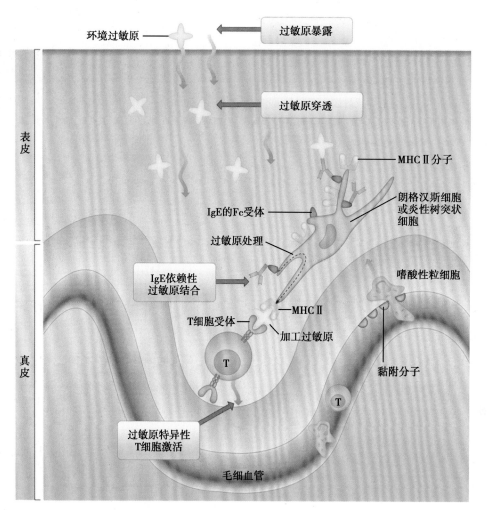

图 13.5 环境过敏原斑贴测试

将环境过敏原(例如屋尘螨提取物,猫上皮细胞或草花粉提取物)涂在未受累的背部皮肤上 24 小时。这使过敏原渗透到皮肤中并结合到表皮朗格汉斯细胞上,这些细胞可以通过主要组织相容性复合物(MHC Ⅱ)的分子或通过与皮肤浸润性 T 淋巴细胞的 IgG 的 Fc 受体结合的 IgG 呈递过敏原。

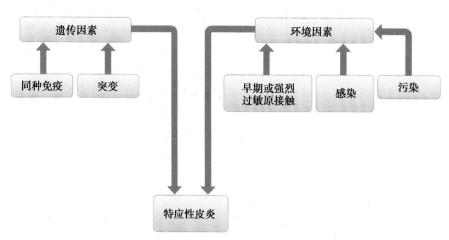

图 13.6 特应性皮炎中的遗传和因子表达

在收入较高、生活方式更优越的家庭中,儿童出现特应性皮炎表现的比例更大。目前特应性疾病的表现被认为与在童年早期观察到的感染发生率降低,以及引起与T淋巴细胞Ⅰ型细胞因子模式相关的细胞免疫应答(即疫苗接种应答)的药物接触减少有关。但是在较大的流行病学研究中,呼吸道过敏性疾病患病率的差异通常与特应性皮炎的患病率不相符,这表明独立的风险和表现因素对于特应性皮肤病至关重要。与免疫系统接触的食物和环境抗原的质量和数量的变化也可能与患病率增加有关。

临床表现

特应性皮炎的分型

特应性皮炎以严重瘙痒、慢性反复发作、特征性湿疹性皮肤病表现以及个人或家族的特应性病史为特征,其发病通常发生在婴儿早期并遵循缓解和加重交替的反复过程。近年来,内源性和外源性因子在特应性皮炎发病机制中的作用被越来越多地讨论,越来越多的证据表明T细胞对环境或食物过敏原的反应对于特应性皮炎的发病机制至关重要。在特应性皮炎的患者中皮肤病最常与环境或食物过敏原特异性IgE的存在有关,这种疾病的变异体也与环境变应原特异性IgE相关,通常被称为特应性皮炎的"外源"形式。在20%的具有特应性皮炎的典型临床症状但无特异性IgE的疾病中发现了"内源"形式。在这方面特应性皮炎类似于支气管哮喘,它也具有外源和内源的不同分型(图13.7)。或许可以再次引入旧术语中的"神经性皮炎"用来将和特异性IgE相关的内源型特应性皮炎与食物或吸入性过敏原区分开。

特应性皮炎的诱发因素

特应性皮炎的多种诱发因素已被明确(图13.8),尽管仍未就这些因素的相对重要性达成共识,但在个别患者的治疗中应考虑以下几点。

激素和情绪因素

个体疾病严重程度的波动常出现在女性特应性皮炎患者中,这表明激素的影响可能与月经、怀孕、分娩及绝经有关。但是最近的数据表明,激素因素也可能在男性患者中发挥作用。许多研究强调了心理因素(如人格特质或社会心理压力)在加剧和维持皮肤

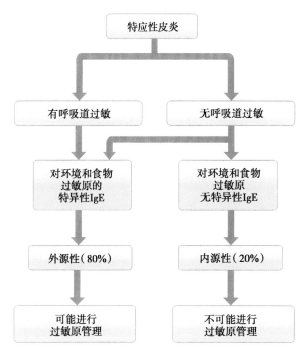

图13.7 特应性皮炎分型

修改自 Wüthrich B.Atopic dermatitis flare provoked by inhalant allergens. Dermatologica 1989;178(1):51-53.

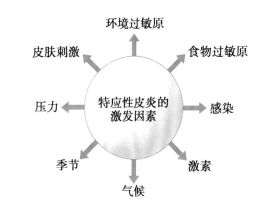

图13.8 特应性皮炎的常见激发因素

症状中的重要性。压力大的生活事件可能与瘙痒的增加有关,导致抓挠并通过这种机制导致皮肤状况的恶化。特应性皮炎的神经系统与皮肤状况之间的联系可能是通过神经肽的作用、密切接触肥大细胞的神经纤维的增生以及炎性细胞介质相互作用(例如,通过 H_3 或 H_4 受体起作用的组胺,来自Th2淋巴细胞的IL-31)。

季节和气候因素

个别患者的病情严重程度随季节变化:大多数患者在秋季和冬季会出现疾病暴发,而在春季和夏季则很少受到影响。那些在春季和夏季加重的患者可能对花粉过敏原敏感,也有一小部分患者因皮肤暴露于

紫外线（UV）辐射后会出现皮肤病变。较大的温度波动和大陆性气候也会导致皮肤状况恶化，这即是鼓励对紫外线辐射不敏感的患者每年尽可能在海边度过数周的原因。

刺激因素

刺激是干扰特应性皮肤状态最常见的因素，在患有或不患有明显皮炎的特应性个体中，皮肤对月桂基硫酸钠的反应均有增加。职业相关刺激物具有特殊的临床和社会相关性，特应性皮炎的病史而非呼吸道过敏可能是未来职业相关性皮炎的更好预测因素。羊毛不耐受是基于其对特应性皮肤的刺激作用，香烟烟雾可能在特应性皮炎中引起眼睑的刺激性湿疹。据推测，表皮脂质组成的改变、组胺的释放增强或皮肤中潜在的亚临床炎症反应可能在加重特应性皮肤的脆弱性中起作用。

感染

系统和局部感染均可触发特应性皮炎的湿疹反应，已有广泛研究认为金黄色葡萄球菌是可能的触发因素。在所有特应性皮炎患者中有 90% 以上患者在皮肤上检测到金黄色葡萄球菌，这在某种程度上可能是由于特应性皮肤湿疹急性期中抗菌肽的表达降低所致。金黄色葡萄球菌的细胞壁成分可能通过 Toll 样受体直接刺激炎症细胞。另外，在特应性皮炎中从皮肤拭子产生的所有含金黄色葡萄球菌的培养物中，有超过 50% 的细菌可检测到外毒素，它们可能充当超抗原，可以与单核细胞和树突状细胞的主要组织相容性复合物Ⅱ类（MHC Ⅱ）分子结合，并释放许多促炎分子，例如 IL-1 和肿瘤坏死因子 α（TNF-α）。此外，受超抗原刺激后，表达反应性 T 细胞受体 Vβ 链的 T 细胞可增殖并分泌细胞因子（如 IL-22、IL-31），这可维持湿疹性皮肤反应（图 13.9）。

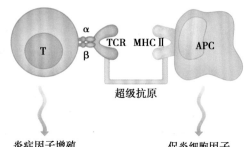

图 13.9 超抗原在特应性皮炎中的作用

T，T 淋巴细胞；APC，抗原呈递细胞；TCR，T 细胞受体；MHC Ⅱ，Ⅱ类主要组织相容性复合物（即 HLA-DR、HLA-DQ、HLA-DP）。

除金黄色葡萄球菌外，大量的临床和实验室数据支持合轴马拉色菌也可引起特异的免疫反应，从而引起特应性皮炎患者面部和颈部的湿疹这一假说。白念珠菌也被认为是湿疹的可能触发因素。然而尚无免疫学数据直接指出在特应性皮炎中胃肠道或皮肤念珠菌感染的致病作用。

环境和接触过敏原

尽管过敏原不是引发特应性皮炎的唯一触发因素，在特应性皮炎的临床管理中鉴别并减少过敏原尤其重要。

在西方国家，有 5% 的人对屋尘螨抗原过敏，而在患有特应性皮炎的青少年或成年人中这种过敏症的发生率高达 90%。据推测，特应性皮炎的恶化与屋尘螨的吸入和皮肤接触有关。一些临床研究报道减少屋尘螨的含量后皮肤状况得到改善。

除螨虫外，对花粉或动物皮屑的过敏可能与湿疹性皮肤反应有关。在特应性皮炎患者中经常检测到对猫、狗或马皮屑过敏。在慢性或严重的特应性皮炎和个人致敏的情况下，即使患者没有呼吸道症状，也应避免与此类动物重复接触。

值得注意的是，特应性皮炎患者"经典"半抗原引起的变应性接触性皮炎并不少见。在这一组中，对常用局部制剂的成分（如载体、防腐剂、香料、抗生素、类固醇）接触过敏的风险似乎更高。因此在患有特应性皮炎的青少年或成人中不应忽略经典的斑贴试验，因为它可能揭示这些患者湿疹性皮肤病发展的重要辅助因素。

食物

食物抗原作为特应性皮炎诱发因子的作用已被讨论了 60 多年，对被动致敏个体的早期研究表明，具有免疫活性的食物蛋白可以进入循环系统并分布在全身包括皮肤部位。特应性个体的肠道通透性可能增强，这可能有助于食物蛋白的吸收。特应性皮炎和 IgE 介导的食物过敏的发生率在儿童早期达到峰值（图 13.10），这表明这两个临床因素可能相关。

大多数特应性皮炎的年轻患者（或其父母）怀疑某些食物会引起皮肤异常，尝试限制未知收益的饮食习惯可能会导致营养不良或额外的心理压力。安慰剂对照的口服食物激发试验代表了诊断食物过敏的"黄金标准"。许多食物诱发的症状是在食物摄入后的 15 分钟之内立即发生的，但是有亚群则在 8~24 小时后出现晚期症状，例如瘙痒和湿疹恶化。在某些患者中,晚期症状可立刻出现(如面部红斑潮红导致面部湿疹),这种情况类似于哮喘的双重反应(图13.11)。在大多数情况下,即刻反应很容易与可疑食品相关联(图13.12)。单独出现的晚期湿疹反应(在青春期和成人特应性皮炎患者的花粉相关食物中也可以观察到)其原因难以确定,建议在食物测试后至少24小时评估皮肤状况以帮助解决识别。

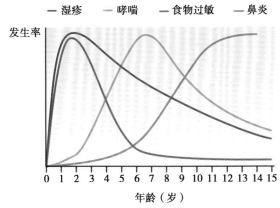

图 13.10　与年龄有关的特应性疾病的发病率

特应性皮炎通常在生命的第一年出现,并且在14岁时就已消失。食物过敏通常也出现在生命的第一年,并且通常在5岁时就不再存在。哮喘的发病较晚,通常在3岁至7岁之间,并且通常在14岁之前就已不再发展。变应性鼻炎出现的时间仍然较晚,大约7岁,并一直持续到成年。

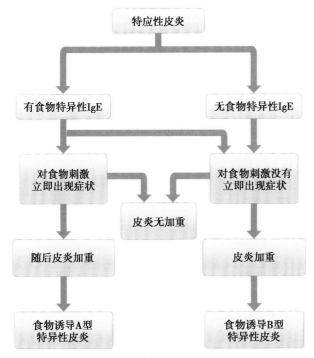

图 13.11　食物过敏与特应性皮炎之间的关联

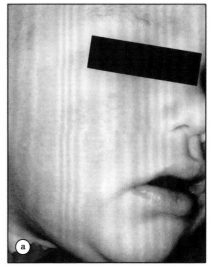

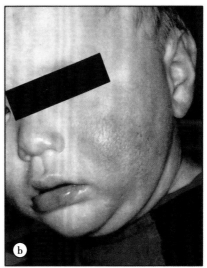

图 13.12　一个18个月大男孩对牛奶酪蛋白敏感的特应性皮炎的临床表现:用30mL牛奶激发前1天 ⓐ 和之后30分钟ⓑ。在接下来的几天中,红斑潮红导致晚期皮炎

大部分食物不耐受的儿童,特别是对牛奶过敏的儿童,在初次发现异常后的12个月内有控制地重新摄入该食品并不会进一步使情况恶化。但就食物不耐受性而言,IgE介导的食物过敏并不是全部。对于食物反应性特应性皮炎,已经报道了特异性IgE与食物的临床反应之间缺乏相关性,这可能表明过敏原特异性T淋巴细胞在这些反应中具有相对重要性,而且许多患者断言食用柑橘类水果会加剧湿疹。同样,成年患者观察到,酒精饮料(尤其是过量!)会在饮酒后的第二天引起湿疹恶化。因此,似乎由于非免疫机制引起的食物过敏和食物不耐受都是特应性皮炎的复杂因素。

膝盖后部（图 13.13）、肘部褶皱以及面部。成年患者的皮损分布较为普遍，通常散布在躯干和大腿上部。

变应性接触性皮炎的诊断

鉴别诊断

表 13.1 总结了最常见的湿疹样皮肤病。变应性接触性皮炎在本章的第二部分中进行概述。如果患者发生湿疹并伴有其他症状，应考虑许多罕见的免疫缺陷综合征。对于儿童，特应性皮炎通常可能被过度诊断。始终重要的是要记住除了皮肤湿疹以外，在儿童时期（当然在成年人中也可能会出现许多其他皮肤浅表受累的红色皮肤疾病）。重要和更常见的例子是皮肤的感染和侵染（如真菌病、疥疮）、其他未知来源的炎症性皮肤病（如银屑病）和增生物（如朗格汉斯细胞组织细胞增多症、皮肤淋巴瘤）。

表 13.1　湿疹性皮肤病的分类

疾病	特点
变应性接触性皮炎	由局部接触变应原诱发 过敏原可能的血源性 / 药物诱导
光敏性皮炎	由局部接触过量 UV 照射诱发 可能的血源性 / 药物诱发
特应性皮炎 / 神经性皮炎	外源性（如特应性皮炎） 内源性（如神经性皮炎）
刺激性接触性皮炎	由局部接触诱发
光毒性皮炎	由局部接触和过量 UV 照射诱发
脂溢性皮炎	由马拉色菌和内分泌因子诱发
钱币状皮炎 / 盘状湿疹	由炎症病灶诱发
静脉曲张性皮炎 / 瘀滞性湿疹	由慢性静脉功能不全诱发

调查与检测

病史

实际上，尽管该病可以在任何年龄发病，但在生命的前 2 年内出现特应性皮炎的发生率最高（见图 13.10）。一小部分患者在 6 个月以前出现特应性皮炎，在这种情况下重要的是要排除婴儿脂溢性皮炎等常见皮肤病问题。在婴儿中，躯干、脸颊和四肢的伸侧经常受累，并且随着婴儿的成长四肢也受到影响。

症状表现

许多患有特应性皮炎的婴儿有红斑渗出性病变，主要出现在脸颊。随患儿成长受影响的部位通常是手、颈部和足部，尤其是足背部，较大的孩子主要累及

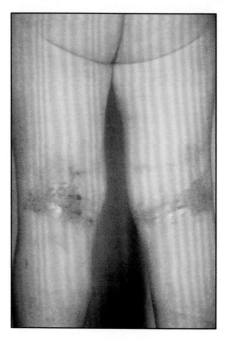

图 13.13　儿童患有屈侧（轻度）特应性皮炎

随着皮肤不断的摩擦和剥落而苔藓化，出现增厚、粗糙的外观。痒疹形式的特应性皮炎是在青少年和成人中发现的一种临床亚型，这可能是由反复的局部抓挠引起的。

慢性特应性皮炎的患者的面部特征包括双眼下方有小皱纹即 Dennie-Morgan 褶皱、睡觉时在枕头上摩擦面部而使眉毛外 1/3 消失。这被称为 "Hertoghe 征"（图 13.14）。特应性患者的特征性白色划痕征（图 13.15）会导致不健康的脸色苍白。尽管鼓励大多数特应性皮炎的患者将指甲剪短以免刮擦引起皮肤脱落，仍有许多患者使用指甲的平整表面摩擦皮肤，这一行为使指甲具有高度抛光的外观。

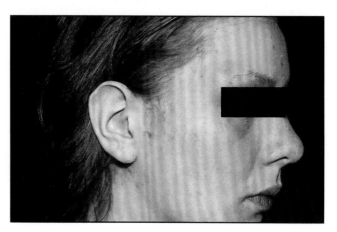

图 13.14　Hertoghe 征

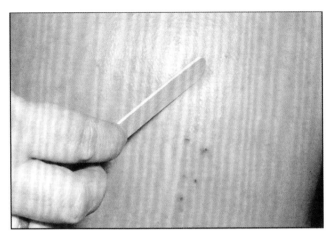

图 13.15　白色划痕征

患有特应性皮炎的年轻女性可能会在乳头和乳晕周围区域发展为持续性甚至是严重的皮炎（图 13.16）。在一部分手皮炎患者中，其病情与特应性疾病有关。对于理发师、护士和其他工作涉及皮肤持续接触清洁剂、肥皂和其他脱脂材料的人员，应特别考虑这一点。

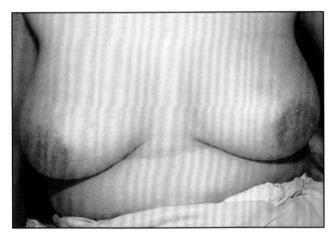

图 13.16　乳头皮炎

大部分慢性特应性皮炎的患者都有相关的皮肤干燥表现，经常过敏和轻度瘙痒。改善皮肤干燥可能有助于减轻特应性皮炎的瘙痒。

某些特应性皮炎患者直到儿童期、青春期其至成年后才开始出现表现，有个别病例报道患者在急性并发感染（如传染性单核细胞增多症）后或成功进行白血病的骨髓移植后首次出现特应性皮炎。

特应性皮炎的患者通常易受某些皮肤病毒和细菌感染的影响，其中金黄色葡萄球菌感染最为常见（图 13.17）。有证据表明金黄色葡萄球菌定植与疾病严重程度之间存在因果关系。

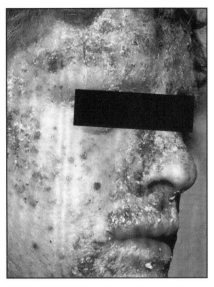

图 13.17　特应性皮炎伴明显的继发性感染和面部不洁

此外，这些患者人乳头瘤病毒或传染性软疣感染引起疣的发生率高于预期（图 13.18）。当暴露于 I 型单纯疱疹病毒时也容易受到严重感染，这种病毒可能扩散并引起疱疹性湿疹（图 13.19）。在因先前存在的皮炎而导致严重表皮脱落的患者中可能难以识别这些新的微水疱。单纯疱疹感染有时是严重的特应性皮炎并发症，如果不加以鉴定和适当治疗可能会致命。

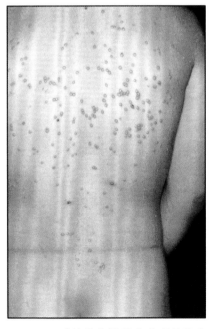

图 13.18　感染传染性软疣病毒的特应性皮炎儿童

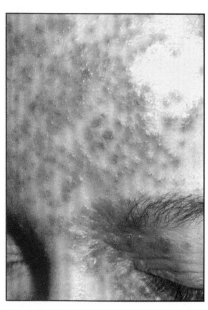

图 13.19 湿疹样疱疹

附加检测

特应性皮炎的诊断通常通过评估记忆记录和临床表现来进行。根据 Hanifin 和 Rajka 标准，必须满足三项主要标准和三项次要标准（框 13.1），才能将皮肤病归类为特应性皮炎。由于该列表太长，无法在日常实践中进行评估，因此出现了更简单的诊断标准。框 13.2 显示了一个简化的方案，该方案由英国的一个多中心研究小组进行评估。

实验室数据有时可能有助于特应性皮炎的诊断。特应性皮炎患者经常患有嗜酸性粒细胞增多症，约 80% 的患者血清 IgE 水平异常增高，在其他呼吸道症状患者和食物过敏相关患者中记录到最高水平。但是高达 15% 的正常人群的血清 IgE 水平高于正常范围，而且许多其他疾病（如蠕虫病、皮肤 T 细胞淋巴瘤）也与血清 IgE 高水平相关。因此血清总 IgE 水平不是特应性皮炎患者的特异性标志物。

框 13.1　根据 Hanifin 和 Rajka 的特应性皮炎的诊断标准

主要标准（至少满足 3 项）：

- 瘙痒
- 典型形态和分布：
  - 成人屈侧苔藓化或线性皮损
  - 婴幼儿面部和伸侧受累
- 慢性或慢性复发性皮炎
- 个人或家族特应性疾病病史（哮喘、过敏性鼻炎、特应性皮炎）

次要标准（至少满足 3 项）：

- 干燥症
- 鱼鳞病 / 手掌掌纹加深 / 毛周角化病
- 快速（I 型）皮肤测试反应性
- 血清 IgE 升高
- 发病年龄早
- 皮肤感染（尤其是金黄色葡萄球菌和单纯疱疹）或细胞介导的免疫力下降的趋势

- 非特异性手或足皮炎的趋势
- 乳头湿疹
- 唇炎
- 复发性结膜炎
- Dennie-Morgan 眶下褶
- 圆锥角膜
- 前囊下白内障
- 眶周暗沉
- 面色苍白 / 面部红斑
- 白色糠疹
- 颈前褶皱
- 出汗时瘙痒
- 不耐羊毛和脂质溶剂
- 毛囊凸起
- 食物不耐受
- 病程受环境 / 情感因素影响
- 白色划痕征 / 延迟性变白

摘自 Hanifin JM. RaJka G. Diagnostic features of atopic ctermatitis. Acta Derm Venereol 1980：92：44.

框 13.2　根据英国工作组的特应性皮炎诊断标准制订的简化版特应性皮炎的诊断标准

- 皮肤瘙痒（必须）
- 加 3 项或以上下列表现：
  - 屈侧皮肤受累史
  - 哮喘 / 花粉过敏病史

- 全身皮肤干燥史
- 2 岁前发病
- 有可见的身体屈侧湿疹样皮损

摘自 Williams HC, Burney PG, Pembroke AC.et al. Validation of lhe UK diagnostic criteria for atopic dermatitis in a population setting. UK Diagnostic Criteria for Atopic Dermatitis Workimg Party. Br J Dermatol 1996；135（1）：12-17. © Blackwell Science Ltd.

在诊断特应性疾病时,鉴定过敏原特异性 IgE 水平的体外或皮肤点刺试验具有比总血清 IgE 更高的特异性。在幼儿中 IgE 的大部分是针对摄入的食物,然而在后期很大一部分 IgE 是针对可能的吸入性变应原。需要注意的是,这些测试显示出致敏性但通常不能证明患者患有临床相关的过敏。

特应性皮炎的管理

特应性皮炎病情恶化的治疗充满挑战,因为它需要短期有效控制急性症状,但又不干扰长期治疗,以稳定、预防复发和避免副作用为目的的总体治疗计划。病情恶化有时可能会伴发相关的诱发因素,例如接触过敏或感染。因此,最初的检查必须包括对疾病暴发情况的详细询问,并进行仔细的皮肤病学检查,包括淋巴结、五官和皮肤褶皱处。面对病情恶化的专业态度将为之后治疗的患者依从性奠定基础,必须以建设性的态度认真对待患者对治疗副作用的恐惧,最重要的是指导患者或其父母有关基本皮肤护理的必要知识。

图 13.20 根据过敏和严重程度总结了治疗特应性皮炎的方法,图 13.21 针对疾病的严重程度制订定了相应的治疗方式。

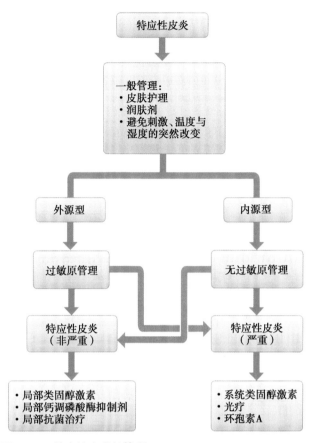

图 **13.20** 特应性皮炎的管理

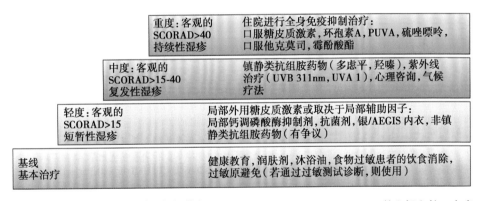

图 **13.21** 特应性皮炎的一般治疗,依据 ETFAD/EADV Eczema Task Force 的立场文件。大多数国际指南都遵循这四个步骤来治疗特应性皮炎。每个阶段都提供了其他治疗选择,如果出现明显的感染则应添加防腐剂或抗生素,如果治疗无效则必须考虑依从性和诊断

摘自 Darsow U,Wollenberg A,Simon D. et al. ETFAD/EADV Eczema Task Force 2009 position paper on diagnosis and treatment of atopic dermatitis. J Eur Acad Dermatol Venereal 2010;24(3):317-328.

基础治疗

特应性皮炎患者的基本治疗通常着手于控制皮肤干燥,控制皮肤干燥将大大减少局部类固醇治疗的需要。大多数患者可以通过在沐浴液中添加润肤剂、沐浴后使用润肤剂以及持续涂抹润肤剂而获益。应限制肥皂的使用,鼓励使用合成洗涤剂并使用润肤剂替代,大多数患者会通过反复试验来了解哪种特定的润肤剂最适合他们的皮肤。最近在德国进行的一项结构化患者教育的多中心对照试验中,针对大约 10 名患者或年幼患者的 10 名父母进行了教育评估,研究证实教育可在治疗特应性皮炎中持续改善皮肤状况和生活质量。

避免皮肤刺激

特应性皮炎患者应避免刺激皮肤的物质,通常包括天然产品(如羊毛)和合成纤维。大多数患者发现纯棉衣物最为舒适。此外还应避免从一种极端环境到另一种极端环境的快速转变,因为环境温度(尤其是从冷到热)和湿度的大幅变化会导致皮肤状况恶化。

避免过敏原

应该采取合理的措施减少环境中过敏原的暴露,对于某些过敏原可能很难做到这一点,但对于其他过敏原却很容易预防(例如,严重过敏孩子的家庭不应养猫)。尽管屋尘螨无处不在且难以控制,但应尽可能减少环境特别是睡眠区的尘螨,包括移除卧室地毯和窗帘,用不渗透的合成材料包裹床垫、枕头和毯子,并每周一次热洗所有被褥。

饮食管理

可以采用两种不同的预防和治疗方法。预防方法包括纯母乳喂养已知处于高风险的婴儿,在母乳喂养或使用深度水解奶粉至少4个月的儿童中特应性皮炎的发生率较低,而在4年后饮食管理和对照组之间的特应性疾病的患病率没有差异。在孕晚期和哺乳期调整孕产妇饮食可能并没有对特应性皮炎起到进一步的保护作用。但是最近的流行病学数据确实表明,在怀孕和哺乳期母亲食用鱼类对婴幼儿及儿童湿疹的表现具有预防作用。尽管饮食控制在儿童早期不足以总体上预防特应性皮炎,但对于高危婴儿仍应建议在前四个月内母乳喂养或低过敏性配方奶喂养。

治疗方法涉及对已确诊疾病的饮食控制,可以通过排除患者或其父母已经注意到的某种可加重病情的特定食物,或者通过非特异性排除食物(如乳制品和其他蛋白质来源)来实现。第一种方法合乎逻辑但很难识别出刺激性食物,尤其是在摄入和症状发作之间的时间间隔很长的情况下。

排除乳制品的举动在患儿父母群体中非常常见,但仅应在进行口服激发试验的条件下并长期执行才建议这样做,因为此举确实存在营养不良的风险,仅有大约10%的患者会受益,极少数严重和顽固性疾病的患者可从要素饮食中受益。

局部药物治疗

抗炎和抗菌药物

控制特应性皮炎的主要方法是适当使用局部糖皮质激素乳膏或局部抗炎症的钙调神经磷酸酶抑制剂。局部类固醇必须小心并在定期监督下使用,因为它们可能会被皮肤吸收,不当使用可能会导致不良的局部和全身副作用。在欧洲局部类固醇分为四类,其效力从Ⅰ级(含氢化可的松)到Ⅳ级不等(表13.2)。值得注意的是,这种分类不同于美国使用的分类(有七个类别),并且这些类别与为类固醇全身应用而计算的泼尼松当量剂量之间没有直接联系。通常在面部使用不超过Ⅰ级强效的局部类固醇并仅在短时间内使用,而在其他身体部位使用中度强效的类固醇(Ⅱ级)。世界不同地区差异性较大,因此应参考当前的国家规定来使用药物。

表 13.2　外用激素的欧洲分类

分组	物质(示例)	浓度(%)
Ⅰ(弱)	氢化可的松	0.500;1.000
	醋酸氢化可的松	0.250;1.000
	泼尼松龙	0.400
Ⅱ(中)	丁酸氢化可的松	0.100
	曲安奈德	0.100
	泼尼甲酸盐	0.250
Ⅲ(强)	倍他米松	0.100
	(戊酸倍他米松)	
	氟轻松	0.025
	糠酸莫米松	0.100
Ⅳ(很强)	氯倍他索	0.050

局部钙调神经磷酸酶抑制剂(如他克莫司或吡美莫司)在特应性皮炎中也有效。由于它们不具有类固醇的例如皮肤萎缩等局部副作用,因此更适合在敏感的皮肤区域(如脸部或间擦部位)使用。事实证明,在病灶皮肤愈合后的几个月内,每周两次应用皮质类固醇或钙调神经磷酸酶抑制剂的间歇性局部抗感染治疗可改善永久性皮肤状况,并减少对症治疗的需要,目前这个概念被称为"主动维持"疗法。

系统药物治疗

系统性组胺 H_1 受体拮抗药通常用于特应性皮炎患者,但其治疗价值存在争议。目前已发现这些抗组胺药最初对个别患者有一定益处,特别是在夜间瘙痒和睡眠不足方面。较新的非镇静组胺 H_1 拮抗药适合于白天使用,但是许多慢性重症特应性皮炎的患者会发现较老的抗组胺药更具价值,这可能是由于镇静作用而非药物的特定抗组胺作用。目前特应性皮炎和其他炎症性皮肤病中与其他受体(H_4 受体)结合的抗组胺药正在被研究。

系统性皮质类固醇的使用可使严重的慢性特应性皮炎患者获益,由于副作用较大,对于顽固性病例需保守选择长期治疗方案。

环孢素是一种真菌来源的多肽,可有效抑制 T 淋巴细胞依赖性免疫应答,其最初是作为一种免疫抑制剂应用于异体器官移植,每天 2.5~5mg/kg 的剂量在特应性皮炎的治疗中非常有效。环孢素在大多数西方国家被批准用于治疗特应性皮炎。急性湿疹性皮肤病变通常在治疗 4~6 周后即可清除,但其与类固醇一样仅能暂时改善症状,停药后病情通常会反复发作。其他免疫抑制剂(硫唑嘌呤、霉酚酸酯、氨甲蝶呤)和较新的生物制剂(抗 CD20、抗 IgE)也被描述为对某些严重特应性皮炎的患者有效。但这些药物为"适应证外"使用(即未经正式获批)。

许多皮肤科医生发现,在类固醇制剂中添加特应性抗菌剂(如三氯生)可以明显改善特应性皮炎,对于许多人来说这是基础疗法,但局部抗生素不应长期应用,因为它们可能会引起耐药性和致敏作用,仅在出现湿疹之外的皮肤感染时才应使用具有抗葡萄球菌作用的间歇性短期抗生素疗程(如克林霉素、头孢菌素衍生物或氟氯西林)。

疱疹性湿疹的治疗需要系统性阿昔洛韦或相关衍生物治疗,根据恶化的严重程度和获得快速疗效的需要,可选择口服或静脉内给药。

光疗

光疗被应用于特应性皮炎的治疗已经有较长时间,包括 UVB(290~320nm)、UVA(320~400nm)、UVA 和 UVB 的组合以及光化学疗法(PUVA)。特定发射光谱的发展使特应性皮炎的光疗取得了新的进展,与传统的 UVB 相比,窄谱 UVB(311nm)辐射产生的红斑较少,并且副作用较少,而且根据最近的研究,特应性皮炎似乎对该疗法反应良好。长波 UVA(UVA1,340~400nm)也成功用于特应性皮炎的治疗,其相比于传统的 UVA 可产生更少的红斑。

特异性免疫治疗

空气中过敏原提取物的特异性免疫疗法可减轻皮肤对空气过敏原的迟发相反应,这可能是一种具有发展前景的治疗方法。过敏原脱敏在某些治疗试验中已显示对暴露于疑似过敏原后病情加重的患者有效,这些数据支持对呼吸道症状和特应性皮炎的患者进行特异性免疫治疗。在正在进行的或将来的前瞻性研究中必须证明仅特应性皮炎是否可能是特异性免疫疗法的指征。

治疗新方法

讨论用于治疗特应性皮炎的新药包括信号转导途径的抑制剂(如 p38 MAPK)、血管生成抑制剂(如 VEGF 抑制剂)以及细胞因子和 / 或 T 细胞活化抑制剂(如 WBI-1001)。更多的实验方法包括局部使用 siRNA 或肿瘤学中的激酶抑制剂,但在新药开发之前还需要进行更多的研究。

第二部分 变应性接触性皮炎

变应性接触性皮炎是一种迟发型超敏反应(也称 IV型变态反应),主要由致敏淋巴细胞介导,导致皮肤炎症和水肿,它与特应性无关。

解剖和生理学

接触性皮炎的主要组织学改变早已有概述,图 13.2 阐释了其中一部分。变应原经皮刺激 4 小时后,最早出现的组织学改变是附属器和血管周围单一核细胞浸润。8 小时后,单一核细胞开始浸润至表皮。48~72 小时后,浸润的细胞数量达到峰值,出现表皮水肿,随后反应消退。虽然有时 $CD8^+$ 的数目可高达 50%,但大多数浸润的细胞是 $CD4^+$。在变应性接触性皮炎细胞浸润早期也可见到嗜碱性粒细胞。表皮朗格汉斯细胞数目在 24~48 小时内增加,且在真皮内还发现 $CD1a^+$ 细胞浸润,巨噬细胞在 48 小时内浸润至真皮。

发病机制

引起变应性接触性皮炎的通常为低分子量的过

敏原(小于 1kDa),但大多数具有复杂的结构,常被称作"简易化学物质"。这类物质为半抗原,需与皮肤的蛋白连接(所谓的载体蛋白)结合形成完全抗原,而半抗原容易经皮吸收。相关临床研究证实,环境的湿度和温度可增加过敏原的渗透性。而对于完好无损的皮肤,其表面渗透性是较低的,出汗、皮肤封包、长期水浸泡或遗传性屏障缺陷(如丝聚蛋白的失功能突变)会导致抗原及刺激物的穿透性增加。干燥或发炎的皮肤常提示着皮肤屏障的破损和脆弱性。

大多数半抗原在血管外以共价键的形式与通常为血清蛋白的载体蛋白相结合,或结合至抗原递呈细胞膜上的载体蛋白。例如,镍通过与氨基酸组氨酸相互作用,结合至 MHC Ⅱ 类分子的特殊肽结合槽上的多肽。

能将抗原递呈给 T 淋巴细胞最有力的细胞是表皮朗格汉斯细胞和真皮树突状细胞。朗格汉斯细胞在表皮中形成广泛的网络用于捕捉和递呈经皮的抗原(图 13.22),这些朗格汉斯细胞来源于骨髓的树突状细胞,细胞膜上特征性表达 Langerin(CD207)、CD1a 和 MHC Ⅱ 类抗原标记;它们含有特殊的细胞器,电镜下可观察到的 Birbeck 颗粒。由至少三个亚群组成的真皮树突状细胞,以及一些巨噬细胞参与抗原的递呈,这在迟发型超敏反应中起着关键作用。

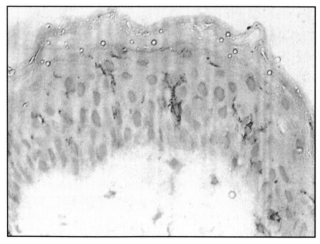

图 13.22 皮肤切片中用 CD1a 的单克隆抗体染色的朗格汉斯细胞。这些树突细胞占表皮细胞的 3%(×312)

接触性变态反应常发生于过敏原致敏后的少数人身上,虽然大多数人都可能会被某些物质诱发致敏。例如,90% 以上的正常个体再次接触二硝基氯苯后会出现过敏反应。研究表明,分子的致敏性可能与

其诱导激活胞内促炎因子的后期分级释放能力相关,例如来自抗原递呈细胞的 IL-1β。接触性超敏反应的潜伏期一般为 10~14 天。若是前瞻性测试,临床上在致敏 10 天左右,暴露于致敏剂部位会出现炎症反应。大多数经皮黏附到皮肤树突状细胞膜的过敏原会被内吞。活化的树突状细胞上调某些趋化因子的受体(特别是 CCR7),然后移出表皮,顺着真皮和淋巴管中各自受体配体的浓度梯度,迁移至区域淋巴结。它们聚集于区域淋巴结的副皮质区,并待机将处理后的抗原(与 MHC Ⅱ 类分子相关)递呈给大量的 T 淋巴细胞(图 13.23)。一旦发生过敏反应,大量抗原特异性的致敏 CD4+ T 淋巴细胞将会应运而生。

炎症细胞和炎症介质

图 13.24 描述了透过敏感个体皮肤的抗原再次被朗格汉斯细胞处理,并与 MHC Ⅱ 类分子结合表达于细胞表面的过程。不仅在淋巴结,朗格汉斯细胞在皮肤内也可将抗原递呈给特定的记忆 T 淋巴细胞。通过直接接触 MHC 抗原复合物的抗原受体,加之抗原递呈细胞、皮肤其他细胞(如角质形成细胞)和皮肤浸润 T 细胞外分泌细胞因子作用等方式,T 细胞可被激活。激活的 T 细胞引发混合细胞因子态势,包括在变应性接触性皮炎急性期以产生 IL-4 和 IFN-γ 为主,慢性期以更为广泛的 I 型细胞因子模式。通过不同机制产生细胞因子和趋化因子,导致抗原特异性和非抗原特异性效应 T 细胞的积累,以及皮肤细胞膜上黏附分子与 MHC Ⅱ 类分子的表达(图 13.25)。在变应性接触性皮炎中,小于 10% 的 T 细胞是抗原特异性的。早期受到细胞因子刺激的内皮细胞,表达包括细胞间黏附分子(ICAM-1)或 E-selectin 在内的相关分子,进而参与淋巴细胞黏附。循环 T 淋巴细胞,通过相应配体的表达如白细胞功能抗原(LFA)或 CLA 识别内皮细胞膜上的黏附分子并与这些细胞结合。这进一步增加经皮的单个核细胞运输。

当抗原被去除以及 T 细胞介质消失后,便会出现皮炎的自发缓解,许多机制参与了炎症反应的下调。巨噬细胞、角质形成细胞产生的前列腺素 E,可抑制(促炎)细胞因子的生产。其他介质,如白三烯 B4,转化生长因子,或 IL-10 可能也参与湿疹样反应的下调。此外,调节性 T 细胞通过细胞 - 细胞接触的方式抑制 T 细胞增殖。皮肤浸润性 CD8+ T 细胞的作用机制尚不清楚,但这些细胞的亚群可能作为抑制性细胞起到下调反应的作用。

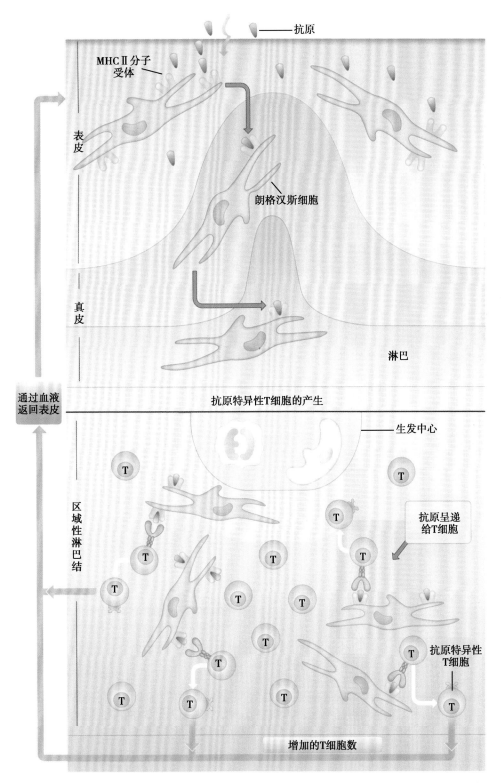

图 13.23 抗原携带的朗格汉斯细胞通过淋巴管迁移到区域性淋巴结。在皮质区域,它们与 CD4[+] T 淋巴细胞相互交错,导致产生抗原特异性记忆 T 细胞

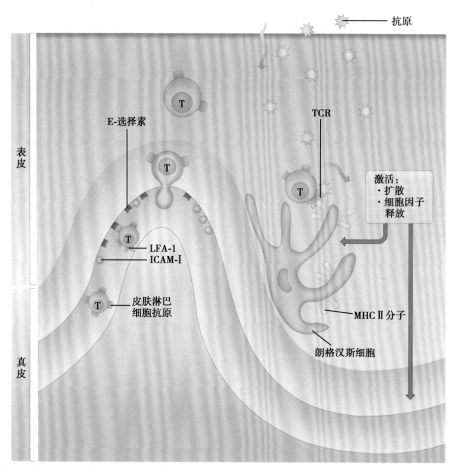

图13.24 朗格汉斯细胞处理的抗原并向T细胞的提呈可导致一系列事件,包括单个核细胞进入真皮和表皮以及皮炎的发生。为清楚展示,大多数皮肤的组成细胞已删除

LFA-1,白细胞功能相关抗原1;ICAM-1,细胞间黏附分子1;T,T淋巴细胞;MHC Ⅱ,主要组织相容性复合体Ⅱ类;TCR,T细胞受体。

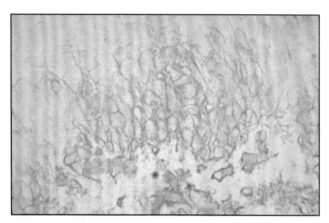

图13.25 过敏性接触性皮炎中角质形成细胞的MHC Ⅱ类抗原表达(×400)

临床表现

变应性接触性皮炎女性中发病更为普遍,并随着年龄的增长其发病率增加。变应性接触性皮炎的临床特点取决于过敏原导致皮炎的类型(图13.26)。皮炎通常发生在过敏原接触的部位,但也可出现泛发性皮炎。

症状表现

许多变应原在世界一些地方已被确认,它们因地域不同而有所差异。在北美洲的某些领域,植物尤其是毒橡树和毒藤是变应性接触性皮炎最常见的原因。全世界范围内,硫酸镍是目前变应性接触性皮炎的主要原因。在欧洲和北美常见的变应原如表13.3所示。

许多患者难以理解常年接触的物质会突然引起过敏性接触性皮炎;同样,患者也许会忽视长期使用的化妆品或洗衣粉引起的过敏。这种情况下,务必注意的是,由于新配方的不断引进,加之常常是防腐剂而非这些制剂的主要成分引起过敏反应。

气传物质导致的接触性皮炎可能很难被识别,但这些反应是可以发生的(如植物、墙壁涂料中的挥发性防腐剂或汽车橡胶粉尘微粒)。如果摄入或吸入接触变应原可导致血源性变应性接触性皮炎。由于常常累及臀部等特点,一些作者称之为"狒狒综合征"(图13.27)。

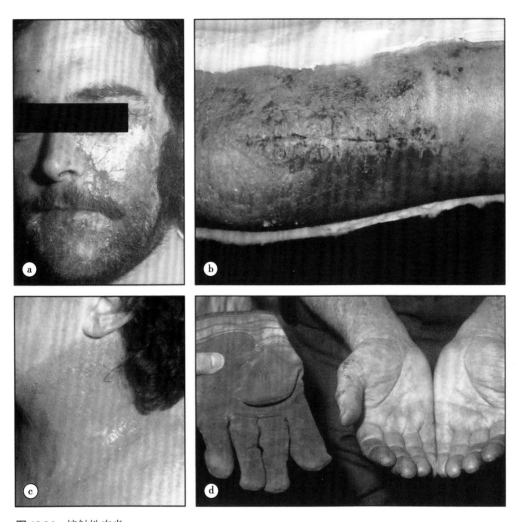

图 13.26　接触性皮炎

ⓐ 由含有新霉素的滴眼剂引起；ⓑ 由汞引起（作为消毒剂使用）；ⓒ 由香水喷雾引起；ⓓ 由工业手套造成的。

表 13.3　引起过敏性接触性皮炎及其来源的常见药物

药剂	发现于
镍	服装扣,耳环,眼镜框,首饰,硬币,家用器具
铬酸盐	皮革,漂白剂,火柴,水泥
甲醛	防腐剂,化妆品,香烟,新闻纸,织物柔软剂,防皱衣服
异噻唑啉酮	奶油和专门的液体防腐剂
溴菌腈	奶油和化妆品中的防腐剂
巯基苯并噻唑	橡胶制品（特别是靴子和手套）,导管
秋兰姆,对苯二胺	橡胶制品,油漆和肥皂中的杀菌剂,染发剂,服装染料,丝袜和紧身衣
植物	樱草属（欧洲）,漆树属,（毒藤-北美）,菊科植物,郁金香

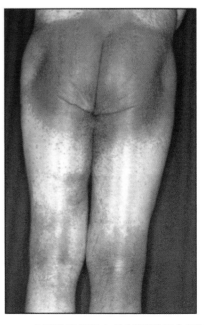

图 13.27　血源性接触性皮炎（"狒狒综合征"）

变应性接触性皮炎的诊断

发展史

重要的临床资料来源于患者的病史。尤其需重视和考究的是近期持续与皮肤受损部位直接接触,来源于私人和职业环境中的物质,空气和血源性的过敏原可能很少见,但也是与接触反应相关的且需解决的问题。

图 13.28 列出过敏性接触性皮炎临床鉴定的要点。在了解患者的病史同时,临床医生必须考虑患者由于职业性、家居性和娱乐性活动可能暴露的过敏原。

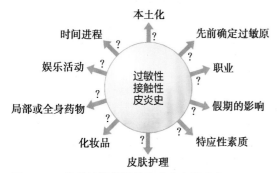

图 13.28　患者过敏接触性皮炎病史的重点

斑贴试验

一旦怀疑患者有变应性接触性皮炎,很有必要进行斑贴试验。斑贴试验在过敏原的选择上,很大程度上取决于患者皮炎的临床表现以及既往的病史资料。据估计,环境中 600 万种化学物质中,有 2 800 种是具有接触致敏性的,这表明个体在斑贴试验中,需合理地选择相关的检测物质。然而必须认识到的是,尽管详细询问了病史,许多患者仍不知道任何相关的过敏原暴露史。因此,进行合理且具有针对性的斑贴试验,无论其试验结果是阳性还是阴性的,常能提供有用的信息。

假阳性反应可能是由于急性皮炎治疗后过早进行斑贴试验,而假阴性的原因可能是之前受到紫外线辐射,或使用类固醇或其他免疫抑制药物。湿疹患者使用系统性抗组胺药对斑贴试验结果无影响。斑

贴测试的技术看起来很简单。表 13.4 列出了欧洲标准的过敏原种类,这些过敏原常导致经皮致敏,北美的过敏原种类与欧洲类似。除了欧洲标准的过敏原系列,其他过敏原可用于特定身体部位和某些特定职业。

过敏原以适当的浓度制备在合适的稀释剂(通常为白色软石蜡)中,并用惰性金属制作的小盘(如芬兰小室)贴到皮肤上(图 13.29)。24~48 小时后,取下小室,注意观察红斑或硬结是否出现(图 13.30 和表 13.5)。在取下斑贴试剂 24 小时后也要进行一个类似的观察(即斑贴试验的 48~72 小时)。

抗原选择及斑贴测试的解释可能很困难;一个境界清楚的、红色隆起性皮损在大多数情况下并不是过敏性接触性皮炎引起,而是刺激性反应。斑贴试验期间的不良反应包括严重的刺激性反应(甚至可能引起水疱),对以前不产生反应的物质产生过敏;如果患者具有银屑病或扁平苔藓,还有可能会发生 Koebner 反应,以及前期皮炎的发作。

斑贴试验的敏感性取决于个体接触的过敏原,不同的研究中,敏感性总体上为 60%~80%。然而,没有皮肤病的人群中大约 10% 的健康人也会出现非预期的、明显不相关的阳性反应。对一些潜在的过敏原,采用经典的 48 小时封闭性斑贴试验并不合适,因为它不能真实反映患者日常生活中与过敏原的接触情况。因此,可使用一些替代的检测方法,其中最重要的是开放的斑贴测试,推荐用于检测具有刺激性的物质。

光敏剂的鉴定是通过光斑贴试验进行的。与经典的斑贴试验过程一样,每种过敏原必须应用在背部的两个对称位置,一组过敏原用紫外线光照射,而未照射另一组作为对照。

多年来人们一直努力开发更敏感的体外试验。已有研究发现,斑贴试验阳性患者中会出现淋巴细胞增殖活性升高。然而由于常规诊断中假阳性反应的风险很高,因此在目前的过敏性接触性皮炎指南中不推荐使用它。

斑贴试验中的标准抗原对绝大多数(80%)的病例都有帮助,通常引起过敏性接触性皮炎的物质包括橡胶、化妆品、防腐剂、染料、化学品、局部药物和金属盐。

表 13.4　欧洲标准接触性皮炎检测种类

化合物	凡士林中浓度 %（w/w）	化合物	凡士林中浓度 %（w/w）
重铬酸钾	0.5	环氧树脂	1.0
4- 苯二胺基	1.0	秘鲁香脂	25.0
秋兰草混合	1.0	4- 叔丁基苯酚甲醛树脂	1.0
四甲基秋兰姆单硫化物	0.25	多聚苯并噻唑（MBT）	2.0
（TMTM）		甲醛	1.0†
四甲基秋兰姆二硫化物（TMTD）	0.25	复合香精	8.0‡
二硫化四乙基秋兰姆（TETO）	0.25	肉桂醇	1.0
二亚戊基秋兰姆二硫化物（PTD）	0.25	肉桂醛	1.0
硫酸新霉素	20.0	羟基香茅	1.0
氯化钴	1.0	α 戊基肉桂醛	1.0
苯佐卡因	5.0	香叶醇	1.0
硫酸镍	5.0	丁子香酚	1.0
氯喹	5.0	异丁子香酚	1.0
松香	20.0	橡树苔原精	1.0
对羟基苯甲酸酯	16.0	倍半萜内酯混合物	0.1
甲基 -4- 羟基苯	4.0	土木香	0.033
乙基 -4- 羟基苯甲酸酯	4.0	去氢木香内酯 + 木香	0.067
丙基 -4 羟基苯	4.0	季铵盐 -15（杀菌剂）	1.0
丁基 -4- 羟基苯甲酸酯	4.0	樱草素	0.01
N- 异丙基 -N- 苯基 -4- 苯二胺	0.1	CI + ME- 噻唑咻酮（Kathon CG, 100 p.p.m.）	0.01†
羊毛脂醇	30.0	布地奈德	0.01
巯基混合	2.0	新戊酸替莫洛尔	0.1
N- 环己基苯并噻唑基亚磺酰胺	0.5	甲基二溴戊二腈	0.5
巯基苯	0.5		
二苯并噻唑二硫化物	0.5		
吗啉基巯基苯并噻唑	0.5		

修改自 http://www.escd.org/aims/standard_series/European_Standard.pdf

† 表示在水中

‡ 与乳化剂脱水山梨糖醇酯 5%

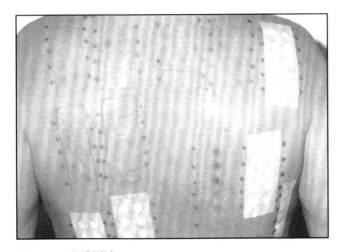

图 13.29　斑贴测试

一般视图显示任何时间可以测试的过敏原数量。

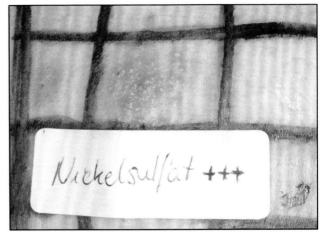

图 13.30　斑贴测试

试验显示 48 小时对硫酸镍的阳性反应。

表 13.5　斑贴试验反应解释

？	可疑反应，仅微黄斑红斑
＋	弱（非水疱）阳性反应：红斑，浸润，可能是丘疹
＋＋	强（水疱）阳性反应：红斑，浸润，丘疹，水疱
＋＋＋	极强阳性反应：大疱反应
－	阴性反应
IR	不同类型的刺激反应
NT	没有测试

常见的过敏原和变应性接触性皮炎的特殊临床表现

金属过敏

镍皮炎在女性中非常常见，超过 10% 的欧洲北部女性罹患此病。相当比例的过敏性接触性皮炎患者是在皮肤穿孔（打耳洞）后首次发病的。而在过去的十年，镍皮炎在男性中的发生率增加，可能由于这部分人群中皮肤穿孔的人增加了。在欧盟，现在出售可释放高浓度镍的耳环和其他珠宝首饰是非法的，与变应性接触性皮炎有关的有戒指内环、手表、手镯、眼镜架、我们口袋里的硬币、牛仔裤的纽扣，以及在其他地方直接接触的金属（图 13.31，图 13.32）。眼睑和颈部常是容易被忽略的部位。职业性皮肤病中凸显出的一个严重和常见的问题，就是那些不得不在潮湿的环境下工作的人手部常对镍过敏。这可能是由于持续性皮肤刺激的额外效应，以及长期接触低浓度的液态镍离子。

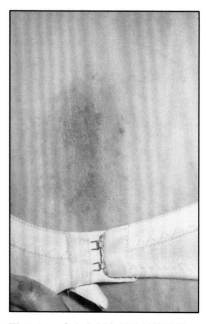

图 13.31　内衣金属夹导致的镍致敏

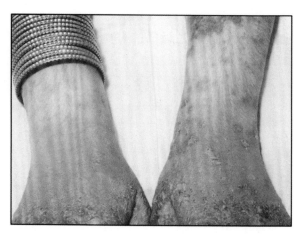

图 13.32　手镯引起的镍致敏

通过丁二酮肟斑点试验可检测出金属是否含有镍，如果物质中有镍存在，便会出现粉红色。正常饮食中的镍含量是否可引起或加重原有的镍皮炎，尚存在越来越多的争议。这样的饮食可能对那些在 24~48 小时内用硫酸镍进行口服激发试验有明显反应的患者有意义，这些患者的手足会出现汗疱疹的表现，但低于 3% 的镍过敏患者对镍口服激发试验存在反应。

干性、苔藓化的手足皮炎常常由铬酸盐引起（图 13.33）。铬酸盐的六价金属盐是接触反应最重要的原因之一，主要存在于水泥、洗涤剂、漂白剂和火柴头中，并用于鞣制皮革。由于铬酸盐与接触性皮炎相关，在一些国家中故将其从水泥中除去。

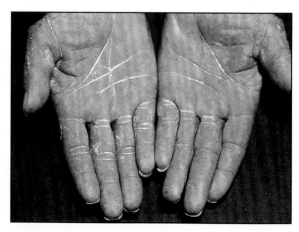

图 13.33　由铬酸盐引起的手部皮炎

防腐剂

防腐剂是行业中普遍使用的以防止污染的抗菌剂。具有高含水量的化妆品（如洗剂、凝胶等其他头发化妆品）比纯软膏需要更多的防腐剂（如凡士林），纯软膏也可不含防腐剂。甲醛、布洛芬、季铵-15、咪唑烷基脲、二羟甲基二乙基乙内酰脲、二溴异丁烷、甲基氯异噻唑啉酮和对羟基苯甲酸酯是常见的致敏剂。季铵盐-15、咪唑烷基脲和二羟甲基二甲基乙内酰脲是潜在的甲醛释放剂,因此可致使甲醛敏感患者出现过敏问题。每种防腐剂都可以通过大量的同义词来识别,临床医生在阅读产品标签时必须熟悉这些。

橡胶原料和黑颜色的成分

　　手、脚、腰和胸部出现皮疹的患者,需分别怀疑对手套、鞋、弹力裙/长裤和胸罩带中的橡胶成分过敏。膝关节支架、肘支具和其他假肢也是常见的罪魁祸首。鞋对这部分患者来说是一个特殊的挑战,因为每一只市面上的鞋子几乎都含有一些橡胶。

　　橡胶过敏在参与橡胶制造的人中很常见,可能的过敏原包括秋兰姆、巯基苯并噻唑和对苯二胺(PPD)。巯基苯并噻唑和秋兰姆是用于制造天然和合成橡胶的促进剂,与此同时,PPD 的衍生物被发现存在于深色橡胶中。对 PPD 的过敏的患者在皮肤上使用暗色着剂(如临时纹身)时也可发生接触性皮炎。这些物质也是大多数染发剂的主要组分,也是一些丝袜和紧身衣的染料。

植物性皮炎

　　虽然植物性皮炎常见,但一般不进行斑贴试验评估。美国最常见的植物性皮炎是由毒性常春藤和/或毒栎造成的,它们的过敏性是由抗原漆酚引起的。与其他相关植物也存在交叉反应,如腰果、芒果(皮)和银杏(叶)。由这些食物引起的急性口周皮炎的患者通常并不知道这些交叉关系。倍他萜内酯不仅在菊科(菊花、豚草、朝鲜蓟、洋甘菊、甘菊、蒲公英等)的成员中发现,同时也在不相关的植物中被发现;在北欧,报春花属引起这些皮炎的常见原因(图 13.34)。樱草素中的过敏原可经空气传播而引起急性反应。郁金香球茎处理者的手指也可能会出现干裂性皮炎。

光敏剂

　　过敏性光接触皮炎最常见的部位是暴露区域(如脸部、颈部、手背等),但任何接受足够光线的皮肤区域和光敏的化学品都可能会发生反应(图 13.35)。需重点鉴别的是空气传播或光毒性接触性皮炎 - 后者基于非免疫机制,并且经常在临床上表现为过强的晒伤反应。最常见的光毒素和光敏剂通过 UVA 辐射(320~400nm)激活。矛盾的是,防晒剂已经成为光敏性接触性皮炎最常见的致病物质;对氨基苯甲酸(PABA),其酯和羟苯酮是最常见的敏化剂。其香料、

氯丙嗪和吩噻嗪及其衍生物也是常见的光敏原。后两种被兽医作为镇静剂以及杀虫剂和抗精神病药。

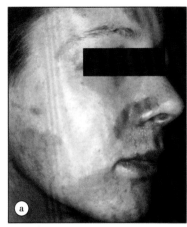

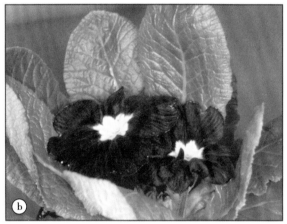

图 13.34 植物性皮炎
面部皮炎(特征斑块分布)ⓐ由报春花 ⓑ 引起的。

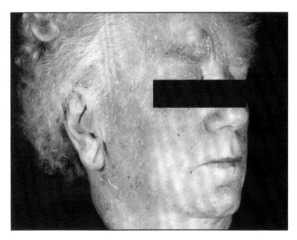

图 13.35 光敏接触性皮炎

　　一些发生光敏性接触性皮炎的患者在暴露于光敏化合物之后,可出现对光的持久反应性。这种反应的机制尚不太清楚。一个看似合理的理论认为,患者已经对吸收紫外线光子的载体蛋白产生了自身光敏,并因此产生一种湿疹样反应。

过敏性接触性皮炎的治疗

一般性治疗

所有疑似过敏性接触性皮炎的首要治疗方式,包括减少或在可能的情况下消除所有可疑过敏原,以及使用适当效能的外用类固醇皮质激素,特别是在面部外用钙调神经磷酸酶抑制剂,以使皮肤恢复到正常状态。如果过敏性接触性皮炎累及超过30%的体表面积时,必须考虑系统使用激素,比如泼尼松30mg/d或更大剂量。一旦通过斑贴试验确定了患者的皮肤问题,医生以易于理解的方式将该信息传达给患者是极其重要的,包括仔细解释含有有害过敏原的物质。在某些国家,患者被给予"过敏护照",通常包含个体已确定的过敏原,以及相关过敏原的具体信息。这些信息也应提供给其他相关的临床医生,因为他们所提供的医疗服务也是患者所需要的。

避免过敏原

过敏原的避免有时相当简单(例如局部抗生素),而在某些时候相当困难(例如铬酸盐或镍),需要造访患者的就业地点来发现职业性病因。对已知的会引起皮炎的化学物品的皮肤防护有时很困难,应当尽可能使用防护霜或手套。过敏性接触性皮炎的预后因个体致敏模式而异。不幸的是,对普遍存在的过敏原致敏的患者中,尽管避免了含有高浓度这种过敏原的物质,70%的患者在多年后仍有一定程度的皮炎。

小结

所有过敏者必须熟悉特应性皮炎和过敏性接触性皮炎,及与过敏相关的最常见的炎症性皮肤病。

重要信息汇总

- 特应性皮炎和过敏性接触性皮炎属于累及皮肤最上层(表皮)的湿疹样皮肤病。
- 特应性皮炎包含多个亚群;但是,过敏性的触发因素可能与多数患者相关。
- 特应性皮炎的治疗包括基础治疗方式、对症抗感染治疗和变态反应学方案。
- 过敏性接触性皮炎与特应性无关;然而,特应性个体,包括患有特应性皮炎的个体可能也会发生过敏性接触性皮炎。

- 良好的病史和斑贴试验是诊断过敏性接触性皮炎的主要依据。
- 过敏性接触性皮炎的治疗包括过敏原避免和对症抗感染治疗。

识别相关的过敏原可能很困难,因为与过敏原接触后,临床症状通常会延迟出现。这意味着仍需发展体外实验方法用于更好地早期诊断这两种疾病。由于知识库的持续增加,预计未来会有针对这两种疾病更特异性的对症治疗方案,不论是在急性加重期还是慢性病程阶段。

拓展阅读

Akdis CA, Akdis M, Bieber T, et al. AAAAI/EAACI/ PRACTALL consenus report. Diagnosis and treatment of atopic dermatitis in children and adults. J Allergy Clin Immunol 2006; 118:152–169.

Ale IS, Maibacht HA. Diagnostic approach in allergic and irritant contact dermatitis. Expert Rev Clin Immunol 2010; 6:291–310.

Bieber T. Atopic dermatitis. N Engl J Med 2008; 358:1483–1494.

Boguniewicz M, Leung DY. Recent insights into atopic dermatitis and implications for management of infectious complications. J Allergy Clin Immunol 2010; 125:4–13.

Breuer K, Werfel T, Kapp A. Safety and efficacy of topical immunomodulators in the treatment of childhood eczema. Am J Clin Dermatol 2005; 6:65–70.

Darsow U, Wollenberg A, Simon D, et al. ETFAD/EADV eczema task force 2009 position paper on diagnosis and treatment of atopic dermatitis. J Eur Acad Dermatol Venereol 2010; 24:317–328.

Fonacier LS, Dreskin SC, Leung DY. Allergic skin diseases. J Allergy Clin Immunol 2010; 125(2 suppl 2):S138–149.

Kerr A, Ferguson J. Photoallergic contact dermatitis. Photodermatol Photoimmunol Photomed 2010; 26:56–65.

Lee PW, Elsaie ML, Jacob SE. Allergic contact dermatitis in children: common allergens and treatment: a review. Curr Opin Pediatr 2009; 21:491–498.

Mortz CG, Andersen KE. New aspects in allergic contact dermatitis. Curr Opin Allergy Clin Immunol 2008; 8:428–432.

Niebuhr M, Werfel T. Innate immunity, allergy and atopic dermatitis. Curr Opin Allergy Clin Immunol 2010; 10:463–468.

Nosbaum A, Vocanson M, Rozieres A, et al. Allergic and irritant contact dermatitis. Eur J Dermatol 2009; 19:325–332.

Ong PY. Emerging drugs for atopic dermatitis. Expert Opin Emerging Drugs 2009; 14:165–179.

Valenta R, Mittermann I, Werfel T, et al. Linking allergy to autoimmune disease. Trends Immunol 2009; 30:109–116.

Werfel T. The role of leukocytes, keratinocytes and allergen-specific IgE in the development of atopic dermatitis. J Invest Dermatol 2009; 129:1878–1891.

第十四章 食物过敏和胃肠道综合征

Stephan C. Bischoff 和 Hugh A. Sampson

内容释义

胃肠道过敏是一种免疫介导的胃肠道对摄入食物的不良反应,可能会导致多种胃肠道症状,如咽部瘙痒、吞咽困难、呕吐、腹痛、腹泻和吸收不良等。

概述

食物过敏(food allergy)是一种常见且常常诊断不足的疾病,经常被忽视,甚至被变态反应学家所忽视。被忽视的一个主要原因是许多医生不太清楚确诊食物过敏的恰当方法,但食物过敏的确诊很有必要,因为只有一小部分对食物产生不良反应的患者患有真正的食物过敏。在工业化国家,20%~30% 的人自称对食物产生不良反应,然而在这些病例中,只有约 1/4 的儿童和 1/10 的成年人食物不良反应是由免疫介导的食物过敏所致。在年幼儿童,食物过敏的主要受累部位是皮肤或胃肠道(GI),而成人的受累器官较为广泛且不特异。在成年人中,皮肤、胃肠道和口咽部是最常受累的部位,其次是呼吸道,涉及血管和神经系统的特定表现较为少见。

有 1/3 至 1/2 的食物过敏患者,具体依年龄和其他某些因素而定,主要症状存在于胃肠道,表现为消化道症状的食物过敏经常被称为“GI 过敏症”。对食物产生的其他不良表现在临床上解释为对摄入食物或食品添加剂的异常反应,这种反应属于非免疫机制所介导,称之为食物不耐受(food intolerances)。食物不耐受包括糖类不耐受(乳糖、果糖、山梨糖醇等)、胺不耐受(组胺、5- 羟色胺等)和其他形式的不耐受,在 GI 过敏症诊断中必须鉴别食物不耐受。虽然食物过敏的诊断是一个特别的挑战,但治疗方法是明确的,并且已经确立。世界范围内的数个指南均提出个体饮食回避和必要时的药物急救治疗是食物过敏的治疗选择。许多针对 IgE 介导的食物过敏的治疗方法(如口服免疫治疗、舌下免疫治疗以及重组蛋白疫苗等)有望能够治疗食物过敏,但目前仍处于试验阶段。

消化道解剖和生理

胃肠道在身体中是表面积最大的器官,约相当于一个网球场大小,它的功能是阻止有害病原进入,但同时能吸收各种营养物质。

解剖

通常来说,胃肠道包括四层,从肠腔向外依次是黏膜、黏膜下层、黏膜肌层和浆膜层(图 14.1)。黏膜层包括上皮细胞、固有层和黏膜肌层,固有层是

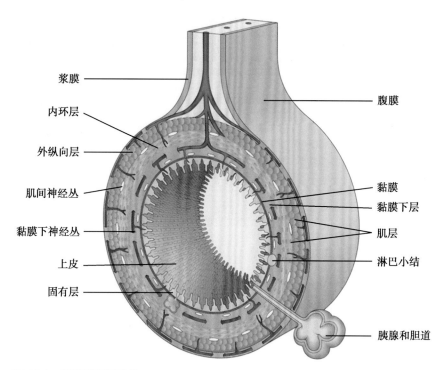

图 14.1 肠道壁解剖结构
图中显示的是小肠的组织学解剖结构,胃肠道其余部位的结构与此类似。

一个富含免疫细胞的疏松结缔组织。上皮细胞内陷形成腺体或管道伸向肠道外的器官,例如胰腺或肝脏。黏膜和黏膜下层向肠腔内形成绒毛或皱襞。黏膜下层是比较致密的胶质层,与黏膜层相比细胞成分少,包含大血管、淋巴管、神经、神经节和淋巴收集系统。肌层包括至少两层:内环层和外纵向层。浆膜层包括含有脂肪、胶原和弹性纤维的疏松结缔组织。

淋巴组织

肠道相关的淋巴组织(gut-associated lymphoid tissue, GALT)主要位于固有层(图 14.2)。它在小肠内独立存在或成簇出现,被称为派尔斑(Peyer's patches)。在胃肠道所有切面均可以看到被血管和淋巴管包绕的含有 B 细胞和 T 细胞的淋巴结。淋巴细胞构成了部分黏膜免疫系统,同时分泌 IgA、其他免疫球蛋白以及细胞因子。淋巴细胞中的绝大部分 $CD4^+$ T 辅助细胞(Th 细胞)分布于固有层,大部分 $CD8^+$ T 细胞分布于固有层和上皮细胞之间。目前认为 T 细胞和 B 细胞从上皮层迁移到淋巴结,随后 Th 细胞辅助 B 细胞分化为产生抗体的浆细胞。T 细胞向肠系膜淋巴结迁移、增殖,然后进入全身淋巴循环,最后成为记忆性 T 细胞返回黏膜层。抗原呈递细胞

(APC)是派尔斑内的主要细胞,也可以分散在固有层内。抗原聚集最有效的部位是位于淋巴组织聚集处上方的扁平上皮细胞内。

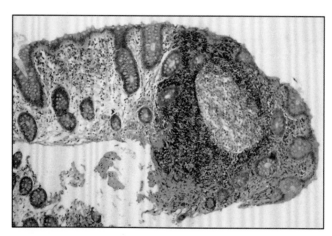

图 14.2 肠道相关的淋巴组织
盲肠黏膜层可见一个大淋巴结(HE 染色 × 100)

M 细胞是一种具有微皱褶的上皮细胞,吞噬大分子后将其转运至位于基底层的上皮内淋巴细胞。黏膜浆细胞主要产生 IgA 和 IgM,免疫球蛋白单体被 J 链铰链形成分泌性 IgA 二聚体或 IgM 五聚体,它们会结合到腺上皮细胞的受体,然后把 IgA 和 IgM 转运到管腔内。IgG 和 IgE 呈单体形式分泌到管腔内,大部分直接进入淋巴管。除了淋巴细胞,在胃肠道内(尤

其是在小肠和大肠内）发现的其他造血细胞包括嗜酸性粒细胞（占固有层细胞 4%~6%）、中性粒细胞（在无炎症的胃肠组织中很少见）、单核细胞、肥大细胞（占固有层细胞 2%~3%）以及各种产生激素和神经递质（如生长抑素、肠血管活性肽、5- 羟色胺、胃动素和 P 物质）的内分泌细胞（图 14.3）。

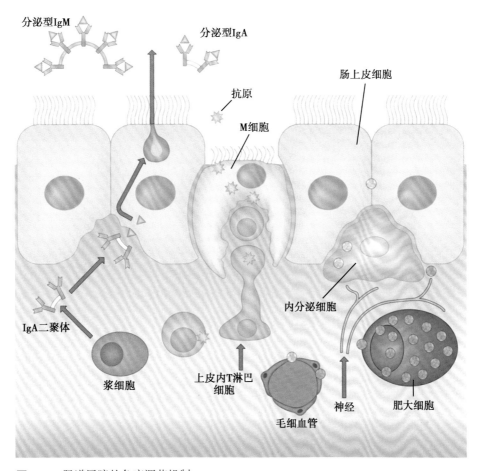

图 14.3 肠道屏障的免疫调节机制
固有层浆细胞合成分泌性 IgA 二聚体（通过 J 链连接），结合到表达在上皮细胞基底面的分泌型结构，然后被集中分泌到肠腔。IgM 五聚体转运方式与此类似。M 细胞摄取、处理肠腔内的抗原，并呈递到上皮内的 T 淋巴细胞。内分泌细胞通过细胞间接触的方式作用于邻近的外分泌或内分泌细胞，发挥局部调节活性，也可以分泌一些物质弥散到上皮间隙或穿过基底膜进入固有层，从而作用于神经末梢、血管和平滑肌。肥大细胞释放的介质，例如组胺，可以引起黏膜肌层或血管收缩、调节淋巴细胞功能、增加黏膜的分泌能力和通透性。

神经支配

肠道内神经系统（enteric nervous system，ENS）是外周神经系统中最为复杂的部分，由于 ENS 内的神经元均未收到来自大脑或脊髓的刺激，所以不同于交感或副交感神经系统。它们可以不依靠中枢神经系统而介导反射活动（图 14.4）。ENS 包含完整的回路，由神经节内的中间神经元构成，处理来自壁内和黏膜感受器的信号（如管腔内容物的流动性、体积、化学成分和温度等），也可以通过运动神经元来调节效应器的恰当反应。来自黏膜下神经节的大部分神经元可直接投射到黏膜。

副交感神经节内的神经元位于黏膜下神经丛（迈斯纳神经丛，Meissner's plexus）和肌间神经丛（奥尔巴赫神经丛，Auerbach's plexus），肌间神经丛位于固有层环形和纵行肌层之间，产生肠道的基本电信号，但对于消化间期肌电复合体的传导并不是必需的。然而，麦斯纳氏丛和奥尔巴赫神经丛相互连接形成一个单一功能复合体。刺激副交感神经元常常会增加循环、分泌以及肌肉的活性，而刺激交感神经会产生相反的作用。

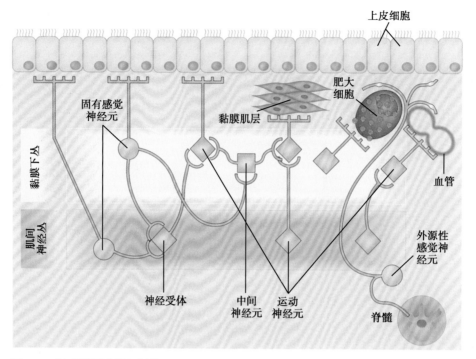

上皮细胞

固有感觉
神经元

肥大
细胞

黏膜肌层

黏膜下丛

肌间
神经丛

血管

外源性
感觉神
经元

神经受体

中间
神经元

运动
神经元

脊髓

图 14.4 肠黏膜屏障神经调节

图示肠壁内的固有感觉神经元、椎旁神经细胞体内的外来感觉神经元和运动神经元,这些外来神经元可以调节上皮细胞、平滑肌细胞、血管和肥大细胞的功能。运动神经元通过中间神经元相互连接形成一个自主的肠内神经系统。

疾病机制

食物过敏在胃肠道表现的病理生理机制

如上所述,胃肠道黏膜必须发挥保护宿主的作用,保护宿主免于有害的营养素、维生素及毒素,同时还要摄取生命所必需的营养成分和抗原。因此,胃肠道屏障具有固有免疫系统和其他非特异防御体系,这些非特异防御体系包括胃酸、黏液、碳酸氢盐分泌物上皮细胞层形成的紧密连接、胃肠蠕动、消化酶、吞噬细胞、补体旁路途径和抗菌肽(如防御素和 Cathelicidin 抗菌肽)等。巨噬细胞、中性粒细胞、肥大细胞和嗜酸性粒细胞是固有免疫应答中重要的效应细胞,这些细胞通过模式识别受体(包括 Toll 样受体家族)识别保守的细菌结构。一旦识别到"危险信号",这些效应细胞就会触发或促进对于有效的宿主防御和保护所必需的适应性免疫应答。另外,胃肠道免疫系统具有独特的形成"口腔耐受"的能力,这是一种可以接受食物或特定细菌抗原的状态,通过下调正常免疫应答来达到这种状态,这也是正常肠道所必须具备的功能。

在某些情况下,当这种免疫耐受损伤后,食物蛋白被当作有害抗原,从而被免疫系统不恰当地识别,导致异常的免疫应答以及随后不同程度及持续时间的炎症反应,针对食物抗原的免疫反应主要是 IgE 介导的超敏反应。这种反应导致肥大细胞、嗜碱性粒细胞和嗜酸性粒细胞释放炎症介质增加,在许多哮喘、鼻炎、特应性皮肤疾病以及 GI 食物过敏的病理过程中发挥核心作用。除了 I 型变态反应外,以食物抗原特异性 T 细胞激活为特征的 IV 变态反应也参与了食物过敏。IV 变态反应难与迟发型 I 型变态反应相鉴别,而在 25% 的食物过敏患者中存在迟发型反应。两种形式的迟发型反应共同之处在于均包括所谓的"Th2 免疫应答",并不是以抗原识别分子为特征,而是以免疫反应过程中释放的一系列细胞因子为特征。最相关的 Th2 细胞因子包括 IL-4、IL-5、IL-9 和 IL-13。在食物过敏患者中,GALT 中的原始淋巴细胞启动了产细胞因子的 Th2 效应细胞或产 IgE 的浆细胞(图 14.5)。

过敏性炎症反应仅发生在某些特定个体的原因尚不清楚,除了黏膜免疫系统反应过强外,足够数量的过敏原对于肠道过敏性炎症的发生是必须的。抗原暴露增加的原因包括可能由基因决定的 GI 屏障关键分子的改变、GI 屏障的不成熟、GI 防御系统的获得性障碍(如肠内感染),或者上述因素联合作用的结果。黏液分泌减少、防御素表达减少、特殊毒素刺激或者细菌/病毒感染所导致的黏膜屏障损害可能是免疫系统超敏反应形成的最初步骤,此外,有利于 Th2 应答的遗传易感性也是必需的。

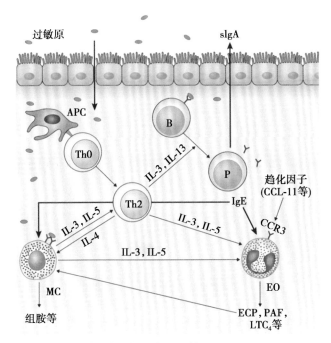

图 14.5 胃肠道免疫超敏反应的机制

APC,抗原提呈细胞;B,B 细胞;EO,嗜酸性粒细胞;MC,肥大细胞;P,浆细胞;T,T 细胞;Th,T 辅助细胞;IgA,免疫球蛋白 A;IL,白细胞介素;ECP,嗜酸细胞阳离子蛋白;PAF,血小板活化因子;CCR,趋化因子;LTC,白三烯;CCL,趋化因子(改编自 Bischoff SC, Crowe SE. Gastrointestinal food allergy: new insights into pathophysiology and clinical perspectives. Gastroenterology, 2005, 128: 1089-1113.)

由于嗜酸性粒细胞(见第 19 章)在过敏性炎症反应部位数目增加,并且活化释放 IgE 介导过敏反应中的介质,因此被认为是过敏性炎症中的主要成员。负责嗜酸性粒细胞聚集的因子包括白细胞介素(IL-5、IL-3)和粒细胞巨噬细胞集落刺激因子(GM-CSF)、趋化因子(如 CCL-5 和 CCL-11,CCL-5 既往称之为调节活化蛋白 RANTES,CCL-11 以前被称为嗜酸细胞活化趋化因子)和其他物质。在过敏反应中嗜酸性粒细胞活化的机制尚未完全清楚。嗜酸性粒细胞产生和释放了强大的炎症介质,包括嗜酸性细胞阳离子蛋白(eosinophil cationic protein, ECP)、嗜酸性粒细胞来源的神经毒素(eosinophil-derived neurotoxin, EDN)、嗜酸性粒细胞过氧化物酶(eosinophil peroxidase, EPO)以及嗜酸性细胞主要碱性蛋白(major basic protein, MBP)。嗜酸性粒细胞富含细胞因子和活性氧,以便参与过敏性反应中的细胞毒和免疫调节过程(图 14.5),过敏反应的临床症状和器官功能障碍大多为这些炎症介质和活性氧所诱发。嗜酸性粒细胞和过敏之间的相关性在胃肠道最为显著。与其他黏膜部位相比,小肠和大肠(而不是食管)部位本来就有嗜酸性粒细胞,最可能的原因是用于防御寄生虫和其他感染。约 80% 嗜酸性胃肠紊乱

(eosinophilic gastrointestmal disorders, EGIDs)患者具有特应性,饮食中回避过敏原有时能减轻疾病的严重程度。而且,约 50%GI 过敏患者黏膜内嗜酸性粒细胞增多,在胃肠道过敏性疾病中嗜酸性粒细胞的主要作用还存在一定的争议。约 50% 的胃肠道嗜酸细胞增多症患者中外周血嗜酸性粒细胞超过 400/μl。

食物过敏胃肠道外病生理表现

早在 60 年前,Walzer 和同事们就明确证实,即便在正常个体内,食物抗原也能够通过胃肠道屏障并迅速扩散至全身。新近,Husby 等人发现,2% 被吸收的食物蛋白以免疫学上的完整形态到达循环系统。因此,摄入的食物会作为潜在的变应原遍布全身,与各个组织中肥大细胞表面结合的 IgE 相接触(如皮肤、呼吸道、心血管系统,详见第一章)。由于大量的肥大细胞和其他可能参与的细胞(嗜碱性粒细胞、抗原呈递细胞)被活化,炎症介质被释放,导致血管渗漏、平滑肌收缩、黏液分泌、靶器官炎症,从而出现典型过敏症状,如表 14.1 所列。

表 14.1 胃肠道过敏的常见症状

口咽部	唇和口腔瘙痒
	唇和舌肿胀
	咽部瘙痒和水肿(口腔过敏综合征)
胃	反流性疾病
	恶心
	呕吐
小肠	腹部痉挛性疼痛
	吸收不良
	维生素缺乏
大肠	腹泻
	便秘
	大便带血

临床表现

全身临床表现

首次科学报道关于过敏的血清转移试验使用的是食物过敏原。C Kustner,医生是一名鱼过敏者,提取他的少量血清注射给非过敏者 Prausnitz 医生,结果后者在进行激发试验过程中出现注射部位的风团红晕反应。这个研究叫作 Prausnitz-Kustner 或者 PK 反应,发表于 1921 年。此后三十年越来越多食物过敏病例被发现,并且临床表现谱扩大至包括了迟发反应

和涉及消化道、皮肤、呼吸系统和心血管系统的反应。如今，我们将过敏反应区分为 IgE 介导的过敏反应，通常为典型过敏表现，以及非 IgE 介导的过敏反应，此类过敏反应通常涉及多个器官非特异性表现（框 14.1）。

框 14.1　食物过敏的临床表现

速发型过敏反应（通常 IgE 介导）

皮肤：荨麻疹、血管性水肿、潮红、斑丘疹、瘙痒、特应性皮炎的加重

胃肠道：口腔过敏综合征（OAS）、口唇以及舌或者上腭血管性水肿、恶心、呕吐、腹泻、急腹痛、腹痛

呼吸系统：反复干咳、声嘶、鼻结膜炎、喘息、呼吸困难

心血管系统：心动过速、偶发心动过缓、心律失常、低血压

全身性：严重过敏反应

其他：宫缩、濒死感

可能的食物过敏（非 IgE 依赖反应？嗜酸性粒细胞反应？非免疫介导反应？）

关节：关节炎

神经系统：偏头痛、头疼、疲劳、多动综合征（儿童）

胃肠道：腹胀、肠易激综合征样症状

全身性：水肿

疾病亚型的临床表现

　　儿童食物过敏多以皮肤表现和胃肠道表现为主，而成人食物过敏中口腔过敏综合征表现更多。这种临床表现的区别与大多数过敏原因不同地域和不同年龄分布不同有关。对于儿童，牛奶及奶制品、鸡蛋和花生是最常见的过敏原，而成人最主要的是花粉相关的食物过敏，这一现象是基于食物与花粉过敏原组分产生交叉反应，如 Bet v1 和 Bet v2。在成人，引起全身过敏反应的常见过敏原包括鱼、贝类、树生坚果和花生（框 14.2）。

食物过敏的胃肠道表现

　　食物过敏的症状在消化道的表现各异，很大程度上为非特异性。这些表现取决于黏膜所在部位以及发生过敏反应的类型。患者可能会出现口唇肿胀、咽痒、喉头水肿（OAS）；反流、恶心、呕吐（胃部过敏反应）；腹痛、肠吸收不良、维生素缺乏（小肠）；腹泻、便秘、便血（结直肠）；镜下肉眼观或者组织学证据表明炎症浸润伴有组织破坏，可能与迟发相反应或者迟发型超敏反应有关。在一些患者，肠道食物过敏具有组织学特点，如小肠肥大细胞增多症（图 14.6）、嗜酸细胞性小肠结肠炎（图 14.7~图 14.9），或者乳糜泻

（图 14.10）。活动性胃肠道过敏患者的黏膜固有层通常有大量嗜酸性粒细胞浸润（图 14.8）。一些少见病例中，胃肠道过敏导致大量小肠黏膜丧失完整性，进而造成严重肠吸收不良，使得通过口服方式的营养获取变得几乎不可能（见图 14.9）。

框 14.2　儿童和成人常见的食物过敏原

儿童	成人
奶和奶制品	花粉有关的食物变应原（如苹果、坚果、芹菜、胡萝卜、红灯笼辣椒、调味品）
鸡蛋	树生坚果和种子
小麦	花生、大豆
大豆、花生	鱼和贝类
坚果	奶和奶制品，鸡蛋，乳胶交叉变应原（如香蕉、鳄梨、猕猴桃）
鱼	

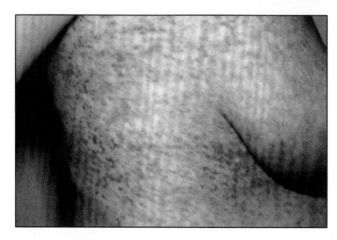

图 14.6　肥大细胞增多症

系统性肥大细胞增多症的皮肤表现（色素性荨麻疹）。患者通常伴有胃肠道肥大细胞增多以及对多种食物发生超敏反应。

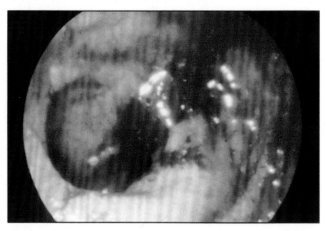

图 14.7　嗜酸细胞性小肠结肠炎肉眼观表现

内镜下观察小肠（回肠）黏膜发现重度炎症浸润和黏膜增厚，正常黏膜表面消失和黏膜自发性出血。此照片源于一例嗜酸细胞性小肠结肠炎患者并对多种食物变应原发生超敏反应。

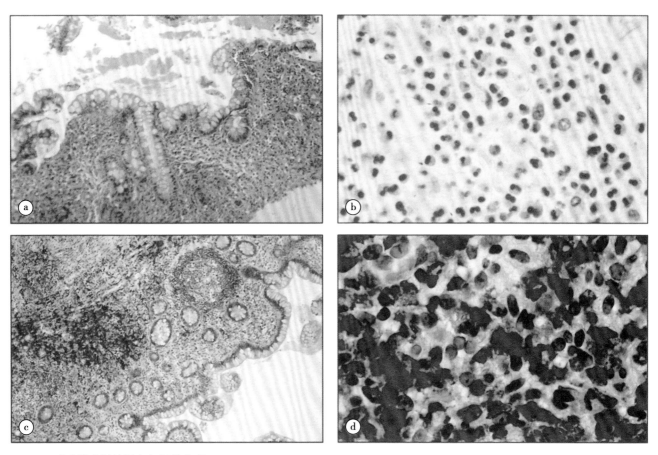

图 14.8 嗜酸性小肠结肠炎组织学表现

大肠切片（与图 14.7 同一患者）。ⓐ 黏膜破坏和细胞浸润（苏木精和嗜伊红染色，100 倍）。ⓑ 黏膜下层嗜酸性粒细胞浸润（苏木精和嗜伊红染色，500 倍）。ⓒ 免疫组化染色，使用嗜酸性阳离子蛋白抗体，嗜酸性阳离子蛋白会贮存于嗜酸性粒细胞胞浆颗粒中（EG2 单克隆抗体染色，100 倍）。ⓓ 同 c，1 000 倍。

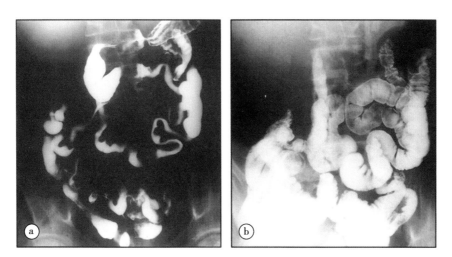

图 14.9 嗜酸性粒细胞性小肠结肠炎影像学表现

钡剂充填之后的小肠 X 线显影（与图 8.9 同一患者）。ⓐ 小肠正常黏膜完全缺失，与此同时，患者具有肠吸收不良、严重体重下降和贫血表现。ⓑ 8 个月严格避食（家庭肠外营养）之后几乎正常的黏膜组织，与此同时，患者开始进食个体化的要素饮食，未再出现病情反复。

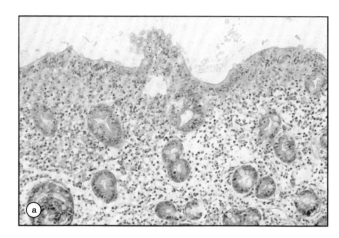

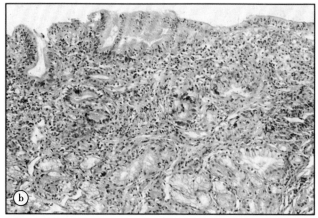

图 14.10 乳糜泻

ⓐ 两例乳糜泻活动期患者十二指肠切片。ⓑ 看到黏膜绒毛消失,黏膜固有层大量单核细胞和嗜酸性粒细胞浸润(Rolf Rudiger MeliB. 德国汉诺威大学病理学院)。

从口服食物激发到出现临床症状的时间跨度可由数分钟至数小时不等。大体来讲,早期反应 - 数分钟内发生,多累及胃肠道上部(如唇、咽、胃、十二指肠),而数小时或者数天后发生的迟发反应,多累及小肠或者大肠。速发型过敏反应多由 IgE 介导(Ⅰ型超敏反应),可以通过皮肤点刺或者血清特异性 IgE 检测诊断。而迟发型过敏反应通常由其他机制造成,因此很难通过客观检查证实。IgE 介导的过敏反应通常与特应质有关(特应性皮炎、过敏性鼻结膜炎、过敏性哮喘、特应性家族史等),而迟发型过敏反应则没有。胃肠道过敏与其他肠道慢性原发性疾病之间的关系,如嗜酸性小肠结肠炎、乳糜泻、IBD 和肠易激综合征(IBS),目前尚不清楚。源于临床和病理生理的观察性证据表明两者之间或许存在一定的关系,至少在某些个例身上是存在的。因此当遇到病因不明的胃肠道慢性炎症性疾病或者胃肠功能疾病时,过敏应作为其鉴别诊断。

食物过敏流行病学数据大多不清楚,据估计普通人群中 1%~4% 患有食物过敏,依使用的诊断方法不同而有所差异。1994 年 Young 发表一篇关于成人食物不耐受的人口调查,纳入 20 000 人进行调查问卷,通过口服食物激发试验证实的患病率为 1.4%。在食物激发试验阳性的患者中 28% 具有肠道症状。2 篇近期 meta 分析报道人群中食物过敏患病率为 1.5%~4.5%。3 岁以下儿童,胃肠道食物过敏发病率略升高(4%~6%)。另一方面,多个报道提到 20%~45% 人群自认为有食物不良反应,提示客观诊断方法的必要性。

食物过敏的皮肤表现

食物介导的累及皮肤的临床表现最常见的是荨麻疹,发病时间可由摄入食物后数分钟至数小时不等。在部分患者中有些辅助因素,如运动、酒精和非甾体抗炎药与吸收的食物结合共同导致荨麻疹发生(即辅助因素相关的食物介导的荨麻疹)。相反地,慢性荨麻疹很少由于食物过敏所导致。其他累及皮肤常见表现包括明显的皮肤瘙痒、红斑性斑丘疹(尤其是儿童特应性皮炎)、潮红和血管性水肿。在避食过敏原后皮肤表现会持续 1~4 小时后消失。在一些特应性皮炎儿童,症状并非立即进展,仅在数小时后明显。

食物过敏所导致的湿疹,大约占特应性皮炎患儿的 1/3。一般来说,患儿年龄越小,特应性皮炎越严重,湿疹越可能由于食物过敏所导致。鸡蛋过敏是最常见的触发因素。但是牛奶、花生、大豆、小麦和其他谷物均可涉及。这些患儿当去除可能的食物过敏原后,湿疹能够明显改善。但是食物过敏只是其中之一的病理生理因素。食物过敏在成人中的作用并不清楚,但是有证据表明,在进食 Bet v1 相关食物后,桦树花粉过敏患者会出现皮肤症状加重。

食物过敏在其他身体部位的表现

在儿童,由食物过敏导致单一上呼吸道受累的表现并不常见,更多是与其他系统共同受累。鼻塞、流涕、打喷嚏,伴眼周瘙痒、结膜充血、流泪,多见于口服食物激发试验过程中出现的 IgE 介导的皮肤和胃肠道症状时。下呼吸道症状(如胸闷、呼吸困难和喘息)并不常见,一旦出现往往提示严重过敏反应的发生。儿童致死性食物过敏反应中呼吸衰竭是主要原因。

在严重过敏反应中,心血管系统也可受累,表现包括低血压(如头晕目眩和晕厥)和心功能改变(如心律失常、心动过速、偶有心动过缓)。心功能不全是成人严重过敏反应主要致死原因,而且它可以作为严重过敏反应唯一的表现。

严重过敏反应是全身过敏反应,起病迅速并可危及生命。皮肤黏膜症状通常受累,伴发胃肠道、呼吸系统和心血管表现,但偶尔并不出现皮肤表现,特别是危及生命的病例。在一部分病例中,辅助因素,如运动、酒精、非甾体抗炎药、女性月经周期,在与摄入食物变应原共同作用导致严重过敏反应中,这些辅助因素也是必要条件。食物过敏是严重过敏反应中主要的因素,在美国急诊室,每年约诊治超过125 000 例。

诊断

食物过敏的诊断首先是基于详细的病史,病史有助于确定潜在相关食物变应原,指导进一步的评估,排除过敏之外的其他疾病,指导选择过敏检测(表 14.2)。

表 14.2　胃肠道过敏诊断

病史	症状
胃肠道检查	特应性或其他疾病
	内镜(胃十二指肠镜、结肠镜)
	腹部超声
	胃肠道 X 线检查
	吸收不良检查
	组织活检
实验室检查	常规实验室分析
	微生物学检查(血清、滴度、排泄物)
	血清总 IgE 和特异性 IgE(UniCAP、Immunilite 等)
	血清和排泄物中嗜酸细胞阳离子蛋白(EPX)
	嗜碱性粒细胞组胺释放试验(BHR)
	细胞变应原刺激试验(CAST)
激发性检测	皮肤点刺试验
	避食后逐渐增量的激发试验
	双盲安慰剂对照的食物激发试验
	结肠镜下变应原激发检测(COLAP)
诊断性试验	色甘酸二钠
	氟替卡松或者布地奈德雾化(定量吸入器)
	肠内营养(管饲要素饮食)
	全肠外营养

EPX,嗜酸性粒细胞蛋白 X

鉴别诊断

食物过敏的鉴别诊断依赖于受累的器官和临床表现的类型。食物介导的胃肠道过敏的鉴别诊断是最重要和复杂的,因为很多患者声称患食物有关不良反应,但只有少部分是真正的食物过敏(框 14.3)。

框 14.3　胃肠道过敏的鉴别诊断

食物不耐受
碳水化合物不耐受(乳糖、果糖、山梨醇吸收不良)
组胺不耐受

炎症性肠病
克罗恩病/溃疡性结肠炎
微小结肠炎
乳糜泻
慢性胃肠道感染(如空肠弯曲菌、艰难梭菌等)
其他慢性炎症性肠病
肠道外炎症(如胰腺炎、急性阑尾炎等)

恶性疾病
结肠癌
小肠肿瘤性疾病(淋巴瘤、间质瘤、内分泌肿瘤)
肥大细胞增多症

肠易激综合征、功能性消化不良、胃食管反流病

病史采集和辅助检查

病史

详尽的病史对于优化食物过敏评估和诊断至关重要,需要弄清楚以下几个问题:

1. 与反应有关的症状是什么?
2. 什么食物导致症状发生,是否不止一次出现?
3. 症状出现的时候摄入了多少食物?
4. 食物是烘焙过的(高温)还是自然形态(生的)?
5. 摄入食物后多久出现症状?
6. 这些食物有没有在其他情况下吃过,却没有出现临床症状?
7. 这些症状在未暴露这些食物时,是否也曾出现?
8. 有没有同时涉及其他因素,如运动、酒精、使用阿司匹林或其他非甾体抗炎药?
9. 进行了什么样的治疗,以及症状持续了多长时间缓解?

有了这些信息,食物过敏以及可能的类型就有迹可循,就可以进行进一步明确的过敏检查。实际操作中,不选择地进行大量的皮肤点刺试验和特异性 IgE

检测用于筛查速发型过敏反应是不恰当的。病史对于诊断胃肠道过敏尤其重要,因为胃肠过敏反应缺乏特异性临床表现和特异性实验室检查。因此诊断胃肠食物过敏更多是排他性诊断。

体格检查

体格检查包括机体主要功能的一般性检查和特异性检查(如皮肤、口腔和咽部的视诊,腹部触诊和叩诊,直肠指诊)。体格检查一般都是正常的,除非是在发生过敏反应的短时间内进行查体。不过,体格检查正常并不能排除食物过敏。

排他性诊断检查

为了排除其他疾病,尤其是胃肠道疾病,常常需要另外一些检查手段,例如上/下消化道内镜检查、胃肠道活检和组织学检查、影像学检查、实验室检查、微生物检查、粪便检查(了解吸收不良相关指标)等。这些常见的胃肠道排他性检查必须结合过敏原体内、体外检测来共同诊断胃肠道食物过敏。

IgE 介导食物过敏的检测

确诊食物过敏的实验室检测基本上没有。皮肤点刺试验对于排除 IgE 介导的食物过敏和提示或支持诊断是有用的,但单独依据皮肤点刺试验的确诊价值有限。检测血清总 IgE 可以提示特应质,但是确定食物过敏的价值有限。同样的,血清食物特异性 IgE 检测阴性很大程度上可以排除 IgE 介导的反应,但其阳性预测的准确度低。通常皮肤点刺试验风团越大或血清特异性 IgE 值越高,提示机体摄入食物后越可能出现过敏反应。然而,风团的大小或食物特异性 IgE 的数值与过敏反应的严重程度并不相关,这些检查在评估口腔过敏综合征(OAS,也称花粉-食物综合征)时价值也有限,因为引起 OAS 的过敏原具有不稳定性。另外,有研究显示由口服激发试验证实的食物过敏患者,当被体内或体外食物过敏原激发时,存在肠道肥大细胞释放组胺,但是皮肤点刺试验和特异性 IgE 测试仅有 50% 的患者阳性。这意味着一些胃肠道超敏反应可以解释为局部 IgE 引起,而非通常被认为的 IgE 介导反应。虽然如此,对于怀疑胃肠道食物过敏的患者进行皮肤试验和过敏原特异性 IgE 检测应出于以下 2 个目的:可能提供更多有关胃肠道内外特应质及特应性疾病的证据,可能对胃肠道 IgE 介导的速发型过敏有用。在对特定食物过敏原测试阳性的患者中,皮肤试验和过敏原特异性 IgE 检测可能有助于选择相关过敏原进行进一步测试(如激发试验)。

除了皮肤试验和食物过敏原特异性 IgE 检测之外,也有其他一些实验室检查方法的出现,尽管大多数没有完全经过临床敏感性和特异性验证。例如,IgE、IgA 和 IgG4 已经可以在血清和粪便中定量检测,但是这些抗体在诊断中的作用还没有被最后证实。诸如嗜碱性粒细胞组胺释放(BHR)试验和细胞过敏原刺激试验(CAST)的检查也可能有用。这 2 个试验中,外周血白细胞(包含嗜碱性粒细胞)被过敏原提取物激发,随后在细胞上清液中定量检测组胺(BHR)或白三烯(CAST)。在食物激发试验作为对照的研究中,这 2 种测试的敏感性和特异性的评价可能优于皮肤点刺试验和过敏原特异性 IgE 检测,不过仍有待于进一步验证。BHR 和 CAST 主要优势是可以针对性质不稳定的食物用新鲜制备的提取物进行测试。然而有 5%~10% 的人循环中的嗜碱性粒细胞对体外激发无反应,因此这些测试对这样的个体无效。通过将食物抗原与肥大细胞接触,肠道肥大细胞组胺释放(IMCHR)试验,即将食物抗原与分散的局部肥大细胞接触进行试验,对于仅有胃肠道症状的患者,与皮肤点刺试验、过敏原特异性 IgE 检测和 BHR 试验相比,其与口服激发试验的结果相关性最好。另一个不依赖于 IgE 的诊断或检测胃肠道过敏的方法是测定嗜酸性粒细胞来源的阳离子蛋白,如嗜酸细胞阳离子蛋白(ECP)和嗜酸细胞蛋白 X(EPX)。研究发现食物过敏儿童血清 ECP 水平增高,Bischoff 及其同事发现更令人有兴趣的是定量检测粪便标本中 ECP 和 EPX,因为与血清检测相比,粪便中定量检测能更准确地反映胃肠道内嗜酸性细胞的活化。

激发试验

双盲安慰剂对照口服激发试验(DBPCFC)和饮食剔除试验后再激发被认为是确诊食物过敏的金标准。诊断性饮食疗法包括过敏原回避(例如,水—米饮食、水解蛋白、要素饮食或完全肠道外营养)和过敏原调查饮食,后者首先让患者进行无过敏原饮食中(例如,水—米饮食),然后按不同食物蛋白组分别逐步引入进行激发(每种食物 2~3 天,分 8 至 12 个递增步骤),举例见表 14.3。在进行过敏原调查饮食过程中,需要患者进行饮食日记来记录症状。过敏原调查饮食有几个潜在不利因素,如严重过敏反应的风险(因此有严重过敏反应史的患者必须住院进行)、时间要求长(16~36 天),以及缺乏对照研究表明测试过程的敏感性和特异性。

表 14.3 诊断性饮食方案

步骤	原则	举例
1	低致敏饮食	大米,土豆,葵花籽油,盐,白糖,水
2	牛奶和奶制品	牛奶,黄油,乳酪,脱脂乳酪,酸奶
3	谷物类	小麦(面包,面包卷,面条),燕麦,玉米,蜂蜜,酵母
4	蔬菜和豆类	番茄,胡萝卜,西蓝花,芹菜,花生,大豆,大蒜
5	蛋类和家禽	鸡蛋,煎蛋,鸡,火鸡
6	肉类	猪肉,牛肉,羊肉
7	水果和坚果	苹果,草莓,桃,樱桃,猕猴桃,榛子,核桃
8	鱼和贝类	鳕鱼,虾
9	香料和草药	胡椒,辣椒粉,牛至,咖喱,香菜,芥末
10	防腐剂,添加剂	加工好的饭食,冷冻食品,红酒,啤酒,咖啡

　　DBPCFC 已经被很多学者成功用于检测儿童和成人的食物相关的各种病症。然而此试验也存在局限性,因为:

- 一次只能测试一种或很少几种过敏原。
- 有全身严重过敏反应的风险。
- 一些迟发症状,如胃肠道反应,可能很难解释。
- 试验不能研究潜在的病理机制,如牛奶过敏与乳糖不耐受可能引发类似的症状(尽管有其他检测方法能够区分相关机制)。

　　特别是食物过敏的胃肠道表现,双盲安慰剂对照食物激发试验(DBPCFC)的解释是困难的,因为试验的判读标准没有严格的定义,口服激发试验常依赖于患者进食后的主观症状。为了克服 DBPCFC 的局限性,Bischoff 及其同事开发了一种用于肠道食物过敏的诊断方法,即结肠镜过敏原激发试验(COLAP test)。局部激发试验已经在鼻腔、眼结膜和支气管黏膜中得到应用,但迄今为止还尚未用于胃肠黏膜。在 COLAP 试验中,根据患者的病史、皮肤点刺试验和过敏原特异性 IgE 的结果,选用 3 种食物过敏原提取物进行内镜下盲肠黏膜激发试验(图 14.11),在激发试验后的 20 分钟,黏膜的风团和红晕反应被半定量地记录下来(图 14.12)。对怀疑有与食物过敏相关腹部症状的患者和健康受试者进行了 COLAP 试验,有一半被测抗原引起患者黏膜明显的风团和红晕反应,然而健康受试者则无反应。抗原诱发的风团红晕反应可能与患者对食物的不良反应史有关,而与血清特异性 IgE 水平和皮肤试验结果无关。肠道激发试验没有观察到全身严重过敏反应的发生,研究发现抗原诱发的风团红晕反应与肠道肥大细胞和嗜酸性粒细胞活化密切相关(图 14.13)。研究表明 COLAP 试验可能是胃肠道食物过敏的有效诊断方法,也是研究胃肠道过敏和口服耐受机制的受关注的工具。

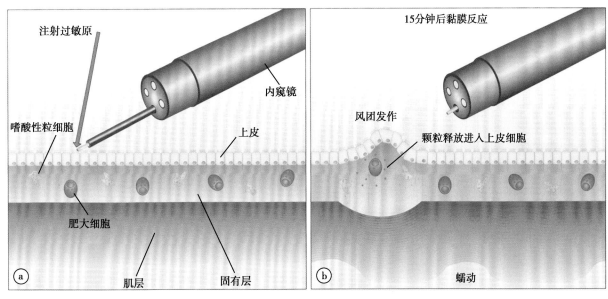

图 14.11 结肠镜过敏原激发技术

ⓐ 在结肠镜下通过细针将过敏原提取物注入肠黏膜;ⓑ 15 分钟后,对过敏原反应阳性患者可以观察到黏膜风团 - 红晕反应,伴随肥大细胞和嗜酸性粒细胞脱颗粒,以及肠蠕动增强。

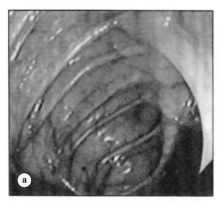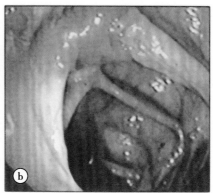

图 14.12 结肠镜过敏原激发试验中黏膜的反应
ⓐ 激发之前的正常黏膜;ⓑ 注射牛奶过敏原提取物 15 分钟后的黏膜反应。

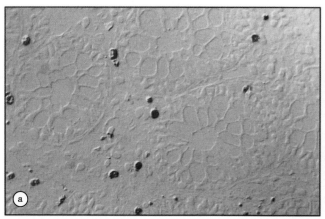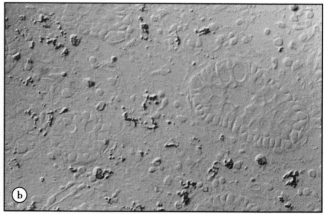

图 14.13 结肠镜过敏原激发试验后肥大细胞活化,盲肠黏膜组织切片组胺的免疫组化染色
活检组织检查:ⓐ 猪肉过敏的患者用小麦过敏原提取液激发后 20 分钟没有肉眼可见的反应,和ⓑ 猪肉抗原提取物激发后引起明显的黏膜风团和潮红反应。注意组胺的广泛分布。(图中黑色所示,×400)

最终确诊

食物过敏的确诊基于病史、个人和家族过敏史、排除其他疾病、特异性过敏原测试及必要时的双盲安慰剂对照激发试验的综合判断。诊断流程图见图 14.14 展示了具有临床应用价值的食物过敏诊断流程图。

食物过敏的管理

概述

对食物过敏的诊断和治疗通常具有一定难度,且耗时,有时对患者甚至有危险。因此,相关患者需要由有能力的专家进行仔细的临床分析,针对症状和生活质量的影响、诊断过程和治疗方案都要有明确的指导。即使确诊了食物过敏,治疗仍然有难度,因为避免过敏原需要患者高度的警惕和自律,而药物治疗的选择也有限。此外,免疫治疗和胃肠道过敏的预防措施还尚未得到确立,目前已经证实的预防措施就只有对高特应性疾病风险的新生儿进行母乳喂养。除了医生之外,还需要有经验的营养师来指导患者如何进行排除性饮食、识别食物中潜在的危险成分以及避免营养不良和维生素缺乏。

管理目标

治疗的主要目的是缓解症状,提高生活质量,避免危及生命的过敏性反应。

患者教育

确诊食物过敏的患者需要进行相关教育:
- 阅读食品标签,了解食品成分。
- 学会识别不安全的情况,如自助餐,花生和坚果过敏患者在亚洲餐厅就餐。
- 了解花粉相关食物过敏的交叉反应。
- 了解严重过敏反应的风险以及如何应对。

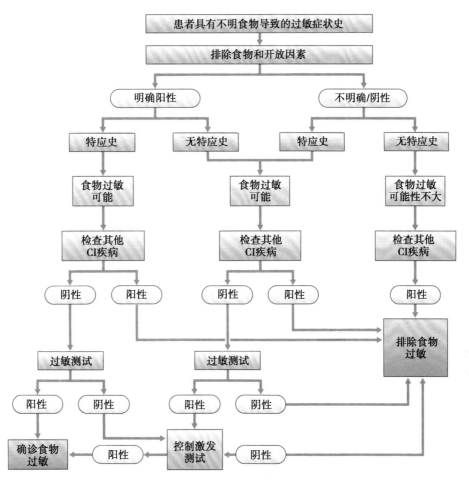

图 14.14　确诊 GI 食物过敏流程图。详细内容见下文（改编自 Bischoff SC，Crowe SE. Gastrointestinal food allergy：new insights into pathophysiology and clinical perspectives. Gastroenterology 2005；128：1089-1113.）

向过敏家庭提供预防建议：为新生儿提供 4~6 个月的母乳喂养，逐步引入固体食物，可能的话孕妇在围产期服用益生菌（乳酸杆菌菌株）产品。

管理计划（表 14.4 ）

避免过敏原

　　食物过敏唯一有效的治疗方法是避免接触过敏原。然而，这种方法需要明确识别过敏原，并且有可能将过敏原完全排除在饮食之外而不存在营养不良的风险。成功避免过敏原取决于患者的依从性、患教质量、要避免的过敏原数量以及引起反应的过敏原种类。牛奶、鸡蛋、榛子、花生、小麦、大豆、苹果、鱼、贝类和猪肉是引起胃肠道食物过敏最常见的 10 种食物。一些过敏原如坚果和苹果相对容易避免，其他的如牛奶、鸡蛋和小麦，需要付出巨大的努力才能完全从饮食中去除。必须根据患者的能力来选择精细的饮食方案，并由经验丰富的专业人员提出建议。应该提醒患者阅读所有食品的成分标签，以及学习如何阅读食品标签、理解技术名称和缩写并意识到有些成分并不总是标明的。需要了解烹饪对食物蛋白质致敏性的影响，以及外出就餐的注意事项。还必须了解不同食物过敏原之间的交叉反应，以及某些食物过敏原和花粉之间的交叉反应。最后，严格遵循排除性饮食的患者需要监测体重、身体成分、维生素水平、电解质和骨密度等。

表 14.4　食物过敏的治疗

避免过敏原	低致敏饮食
	根据病史和检测结果进行排除性饮食
	（全肠外营养）
药物治疗	色甘酸钠（GI 症状）
	糖皮质激素（局部或全身给药）
	吞咽氟替卡松或布地奈德喷雾剂
	抗 IgE 单抗
	H_1 抗组胺药？
	白三烯受体拮抗剂？
未来治疗思路	免疫治疗（诱导口服耐受）
	细胞因子治疗（如 IL-10，抗 IL-5 ）

药物治疗

关于胃肠道过敏的药物治疗的对照研究还没有。因此,应遵循食物过敏药物治疗的一般原则(见第7章)。治疗必须区别急性过敏反应(见"紧急情况的处理")和慢性或复发性症状。

由于各种原因不能完全避免食物过敏原的患者需要长期的药物治疗。药物治疗和饮食疗法并不相互排斥,因为部分排除相关过敏原可能有助于减少所需的药物剂量。根据我们的经验,H_1 抗组胺药在大多数情况下对治疗慢性胃肠道症状无效,除了 OAS 的瘙痒症状。口服色甘酸钠(每天4次,每次200mg)对某些轻度胃肠道过敏可能有用,这种药物的优点是大多数人都能很好地耐受,而且没有相关的副作用报道。在中重度病例中,口服糖皮质激素(如泼尼松龙5~40mg/d,或在胃肠道过敏的病例中布地奈德3~12mg/d)的额外治疗可能有效。在嗜酸性细胞性食管炎中,吞咽氟替卡松或布地奈德喷雾剂已被证明对大多数患者的症状有改善作用。其他有效的长期治疗药物目前只有少量报道,如非甾体类免疫抑制剂和细胞因子拮抗剂。在非常严重的病例中,可以短期使用高剂量的糖皮质激素和全肠外营养进行治疗。如果这些病例伴有全身严重过敏反应症状,应遵循严重过敏反应处理的建议。在严重食物过敏的特殊情况下(如由花生或脂质转移蛋白等强效食物过敏原引起),不仅需要急救药物,还应考虑试验性应用全身性抗 IgE 治疗。

没有证据支持在任何形式的食物过敏中使用传统的肠道外途径的过敏原免疫疗法。其他药物(如白三烯拮抗剂或细胞因子,如IL-10)在胃肠道过敏中的治疗作用仍需评估。

紧急情况的处理

有系统性严重过敏反应史的食物过敏患者,或对危险度高的过敏原如花生、树坚果、含脂质转运蛋白的桃子等水果过敏的患者,应配备以下急救药物:肾上腺素自动注射器肌内注射(体重 >25~30kg 的患者剂量为 0.3mg,体重 >10~25kg 的患者剂量为 0.15mg);H_1 抗组胺药,如氯马斯汀(2mg)、西替利嗪(10mg)或苯海拉明(1.25mg/kg,最大量50~75mg);泼尼松龙(1~2mg/kg,最大量100mg)。儿童用量为成人剂量的一半。每年必须定期重新开具这些药,并向患者及其家属详细说明这些药的用法。

疾病控制效果评估

开始进行过敏原排除饮食的食物过敏患者应在大约3个月内随访,以评估个体化饮食的有效性,是否达到治疗目标(见上文),并排查是否存在营养不良。

重要信息汇总

- 食物过敏仍然是过敏领域的"黑匣子",因为其机制尚未阐明,诊断手段复杂、耗时、无特异性,饮食治疗的成功与否取决于诊断的准确性。
- 有 20%~30% 的人认为他们对食物有不良反应,但其中仅 1/4 的儿童和 1/10 的成年人患有真正的食物过敏。
- 食物过敏的诊断需要客观地确认,必须与吸收不良综合征、食物不耐受和其他疾病相鉴别。
- 通过采用全面的诊断策略,包括详尽的病史和家族史、准确使用过敏检测、排除非过敏性疾病,可以在大多数患者中准确诊断食物过敏。
- 一旦确诊,治疗的选择是严格避免过敏食物;此外,抗过敏药物治疗可以在某些情况下使用。
- 在疑似严重过敏反应的病例中,患者必须配备一套由可自行注射的肾上腺素、抗组胺药和糖皮质激素组成的急救药物。

拓展阅读

Bischoff SC, Mayer J, Wedemeyer J, et al. Colonoscopic allergen provocation (COLAP): a new diagnostic approach for gastro-intestinal food allergy. Gut 1997; 40:745–753.

Bischoff SC. Role of mast cells in allergic and non-allergic immune responses: comparison of human and murine data. Nat Rev Immunol 2007; 7:93–104.

Bock SA, Sampson HA, Atkins FM, et al. Double-blind placebo-controlled food challenge (DBPCFC) as an office procedure: a manual. J Allergy Clin Immunol 1988; 82:986–997.

Liacouras CA. Pharmacologic treatment of eosinophilic esophagitis. Gastrointest Endosc Clin N Am 2008; 18(1):169–178.

Mehr S, Kakakios A, Frith K, et al. Food protein-induced enterocolitis syndrome: 16-year experience. Pediatrics 2009; 123:e459–464.

Monsbakken KW, Vandvik PO, Farup PG. Perceived food intolerance in subjects with irritable bowel syndrome – etiology, prevalence and consequences. Eur J Clin Nutr 2006; 60:667–672.

Nowak-Wegrzyn A, Muraro A. Food protein-induced enterocolitis syndrome. Curr Opin Allergy Clin Immunol 2009; 9:371–377.

Sicherer SH, Sampson HA. Food allergy. J Allergy Clin Immunol 2010; 125(suppl. 2):S116–125.

Turner JR. Intestinal mucosal barrier function in health and disease. Nat Rev Immunol 2009; 9:799–809.

Zuidmeer L, Goldhahn K, Rona RJ, et al. The prevalence of plant food allergies: a systematic review. J Allergy Clin Immunol 2008; 121(5):1210–1218.

第十五章　职业性过敏

Piero Maestrelli, Piera Boschetto 和 **Mark S. Dykewicz**

内容释义

职业性过敏被定义为接触工作环境中所存在的物质引起的过敏。这一定义的两个要素都很重要，因为物质应是工作场所特有的，同时与疾病有因果关系。

概述

对职业性过敏的认识可以追溯到 1555 年，马格努斯·奥洛斯写道：在给麦子筛壳时，必须仔细考虑何时有合适的风吹走有害的灰尘。因为这些细粒很容易进入口腔，导致喉咙充血，威胁打谷人的生命。如果不立即喝啤酒进行治疗，这个人可能将不久于人世，并无法享受打谷所带来的收获。

从那时起，在工作场所遇到的很多物质都被认为同多器官的过敏反应有关。例如，面粉、蓖麻籽或树胶中的高分子量物质，以及铂盐、二异氰酸酯或木屑中的低分子量物质。

过敏反应可导致永久性的损伤和残疾。由于其重大的医疗、社会和可能的法律后果，职业性过敏的明确诊断，包括致病因子的鉴定是势在必行的。只要有可能，就应该在高风险的工作场所制定预防计划。

职业性过敏可以影响很多靶器官，包括肺，鼻，眼和皮肤。本章聚焦于影响上、下呼吸道的职业性过敏，即职业性哮喘和职业性鼻炎。

疾病机制

了解职业性过敏的发病机制对疾病的最佳预防和管理很关键。上百种职业性过敏的过敏原可以简单划分为高分子（high-molecular-weight, HMW）和低分子（low-molecular-weight, LMW）化合物。按照惯例，HMW 致敏物分子量 >10kd，通常是可吸入蛋白物质，反之 LMW 类制剂经常是活性化学物质。根据可能发生暴露的行业、职业或工作流程，最近已经整理好了一份过敏原清单（拓展阅读见 Malo 和 Chang-Yeung）或在下列网址查阅（http://www.remcomp.fr/asmapro/index.htm；http://www.asthme, csst.qc.ca）。

框 15.1 总结了职业性哮喘和职业性鼻炎最重要的诱因。

职业性哮喘（occupational asthma, OA）和鼻炎可能是多基因，环境和行为共同影响的结果。对于几种致敏剂，其暴露水平与 OA 疾病进展之间的剂量反应关系已经建立完善。最近的证据表明化学性呼吸道过敏原可能通过不同的吸入途径（主要是皮肤接触）使呼吸道致敏。遗传易感性可能与职业和环境中的暴露相结合，通过修改给定基因对复杂表型的影响以影响职业性过敏的发展。在这方面，基因和环境之间的相互作用（部分通过表观遗传机制）（第二章）似乎在引起疾病方面比单独考虑遗传学或环境的影响更为重要。

高分子量的混合物

- 植物产品
- 动物产品
- 酶
- 海产蛋白质

低分子量混合物

- IgE 依赖性原因的
  - 酸酐
  - 金属
  - 非 IgE 依赖性原因
  - 二异氰酸盐
  - 木屑
  - 胺
  - 树脂
  - 药物制品
  - 戊二醛
  - 甲醛
  - 铝电解厂房 - 诱发哮喘

HMW 化合物,通常是生物来源的,一般通过 IgE 依赖机制诱发职业性过敏,与非职业性的特异性哮喘机制类似。相反地,大多数的 LMW 类制剂是通过非 IgE 依赖机制诱发职业性过敏。LMW 类制剂引起 OA 的发病机制仍很不明确。人们认为,许多 LMW 类制剂对哮喘和鼻炎的“诱导”或致敏机制主要与免疫致敏作用有关。但是,相关的免疫学机制仅在某些情况下涉及 IgE 介导的免疫,并且可能涉及新的细胞介导的混合免疫反应。二异氰酸酯和大侧柏酸所导致的 OA,已被认可具有免疫哮喘特点的临床和病理学特征,但不会持续诱发特异性 IgE 抗体。

免疫应答可以通过抗原呈递细胞识别结合蛋白的成分而开始(图 15.1)。随后 sHLA-G 产生(一个非经典型 HLA-1 分子具有耐受性和抗感染功能),通过巨噬细胞和受损上皮细胞(危险信号)释放损伤相关分子模式上调免疫模式识别受体(几丁质酶 -1),这可能表达了一个通过异氰酸盐刺激天然免疫应答和有助于激活免疫活性细胞的免疫级联反应。在异氰酸盐导致的 OA 中,混合的 CD4⁺-CD8⁺ 2 型 /1 型淋巴细胞应答或者 γ/δ 特异性 CD8⁺ 细胞的诱导可能起一定作用。Th2(IL5)和 Th1〔(IFN-γ)〕细胞因子和其他的由巨噬细胞产生的促炎趋化因子〔转移抑制因子(MIF),单核细胞趋化因子蛋白 1(MCP-1),肿瘤坏死因子 α(TNF-α)〕,共同诱导炎症细胞的募集和

激活。OA 的功能改变,以气道炎症为特征,即支气管高反应性和气流受限,参与的细胞主要是嗜酸性粒细胞和肥大细胞。OA 的组织病理学特征是网状基底层增厚引起的上皮下纤维化。然而,这种气道重塑对肺功能的作用仍未确定(见图 15.1)。

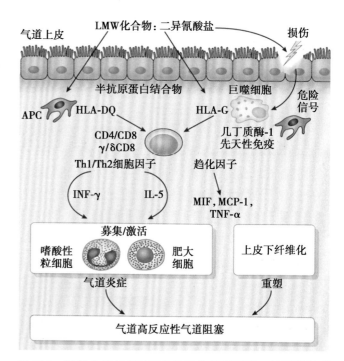

图 15.1　被低分子量(LMW)化学物质特别是二异氰酸盐引起的职业性过敏的图解机制

APC,抗原呈递细胞;Th,T 辅助细胞;IL,白介素;HLA,人类白细胞抗原;INF,干扰素;TNF,肿瘤坏死因子;MIF,转移抑制因子;MCP,单核细胞趋化蛋白。

在职业性鼻炎(OR)中,有证据表明,非过敏性神经机制在发病机制中发挥重要作用,它可能通过促进神经源性炎症,可引起血管扩张和水肿导致鼻塞。神经营养素如神经生长因子上调感觉神经肽的合成和释放,如 P 物质、神经激肽 A、神经激肽 B 和降钙素基因相关肽。神经肽经过异氰酸盐、臭氧和过敏原的气道激发试验后已经被修复。各种在职业中可接触的刺激性物质(例如氯、甲醛和挥发性有机化合物)已被证明会导致鼻腔炎症,通常以中性粒细胞聚集为主。

临床表现

职业性哮喘

一般情况

职业性哮喘被定义为因接触工作场所中存在的

产品而引起新的哮喘发作。相比之下,更常见的是工作加重性哮喘的发生 - 即在工作暴露之前就存在的哮喘,但随后由于工作条件(这可以是化学暴露,也可能包括物理改变,例如温度或体力要求的变化)而加重或加剧。职业性哮喘和工作加重性哮喘共同构成了与工作相关性哮喘疾病谱(图 15.2)。

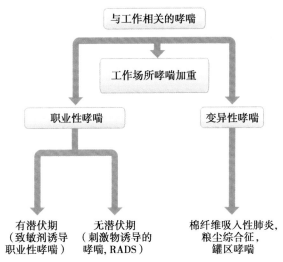

图 15.2 职业性哮喘和类似职业性哮喘的变异型 RADS,反应性气道功能障碍综合征。

职业性哮喘可分为两种类型,取决于是由工作中的特定 HMW 物质(例如吸入蛋白)或 LMW 化合物诱发致敏作用引起的,定义为"致敏物诱发性 OA",还是暴露于工作场所中的吸入性刺激物引起的过敏,定义为"刺激物诱发性 OA"(见图 15.2)。由致敏物引起的 OA 在工人获得对病因的免疫介导致敏作用所需的暴露潜伏期后出现。这包括由 IgE 机制(蛋白质或一些化学物质)诱导的 OA,和通过免疫机制被高度怀疑的化合物(通常是反应性化学物质)导致的 OA,但在大多数患病工人中抗原特异性免疫反应不容易被识别。

暴露于高水平的刺激物所造成的 OA 没有明显的潜伏期,其最明确的表现是反应性气道功能障碍综合征(RADS),被描述为在单一的,具有高度刺激性的物质暴露之后的哮喘急性发作。尽管其功能特性与 OA 相似,RADS 的症状不能够通过把患者重新暴露于低度或无刺激性水平的刺激物而再产生。同样,RADS 的气道病理学是不同的,支气管上皮损伤和上皮下纤维化更加显著,而且,支气管壁炎性细胞浸润通常没有哮喘明显,嗜酸性细胞的出现也是不一致的。

这些定义可以被这样解释和理解,即工作加重性哮喘和 OA 不是相互排斥的,可以共存于同一个工人中。在不同类型的工作加重性哮喘中,由特定的致敏物引起的 OA 在病例监测系列中是最常见的研究类型。童年期有过病史或者是成人期已存在的哮喘病史不能排除 OA 在一个适当的工作场所发生暴露后发作的可能性。

流行病学

根据转诊或接受法医学赔偿的病例以及前哨医师报告的病例显示,OA 患病率呈上升趋势(比石棉肺和硅沉着病这样的尘肺病更常见)。这些增加的原因尚不完全清楚,但可能反映出人们对该问题的认识日益提高,以及环境暴露的范围扩大了。除了法医学和基于监测项目的统计外,OA 的发生率还可以在一般人群和特定的高风险工作场所中进行评估。据估计,23.4% 美国劳动力(3 340 万人口中的 780 万)至少暴露于工作场所的 367 种潜在致哮喘物中的其中一种。在 1990 年左右开始了一项针对普通人群的欧洲社区呼吸健康调查(ECRHS),这个重要的前瞻性研究显示了职业因素引起哮喘的归因风险分数非常高:10%~25%。

最近,暴露间的差异受到关注,这个差异可能可以解释在不同国家之间发病率的变化。据地理分布的分析在讲英语的国家有较高的哮喘发病率。国家之间发病率的对比是重要的,对于某些职业,比如清洁工,不同国家间其哮喘发病率存在相似之处。从南非和巴西的定点研究中获得的数据表明,OA 的风险相对较低,发病率为每 10 万人中只有不到 2 例,而芬兰每 10 万人中的发病率则接近 12 例。OA 也可能与同一国家的不同地区的地理格局有关。来自 ECRHS 的数据显示在西班牙和法国城市中,人们对普遍存在的过敏原的致敏率存在很大差异,同时,由于致敏作用引起哮喘的归因风险也存在一定差异。

性别在职业性过敏中似乎起了重要的作用,但是这个方向取决于化合物和职业;例如,在芬兰关于职业对哮喘发病风险的研究已经完成,三个国家登记册的数据显示出了男女的不同风险。不幸的是,大多数的监测数据没有根据性别分层。一些性别差异已经被报道,尽管许多差异可能与不同的暴露相关。教育也发挥了重要的作用,患有工作相关性哮喘的工人中,常常仅受过小学教育。

表 15.1 描述了 1999 年 6 月至 2007 年发布关于哮喘一般人群的纵向队列研究,从中或可推断出职业

性暴露和哮喘的人群的归因风险（PAR）。大多数针对特定工作场所的 OA 的流行病学调查都是横断面的，因此已经评估了该病的患病率。这种方法的主要缺点是它很可能受到"健康工人效应"的影响，这可能低估疾病的发生率。哮喘症状可能非常棘手，甚至危及生命，因此很可能许多目标人群在进行调查之前早已离开工作场所。据推测，在 OA 的病例中，这种偏倚比慢性进行性疾病如尘肺病更为明显。另一个困难在于缺乏可用于评估患病率的诊断工具。调查依靠问卷调查、免疫学测试、气道口径和支气管反应性评估，以及呼气峰流量（PEF）监测（单独使用或组合使用）。只有极少数情况会以渐进的方式进行调查，从而识别病例，然后通过 PEF 监测或特定的吸入激发试验来确诊病例。流行病学研究的其他问题可能包括：由于哮喘和其他慢性阻塞性肺疾病之间的重叠而导致的错误分类；开始暴露后对症状问题的回答的归因偏倚，因为症状的多样化，工人可能会出现胸部或鼻部症状而不伴有喘鸣导致。

表 15.1　职业性哮喘发生频率：由 Toren 和 Blanc（现有回顾）和既往回顾研究获得的职业性暴露和哮喘人群的归因分数（PAR）的综合

研究类型	研究包含	范围	平均数	中位数
当前回顾				
纵向	6	8.6~44	19.3	16.3
病例对照	3	9.5~21.4	14.8	13.5
横断面	7	7.0~31.3	16.1	13.6
当前和早期回顾				
纵向	6	8.6~44.0	19.3	16.3
病例对照	6	9.5~36.0	20.7	12.2
横断面	16	7~31	21.1	17.6
总计	26	7~31	20.7	17.6
仅成年人哮喘发作	17	8.6~44.0	18.5	16.9

职业性鼻炎

　　根据 2008 年欧洲变态学会和临床免疫学学会（European Academy of Allergy and Clinical Immunology，EAACI）的共识声明，职业性鼻炎（OR）已经被定义为一种鼻部的炎症性疾病，其特征是间歇性或持续性的鼻部症状（如鼻塞，打喷嚏，流涕，瘙痒）和 / 或多变的鼻部气流受限和 / 或由于特定工作环境而不是在工作场所外遇到的刺激而引起的分泌过多。然而，非职业性鼻炎的某些类型常具有鼻部症状，但缺乏与鼻部炎症一致的证据。因此，从合理的角度出发，实际上有些 OR 的临床表现可能没有被准确地被定性为炎症过程。

　　与工作相关性哮喘的定义类似，工作相关性鼻炎可分为：①由于特定工作环境的原因和条件引起的 OR；②原发性或并发性鼻炎因工作场所的暴露而加重的工作加重性鼻炎。与 OA 相似，OR 可以被划分为"过敏性 OR"和"非过敏性 OR"。在过敏性鼻炎中，与工作有关的鼻炎症状是通过抗体或细胞的免疫介导机制发生的超敏反应所致，并经过致敏作用的潜伏期后，再接触特定的职业性制剂时发展为鼻部症状。过敏性 OR 可进一步细分为由 HMW 类制剂引起的"IgE 介导的 OR"和由 LMW 类制剂（如异氰酸酯）诱导的"非 IgE 介导的 OR"。

　　非过敏性的 OR 包括了几种鼻炎亚型，它们都是由工作暴露诱发刺激性非免疫机制介导的。一次或多次暴露于高浓度的刺激性制剂，可以导致"刺激物诱发性 OR"急性发作，它和 RADS 类似，因此提议叫作"反应性上呼吸道功能障碍"或 RUDS。在氯诱导的 RUDS 中，组织学检查发现包括上皮细胞脱落，片状固有层淋巴细胞性炎症和神经纤维数量增加。刺激物诱发性 OR 也可能是指在没有已知高浓度的急性暴露条件下，在反复暴露于刺激物（粉尘、蒸气、烟雾）的受试者中出现的鼻炎症状。刺激物诱发性 OR 的更严重形式，即"腐蚀性 OR"，暴露于高浓度的化学物质会导致永久性鼻黏膜发炎，有时还会出现黏膜溃疡和鼻中隔穿孔。

　　通常，相同的工作环境会导致 OA 和 OR。鼻结膜的症状可能来源于 HMW 职业性致敏物比如蛋白变应原，包括实验室动物（如小鼠、大鼠、豚鼠）、天然橡胶、酶、储藏螨和 LMW 致敏物包括酸酐、二异氰酸盐、铂盐、药物。据报道，会造成 OR 并暴露于工作环境中刺激物包括谷粒灰尘成分（内毒素）、面粉粉尘、燃油灰、臭氧。

流行病学

　　根据横断面研究，OR 的患病率是 OA 的 2~4 倍，在暴露于 HMW 致敏物的工作环境中，OR 的患病率为 2%~87%，而暴露于 LMW 类制剂的工作环境中患病率为 3%~48%。针对 HMW 职业性致敏物诱导形成的特异性 IgE 是鼻炎或哮喘症状发展的有力预测指标。特应性与由 HMW 类制剂引起的 OR 具有相关性，但是与 LMW 类制剂引起的 OR 相关性则尚不明确。吸烟和 OR 的关系是不确定的。队列研究的一些证据表明,非特异性呼吸道高反应性和工作相关性鼻部症状未来发展的风险增加有关。

大多数的 OA 患者具有鼻炎的典型症状,无论是 HMW 或者 LMW 类制剂,但暴露于 HMW 类制剂中的患者的鼻部症状的强度更加显著。据报道,与工作暴露有关的鼻部症状,眼结膜的瘙痒和鼻腔分泌物是 HMW 类制剂引起 OR 的良好预测指标,具体的吸入激发试验已证实这一点。OR 可能是作为职业性呼吸疾病出现的唯一表现,先于或与 OA 同时发作或者偶尔在 OA 发作之后产生。OR 的症状已经被报道先于 20%~78% 的 OA 患者出现,其中 HMW 类制剂引起的 OR 占有更高的比率(表 15.3)。这些数据支持在职业性呼吸疾病中的"同一气道"的概念,其中鼻子到下呼吸道的呼吸黏膜连为一体,对于类似的环境暴露的反应都是脆弱和敏感的。

诊断

工作相关性哮喘

美国胸科医师学会最近发布与工作相关性哮喘的共识声明(ACCP 2008)是针对职业性哮喘诊断的各重要方面的最新专家指南。

研究表明,OA 的早期诊断以及早期消除工作场所中的致病因子都可以提高康复的机会。然而 OA 的诊断仍然是复杂且有争议的。将工作暴露怀疑为新发哮喘和哮喘加重的病因,当采集病史的时候着重询问关于工作暴露的关键问题对 OA 的病情检查是至关重要的(图 15.3)。

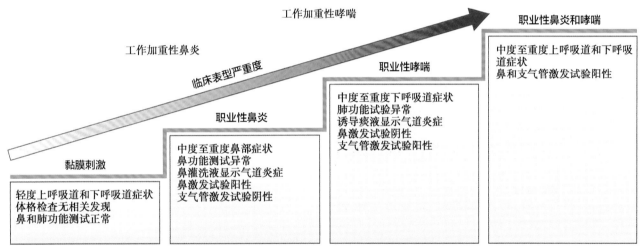

图 15.3 工作相关性鼻炎和哮喘的临床病谱表明症状的相对临床严重程度和主要临床特征

尽管在许多患者中发生了从职业性鼻炎到职业性哮喘的暂时性进展,但职业性鼻炎并不一定在职业性哮喘之前或伴随职业性哮喘。劳累加重性鼻炎和哮喘是在先前存在气道疾病的情况下发生的。LRT,下呼吸道;URT,上呼吸道。摘自:Caetano R, Mala JL. Occupational rhinitis and asthma: Where do we stand, where do we go? Curr Allergy Asthma Rep 2010; 10: 135-142.

通过可逆性支气管收缩和 / 或气道反应性的表现来确诊疾病,需要达到与非 OA 相似的标准。这是因为研究结果证明了 OA 和非 OA 具有相似的功能特征。这些相似性也出现在未被证实的由 IgE 介导的哮喘类型中,即介于内源性哮喘与许多 LMW 化合物诱发的 OA 之间。

图 15.4 总结了 OA 检查的推荐方案。应向所有哮喘患者询问其当前和过去的工作场所,因为持续性哮喘可以归因于过去的暴露。这适用于具有潜伏期的 OA 和 RADS。患者病史中有两条线索可以指向患有 OA 的可能性:症状、职业和产品;由于工作暴露导致的症状加重可以发生在每一次工作轮班时,或者可能是周期性的。症状可能在工作时立即恶化,或在几小时后,甚至在下班或者夜间下班后才恶化。有时候

职业和产品可以提示诊断。例如病史显示一个哮喘患者是一个护士,则应考虑可能暴露于如乳胶的致敏产品,作为一个哮喘的患者并在工作中暴露于聚氨酯应想到可能是由异氰酸盐造成的职业性哮喘。

高风险的职业和产品的数据库可以从国家机构获得,例如美国国家职业安全卫生研究所(NIOSH)和英国卫生与安全执行局(HSE)。法国(asmanet.com)和魁北克(asthme.csst.qc.ca)也开发了有趣的数据库。医务人员应索取安全数据表来获取有关工作场所中存在的所有产品性质的信息,而不仅仅是那些被受试者处理的产品。目前仍可能存在一些产品尚未被列为 OA 的已知病因(但这并不排除它们被列为 OA 的已知病因的可能性)。

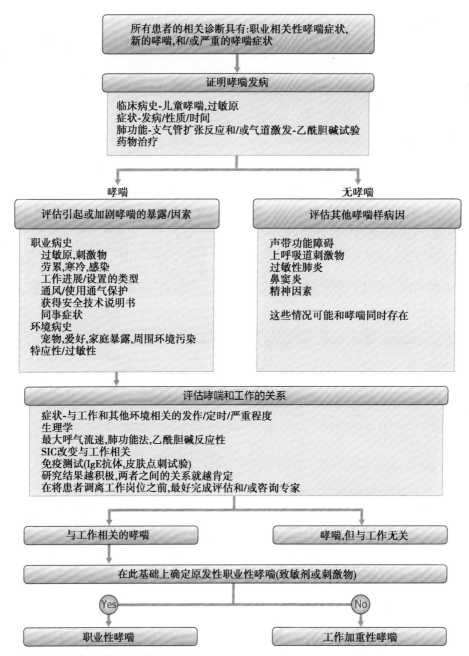

图 15.4 工作相关性哮喘的诊断

摘自：Tarlo SM, Balmes J, Balkissoon R, et al. Diagnosis and management of work-relate asthma：American College of Chest Physicians Consensus Statement. Chest 2008；134（3 suppl）：Sl-41.

只要可行,所有患者均应通过各种手段,经一般的诊断标准客观地确诊哮喘。OA 的兼容病史（例如,下班后症状改善和重返工作岗位时恶化）虽非常具有提示性的,但并不明确。对于研究人员,最重要的一方面是最好在工作周内或至少在哮喘发作时进行哮喘诊断相关的检查（通过肺活量评估显示的支气管扩张反应或通过乙酰甲胆碱或组胺激发进行的气道高反应性测试）。实际上,如果在消除相关暴露后以及患者近期没有症状时进行这些检查,这些检查结果很可能是正常的,但并不能排除与工作相关性哮喘。

确立了哮喘的诊断之后,下一个诊断步骤是确定它与工作的关系,它有可能是以下与工作相关性哮喘的诊断类型之一：

* 来源于刺激物的职业性哮喘
* 由致敏物引起的职业性哮喘
* 工作加重性哮喘

由刺激物诱发的哮喘,最好通过病史获得与工作的关系（如, RADS,常发生当暴露于一种或多种高水平刺激物,伴随 24 小时内新发的哮喘症状,并导致急诊或不定期的门诊）,暴露后的哮喘症状必须持续至少 3 个月,同时肺功能检查须证实具有可逆性的气道阻塞或者气道高反应性。

由致敏物引起的职业性哮喘,如果可能的话应通过进一步的客观检查以提供特异的致敏证据(见下文)。

工作加重性哮喘的范围从工作中单次短期的哮喘恶化到工作中每日持续不断的恶化。单次短期的加重可能仅需病史记录,不需要进一步调查,除非类似症状频繁复发,可通过症状和峰值流量日志记录下来。每日或几乎每日都有症状恶化的工作加重性哮喘可通过类似于致敏物诱发性职业性哮喘的方式调查。

嗜酸粒细胞性支气管炎,虽表现为没有气道阻塞或者气道高反应性的干咳,但是与痰液中增加的嗜酸性粒细胞有关,有报道称,暴露于一些职业性制剂中可导致该病。这些包括丙烯酸盐、乳胶、溶菌酶、蘑菇孢子。

框 15.2 列出了应该与哮喘鉴别的原发性疾病,其他可能与哮喘共存的情况,详见框 15.3。

框 15.2 哮喘的鉴别诊断

- 阻塞性睡眠呼吸暂停综合征
- 支气管扩张症
- 毛细支气管炎
- 喉运动障碍
- 早产儿慢性呼吸系统疾病
- 囊性纤维化病
- 气管食管瘘
- 吞咽障碍
- 病毒和细菌感染
- 心脏衰竭
- 下咽肿块
- 纵隔瘤
- 慢性阻塞性疾病
- 胃食管返流
- 嗜酸粒细胞性支气管炎
- 吕弗勒综合征
- 过度换气综合征

框 15.3 哮喘样症状的原因

- 声带功能异常
- 上呼吸道感染
- 过敏性肺炎
- 鼻窦炎
- 心理因素

以上症状可与哮喘并存

除了胸部症状,还应该评估那些与眼部和鼻部受累相关的症状。在 OA 病例中,这些症状多见于由 HMW 引发的而少见于 LMW 类制剂引发的,如前所述,它们可能先于哮喘出现,尤其是在 HMW 类制剂

导致的病例中。工作相关性发声困难(提示声带功能障碍)和职业性哮喘呈负相关。

工作相关性鼻炎

职业性鼻炎的临床病史对于其诊断特异性低。然而,OR 的诊断依赖于鼻部症状(鼻腔阻塞、瘙痒、打喷嚏、流涕)和相关的眼部症状的病史支持,这些症状在工作时加重,结束工作的时候消退。目前,对于 HMW 致敏物或有限的 LMW 致敏物(如铂盐、活性染料、酸酐)引起的 OR 的诊断一般通过在工作环境中遇到特定制剂而引起工作相关性鼻炎的病史来实现。然而,免疫致敏作用对 OR 来说并不是特异的。由于 OR 的诊断存在这些或其他的限制,最近的指南鼓励更多地使用鼻气道反应的客观生理测定。图 15.5 显示了与此相一致的工作相关性鼻炎的诊断方法路径。

环境评估

尽管在工作地点可以进行空气抽样,但是最重要的信息是确定空气中是否确实存在这种物质。在许多情况下,致病因子仅微量地释放入空气中,这使得即使使用精密的仪器也难以检测到。产品信息通常很难获得,因此应与雇主和可疑产品的制造商以及地方,区域和国家卫生与安全机构建立良好的关系。通常,安全数据表没有要求强制性地提供浓度低于 1% 的产品信息,尽管这种浓度足以引起 OA。

呼吸性致敏物的暴露强度是 OA 的一个重要决定因素。许多研究表明一些物质,比如面粉、实验动物蛋白、西红柿、树脂和酸酐,存在剂量反应相关性。但是,关于是否存在"无影响"水平,以及 LMW 类制剂暴露量的峰值或平均值两者在致敏作用和导致 OA 方面哪个更重要,仍然缺乏信息。在已经过敏的工人中引起症状的水平低于正常引起致敏作用的水平。

非 RADS 工作相关性哮喘的一部分可能是由于低水平的刺激物暴露①单独,或②存在特应性,或③与过敏原同时暴露。先前的研究已经验证了刺激物和过敏原的相互作用。一份"不太突然"刺激物诱发性哮喘的报告指出,指出了潜在的特应性和/或哮喘具有重要作用;相反的是,刺激性暴露可能增加过敏性暴露,它可能通过破坏上皮结构使过敏原更容易穿过上皮。通常,工作场所的一般空气采样无法准确反映工人所暴露的环境,尤其是当工人与采样设备之间有特定距离。为了解决这一问题,已开发了个人采样器,允许对工人附近的气溶胶、雾和灰尘进行采样。

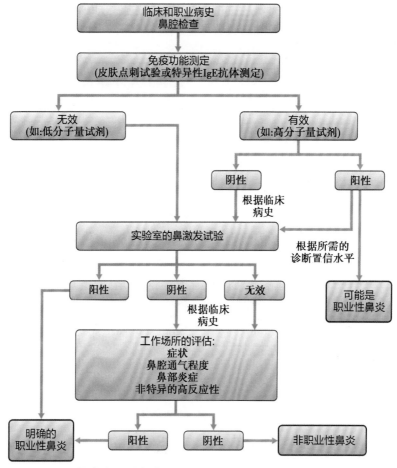

图 15.5 职业性鼻炎的诊断算法。（摘自 Moscato G、Vandenplas O、Gerth Van Wijk R 等。EAACI 职业性鼻炎工作组。职业性鼻炎。过敏 2008；63：969-80。）

呼吸道被认为是接触职业性化学过敏原的主要途径和免疫反应的起始部位。然而，越来越多的证据表明，化学接触可能是通过吸入以外的途径（主要是皮肤接触）引起呼吸道致敏作用。实际上，在皮肤暴露于异氰酸酯的各种动物模型中，会诱发全身性 Th2 样致敏作用，从而导致肺在随后的特异性吸入激发试验中出现哮喘样反应。

免疫评估

针对职业性致敏物的特异性 IgE 或 IgG 抗体已被检测出主要针对 HMW 类过敏原。体内或体外试验在建立对 LMW 化合物的致敏作用方面的价值已被证明是有限的。另外，速发型皮肤反应或特异性 IgE 或 IgG 的增加可能反映了存在暴露或致敏作用，但这并不意味着靶器官的参与。对于常见的过敏原和职业性致敏物，这一点已得到证实。对于 HMW 过敏原，这些过敏原的皮肤测试如结果为阴性则几乎完全排除了 OA 的可能性。工人仍可能对工作场所发现的其他物质或对刺激物的其他组分过敏。对于 LMW 过

敏原，例如异氰酸酯和红杉，皮肤测试结果阴性或拥有特异性 IgE 或 IgG 既不能否定也不能确定 OA 或 OR 的诊断；皮肤测试通常也不可用。免疫学检查无助于识别非过敏性工作触发因素而导致的工作加重性哮喘或鼻炎，也不适用于刺激物诱发性哮喘和鼻炎的检测。

皮肤试验

如果致病因子已经被确定且已知是通过 IgE 机制介导诱发哮喘或鼻炎，同时有合适的抗原可用，则可以使用经皮速发型变态反应皮肤测试来确认致敏。准备合适的抗原制剂（提取物，完全变应原，或在反应性 LMW 制剂数量有限的情况下，蛋白结合物）必须含有生物活性物质，并在过敏的受试者中产生阳性反应，而相同的制剂应在非暴露受试者中呈阴性反应。职业性制剂的商业制备通常不易获得，因此"自制"抗原的质量控制尤为重要。建议对每一种抗原制剂进行皮肤点刺试验的相对敏感性和特异性评估。皮肤点刺实验是快速、廉价、执行简单且安全的。应使用普通吸入剂进行过敏皮肤试验，以确定患者的过敏

状态并检查是否有非职业病因。皮肤点刺试验也可以用于肺功能受损的患者。速发型皮肤测试存在局限性：它们不适用于大多数 LMW 制剂，尤其当哮喘或鼻炎的发病机制不是由 IgE 介导并且致病因子未知时。

体外试验

变应原的特异性抗体可通过各种测试被证实在生物体液中存在，他们通过皮肤点刺试验证实了其致敏作用，但通常敏感性较低。特异性抗体是皮肤点刺试验的替代方法，尤其当抗原制剂具有刺激性，毒性或诱变效应时，而且在接受药物治疗的患者中，它会降低正常的皮肤反应性。特异性的质控是需要的，尤其是在使用蛋白结合物时。不同的因素，如总 IgE 水平，结合物的特性，载体的特异性，以及与其他抗原的交叉反应都可能影响结果。体外特异性 IgE 抗体试验和皮肤试验的敏感性在停止暴露后可能降低。二异氰酸酯刺激血液中单核细胞体外产生趋化因子 MCP-1 的评估显示出它具有比用于识别异氰酸酯哮喘的特异性抗体更高的测试效率。然而，与其他体外试验（如嗜碱性粒细胞释放组胺）一样，这些试验的标准化程度较低。

可疑哮喘的生理评估

无论是否为职业性哮喘，只要吸入支气管舒张剂之后出现气道阻塞便可证明其可逆性。这是哮喘的常规确诊步骤。如果没有明显的气道阻塞，支气管反应性增加提示哮喘，但不一定是 OA。

在值班前和值班后进行 1 秒用力呼气容积（FEV_1）的简单对照，其敏感性或特异性不足以用于 OA 研究。连续的 PEF 监测已提出被用于对 OA 的调查和评价。与"金标准"特异性吸入激发试验相比，PEF 监测的敏感性和特异性根据不同的研究波动于 72% 至 89% 之间。PEF 图可以通过绘制各个值或最大值，平均值和最小值来生成（图 15.6）。PEF 的一系列测量最好每次连续重复 3 遍，每天至少 4 次，至少 2 周工作期间和 1~2 周休息日期间。

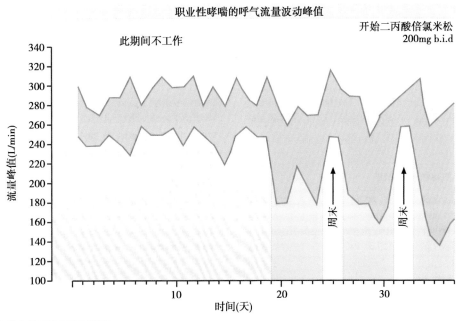

图 15.6　职业性哮喘中的呼气流量峰值

暴露于松香烟雾中的哮喘电子工作人员的每日最大流量（顶线）和最小流量（底线）的图。工作的日子是蓝色的背景，休息的日子是浅黄色的背景。当重返工作岗位后，可明确见职业性哮喘的病情恶化，持续到每个周末时就会有好转。数据来源：Burge PS, Moscato G, Johnson A, et al.Physiological assessment.in：Bernstein IL, Chang-Yeung M, Malo J-L, et al, eds.Asthma in the workplace, 3rd edn.New York：Taylor&Francis；2006：199-226.

PEF 监测存在以下几个相关的问题：
- 它需要受试者的良好合作和诚信
- 如果患者离开工作，受试者再次暴露在同一环境下可能不可行，或者可能是危险的
- 结果解读需要具备专业的知识
- 解读一般是基于视觉阅读（尽管最近已经提出自动

阅读程序）

有时难以区分工作时非特异性刺激性哮喘加重或 OA 所引起的 PEF 反应。研究发现，PEF 自我监控的依从性往往差强人意，并且含有大量数据被伪造，这可能会影响解读。为了防止伪造 PEF 数值，指南建议考虑使用数据记录器来记录测量值。患者同时记

录症状频率,药物使用情况和工作中的特定任务,可以帮助获得其他有用的信息。

另一项功能性哮喘试验是测量气道的反应性(如乙酰甲胆碱激发),应在多个时间点连续进行,例如在一个工作周期结束时和远离可疑工作因素一段时间结束时,最好在离开至少10天之后(例如,一个毫无暴露的假期结束时)。

特异性吸入激发试验(SIC)旨在通过暴露于试验药物,证明其与哮喘反应之间的直接关系。SIC涉及以安全和可控的方式将怀疑由致敏物诱发性OA的工人暴露于可疑的药物,SIC常被认为是诊断致敏物诱发性OA的金标准。然而,只有少数中心进行了SICs检查,接受这些检查的患者不一定代表所有都是OA的可疑患者。SIC的临床适应证(可能需要≥4天才能进行)是在无法进行其他试验或其他试验结果无结论时进行。患者若因职业原因怀疑指数较高(如油漆工、面包师、红杉木材工人)且同时对相关工作过敏原的皮肤测试呈阳性反应、和/或峰值流量变异性增加、和/或与非工作相比,在工作时乙酰胆碱的反应性增加,对工作相关性哮喘的诊断来说有很强的说服力,并且不太可能需要进行SIC。最后,对可疑致敏物的SIC试验并不是没有风险的,它需要在装备适当和训练有素的工作人员的实验室进行。

使用非侵入性工具评估气道炎症(诱导痰、呼出气一氧化氮、呼出气冷凝液)是相当可靠的。诱导痰细胞计数可为诊断过程添加有用信息。事实上,初步报告支持对在工作期间(与远离暴露的结束期相比)痰中嗜酸性粒细胞比例较高的工作人员进行致敏物诱发性OA诊断。相反,使用呼出气一氧化氮水平作为致敏物诱发性OA的额外诊断工具的证据有限。需要进一步的研究来确定这些测试在OA的诊断和管理中的有效性。

可疑鼻炎的生理评估

进行OR诊断的生理学评估尚未得到充分验证,但可用于提供客观信息以支持诊断。鼻部生理学可以通过多种方法进行测量,包括鼻压力测定法,鼻声反射测量法和鼻腔最大吸气流量。关于不同的技术和主观症状之间的相关程度,存在着相互矛盾的数据。生理学技术可以测量工作场所暴露或鼻过敏原刺激时所产生的间隔变化(见图15.5)。一些专业中心可能会进行实验室鼻内过敏原激发实验来确认对某些职业性HMW变应原和一些LMW致敏物的过敏和临床反应。前鼻或后鼻压测定用于测量功能性阻塞对上呼吸道气流的影响。鼻声反射测量法可产生鼻腔的横截面图像。鼻腔最大吸气流量(PNIF)被认为是评估鼻气道通畅性的一种简单、实惠的方法。

只有少数研究表明,作为鼻腔炎症标志物的鼻一氧化氮(nNO)的测定可能有助于OR的诊断。

管理

OA的自然历史如图15.7所示。

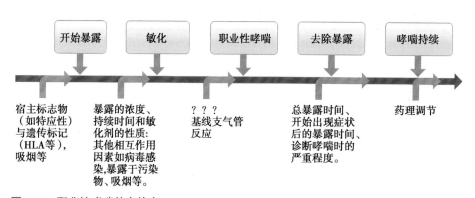

图15.7 职业性哮喘的自然史

在易感的宿主标记物中,特应性是众所周知的由HMW类制剂引起的哮喘和OA的易感因素。HLA Ⅱ类、谷胱甘肽S-转移酶、N-乙酰转移酶的遗传多态性可能改变由LMW类制剂(异氰酸酯、西红杉、酸酐、铂盐)诱发OA的易感性。吸烟会增加受试者在接触铂盐、雪蟹和酸酐时发生过敏的风险。然而,与职业性过敏发生风险的低预测值相比,吸烟、特应性和某些遗传标记在普通人群中更常见,使之排除了使用这些参数作为有用的筛查策略。先前患有哮喘不太可能是由LMW类制剂引起的OA发病的易感因素。尽管这一结论几乎完全基于回顾性研究,但大多数患有OA的受试者在暴露之前没有哮喘病史。

诊断了OA的预后往往较差,与不良预后相关的多个因素已被识别。当中包括症状长时间伴随症状出现的暴露、低肺容量、支气管高反应性（BHR）或用于诊断的特异性吸入激发试验时出现较激烈的支气管痉挛反应，以及年龄大。此外，与 LMW 过敏原相比，HMW 过敏原似乎会持续更长时间的 BHR。相反，诊断时是否吸烟或存在特应性与职业性哮喘的预后没有关系。目前需要更多的研究来评估性别对 OA 预后的影响以及特异性支气管激发试验的哮喘反应类型。

管理计划

初级预防

由于所有的职业性过敏病例都是可以避免的，因此必须鼓励与初级预防相关的政策。消除致敏剂是最有效的一级预防方法，尽管这通常是不可行的。其他选择可能包括隔离或封闭致病因子的过程，通过改善工作场所通风或使用呼吸防护装置（呼吸器）减少接触，以及教育工人回避的方法。

一旦确诊为 OA，必须尽快将受试者从暴露中移除。如果这样做，受试者就不太可能留下哮喘的永久后遗症和发生需要药物治疗的支气管反应。然而，OA 与大量的长期患病率相关，因为完全避免接触致病因子仅导致不到三分之一的受影响工人的症状恢复和 BHR 的消除。此外，完全避免暴露与就业、收入、医疗资源利用和生活质量方面的重大社会经济影响相关。

与完全避免暴露相比，持续暴露于致病因子不太可能导致哮喘症状和 BHR 的缓解，而更可能与 FEV_1 加速下降有关。在一些工作场所，重新安置到接触较少的工作岗位可能会成功，但现有证据不足以推荐这种方法作为一线治疗策略。有研究观察到将由铂盐导致 OA 的工人转移到低暴露区的效果是有益的。与停止接触相比，减少接触天然胶乳可以改善临床状况并减少负面的社会经济影响。然而，将二异氰酸酯诱导性 OA 的工人安置在低水平暴露的工作场所结果并没有那么成功。

在一些选定的 OA 病例中，个人呼吸设备可在短期内改善呼吸症状和气道阻塞，但不能完全抑制。注意，在对西红柿哮喘的患者中，继续工作的同时戴传统口罩，并不能降低风险。在某些受试者中，每当短时间接触致敏物时，可以考虑佩戴面罩呼吸器。

二级预防

早发现患病的工人，并随后将其从暴露环境中移除，是预防进展为中度或重度疾病及其相关发病和致残的最有效方法。OA 的个体诊断意味着一个潜在的前哨事件，因此需要对工作场所进行仔细评估，以识别和预防其他 OA 病例。此外，筛检项目可提供一种

手段来衡量初级预防措施所带来的影响。所以，必须确保对工人进行充分的医疗监督。这可以通过使用职业性 HMW 类制剂进行常规皮肤试验来完成；不但可行性高，还可以确定哪些受试者已经免疫性过敏，哪些受试者应该更密切地关注和随访其支气管高反应性和哮喘症状的发展。在暴露于 LMW 类制剂的受试者中，常规的问卷调查加上对支气管反应性的评估可证明有助于早期发现疾病。有一些证据表明，定期进行监测和早期移除过敏的工人比不监测的结果更好。然而，往往很难确定监测方案中的哪个部分是有效的。一项对二异氰酸酯哮喘的医疗监测的成本效益分析结果发现有一个比率有利于监测。

药物治疗

据国家和国际指南，OA 或 OR 的药物治疗与其他形式的哮喘或鼻炎的药物治疗没有区别。众所周知，一旦暴露被消除后，抗炎的吸入型糖皮质激素可加速 OA 的临床、功能和病理学改善。吸入性糖皮质激素对 OA 的长期影响很少被评估。目前尚无足够的证据表明，对于持续暴露于引起 OA 的致病因子的患者，吸入性糖皮质激素和长效 β2-激动剂的治疗能够预防其哮喘的长期恶化。通常，抗哮喘药不足以预防在工作中再次暴露于引起疾病的致敏物后的哮喘发作，尽管它们可以降低其严重程度。

关于药物治疗 OA 的有效性的结论很难得出，但是在致敏物诱发性 OA 的研究中发现药物对工人们的有效性与慢性哮喘的患者相似。虽然吸入性糖皮质激素治疗加上暴露的消除可能会产生轻微的、有益的影响，但尚无足够证据支持在消除暴露后可使用大剂量吸入性糖皮质激素作系统性治疗。

迄今为止，不论是过敏性或非过敏性 OR 的药物治疗信息都很少，建议每天规律使用鼻内糖皮质激素或在过敏原暴露之后立即服用抗组胺药和 / 或鼻内色甘酸钠。目前，由于大多数职业过敏原均无法经过标准化提取，而且缺乏有关其功效和不良反应的信息，所以针对职业性 HMW 类制剂的特异性免疫疗法受到限制。现有的研究聚焦于免疫疗法，针对的研究对象包括了医护人员对天然橡胶乳胶，养蜂人对膜翅目毒液，面包师对小麦，户外工人对花粉和动物保护工作者对猫的过敏原。

法医学方面：残疾与赔偿评估

OA 的临床诊断标准和 OA 诊断的法医学要求在各国之间并不统一。有多个原因可解释为何在医学

上和法医学上确诊 OA 是非常重要的。错过诊断可能会导致工人继续接触引起哮喘的致病因子，这意味着严重的医疗后果。OA 的诊断也具有重大的社会和经济意义。与尘肺病不同，OA 通常会影响年轻人。医师若建议患者离开工作将会对患者产生重大影响，因为这意味着患者需要为新的职业重新进行培训。尽管为工人提供再培训计划或通过经济补偿提前退休是最重要的，但也应考虑这些措施的有效性和成本。

即使消除了暴露后，OA 也可能导致永久性哮喘。美国，加拿大和大多数欧洲国家都承认 OA 为应予以赔偿疾病。工人的赔偿通常遵循由雇主支付，由政府机构（在加拿大和欧洲）或私人保险公司（在美国）管理的无过失补偿制度。显然，不同国家的报告，认可和支付职业性疾病赔偿的方法远非统一。适用于稳定的功能性损害以及气体交换和机械实质性能异常有关的慢性肺部疾病（例如尘肺或慢性阻塞性肺疾病）的损害评估原则，并不适合患有哮喘的受试者。与其他形式的哮喘一样，OA 的特点是气流阻塞多变，经治疗易于控制，无放射学异常，与致病因子的暴露程度没有明确的关系，在存在 BHR 的情况下易由多种因素触发。由美国胸科学会委任的委员会提出了一个包括这些变量的定标系统（框 15.2）。长期的损伤评估应在消除暴露后 2 年内进行，因为最大的改善率是在这段时间内发生的。然而，需要更长时间的随访来证明非特异性气道反应性得到改善。

与 OA 一样，对 OR 进行诊断的法医学要求因国家/地区而异，有些要求通过鼻腔黏膜激发试验来记录客观变化，而另一些要求将与免疫学过敏有关的临床病史作为索赔的支持。

此外，各国之间对 OR 的残疾评级也可能有很大差异。

小结

职业性过敏可影响许多靶器官，包括肺，鼻子，眼睛和皮肤。本章重点介绍影响上呼吸道和下呼吸道的职业性过敏 - 即职业性哮喘和职业性鼻炎。据估计，在工作场所中，至少有 20% 的劳动力接触至少一种致哮喘的物质。在一般人群中，可归因于哮喘的风险分数约占 15%。根据横断面研究，OR 的患病率是 OA 的 2~4 倍。由于其重大的医学、社会和（可能）法律后果，必须对职业性过敏进行明确诊断，包括确定致病因子。由于所有职业性过敏病都是可以避免的，

因此必须鼓励与一级预防有关的政策。消除致敏剂是一级预防的最有效方法，尽管这通常不可行。OA 和 OR 可导致永久性损伤和残疾。早期发现患有疾病的工人，并随后将其从暴露中移除，是预防进展为中度或重度疾病及其相关发病和残疾的最有效方法。OA 的个体诊断意味着一个潜在的前哨事件，可用于识别和预防其他的 OA。此外，筛检项目可提供一种手段来衡量初级预防措施所带来的影响。所以，必须确保对工人进行充分的医疗监督。

重要消息汇总

* 尽早诊断 OA 并尽早清除工作场所接触的致病因子可提高康复的机会。
* 对于所有新发哮喘或哮喘加重的患者，将工作暴露作为哮喘的原因，并询问有关工作暴露的病史，对于 OA 的诊断检查至关重要。
* 尽管进行了标准化工作，但 OA 和 OR 的诊断仍然复杂且具有争议。
* OR 经常出现在 OA 中，并且可能发生在 OA 之前，特别是在 HMW 致敏物中。
* OA 和 OR 可能导致永久性损伤和残疾。

拓展阅读

Castano R, Malo JL. Occupational rhinitis and asthma: Where do we stand, Where do we go? Curr Allergy Asthma Rep 2010; 10:135–142.

Dykewicz MS. Occupational asthma: current concepts in pathogenesis, diagnosis and management. J Allergy Clin Immunol 2009; 123:519–528.

Maestrelli P, Boschetto P, Fabbri LM, et al. Mechanisms of occupational asthma. J Allergy Clin Immunol 2009; 123:531–542.

Malo J-L, Chang-Yeung M. Agents causing occupational asthma with key references. In: Bernstein IL, Chang-Yeung M, Malo J-L, et al, eds. Asthma in the workplace, 3rd edn. New York: Taylor & Francis; 2006:825–849.

Mapp CE, Boschetto P, Maestrelli P, et al. Occupational asthma. Am J Respir Crit Care Med 2005; 172:280–305.

Moscato G, Vandenplas O, Gerth Van Wijk R, et al, for the EAACI Task Force on Occupational Rhinitis, Occupational rhinitis. Allergy 2008; 63:969–980.

Quirce S, Lemière C, de Blay F, et al. Noninvasive methods for assessment of airway inflammation in occupational settings. Allergy 2010; 65:445–458.

Siracusa A, Desrosiers M, Marabini A. Epidemiology of occupational rhinitis: prevalence, aetiology and determinants. Clin Exp Allergy 2000; 30:1519–1534.

Tarlo SM, Balmes J, Balkissoon R, et al. Diagnosis and management of work-related asthma: American College Of Chest Physicians Consensus Statement. Chest 2008; 134(3 suppl):S1–41.

第十六章　药物超敏反应

B. Kevin Park, Dean J. Naisbitt 和 Pascal Demoly

内容释义

药物超敏反应是一类由免疫系统介导的药物不良反应。要启动免疫反应,该药物必须与产生抗原的蛋白质相结合,该抗原在 MHC 分子的作用下呈递给 T 淋巴细胞。个别如艾滋病及囊性纤维化的患者出现药物过敏的可能性会增加。此外,已经发现特定的 HLA 等位基因的表达与药物过敏之间存在遗传性的高度相关。

概述

药物超敏反应是指服用药物正常耐受剂量时产生的类似于临床上过敏症状表现的一种药物不良反应。这类问题每日困扰着临床医生,只有当确定的免疫机制(无论是药物特异性抗体或是 T 细胞介导的免疫反应)被证实后,这些症状才能被归为药物过敏。为了简化分类,药物超敏反应根据最后一次服药时刻到出现症状的间隔时间分为两个类型:①速发型反应,服药后少于 1 小时。通常表现为荨麻疹、血管性水肿、鼻炎、结膜炎、支气管痉挛、严重过敏反应症状和过敏性休克。②非速发型反应,通常是在服药 1 小时后到数天之内表现为各种的皮肤症状,例如迟发性荨麻疹、斑丘疹、固定性药疹、血管炎、中毒性表皮坏死松解症、Stevens-Johnson 综合征、DRESS 综合征。第一类速发型反应主要由 IgE 介导,而第二类反应主要由相应的 T 细胞介导。刺激反应发生的药物可能会作为半抗原并与蛋白进行不可逆地结合。大多数药物都不会直接与蛋白发生反应,而在这种情况下,半抗原的形成是被认为由于代谢活化而发生的。另一种假设是"药物相互作用"(PI)理论,它是由 T 细胞克隆对药物刺激反应的分析所得出的,它表明尽管药物分子比传统抗原小,但也可能通过与主要组织相容性复合物(MHC)分子及特异性 T 细胞受体发生可逆相互作用,直接与免疫受体相互反应。可以进行明确诊断的工具数量并不多,主要包括以下步骤:全面的临床病史,标准化的皮肤测试,可靠的生物学检查和药物激发试验。而由于相关药物抗原的有效性有限,这些工具并不是每次都能在个体层面得到证实和预先判断,而对于有些危险的情况,欧洲药物过敏网络(欧洲变应性反应与临床免疫学会药物过敏研究小组)将会对其进行非常仔细的评估。而这些只有在专科医疗机构正确进行时,才能予以确定的诊断,并提供安全和合适的替代药物治疗。最近发现了一些特殊的 HLA 等位基因对特定形式的药物发生超敏反应存在高度相关的遗传关联。对于药物阿巴卡韦,B*5701 的表达与超敏反应之间存在联系的结果,可以促进发展预先测试的方案和药物信息标签的更改。

发病机制

药物超敏反应可以被定义为,正常安全有效的治疗药物由于免疫反应的原因,出现了严重的药物不良反应。任何药物理论上都能够促发药物超敏反应。尽管如此,不同类型的药物发作频率相差很大。抗生素、非甾体抗炎药、

抗癫痫药和抗 HIV 药物,这些是最常见的药物类型
（表 16.1）。

表 16.1 药物种类相关的超敏反应

药物种类	药品举例
抗癫痫药	卡马西平、苯妥英钠、拉莫三嗪
抗生素	青霉素、头孢菌素、磺胺、四环素、喹诺酮
抗 HIV 药	阿巴卡韦、奈韦拉平
非甾体抗炎药	布洛芬、双氯芬酸、吡罗昔康、塞来昔布
麻醉药	神经肌肉阻滞药
局部麻醉药	利多卡因、甲哌卡因
造影或染色剂	碘海醇、碘美普尔、专利蓝

幸运的是,在大多数人当中,药物超敏反应的发
生很少见。但是对于某些疾病（如传染性单核细胞增
多症、HIV、囊性纤维化）的结肠超敏反应发病率却会
增加。药物超敏反应在临床上为多样化表现,从斑丘
疹到过敏性休克都在其范围内（表 16.2）。

表 16.2 临床症状和有效的过敏试验

临床症状	潜在的病理机制	用于诊断的测试方法
荨麻疹、血管神经性水肿	Ⅰ 型过敏反应,非过敏的超敏反应（极少情况）,Ⅲ 型过敏反应	点刺试验,皮内试验,特异性 IgE,介质释放/细胞学试验
严重过敏反应	Ⅰ 型过敏反应,非过敏的超敏反应	点刺试验,皮内试验,特异性 IgE,介质释放/细胞学试验
斑丘疹	Ⅳ 型过敏反应	斑贴试验、迟发型皮内试验淋巴细胞转移试验
	Ⅳ 型过敏反应	斑贴试验
脓疱病	Ⅳ 型过敏反应	斑贴试验、迟发型皮内试验淋巴细胞转移试验
固定药疹	Ⅳ 型过敏反应	局部斑贴试验

源自 Plchier WJ. Delayed drug hypersensitivity reactions. Ann Intern
Med 2003 139; 683-693. LTT. lymphocyte transiformation test.

速发型超敏反应

速发型超敏反应是 B 细胞特异性抗体产生 IgE
所导致的结果。IgE 抗体连接肥大细胞和嗜碱性粒细
胞的表面,形成药物抗原的多价结合位点（图 16.1）。

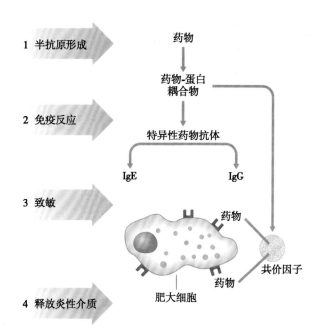

图 16.1 药物共价抗原的产生和肥大细胞相关的免疫球
蛋白 E（IgE）的相互作用

在随后的药物暴露后,抗原,推测是由半抗原蛋
白复合物的交联 IgE,激活释放预先存储的介质（如组
胺）和新介质的产生（如白三烯、细胞因子）。预先储
存的介质在数分钟内发生激活应答,数小时后炎性成
分生成 - 这是蛋白质合成和募集免疫细胞所需的时间
（图 16.2）。最常见的速发型药物超敏反应是由 β 内
酰胺类药物介导的严重过敏反应、血管性水肿、荨麻
疹、鼻炎、结膜炎、支气管痉挛。

迟发型超敏反应

迟发型药物超敏反应主要由 T 细胞介导。皮肤
是这类药物反应中 T 细胞最常见的靶向器官。反应
的严重程度从轻度的自限性皮疹到 Stevens-Johnson
综合征和中毒性表皮坏死松解症,其死亡率分别为
5% 和 30%。皮肤反应可以单独发作或与多种全身症
状共同发作。双氯芬酸钠和其他几种羧基类非甾体
抗炎药可在个体中引起免疫介导的胆汁淤积性肝损
伤,这可以通过肝代谢和肝细胞蛋白的选择性共价修
饰来解释。值得注意的是,尽管同样的药物通过相同
的给药途径,相同的剂量和方式,却可以在不同个体
上激发出不同的临床症状。

为了刺激幼稚 T 细胞,树突状细胞会"识别"药
物抗原。如果局部微环境富含成熟信号,则抗原被内
化并运输到局部淋巴结。成熟的信号,通常被视为
"危险信号",这会导致如药物相关的压力、疾病或创

伤的结果。在到达淋巴结时,抗原被呈递给幼稚 T 淋巴细胞。药物抗原也可能刺激病原体特异性 T 细胞,从而避免 T 细胞启动。但是,这个假设很难与初次接触药物及随后发展到出现临床体征之间的时间保持一致。

抗原特异性 T 细胞迁移到靶器官,一旦重新暴露于抗原后,它们就会被激活,分泌细胞因子调节反馈和细胞毒素(如穿孔素、颗粒酶和颗粒溶素)(图 16.3)。表 16.3 提供药物超敏反应简单的系统分类。

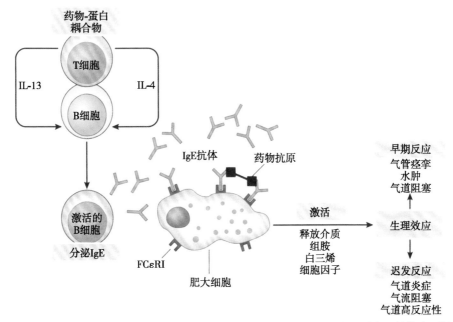

图 16.2 速发型 DHRs 的机制。B 细胞在细胞因子 IL-4 和 IL-13 出现时发生抗体类别转换。抗原刺激激活 B 细胞分泌大量的 IgE,与肥大细胞结合。药物暴露后,交联 IgE 刺激肥大细胞脱颗粒。介质的释放刺激了早期和晚期的速发超敏反应
IL,白介素;FcεRI,高亲和力 Ig 受体的 Fc 结构域。

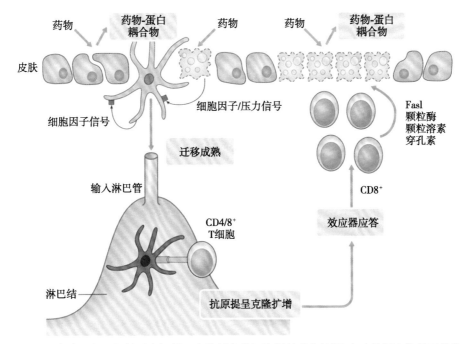

图 16.3 皮肤迟发型超敏反应机制。皮肤树突状细胞提呈药物抗原,在皮肤压力信号下从淋巴管进入至淋巴结并提呈给幼稚 T 细胞。在随后的药物暴露中,抗原特异性 T 细胞迁移至皮肤,当通过 T 细胞受体激活时,分泌细胞因子和细胞毒素,FasL,FS7 相关细胞表面抗原

表 16.3 药物超敏反应分类

分类	免疫反应类型	发病机制	临床症状	症状反应时间
I	IgE	肥大细胞和嗜碱性粒细胞脱颗粒	过敏性休克,血管性水肿,荨麻疹,支气管痉挛	末次服药后数分钟至 1 小时内
II	IgG 和 FcR	FcR 介导细胞死亡	血细胞减少	用药后 5~15 天
III	IgM 或 IgG 和补体或 FcR	免疫复合物沉积	血清病,荨麻疹,血管炎	用药后 7~8 天出现血清病,7~21 天出现血管炎
IVa	Th1(IFNγ)	单核细胞炎症	湿疹	用药后 5~21 天
IVb	Th2(IL-5 和 IL-4)	嗜酸性粒细胞炎症	斑丘疹、疱疹	用药后 2~6 周出现 DRESS
IVc	T 细胞毒素(穿孔素、颗粒酶 B、FasL)	CD4 或 CD8 介导角质细胞凋亡	斑丘疹、疱疹、脓疱疹	用药 2 天后出现固定药疹,7~21 天出现 Stevens-Johnson 综合征,中毒性表皮坏死松解症
IVd	T 细胞(IL-8/CXCL8)	中性粒细胞炎症	急性泛发性发疹性脓疱病	2 天内发作

源自 Jenkins RE, Meng X. Elliott VL, et al. Characterization of flucloxacillin and 5-hydroxymethyl flucloxacillin haptenated HSA in vitro and In vivo. Proteomlcs Clin Appl 2009:3:20-729.

药物超敏反应的化学基础

目前可用于诊断药物过敏的方法缺乏敏感性,没有成熟的方法可以预测药物的潜在免疫原性。因此,至关重要的是确定以下方面的药物超敏反应的基本发生机制,并确定药物是否可以作为半抗原、抗原、免疫原和共刺激剂(表 16.4)。这类机械性工具的开发将有助于发展预防性、预测性和治疗的策略。

表 16.4 半抗原、抗原、免疫原、共刺激剂在药物超敏反应中的定义

类别	定义
半抗原	低分子化合物与蛋白发生不可逆的结合
抗原	一类可以和免疫受体发生相互作用的高亲和力物质
免疫原	一类可以刺激免疫反应的物质
共刺激剂	能与树突状细胞相互作用的物质,可刺激树突状细胞的成熟和极化免疫反应

大多数药物太小而免疫受体无法直接相互作用,因此才经常被称为"不完全抗原"。为了刺激免疫应答,药物可能会和蛋白发生不可逆的结合并衍化成抗原。多重药物可能对同一蛋白进行修饰,从而产生多价抗原以引发 IgE 介导的速发型药物超敏反应。而为了引发由 T 细胞介导的迟发反应,载体蛋白和 / 或半抗原的作用尚未完全明确。

此外,是否存在一个临界阈值需要被越过才能激发 T 细胞应答尚不清楚。这种情况主要考虑为药物 - 蛋白间的相互作用,β 内酰胺类抗生素和磺酰胺类这两类药物引发的多数药物超敏反应的患者主要考虑为这种情况。

β 内酰胺类抗生素

目前已经确信的是,β 内酰胺类抗生素发生药物超敏反应必不可缺的一步是药物与蛋白上的赖氨酸残基形成共价键。为了形成抗原结构,β 内酰胺环成为赖氨酸残基的结合靶点,亲核攻击导致 β 内酰胺环开环并和青霉噻唑基结合,而青霉噻唑基抗原也可以通过反应性降解产物青霉酸的结合而形成(图 16.4)。源自 β 内酰胺的自发转化抗生素也是形成药物蛋白抗原的次要决定因素。作为占绝大多数(约 90%)结合青霉素基团的人血清白蛋白,被认为是适合的刺激体液及细胞反应的蛋白。在这个方面,已经显示出 β 内酰胺以剂量和时间依赖的方式与人血清白蛋白上的赖氨酸残基的一个亚基结合,并且对于体外修饰位点表现出不同的偏好。β 内酰胺白蛋白抗原也在体内检测时被检出。而在某些过敏患者的血浆中发现了针对 β 内酰胺修饰的白蛋白的抗药抗体。此外,在药物超敏反应患者中,β 内酰胺类抗生素能直接结合到 MHC 和合成白蛋白,并刺激 T 细胞。

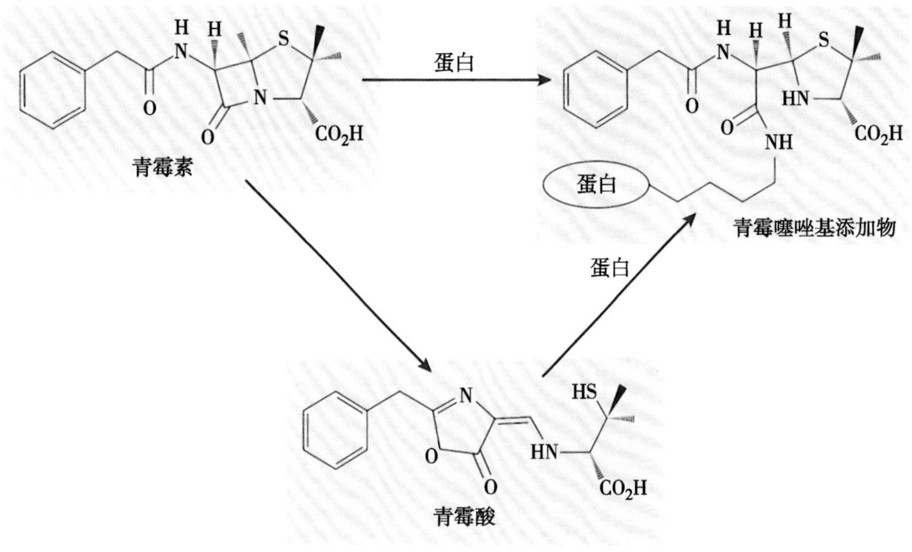

图 16.4　产生 β 内酰胺抗原。青霉酰抗原可通过与青霉素或反应性降解产物青霉酸结合而形成

磺胺类

磺胺不直接结合蛋白,它们通常被称为前半抗原。细胞色素 P450 酶和过氧化物酶生成羟胺中间产物激活代谢。在进一步的自氧化下,产生最终的亚硝基半抗原。不同于青霉素,亚硝基磺酰胺优先结合半胱氨酸残基,并结合血清和细胞蛋白(图 16.5)。抗药物抗体在磺酰胺修饰蛋白的相互作用下被检测出,而 T 细胞已证明可以被直接结合了 MHC 的磺胺代谢物和通过免疫细胞代谢和母体药物刺激形成的细胞内加合物直接激活。这些不同的抗原对 DHRs 的诱发作用尚未被定义。

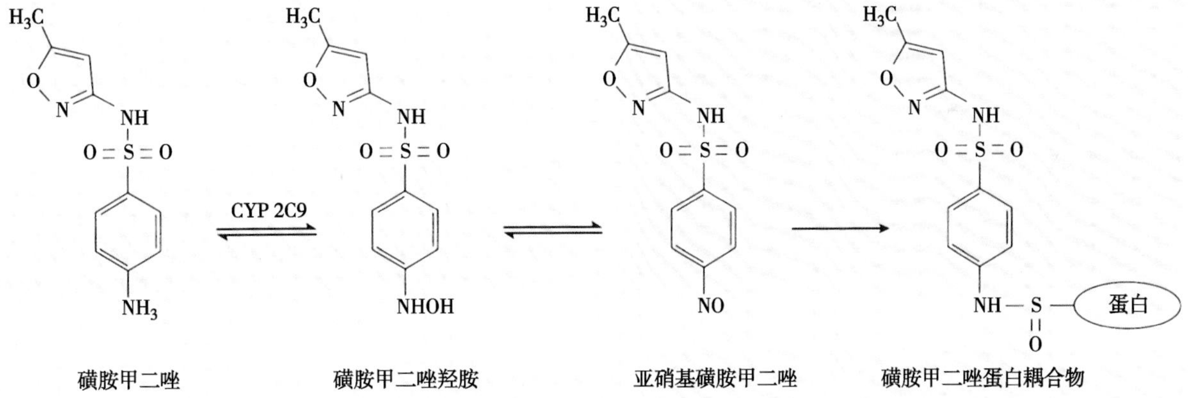

图 16.5　磺胺甲二唑抗原的产生。母体药物代谢为羟胺。磺胺甲基异二唑羟胺的自氧化作用下产生蛋白反应性亚硝基磺胺甲基异二唑

风险因素

暴露的持续时间和剂量都是很重要的风险因素。大量药物超敏反应的流行病学显示,大部分病例都与药物高剂量使用有关。同时,用药途径也会影响药物超敏反应的发病风险。例如大量的药物超敏反应发生与局部的药物暴露有关。个体风险也与患者特异性因素相关。而患有某些疾病的个体也会增加发生药物超敏反应的风险。例如,艾滋病患者的磺胺甲二唑反应比普通人群几乎高 10 倍。在囊性纤维化中,数项研究表明 β 内酰胺反应的发生率较高,总体发生率为 26%~50%,而其他没有此病的人群则为 1%~10%。在感染性单核细胞增多症的患者中,皮肤超敏反应的发生概率会增加,甚至当病毒感染已被清除后,再次接触相同的化合物仍会发作。

已发现特定 HLA 等位基因表达与药物超敏反应之间存在数种高度的遗传关联(表 16.5),最典型的例子是阿巴卡韦与药物超敏反应的联系。阿巴卡韦发生超敏反应与 HLA-B*5701 密切相关,这导致在使用此药时,需要对患者进行筛查。Chessman 等人提供了额外的实验证据,通过描述超敏反应患者和表达

HLA-B*570I 但不密切相关的等位基因的志愿受试者中的阿巴卡韦特异性 CD8⁺ T 细胞反应,将遗传关联与疾病机制相关联。

表 16.5　已知与药物超敏反应存在联系的 HLA 等位基因表达

	发作频率	等位基因	等位基因频率
阿巴卡韦 超敏反应	0.05	HLA-B*5701	0.08
氟氯西林 肝毒性	0.000 085	HLA-B*5701	0.08
卡马西平 Stevens-Johnson 综合征	0.000 1	HLA-B*5702 中国人群	0.08
磺胺甲二唑 超敏反应	0.03	无相关	
希美加群 肝毒性	0.08	HLA-DRB1*0701	0.16

临床表现和诊断

临床表现

诊断速发型和/或迟发型药物超敏反应需要具备以下科学文献知识,最近引进的药物,可以使用 Medline 搜索并提交给医学安全委员会报告。缺乏涉及特殊的化合物研究病例并不意味着它不能引起药物超敏反应。诊断应基于病史,临床表现,如果可能,还应基于皮肤测试和生物学测试。几乎没有可靠的临床及生物学指标作为工具可以对此进行评估,而且,我们对此类反应还必须给予明确诊断,以便制定适应的预防措施。

临床病史

临床病史应该被彻底细致地分析并应对症状加以判断(是否与过敏反应一致),症状与时间相关联系(先前暴露史,最后一次服药到症状发作的间隔,停止用药后的效果),其他用药(在反应发生时和同类药物既往用药情况)以及患者基本医疗状况(无论是与先前用药相关或无关的任何过敏意见)。数据应以统一格式记录,并且为了符合欧洲对药物超敏反应的处理流程,ENDA 予以问卷(附件 I,可在此网址查看 http://www.eaaci.net/v2/)。未在症状的急性期就诊时,予以诊断是相当困难的,这时,如有症状的照片将十分有助于诊断。如果患者正处于反应过程中,应立即停止使用疑似过敏药物,尤其是出现危险体征时(框 16.1)如广泛大疱性、血性病变或黏膜病变。

框 16.1　重症皮肤和/或全身反应的临床及生物学危险征兆

- 中心面部水肿
- 言语障碍,唾液过多(喉头血管性水肿)
- 血压快速下降
- 扩展至全身(面积 >60%)
- 皮肤疼痛
- 非典型靶病变
- Nikolsky 征阳性
- 表皮松解、水疱、大疱
- 出血或坏死性皮损
- 黏膜糜烂或口腔病变
- 全身症状(高热,不适)
- 血细胞减少症
- 嗜酸性粒细胞增多
- 内脏器官的影响:肝细胞溶解、蛋白尿

源自 Pichler WJ. Delayed drug hypersensitivity teactlons. Ann lntern Med 2003;139:683-693.

对于使用不同的药物所产生的症状,其病史往往不一定可靠。通常同时使用多种药物后,产生的症状难以区分。因此,许多病史也可能并不准确。最后,药物超敏反应的临床表现众多,会出现多种不同的病理生理表现。因此,对于药物超敏反应的诊断,许多医生不仅依靠病史还需要参考多种文献手册。这些医生没有试图证明药物摄入与症状之间的关系,也没有试图阐明反应的潜在机制。这样的态度导致药物超敏反应领域流行病学和与此密切相关的病理生理学存在一定的误解。如果使用的药物是必不可少的和/或经常开具处方的药物(如 β 内酰胺类、对乙酰氨基酚或非甾体抗炎药),这些药物如考虑超敏反应应在专业的中心进行诊断及测试。只有对药物超敏反应有条理地诊断,才能采取预防和治疗所需的措施。对于这些药物,仅采取谨慎的规避原则可能不完全有效,虽然这一广泛采纳处理方式可以避开诱导反应的致敏药物。尽管如此,这在患者被专科医师接诊前,仍然是一个有效的选择。

特异性过敏诊断应在所有临床症状和体征完全消失的 4 周后进行。然而,在经过 6~12 个月的时间间隔后,某些药物的测试可能已经变为阴性,从而导致假阴性结果。根据临床表现,推测出发病机制(参见表 16.3)以便选择合适的测试项目,这些项目包括皮肤试验、激发试验和一些生物学试验。

皮肤试验

皮肤试验对所有药物的诊断价值尚未得到完全评

估,而在过去的十几年里,不同的评估中心对此的经验很少进行交流。皮肤试验必须是考虑发生药物超敏反应的情况下才能实施。皮肤点刺试验和皮内试验对于反应性半抗原尤其重要,以证明是否为IgE介导的反应。这些必须在症状反应发生后的4~6周后进行。点刺试验推荐作为最初的筛查,因为它简单、快捷、成本低且特异性高。皮内测试包括将无菌的稀释变应原提取物注入皮肤表面。这些试验的敏感性和预测性取决于疑似致敏药物。有的效果较好(青霉素、头孢菌素、肌肉松弛药、异源性血清、酶),有的效果令人较为满意(疫苗、激素、鱼精蛋白、鸦片制剂、硫喷妥钠、碘异造影剂),也有的效果差或未知(局部麻醉药、对乙酰氨基酚、磺胺类药物、喹诺酮类、非甾体抗炎药和抗感染药)。

然而,对于T细胞介导的迟发型反应的皮肤表现经常发生在摄入药物的1小时后,在数小时或数天后便会发现阳性的斑贴试验结果和/或延迟判读的皮内试验结果。试验应在专业人员遵循标准操作流程下进行。不幸的是,除了少数几种抗生素和其他几种药物出现的过敏反应外,大多数药物过敏原尚未明确标准化的验证测试浓度和工具。有时药物无法达到引起反应的程度,这通常因为它是具有免疫原性的代谢衍生物,这就需要使用激发试验加以确诊。

激发试验

药物激发试验是鉴定疑似致敏药物的金标准。它独立于发病机制,并考虑了个体因素,例如个体的代谢和遗传分布。激发试验具有最可靠的敏感性,但试验只能在最严格的监视条件下进行,因此,操作场所仅限于具有现场重症监护设施的某些专业医疗中心。当皮肤试验为阴性时,非甾体抗炎药、局部麻醉药、β-内酰胺或β-内酰胺类抗生素以外的抗生素都尤其需要做这些试验。激发试验操作应该在不良反应发生后的一定时间再进行(至少1个月),而进行时需使用与初次引起反应的相同药物。给药途径取决于测试药物。激发试验的操作细节经过不同团队的修改后,提出了药物激发试验在药物过敏中的指南。如果存在违规用药,或者在药物超敏反应中出现Stevens-Johnson综合征、中毒性表皮坏死松解症和伴有器官损伤时,不应用激发试验进行测试。

生物学试验

具有区分性的生物测试来确定疑似致敏药物将

是非常有利的,特别是对于同时接受多种药物的患者。但是,这些试验项目只有很少可用,而且对于大部分情况没有得到充分验证。还应注意的是,对试验结果要谨慎下结论。阴性测试并不能排除药物的反应,而阳性结果仅表示对药物敏感,但不确定其可以引起反应。

单独检测药物特异性IgE的(如针对青霉素、髓鞘松弛药、乳糜蛋白酶或破伤风类毒素)无法诊断药物过敏。尽管如此,结合临床发现(如速发型的典型症状),可以被认为是IgE介导的发病机制(尤其是如果皮肤试验对该药的测试也呈阳性)。使用定量抑制也可以探索几种药物之间的交叉反应性。仅在药物诱导的血细胞减少症或对右旋糖酐过敏的情况下,检测药物特异性IgM或IgG才有意义。血液组胺释放试验结合皮肤试验和特异性IgE检测对肌肉松弛药过敏检测效果较好,但在其他许多药物中却并不可靠。此外,这个检测需要很高的花费还需要很高的技术水平。测量磷酸肽白三烯的实用性仍需要在IgE介导的过敏反应和非IgE介导的超敏反应中进一步验证。在发生临床急性反应的情况下,对组胺和类胰蛋白酶的血液测定可以证实嗜碱性粒细胞和肥大细胞所起的作用。对于药物诱发的Ⅱ型和Ⅲ型过敏反应,可以进行以下检查:Coombs试验、体外溶血试验以及补体和循环免疫复合物的测定。涉及T淋巴细胞的研究(淋巴细胞转化/活化测试)仍然只是局限于少数几个实验室中研究。淋巴细胞转化试验是相对简单的实验室检测,在以蛋白抗原阳性作为对照的情况下,取外周血中淋巴细胞与可疑致敏药物培养6天并滴定浓度。将氚化胸腺嘧啶加入培养物中,在最后16小时以定量的方式用特异性抗原淋巴细胞刺激。该测试的主要优点是可以测试多种药物抗原,测试阳性结果对诊断药物超敏反应有很大帮助。但是,测定的敏感性取决于药物和合成抗原的可用性(抗惊厥药、β内酰胺类抗生素和磺酰胺类药物的敏感性最高为60%~80%,其他类别药物的敏感性较低)。IFN-γ酶联免疫斑点法测定胸腺嘧啶核苷也是一种替代方案。酶联检测速度快,它可以提供功能性终端,而在最近的证据中发现,在迟发型超敏反应中,它比淋巴转化试验效果更加敏感。嗜碱性粒细胞脱颗粒试验并不值得信赖,因为外周血中嗜碱性粒细胞含量过低。这些试验已经被嗜碱性粒细胞活化试验这个十分有前景而备受关注的方法所取代。

型和基因型分类也是尤为重要,因此,开发可靠的诊断测试仍然是该领域研究的重点。

管理方案

无论哪种药物,引发的药物超敏反应的诊断通常都很困难,并且需要保证使用固定的模式。目前仍然是需要依靠临床可用的过敏测试来鉴别。激发试验仍是诊断的金标准,但是它烦琐而且有可能会存在风险,因此,仅限于在高度专业化的医疗中心进行。为了能够改善药物过敏患者的情况,也为所有临床医生提供可靠的诊断方法,发展新的和有效的生物学检测是十分必要的。

为了制定适当的预防措施,需要对药物超敏反应进行明确诊断。对于某些特定的药物,无论目前引发的临床反应的强度如何,在将来都有可能变得更加严重。对于经常接受多种药物和/或有多次药物超敏反应病史的易感个体,诊断非常重要,尤其激发试验。一般预防措施包括向安全委员会的声明医学报告,个体措施包括开具"过敏卡片",指明疑似致敏药物,提供避免使用药物和替代使用药物的清单列表。患者同样需要被告知,在医师开具处方和外科手术前告知医师过敏情况,并在使用任何药物前都需要仔细阅读药品说明书。清单列表永远都不可能是完全详尽的,列表的作用仅仅是提供指示,同时,列表还应经常更新。同样,对于每位患者,在开出处方之前都要对每个患者进行询问(药物过敏史),这在临床医疗及法医学的观点都是一致的。对于主要涉及非过敏性超敏反应(如万古霉素、某些麻醉药和化学疗法药物)的预防措施包括预先用药(如缓慢注射以及使用抗组胺药和糖皮质激素)。药物脱敏应遵循以下前提,此药物为必不可缺或没有替代产品及替代产品效果不佳。例如,感染 HIV 的患者磺胺过敏,囊性纤维化的患者对喹诺酮过敏,严重感染的患者对青霉素过敏,破伤风疫苗过敏,遗传性血色病对铁剂过敏,有心脏病及风湿类疾病的患者对阿司匹林及非甾体抗炎药过敏。

小结

药物超敏反应是一种经常发生和出现严重反应的药物不良反应。因为它的严重性,包括严重过敏反应、中毒性表皮坏死松解症这些致命的威胁,临床上备受医师关注。发展可预见性的临床测试对于患者个体而言仍是一个重要的目标,而近期的药物遗传学为此提供了保障。对于多种药物诊疗的易感人群,表

重要信息汇总

- 药物超敏反应定义为严重的药物不良反应,病因是对原本安全有效的治疗药物具有免疫反应。
- 药物超敏反应并不多见。它们发生的严重程度和临床体征各不相同。
- 速发型超敏反应由特异性 IgE 介导,迟发型超敏反应由 T 细胞介导。
- 半抗原通过与蛋白不可逆转的相互作用形成抗原决定簇。
- 药物超敏反应的诊断应基于病史、临床表现,如果可能,还应进行皮肤试验和生物学试验。
- 明确诊断为超敏反应的患者应在适当的临床环境中极其谨慎地再次暴露于致敏药物之中。

扩展阅读

Bircher AJ. Symptoms and danger signs in acute drug hypersensitivity. Toxicology 2005; 209:201–207.

Brander C, Mauri-Hellweg D, Bettens F, et al. Heterogeneous T cell responses to beta-lactam-modified self structures are observed in penicillin-allergic individuals. J Immunol 1995; 155:2670–2678.

Callan HE, Jenkins RE, Maggs JL, et al. Multiple adduction reactions of nitroso sulfamethoxazole with cysteinyl residues of peptides and proteins: Implications for hapten formation. Chem Res Toxicol 2009; 22:937–948.

Castrejon JL, Berry N, El-Ghaiesh S, et al. Stimulation of T-cells with sulfonamides and sulfonamide metabolites. J Allergy Clin Immunol 2010; 125:411–418.

Chessman D, Kostenko L, Lethborg T, et al. Human leukocyte antigen class 1-restricted activation of CD8+ T cells provides the immunogenetic basis of a systemic drug hypersensitivity. Immunity 2008; 28:822–832.

Demoly P, Romano A. Drug hypersensitivity: clinical manifestations and diagnosis. In: Pawankar R, Holgate ST, Rosenwasser LJ, eds. Allergy frontiers: clinical manifestations, vol 3. Tokyo: Springer; 2009:379–392.

Ebo DG, Sainte-Laudy J, Bridts CH, et al. Flow-assisted allergy diagnosis: current applications and future perspectives. Allergy 2006; 61:1028–1039.

Jenkins RE, Meng X, Elliott VL, et al. Characterization of flucloxacillin and 5-hydroxymethyl flucloxacillin haptenated HSA in vitro and in vivo. Proteomics Clin Appl 2009; 3:720–729.

Mallal S, Nolan D, Witt C, et al. Association between presence of HLA-B*5701, HLA-DR7 and HLA-DQ3 and hypersensitivity to HIV-1 reverse-transcriptase inhibitor abacavir. Lancet 2002; 359:727–732.

Pichler WJ. Delayed drug hypersensitivity reactions. Ann Intern Med 2003; 139:683–693.

第十七章　严重过敏反应

Phil Lieberman 和 **Pamela W. Ewan**

内容释义

严重过敏反应是一种可能危及生命的过敏反应,通常发作突然,进展迅速,伴有气道阻塞或低血压,常伴有皮肤特征。

概述

"严重过敏反应(anaphylaxis)"的定义在不断变化。它是一种可能危及生命的过敏性反应,通常起病突然并进展迅速,伴有气道阻塞症状或低血压,经常有皮肤特征。美国国家卫生研究院已经建立了严重过敏反应的诊断标准,英国制定了需要肾上腺素治疗的严重过敏反应的诊断标准(框 17.1)。

框 17.1　需要肾上腺素治疗的过敏反应的诊断标准

1. 急性发作的皮肤症状(荨麻疹、瘙痒、潮红、血管性水肿)以及至少一项以下表现
   a. 呼吸症状
   b. 血压下降
2. 暴露于可疑抗原后迅速出现两项及以上下列表现
   a. 皮肤或黏膜受累
   b. 呼吸症状
   c. 血压下降
3. 暴露于已知抗原后血压下降、晕厥

典型的严重过敏反应被认为是一种 IgE 介导的速发型超敏反应,但没有 IgE 也可以介导类似的事件,而此类事件则被称为"类过敏反应(anaphylactoid)"。最近有人建议弃用"类过敏反应"一词,无论发生机制如何,所有事件均被称为"过敏发作(anaphylactic episodes)"。表 17.1 总结了这两个术语。在此表中,过敏性事件被描述为非 IgE 介导的反应,无论其本质是免疫性的或非免疫性的。

表 17.1　有关严重过敏反应分类的术语

传统	新近改变
IgE 介导的严重过敏反应 (IgE-mediated anaphylaxis)	严重过敏反应 (anaphylaxis)
类过敏反应 * (anaphylactoid)	免疫性的 IgE 介导的 非 IgE 介导的
类过敏反应 (anaphylactoid)	非免疫介导的严重过敏反应

术语"类过敏反应(anaphylactoid)"指与过敏反应临床表现相似但非 IgE 介导的事件

流行病学

过敏反应的总体发生率仍不确定,只能对其进行间接评估。然而,根据

肾上腺素的实时处方数据,有 1% 的人口有发生过敏发作的风险,或者经历了过敏反应。急诊科的就诊数据显示,1 年内在 3 300 人中就有一人出现严重过敏反应。英国初级保健数据库记录的诊断数据显示,过敏反应的终生患病率为 1/3 333。而这些可能只是保守估计,因为严重过敏事件存在漏报情况。美国的过敏、哮喘及过敏反应学会工作小组发现,根据最新资料,严重过敏反应的总体频率为每年每 10 万人中有 30~950 例,终生患病率为每 10 万人中有 50~2 000 例,或 0.05%~2.0%。

严重过敏事件的发生频率在持续增加,英国的住院人数在十年间增加了 7 倍。造成这一现象的原因尚不清楚,但可能与近 30 年来包括食物过敏在内的过敏性疾病的增加有关。

如表 17.2 所示,有几方面因素影响严重过敏反应的发生率。特应性是严重过敏反应诸多病因的危险因素,包括食物诱导的严重过敏反应。此外,它还构成了其他形式的严重过敏反应的危险因素,如运动诱导的严重过敏反应。

表 17.2 影响严重过敏反应发生的因素

因素	评论
特应性	特应性是严重过敏反应的危险因素之一。特应性的发生率在食物、乳胶和食物依赖运动诱发的严重过敏反应中较高。它不是药物或膜翅目昆虫过敏的危险因素
地理位置	最近发现纬度是一个风险因素。在北半球,高纬度地区的发病更为频繁。反之在南半球也是如此。这可能意味着日照或维生素 D 水平的作用
性别	在儿童(15 岁以下)中,男性更加常见。15 岁以后,女性更常见。绝经后,发病率大致相等
社会经济地位	一些研究表明,较高的社会经济地位增加过敏事件的风险
抗原给药的稳定性	抗原给药中的间隙可能导致反应的发生。这在过敏原免疫治疗和胰岛素治疗中已被证实。与此相反,短期内多次蜂蜇伤会增加全身反应的风险
生物钟	未发现与一天中的时间有关
种族/民族	未发现对严重过敏反应发病率有影响

有趣的是,最近发现地理因素对严重过敏反应发生率也有影响。在北半球,高纬度地区出现过敏性事件的频率较高,在南半球也是如此,这可能提示日照与血清维生素 D 水平在其中起一定作用。基于这一发现,已经假定高水平的维生素 D 具有保护作用。

在儿童中,严重过敏事件在男性中更常见,但在青春期情况则相反,以女性居多。在更年期之后,发病率大致相等。到目前为止,还没有发现严重过敏事件中种族或民族易感倾向。

严重过敏反应的机制

肥大细胞和嗜碱性粒细胞

严重过敏反应发作的基础是肥大细胞和嗜碱性粒细胞的脱颗粒。这些细胞所释放介质的活动造成了严重过敏反应发作的临床表现(图 17.1 和表 17.3)。这些介质不仅对器官产生直接影响,而且还诱发其他的炎症级联反应,包括补体、接触系统和凝血级联反应,这些反应可以放大和改变严重过敏反应的病理生理学本质(图 17.2 和表 17.3)。

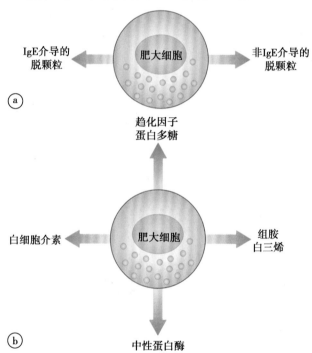

图 17.1 ⓐ 肥大细胞可以通过 IgE 和非 IgE 机制脱颗粒。ⓑ 脱颗粒后,化学介质被释放,导致过敏反应的症状和体征

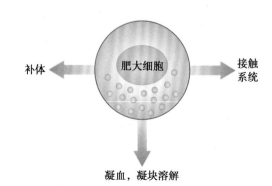

图 17.2 除了直接从肥大细胞释放的介质的活性外,还有其他炎症级联的募集,包括补体系统、与缓激肽形成的接触系统、凝血和凝块溶解,这些都会导致血管内凝血

表 17.3 肥大细胞和嗜碱性细胞直接释放的过敏性介质及它们的病理生理作用

介质	病理生理活动	临床关联
组胺和花生四烯酸代谢产物（白三烯、血栓素、前列腺素、血小板激活因子）	平滑肌痉挛、黏液分泌、血管舒张、血管通透性增加、疼痛神经元的激活、血小板黏附、嗜酸性粒细胞激活、嗜酸性粒细胞趋化	气喘、荨麻疹、血管性水肿，潮红、瘙痒、腹泻和腹痛、低血压、流涕和气道分泌物增加
中性蛋白水解酶：类胰蛋白酶、凝乳酶、羧肽酶、组织蛋白酶-G	补体成分的裂解、嗜酸性粒细胞和中性粒细胞的趋化、肥大细胞的进一步激活和脱颗粒、神经肽的裂解、血管紧张素 I 转化为血管紧张素 II	可通过 C3 裂解招募补体，可通过血管紧张素 I 转化为血管紧张素 II，并通过灭活神经肽引起高血压反应，从而改善症状。也可以通过肥大细胞的进一步活化来放大反应
蛋白聚糖：肝素、硫酸软骨素	抗凝，补体抑制，结合磷脂酶 A2，嗜酸性粒细胞趋化，细胞因子功能抑制，激肽通路激活	可预防血管内凝血和补体聚集。还可募集激肽，增加反应的严重程度
趋化剂：趋化因子，嗜酸性粒细胞趋化因子	使外周细胞聚集	可能是晚期症状复发或进展和反应延迟的部分原因
一氧化氮	平滑肌松弛引起外周血管床扩张、支气管扩张和冠状动脉扩张。另外，一氧化氮可增加血管通透性	也许可以缓解支气管痉挛，但最重要的效应似乎是产生低血压和休克
肿瘤坏死因子 a 激活 NF-KB	血小板活化因子的产生	血管通透性和血管舒张。此外，由于它的合成和释放较晚，因此被认为与晚期反应的产生有关
IL-2, IL-6, IL-10	在事件过程中这些通常比组胺和胰蛋白酶发现得晚，并且持续时间更长。它们造成的影响尚未确定。IL-10 可能在事件恢复中处于活跃状态	未知
肿瘤坏死因子受体 1	未知	其水平的升高与更严重的低血压有关
被其他炎症级联募集所激活的因子		
接触系统的（kinins）激活	血管舒张和血管渗透性	低血压和血管性水肿
补体系统的激活	C3a/C5a 可引起血管通透性增加	可能引起荨麻疹、血管性水肿
凝血系统的激活（因子 XI，纤溶酶）	血管内凝血	弥散性血管内凝血

严重过敏反应的病因

发生严重过敏反应最常见的原因是食物、蚊子叮咬和药物，但是特发性过敏反应也日渐普遍，所以在成年人中这四种原因占大多数。儿童的情况则有所不同，食物过敏占绝大部分。严重过敏反应的其他原因有物理性的（如运动、寒冷或压力引起的）或乳胶过敏，更罕见的原因包括对精液过敏。至少有 2% 的儿童发生坚果过敏，其中约 1/3 的儿童会发生严重过敏反应。花生是最容易引起致命性或接近致命性发作的食物。牛奶是儿童严重过敏反应的一个重要原因，但有一系列的食物会引起严重过敏事件。抗生素（特别是 β 内酰胺类）、非甾体抗炎药（NSAIDs）和阿司匹林，以及其他用于全身麻醉的神经阻滞药物、氯己定、诊断染料和放射造影剂，都可能引起这类疾病。青霉素引起的致死性过敏反应的发生率为 0.002%，在美国每年有 500 例青霉素相关的致命性过敏反应发生。在青霉素使用者中，0.7%~1.0% 会发生非致死性过敏反应。

临床表现

典型的临床表现

在框 17.2 中，按发生的大致频率顺序记录了过敏反应的体征和症状。一系列严重过敏反应事件显示出惊人的相似之处，这使我们得以辨别框 17.2 中列出的每种表现的大致发生率。到目前为止,皮肤和皮下的表现是最常见的。包括荨麻疹、血管性水肿、红斑(在美国通常被称为"潮红")和瘙痒。在成人中,90%及以上的发作都有上述一种(或多种)表现。在儿童中皮肤表现的发生率略低。呼吸系统表现,如喘息、呼吸困难、喘鸣和鼻炎等是次常见的症状,在40%~60%的病例中会出现。呼吸系统症状的严重发作与死亡率有明确的相关性。对于哮喘来说尤其如此,其次是心血管系统症状。在30%~35%的事件中会出现头晕、晕厥、心律失常、心绞痛、心肌梗死和低血压等。胃肠道症状的发生率与心血管系统的症状非常接近。恶心、呕吐、剧烈腹痛和腹泻是常见的症状,特别是当抗原被摄入以后。

框 17.2 严重过敏反应症状和体征

皮肤和皮下
- 荨麻疹和血管性水肿
- 红斑
- 无皮疹瘙痒

呼吸系统
- 喘息
- 呼吸困难
- 上呼吸道阻塞(血管性水肿)
- 鼻炎
- 喘鸣

心血管系统
- 头晕
- 晕厥
- 低血压
- 昏倒
- 意识丧失
- 心律不齐
- 心绞痛
- 心肌梗死

胃肠道
- 恶心
- 呕吐
- 腹泻
- 腹绞痛

其他和少见表现
- 尿失禁
- 胸骨下疼痛
- 癫痫
- 视觉异常
- 弥散性血管内凝血

症状的类型因病因而异,在食物诱发的严重过敏反应中,最严重的特征通常是呼吸系统(喉头水肿或哮喘),而在蜂蜇伤或静脉用药引起的严重过敏反应中,心血管特征(低血压或意识丧失)可能占主导。例如,与手术室外发生的严重过敏反应相比,在围手术期发生严重过敏反应中,皮肤症状出现得较少,心血管事件出现的频率较高。

严重过敏反应的症状通常在抗原注射后5~30分钟及抗原吸收后2小时内出现。但在一些病例中,在抗原吸收后可能会有数小时的延迟。已经注意到这种延迟大多数与摄入红肉引起的过敏事件有关,红肉中的半乳糖-α-1.3已被标记为致病过敏原。人们认为,接触过敏原后症状发作越快,事件就越严重。

不常见的严重过敏反应的表现

无其他症状的低血压

严重过敏反应除了典型表现外也有其他表现。其中最常见的可能是伴随有休克的心力衰竭,它可以在接触抗原后立即发生,而且不会伴随任何其他症状。严重的患者在没有任何其他症状的情况下可能会发生心力衰竭。在心力衰竭的患者中,有5%的患者还发现了其他神经问题,包括癫痫、肌肉痉挛和长期意识障碍。

儿童严重过敏反应伴有恶心和腭部瘙痒

研究还表明,儿童的食物过敏(特别是伴有哮喘的儿童)可能早期会出现误导性的轻微症状,如恶心和腭部瘙痒,然后迅速发展为严重且有可能致命的气道相关的发作。

延迟的双相严重过敏反应

严重过敏反应发作可有三种临床模式。最常见的一种是急性发作,经治疗后迅速痊愈。严重过敏反应的发作也可以延长和迟发,持续数小时。这种情况可发生在药物过敏中,即口服药物后药物的吸收持续数小时。其次,在迟发事件中,病情缓解后可能紧接着又会恶化。最后一种以症状改善以后的复发为特征,甚至是在没有抗原进一步暴露的情况下复发(一种双相反应)。

因此,双相反应的特征是在治疗后缓解或自发缓解之后出现症状复发。这可能并不常见,大多数发生在免疫治疗之后。大多数此类事件出现在症状消退后8小时内,但也可在症状消退后24小时出现。已发现的与这些事件相关的因素见框17.3。

框 17.3 双相事件的危险因素

- 初始治疗不足
- 肾上腺素使用延迟
- 肾上腺素给药不足
- 未给予糖皮质激素
- 摄入抗原而未呕吐,特别是药物或食物
- 先前的双相反应

伴有心动过缓的严重过敏反应

典型的是,严重过敏反应的心血管系统表现与有效循环血量降低引起的代偿性心动过速有关。这一体征用于区分过敏性事件和血管抑制剂(血管迷走神经)反应。然而,已发现过敏事件也可能出现心动过缓。这是意料之中的,因为在过敏性事件中,可导致心动过缓。因为心室充盈减少激活了心室组织中的压力感受器,并产生了迷走神经反射活动。

过敏性事件可能与心肌抑制相关,从而导致心排血量下降。冠状动脉血管痉挛很少在无冠状动脉疾病的情况下产生心绞痛。在过敏事件中,心电图异常被记录下来。

严重过敏反应和晕厥

其他非常见的严重过敏反应的临床表现包括晕厥。当患者仅表现为晕厥时,在许多病例中对严重过敏性事件的识别会延迟。这种情况多发生在膜翅目昆虫或火蚁叮咬、运动诱发的严重过敏反应,以及肥大细胞增多症的患者中。这些患者没有表现出任何其他的症状和体征就失去意识。除非怀疑发生了严重过敏反应,通常这种表现会导致不必要的神经和心血管方面的评估。

诊断

严重过敏反应是一种基于对临床表现的解释的"临床诊断"。详细的临床病史有助于①对严重过敏反应;②其原因或类型的诊断。病史应包括对临床特征、发病时间、进展及所需治疗的评估。此外,还需要针对性询问以明确诱因是过敏性的、物理性的或特发性的。特发性过敏反应具有典型的症状,通常开始表现为手掌和足底的瘙痒,接着是更广泛的瘙痒和皮疹,然后是各种胃肠道或心血管症状。它的进展一般比 IgE 介导的过敏反应慢。实验室检查可用于确认事件为严重过敏性的,但由于没有足够敏感的急性试验,实验室检查未确定的事件也不能排除这一诊断。

这里需要强调的是许多严重过敏反应的发生并没有已知原因。特发性过敏反应的发生率在成年人中可高达 30%~40%,这一发病率要远低于儿童,大多数儿童严重过敏反应与食物有关。

鉴别诊断

速发型严重过敏反应的鉴别诊断总结在框 17.4 中。

框 17.4 严重过敏反应的鉴别诊断

严重过敏反应

- 外源物质(如药物、食物、膜翅目昆虫蜇伤、乳胶)引起的过敏反应
- 物理因素引起的过敏反应
  - 运动
  - 冷
  - 热
  - 压力
  - 阳光
- 特发性严重过敏反应
- 食物依赖运动诱发的严重过敏反应
- 孕激素的严重过敏反应

血管减压剂反应

- 潮红综合征
  - 类癌
  - 绝经后
  - 酒精
  - 尼古丁
  - 药物

    例如:儿茶酚胺血管紧张素转换酶抑制剂
  - 烟酸
  - 血管肠 - 多肽类分泌肿瘤

    甲状腺髓样癌

    胃肠道肿瘤

其他形式的休克

- 心源性
- 内毒素性
- 出血性

餐馆综合征

- 鲭鱼病(Scombroidosis)
- 味精

非器质性疾病

- 惊恐发作
- 癔球症
- 西豪森喘鸣
- 声带功能障碍综合征
- 未分化的躯体型严重过敏反应

内源性组胺生成过多综合征

- 系统性肥大细胞增多症
- 色素性荨麻疹
- 嗜碱性粒细胞白血病
- 急性早幼粒细胞白血病（维A酸治疗）
- 棘球蚴囊破裂

其他

- 遗传性血管水肿
- 孕酮严重过敏反应
- 获得性C1抑制剂缺乏症
- 嗜铬细胞瘤
- 神经性（癫痫）
- 毛细血管渗漏综合征
- 低血糖
- 玫瑰痤疮
- 红人综合征（万古霉素）
- 肥大细胞增多症

血管迷走性晕厥

最容易与严重过敏反应混淆的情况是血管抑制反应（血管迷走神经性晕厥）。血管抑制反应的特征是低血压、苍白、恶心、呕吐、虚弱、出汗。典型的血管抑制反应相关的心动过缓已被作为鉴别诊断的特征，以区分严重过敏反应和血管抑制剂反应。然而，由于上面提到的原因，这个单一特性并不总是会出现。因此，在两种类型的事件中，最重要的区别特征可能是在血管抑制反应中没有皮肤表现（红斑、荨麻疹）。典型的血管抑制反应的患者其皮肤呈苍白色，并伴有"冷汗"。

潮红综合征

由于在过敏发作中潮红出现得相对频繁，故应考虑其他潮红综合征。包括类癌综合征，绝经后潮红，酒精、尼古丁、药物和烟碱引起的脸红，以及血管活性肽分泌性肿瘤。

不刺激汗腺而直接扩张血管会产生干性红晕，就如在类癌综合征中所见到的一样。其他引起干性潮红的原因包括烟酸、尼古丁、儿茶酚胺和血管紧张素转换酶抑制剂。血管活性多肽分泌肿瘤，如胰腺、胃肠道其他部位和甲状腺（髓样癌）也可出现干性潮红。潮红也可发生于遗传性血管性水肿、孕酮过敏反应、获得性氯离子抑制剂缺乏、神经系统原因（癫痫）、嗜铬细胞瘤、玫瑰痤疮、毛细血管渗漏综合征、低血糖、

和红人综合征（来自万古霉素）。潮红也是肥大细胞增多症的特征。

酒精引起的潮红很常见。在酒精摄入数分钟后，它会导致非隆起性的强烈红斑，更多地分布在躯干、颈部和面部，这些症状通常在摄入后30~40分钟达到峰值，在2小时内消退。有两种形式，一是某种疾病的患者同时服用了酒精与某些药物，这些药物包括灰黄霉素、头孢菌素和烟酸。容易发生酒精诱发潮红的情况包括淋巴瘤、高嗜酸性粒细胞综合征和肥大细胞增多症。酒精引起潮红的第二个原因是乙醛脱氢酶-2缺乏。乙醛脱氢酶-2可以代谢酒精的代谢物乙醛，在缺乏这种酶的患者中，乙醛会聚集并导致肥大细胞脱颗粒。

其他形式的休克

其他形式的休克也要考虑，包括出血性休克、心源性休克和内毒素性休克。这些休克没有皮肤的表现，可以区别于严重过敏反应。

餐厅综合征

一组餐厅综合征可以产生与肥大细胞增多症类似的症状。

鲭鱼病（Scombroidosis）

在这些情况中，最常见且与严重过敏反应最相似的可能就是组胺中毒。这种情况被称为"scombroidosis"，是由于摄入了含有组胺的变质鱼而发生的。它的发生频率在增加。组胺是一种与症状产生相关的化学物质，但并不是所有的症状都是由组胺单独引起的。

组胺是由组氨酸脱羧细菌产生的，从变质鱼的组氨酸中裂解产生组胺。这种组胺的产生发生在鱼死亡后不久，因此可能发生在渔船上、在加工厂、在分销系统或在餐馆或家里。从外表和气味上无法辨别出这种变质鱼，而且烹饪也不能破坏组胺。

鱼中毒的症状在摄入鱼后的几分钟至数小时内出现，在同一桌吃饭的几个成员可能会受到影响。这种发作通常持续数小时，但也可以持续更长时间。症状包括心跳加速、潮红、血管性水肿、恶心、呕吐、腹泻和血压下降。也可出现神经学表现，但很少有喘息发生。最常见的表现为面部和颈部的潮红，伴随有潮热和不适感，皮疹可能类似于晒伤。在组胺中毒的情况

下,血清胰蛋白酶水平不升高,而血浆组胺和 24 小时尿组胺代谢物则大量增加。

味精

虽然味精反应(monosodium glutamate reaction)在表现上与严重过敏反应并不真正相似,但它们在过去曾被混淆为严重过敏反应。味精反应是由"乙酰胆碱症"引起的,包括胸痛、潮红、面部灼烧、恶心、头晕、头痛、心悸、恶心和便秘。症状通常不迟于进食后一小时,但也可延迟半天。这种发作可能存在家族倾向性。

心因性

基于"心理"的非器质性问题也曾被混淆为严重过敏反应的发作。这些症状包括惊恐发作、癔球症、喘鸣、声带功能障碍综合征和未分化的躯体型过敏反应。除潮红和呼吸困难外,惊恐发作通常无皮肤表现,但也可表现为心动过速、胃肠症状和气短,没有瘙痒或真正的气道梗阻。没有荨麻疹和血管性水肿,通常是一个明显的迹象。

"未分化躯体型严重过敏反应"是用于描述患者具有与严重过敏反应相似表现的术语。但这类患者缺乏可证实诊断的结果并对标准治疗无效。他们通常还有未分化型躯体形式障碍疾病的其他心理学表现。

内源性组胺生成过多

严重过敏反应可以是潜在疾病的结果,实际上并非暴露于外部抗原的结果。这些疾病包括系统性肥大细胞增多症、色素性荨麻疹、嗜碱性粒细胞性白血病、维 A 酸治疗的急性早幼粒白血病和棘球蚴囊破裂。

其他

还有其他各种各样的情况与过敏发作类似。这些症状包括遗传性血管性水肿、"黄体酮"过敏反应、获得性 C1 抑制剂缺乏、嗜铬细胞瘤、神经系统疾病如癫痫发作、万古霉素引起的"红人综合征"和毛细血管渗漏综合征。例如,极少数遗传性血管性水肿患者表现出与荨麻疹相似的红斑性、浆液性皮疹,这种伴随上呼吸道阻塞的皮疹可与过敏反应相混淆。毛细血管渗漏综合征可表现为血管性水肿、胃肠功能紊乱、休克和血液浓稠。反复发作可能会与特发性严重过敏反应相混淆。

实验室调查及测试

直接测试:在发作时

如上所述,过敏性事件的诊断是基于对临床表现的解读。但是实验室检测可能对确诊有用。表 17.4 中列出了这些测试,在有提示性的临床表现时可以用于明确严重过敏反应的诊断。

表 17.4　证实严重过敏反应诊断的试验

试验	评论
血清类胰蛋白酶	最有用的测试。简单易得。血清类胰蛋白酶水平通常在症状出现后约 60 分钟达到峰值,可持续 4 小时。但是在严重的过敏反应中,类胰蛋白酶水平偶尔会升高 6~24 小时。理想情况下应在症状出现后 1~2 小时进行测量
血浆组胺	血浆组胺水平升高早于类胰蛋白酶水平,在症状出现后 5~10 分钟内升高。其水平的升高较短暂,通常在 60 分钟后恢复正常。因此,如果患者在病情发生数小时后才就诊,它们几乎没有帮助。在英国已无法购买
24 小时尿组胺代谢物(N-甲基组胺)	尿组胺代谢物可以在事件发生后升高 24 小时。在英国已无法购买

目前,商业上可用于确诊严重过敏反应的测试包括血清类胰蛋白酶、血浆组胺和 24 小时尿组胺代谢物(尽管后两者在英国已不再常规提供)。目前正在研究的用于诊断过敏性事件的有前景的测试包括羧肽酶 A3、血小板活化因子和血小板活化因子水解酶。但是,后几种测试现在还没有得到验证,或者还不能购买得到。目前唯一广泛使用的检测方法是血清类胰蛋白酶。

类胰蛋白酶

截至目前,用于确定过敏反应诊断的最有用且最常使用的生物标志物是总血清类胰蛋白酶。这种测试有高度的特异性,但是缺乏敏感性,所以在事件中检测到正常的总胰蛋白酶值并不能排除过敏反应的诊断。类胰蛋白酶是胰蛋白酶家族——丝氨酸肽酶的一个亚群。几乎所有人的肥大细胞都含有类胰蛋白酶,也有少数人被发现是存在于嗜碱性细胞上。类胰蛋白酶对这些细胞具有特异性,因此是它们脱颗粒

过敏反应相混淆。

的有用标记物。

类胰蛋白酶分泌量很小。分泌的类胰蛋白酶中很大一部分是一种不成熟的类胰蛋白酶：β-类胰蛋白酶前体。随着肥大细胞的脱颗粒，成熟的β-类胰蛋白酶水平升高，相应地引起类胰蛋白酶水平的显著升高。

血清类胰蛋白酶水平在症状出现后约60分钟达到高峰，通常持续4小时。检测血清类胰蛋白酶的最佳时间大约是在症状出现后1小时。理想情况下应该采集两份样本，在复苏后立即采集第一份样本，然后根据症状出现的时间，在症状开始后1~2小时采集第二份样本。然而，在非常严重的危及生命的发作中，已发现血清类胰蛋白酶水平升高可以持续到症状出现后24小时。如前所述，在没有类胰蛋白酶升高的情况下也发生了过敏反应，由于一些尚不清楚的原因，在食物引发的过敏事件中，类胰蛋白酶升高并不常见。

组胺

血浆组胺水平较血清类胰蛋白酶升高更快，血浆组胺水平可在症状出现后5~10分钟升高。然而，这种升高是短暂的，通常会在事件发生后的60分钟内恢复到正常。因此，如果患者在事件发生1小时后去就诊，血浆组胺水平对诊断几乎没有什么帮助，但是24小时尿组胺代谢物是有用的，这种代谢物的升高可以长达1天。但是这种化验方法还没有得到广泛使用。

不幸的是，组胺和类胰蛋白酶水平之间存在差异。如果患者被及时发现，血浆组胺水平会更敏感，并且与临床表现有更好的相关性，血浆组胺更可能与皮肤表现和喘息相关。

后期检测：鉴别诊断

系统性肥大细胞增多症

表17.5列出了用于评估鉴别诊断中其他情况的测试。在无症状期获得的类胰蛋白酶水平是诊断潜在肥大细胞增多症发作的一种相当好的筛查试验。肥大细胞增多症患者可能有基线总类胰蛋白酶水平升高（在发作间期）。然而，应该注意的是，肥大细胞增多症和肥大细胞活化综合征可以表现出正常的类胰蛋白酶基线水平。

表 17.5　用于诊断鉴别诊断中考虑的其他情况的试验

疾病	试验	评论
肥大细胞增多症	血清类胰蛋白酶	在全身肥大细胞增多症患者中，基线血清类胰蛋白酶水平（在发作间期）通常是升高的。
	骨髓	确立肥大细胞增多症诊断的最具确定性的试验。可以分析c·kit基因突变、检测肥大细胞的标志物和组织学分析。
	酪氨酸激酶受体（D816V）突变检测	酪氨酸激酶受体中816V突变的检测已上市，可在血液中进行。该试验的相对敏感性尚未在大量患者中得到证实。该试验非常昂贵。
类癌综合征	血清五羟色胺和尿中羟吲哚乙酸	
血管肽分泌肿瘤	胰抑素、血管肠多肽、P物质、神经激肽等	对于一些分泌物可引起类似严重过敏反应症状的肿瘤的诊断是有用的。包括甲状腺髓样癌、胰腺肿瘤和其他胃肠道肿瘤
	腹部/肠道奥曲肽增强CT	结合奥曲肽可使肿瘤定位
嗜铬细胞瘤	血浆中无3-甲氧基肾上腺素尿杏仁酸	嗜铬细胞瘤的反常反应罕见，但与严重过敏反应相似

最初认为，要怀疑肥大细胞增多症，类胰蛋白酶水平至少要有20ng/mL，但最近人们认为远低于此水平（可能低至11ng/mL）的类胰蛋白酶就可能反映了潜在的肥大细胞的增加。类胰蛋白酶水平升高超过20ng/mL具有高度特异性，但该试验同样缺乏敏感性，正常的基线水平并不能排除肥大细胞增多症的存在。此外，大多数肥大细胞增多症患者的c-kit受体（D816Y）存在点突变，在骨髓中可有发现，关于其他的突变也已有描述。现在在血液中也可以检测D816Y，但敏感性似乎比骨髓中检测的低。还应记住，血清总类胰蛋白酶的升高也可发生在骨髓增殖性疾病、与FIPILJ/PDGFRA突变相关的高嗜酸性粒细胞增多综合征及终末期肾脏疾病中。

类癌综合征

如果临床医生考虑因类癌综合征而发生潮红，可以测定血清5-羟吲哚乙酸和尿5-羟吲哚乙酸。测定各种胃肠道血管多肽也可行。包括 P 物质、神经激肽、组织血管活性肠肽、胰抑素等。这些检测方法有助于排除血管活性肽分泌肿瘤。生长抑素辅助 CT 扫描在这方面也很有用。

嗜铬细胞瘤

如果考虑事件可能是嗜铬细胞瘤的反常反应,可以检测无血浆的 3- 甲氧基肾上腺素和尿香草醛酸。

确定严重过敏反应病因的后期试验

过敏测试：皮肤点刺试验

如果根据病史怀疑有过敏史,应经皮肤点刺试验证实。这对食物、毒液和乳胶过敏都有帮助。点刺试验在水果和蔬菜过敏中具有优势。一般来说,皮肤试验比血清特异性 IgE 更有效,它们更敏感,在对患者进行评估时,阳性结果是很重要的,这样可以获得进一步的病史,以区分阳性结果是有因果关系还是偶然的(如敏化)。在对精液过敏时,血清特异性 IgE 具有提示意义。

药物过敏的诊断更加复杂,因为它有可能是 IgE 介导或非 IgE 介导的,阿司匹林和非甾体抗炎药等药物可以通过非 IgE 介导的机制引起严重过敏反应。除激发试验外,没有诊断试验,只有当根据病史怀疑有过敏反应且诱发致命反应的风险较低时,才可在监测条件下进行激发试验。即使是在 IgE 介导的过敏反应中,皮肤点刺试验也仅在某些时候具有诊断意义,阳性结果需要与病史相关。即使是怀疑对 β- 内酰胺类药物过敏,通常也需要进行皮内或激发试验。在怀疑青霉素过敏但皮肤试验阴性的患者中,欧洲有研究表明有 30% 的患者青霉素激发试验呈阳性,但在美国这一数字低至 6%。这种差异可能与患者的选择有关。英国和欧洲的指南建议,在皮肤测试阴性的患者中必须进行激发试验才能进行诊断。

其他试验

有时还需要其他试验,如冰块试验来确认寒冷所致严重过敏反应,或运动试验来确认运动所致严重过敏反应的诊断。

管理

过敏事件的管理应分为两大类:

1. 预防高危患者(曾有过严重过敏反应发作的患者)发作。

2. 急性事件的治疗。

这两类管理的目标都是相同的,但第一类当然是预防性的,第二类是在事件中防止死亡发生。

严重过敏反应的预防

预防的关键是准确诊断严重过敏反应的病因。对触发因素(如食物或药物)的识别有利于避免再次发作并预防复发。应制定紧急药物治疗计划以进行自我治疗,以防无意暴露后出现更进一步的反应。为大众和高危人群制定的过敏反应预防措施总结在框 17.5 中。当然,对所有患者而言,获得全面的药物过敏史是非常有必要的。将药物过敏史记录在病历中显著且一致的位置也很重要。必须就交叉反应正确地理解药物过敏史。当然,应该告知患者避免使用任何有风险的药物。当出现药物过敏时,应尽可能使用无交叉反应的替代药物。

框 17.5 预防严重过敏反应和严重过敏反应性死亡的策略

一般措施

1. 获得完整病史
2. 将药物过敏史详细记录在病历的突出部分
3. 尽可能口服而非肠外给药
4. 检查所有药物的标签
5. 根据既定的指导原则,患者在注射药物和疫苗后要观察适当的时间。例如,英国的指南规定接受过敏原免疫治疗后观察 1 小时,而美国的指南则要求对气源性过敏原免疫治疗的患者观察 30 分钟,而对毒液免疫治疗的患者观察 1 小时。

对高危人群

A. 确保转诊至过敏科并对严重过敏反应的病因有明确诊断

B. 建议避免接触过敏原,如果是非免疫介导的过敏反应,则避免诱发因素(如寒冷、运动)

C. 注意药物间的免疫性和生化交叉反应,避免使用可能导致事件发生的药物(例如,在阿司匹林敏感的哮喘患者中停用所有非甾体类药物抗炎药物,在青霉素敏感的患者中避免使用所有 β- 内酰胺类药物)

D. 对于食物过敏的患者,指导他们如何避免摄入这些食物,包括标签上注明高风险的食物和可能发生交叉反应的食物(例如,对龙虾敏感的患者避免食用所有甲壳类动物)

E. 让患者佩戴并携带警告识别标签(例如,医学警示)

F. 提供一份书面的紧急治疗计划,通常包括肾上腺素自动注射器和口服抗组胺剂

G. 教患者进行肾上腺素的自我注射

H. 强调肾上腺素自动注射器随时可用的必要性

I. 就儿童而言,向学校工作人员提供关于避免、识别和处理严重过敏反应的培训

J. 如果可能的话,考虑停用可能干扰治疗或使事件恶化的药物(如 β- 肾上腺素能阻断剂、血管紧张素转换酶抑制剂、单胺氧化酶抑制剂和可能的某些三环类抗抑郁药)

K. 如有需要,可采用特殊治疗,如脱敏、药物预处理和刺激性激发。

注射给药引起的严重过敏反应通常比口服给药表现更重，所以应尽可能优先使用口服药物。如果需要在办公室内注射可能引起严重过敏反应的药物，患者应在注射药物后观察20~30分钟，从理论上讲，口服给药也应该有这样的观察期。高危人群（食物过敏患者、系统性肥大细胞增多症患者、昆虫过敏患者、特发性严重过敏反应患者）应持续佩戴识别手饰（如医学警示），并在口袋或钱包中携带身份证。应指导所有高危患者使用自动肾上腺素注射器，并应积极鼓励患者在任何情况下都随身携带注射器。还应告知他们注射器上的有效期，以便在适当的时候重新补充肾上腺素。高危患者也应尽可能不服用可能使严重过敏反应发作更严重或干扰治疗的药物（表17.6）。这些药物包括β肾上腺素能阻滞药、非心脏选择性β受体阻滞药、血管紧张素转换酶抑制药、单胺氧化酶抑制药，还有一些三环类抗抑郁药。在某些情况下，这些药物可以通过干扰肾上腺素的活性（加强其α肾上腺素能而降低β肾上腺素能活性）使低血压加重并使治疗更加复杂，还可以削弱肾上腺素的分解代谢，从而使剂量调整更困难。如果已知患者存在药物过敏但又必须再次使用药物时，应考虑进行特殊治疗，如药物预处理、脱敏或使用刺激性剂量。例如，使用抗组胺药物和糖皮质激素进行预处理，以预防对放射造影剂的重复反应。还有脱敏可以用于安全地重新使用青霉素。在皮肤试验显示阴性之后，一种刺激性剂量的治疗也常用于流行性感冒疫苗的接种。

表 17.6　可能会增加严重过敏反应风险、增加事件严重性或干扰治疗的药物

药物	可能的不良反应
β肾上腺素能阻滞药	可能会削弱肾上腺治疗过敏反应的作用。还可以通过抑制对内源性分泌的肾上腺素和去甲肾上腺素的反应性而使情况变得更糟。阻断肾上腺素的β肾上腺素能作用（支气管扩张），可增强α肾上腺素能作用（血管收缩），导致严重高血压
非选择性β受体阻滞药	严重过敏反应可能对肾上腺素没有反应，需要静脉注射沙丁胺醇
血管紧张素转换酶抑制药	可阻止血管紧张素转换酶的代偿性分泌，从而加重低血压。还能抑制缓激肽的降解。过量的缓激肽已被证明出现在严重过敏反应发作期间，已发现会增加蛇毒免疫治疗反应的风险，或许还会增加膜翅目昆虫蜇伤事件的严重程度
单胺氧化酶抑制药	可能使治疗复杂化。因为可以阻止用于治疗过敏反应的肾上腺素的降解。因此很难评估出恰当的剂量。从标准剂量开始，然后根据反应调节肾上腺素剂量
三环类抗组胺药	许多此类药物会阻止儿茶酚胺的再摄取，因此会加重肾上腺素的作用，增加心律失常的风险。从标准剂量开始，根据反应调节肾上腺素的剂量

对经历过严重过敏发作的患者的评估和急性事件的处理

过敏专科医生在两种情况下处理严重过敏反应。更常见的一种情况涉及对既往可能发生过严重过敏事件且在过敏事件发生后数天或数周以后就诊的患者进行诊断和制定管理计划。第二种是急性事件的治疗，对过敏专科医生来说，大多数情况是与抗原免疫治疗或诊断性刺激试验（例如对药物或食物）引起的反应有关。

对发生严重过敏反应的患者作出诊断和制定管理计划的方法

图17.3总结了患者在事件发生后作出诊断、确定病因和制定未来管理计划的方法。在对既往有过严重过敏反应的患者进行评估时，最重要的步骤是病史

采集。应该获得详细的病史记录，其中包括事件开始发生的时间、地点、得到的治疗、有无进急诊室以及发作持续的时间。调查潜在原因时所需的细节应该包括用药情况、事件发生数小时前的进食水情况、任何的叮咬史、在事件发作之前或发作时有无锻炼或性行为。当然，还应详细审查症状，并确定该事件在本质上是否为双相性的。

如果病史与严重过敏反应不一致，并提示有其他疾病，则应进行适当的检查（表17.5）。如果病史与严重过敏反应是一致，如有需要，应该做鉴定病因的试验。这些包括对食物和/或药物的过敏皮肤试验，或检测血清中食物和/或药物的特异性IgE。此外，在某些情况下可能会根据刺激试验的安全性和替代疗法的可用性来考虑是否进行口服激发试验。

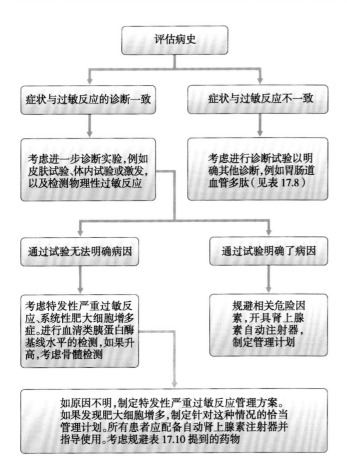

图 17.3　对经历过严重过敏反应事件的患者的评估程序

如果过敏专科医生不能确定病因,可以考虑肥大细胞增多症,并应进行血清基线类胰蛋白酶检测和／或骨髓活检。如果经过不懈地搜寻仍未找到病因,则应将患者归类为经历过"特发性严重过敏反应"发作。

当然,如果发作的原因已经确定,患者应该避免进一步暴露于相关物质。过敏专科医生应该提供一个管理计划,其中应包括有关规避的详细建议,患者应携带紧急治疗药物以及详细的治疗计划。所有患者都应配备肾上腺素自动注射器,并教授自我注射肾上腺素的方法。患者需要接受识别过敏发作的训练,如果是孩子,家长和学校工作人员也应该接受培训。已有证据显示这种管理计划的有效性。在对坚果过敏的大型研究中,这样的管理计划大大减少了过敏反应的发生,所发生的反应几乎都是比较温和的只需要口服抗组胺药或者不需要治疗。在使用肾上腺素时也非常有效,通常仅需要一次单剂量注射。类似临床经验表明,在早期治疗时,大多数情况下只需要一次剂量的肾上腺素。静脉注射药物(例如在麻醉期间)会引起更加严重和持久的反应,有时需重复使用肾上腺素达心搏骤停时的需要量,但这与经静脉一次性注

射大量抗原(例如,药物)有关。应考虑停用任何可能使治疗复杂化或增加未来发作严重程度的药物(表17.5)。

急性事件的治疗

在英国关于严重过敏反应的复苏指南中详细规定了急性事件的治疗程序。描述急性事件处理步骤的程序如图17.4所示。框17.6中列出了建议在诊所或医生办公室需配备的药品和设备清单。

严重过敏事件的急性处理需要即刻的识别和治疗机构。最初的管理是针对气道的保护和生命体征的预测和评估。在评估生命体征的同时建立气道,使患者处于仰卧位并抬高下肢。如果问题主要是在呼吸系统(如严重哮喘或喉头水肿)或有低血压的症状,患者应保持端坐位,同时使用肾上腺素。在股外侧肌(大腿外侧)注射会使血液中的肾上腺素水平升高更快,出于这种令人满意的效果,建议将大腿外侧肌内注射作为首选的给药途径。成人的剂量是 0.3~0.5mg(即 1mg/mL

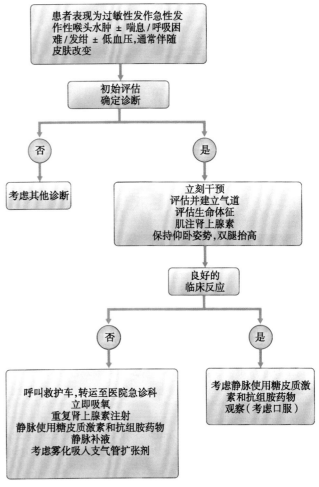

图 17.4　急性严重过敏反应事件处理程序概要

框 17.6　门诊与办公室用于处理严重过敏反应事件的设备

氧气输送

- 氧气罐
- 面罩
- 鼻导管
- 鼻探头

静脉注射用品：

- 生理盐水
- 5% 葡萄糖
- 连接管和针头

药物

- 肾上腺素*肌内注射
- 静脉用抗组胺剂（例如：氯苯那敏）
- 口服非镇静抗组胺剂
- 静脉注射氢化可的松
- 口服泼尼松（泼尼松）
- 雾化 β_2 受体激动药，如沙丁胺醇*

考虑其他机构（急诊室或专科机构）

- 胰高血糖素（在使用 β 受体阻滞药的患者中有用）
- 注射阿托品（如果过敏反应发生后有严重心动过缓时使用）
- 去甲肾上腺素*或间羟胺静脉输注（专业配制）

*肾上腺素、去甲肾上腺素、沙丁胺醇在美国有其他不同称呼。

的肾上腺素，肌内注射 0.3~0.5mL）。幼童的剂量取决于体重（每千克体重 0.01mg）。对 1~6 岁的儿童，应给

予 0.15mL 的 1：1 000 浓度的肾上腺素。

这样处理之后，进一步的治疗取决于评估结果。应该强调的是肾上腺素治疗是必需，也是初始用药。有证据表明，延迟肾上腺素的使用可能是致命事件以及双相事件的危险因素。因此，一旦诊断确定就应使用肾上腺素。肾上腺素治疗的指征见框 17.1。通常紧接着就会静脉注射 H_1 受体拮抗药和氢化可的松。

如果患者对最初的治疗有反应，就应该观察是否复发，如果持续没有症状出现，就可以出院。在出院时可给予短期的口服抗组胺药物和糖皮质激素，如泼尼松。

事件发生后，对单剂量肾上腺素使用后效果的确切观察时间尚未确定，仍有待临床判断。然而，如上所述，大多数复发反应在 8 小时内发生，但在良好的初始治疗后不太可能发生。但为谨慎起见，应尽可能观察患者至少 2 小时。

如果单剂量肾上腺素不起作用，应考虑其他治疗方法，拨打急救电话并将患者送往医院。如果 5~10 分钟内没有反应，第二次注射肾上腺素，如果经过 5~10 分钟依旧没有反应，进行第 3 次注射肾上腺素，静脉注射抗组胺药物和糖皮质激素。同时，还应根据患者的症状考虑补充治疗，如吸入支气管扩张剂和补液。例如，如果有持续性气短和喘息，可能首选吸入支气管扩张剂。如果出现低血压，应给予静脉输液。如果患者正在使用 β 受体阻滞药，而低血压持续存在，除补液外，还可加用胰高血糖素。如果发作后出现严重心动过缓，阿托品注射可能有用。对于输液无效的低血压，可以使用血管升压药，例如去甲肾上腺素或间羟胺。有关药物和剂量的细节见表 17.7。

表 17.7　用于急性严重过敏反应的药物

药物	剂量和给药途径	评论
肾上腺素*	1：1 000　0.5mL　IM 外侧大腿（成人）； 1：1 000　0.01mg/kg 或 0.15mL IM 大腿外侧（6 岁以下儿童）； 0.3mL 6~12 岁	所有发作的首选初始药物；应立即给予；5 分钟后无反应重复注射 如果对肌内注射无反应，休克并合并心衰的患者可以考虑静脉注射，但必须由经验丰富的专家在密切监测的情况下进行，用 1/10 000 稀释的浓度进行静滴
抗组胺药物		
氯苯那敏	10mg　缓慢静脉注射（成人） 5mg　缓慢静脉注射（儿童 6~12 岁） 2.5mg　缓慢静脉注射（儿童 6 月龄~6 岁）	在肾上腺素使用后给药 给药途径取决于发作的严重程度 经治疗出院后可以考虑口服给药

续表

药物	剂量和给药途径	评论
糖皮质激素		
氢化可的松	200mg 缓慢静脉注射或肌内注射（成人） 100mg 缓慢静脉注射（儿童 6~12 岁）； 50mg（6 月龄~6 岁）； 25mg（<6 月龄）	确切剂量尚未确定； 可使用甲基泼尼松龙等其他制剂 轻度发作时，可给予口服泼尼松龙 40~60mg 出院时还要考虑口服
β₂ 受体激动剂		
沙丁胺醇*或 特布他林	雾化吸入 5mg（成人）； 5~10mg（成人）	对肾上腺素无反应支气管痉挛有效
静脉注射液 （生理盐水或林格乳酸盐）	500~1 000mL；成人中快速输注 20mL/kg；儿童 500mL 快速输注后缓慢输注成人	根据血压反应滴定给药率
其他升压药		
去甲肾上腺素*、间羟胺		仅专科医生可以使用 输液速度应根据血压反应来确定 持续输注需要密切监护
用于 β 受体阻滞的药物		
胰高血糖素（仅专家使用）	初始剂量为 1~5mg IV，随后根据血压滴定 5~15mg/min 儿童 50~150μg/kg	胰高血糖素可能是治疗对肾上腺素无反应的休克的首选药物
硫酸阿托品（仅专业人员使用）	0.3~0.5mg IV；每 10 分钟重复一次，成人最多 3mg	阿托品用于治疗心动过缓和低血压
异丙托溴铵	雾化 500μg（儿童 250μg）	异丙托溴铵加入 β 受体激动剂中治疗喘息

* 肾上腺素、沙丁胺醇、去甲肾上腺素在美国有其他不同称呼。

传统上，糖皮质激素被用于治疗严重过敏反应。对添加静脉用氢化可的松的疗效无法进行评估和研究，因此缺乏数据。临床经验表明糖皮质激素对急性舌血管性水肿和哮喘有效，而且有充分的证据表明它们可能在降低晚期发作频率或复发反应方面发挥作用。

对于因在肢体注射抗原而发生反应的患者，有人建议在注射部位的近端使用止血带来减缓抗原的吸收。使用时应每隔几分钟松开止血带，以防缺氧损伤。也有人建议将肾上腺素注射到注射过敏原的部位，同时也可减慢抗原的吸收。建议的剂量范围为0.1~0.2mg（除上述用于治疗急性事件的剂量外）。但没有证据表明这两种措施是有效的。

重要信息汇总

- 严重过敏反应的发生率越来越高
- 最常见的原因是食物、药物、膜翅目昆虫叮咬和特发性严重过敏反应。在儿童中，大多数严重过敏反应是由食物引起的。
- 在有严重过敏反应史的患者中，进一步地发生反应是常见的。
- 严重过敏反应不易通过随机对照试验进行研究。但是，有现有证据的系统评价和丰富的临床经验以帮助制定管理策略。
- 在急性发作时，早期肌内注射肾上腺素是治疗首选。
- 所有发生过严重过敏反应的患者都应向过敏专科医生咨询，以明确其发病原因、类型并制定管理计划，以防止复发或使反应最小化。这包括提供规避建议，训练肾上腺素的自我注射和控制基础哮喘。避免食用相关食物或药物可以防止进一步发作。
- 对于经历过膜翅目昆虫严重过敏反应的患者，应考虑脱敏治疗。

扩展阅读

Bains SN, Hsieh FH. Current approaches to the diagnosis and treatment of systemic mastocytosis. Ann Allergy Asthma Immunol 2010; 104(1):1–10.

Bonadonna P, Perbellini O, Passalacqua G, et al. Clonal mast cell disorders in patients with systemic reactions to Hymenoptera stings and increased serum tryptase levels, 12 January 2009. J Allergy Clin Immunol 2009; 123(3):680–686.

Clark AT, Ewan PW. Good prognosis, clinical features and circumstances of peanut and tree nut reactions in children treated by a specialist allergy center. J Allergy Clin Immunol 2008; 122(2):286–289.

Ellis AK, Day JH. Incidence and characteristics of biphasic anaphylaxis: a prospective evaluation of 103 patients. Ann Allergy Asthma Immunol 2007; 98(1):64–69.

Estelle F, Simons R. Anaphylaxis: recent advances in assessment and treatment. J Allergy Clin Immunol 2009; 124(4):625–636.

Estelle F, Simons R. Anaphylaxis. J Allergy Clin Immunol 2010; 125(2 suppl 2):S161–181.

González-Pérez A, Aponte Z, Vidaurre CF, et al. Anaphylaxis epidemiology in patients with and patients without asthma: a United Kingdom database review, 15 April 2010. J Allergy Clin Immunol 2010; 125(5):1098–1104.

Lieberman P, Kemp SF, Oppenheimer J, et al. The diagnosis and management of anaphylaxis: an updated practice parameter. J Allergy Clin Immunol 2005; 115(3 suppl 2): S483–523.

Mirakian R, Ewan PW, Durham SR, et al, BSACI. BSACI guidelines for the management of drug allergy. Clin Exp Allergy 2009; 39(1):43–61.

Sampson HA, Muñoz-Furlong A, Campbell RL, et al. Second symposium on the definition and management of anaphylaxis: summary report – Second National Institute of Allergy and Infectious Disease/Food Allergy and Anaphylaxis Network symposium. J Allergy Clin Immunol 2006; 117(2):391–397.

Sheehan WJ, Graham D, Ma L, et al. Higher incidence of pediatric anaphylaxis in northern areas of the United States, 25 August 2009. J Allergy Clin Immunol 2009; 124(4):850–852.

Soar J, Pumphrey R, Cant A, et al, Working Group of the Resuscitation Council (UK). Emergency treatment of anaphylactic reactions – guidelines for healthcare providers. Resuscitation 2008; 77(2):157–169.

Stone SF, Cotterell C, Isbister GK, et al, Emergency Department Anaphylaxis Investigators. Elevated serum cytokines during human anaphylaxis: identification of potential mediators of acute allergic reactions, 22 September 2009. J Allergy Clin Immunol 2009; 124(4):786–792.

第十八章　儿童哮喘与过敏

John O. Warner 和 Attilio L. Boner

内容释义

本章涵盖了儿科人群中过敏性疾病的患病率和自然史，以及在这一人群中这些疾病的诊断和治疗。对儿童过敏性疾病进行一级和二级预防的可能性也进行了讨论。

概述

直到 20 世纪，儿童过敏性疾病才受到广泛关注。过去人们普遍认为过敏就像 Aretaeus the Cappadocian（公元 120~180 年）所描述的那样："儿童更容易康复"。然而，希波克拉底发现儿童期就可能发生哮喘。"儿童易患惊厥和哮喘，这被认为是神的眷顾，疾病本身也被认为是神圣的"。从那个时期的文献中可以找到对儿童哮喘病情的记载，例如，John Millar 在 1769 年观察了一个死于哮喘的儿童："大量的胶状分泌物阻塞了支气管"；他还发现另一个同样死于哮喘的儿童，他的肺部却是完全正常的。在之后的 2.5 个世纪里，对哮喘致死原因的研究几乎没有任何进展。在这方面值得一提的是，第一篇强调轻度哮喘也会发生气道炎症的文献已出版。它是一篇儿科学报道，从两个临床缓解期的哮喘儿童肺部活检的样本中观察到肺部超微结构。这个情况与在那两个死于哮喘的儿童的肺组织中观察到的现象十分相似。四份标本都有嗜酸细胞浸润和呼吸道上皮细胞缺失。John Millar 甚至敏锐地观察到对吸入物过敏是哮喘的一个重要特征。他在讨论儿童哮喘的潜在病因时写道"它主要在儿童中发生，特别是刚刚断奶的孩子。它好发于春季和秋季，潮湿的季节、气候变化和持续低温时。"他指出"疾病的发生主要取决于气候状况"。

直到 20 世纪后半叶，人们才开始关注过敏性疾病与早期生命起源的关系，从流行病学研究中可以清楚地看出，在儿童中，所有过敏性疾病的患病率都大大增加，最初是在发达国家，但是最近更多的是在发展中国家。同时，随着对过敏免疫病理学的了解逐渐深入，我们发现它的患病率、发病率和在一些情况下的死亡率也在增加。尽管这可能是因为过敏性疾病的患者没有得到恰当的治疗所致，但我们必须研究生活方式和环境变化对诱发过敏性疾病的影响。

流行病学

在 30~40 年的时间里，过敏的情况在世界上许多国家都有所增加。这从南威尔士的一篇研究中能够清楚地看出来，它明确对比出 1973 年、1988 年和 2003 年这三个年份里的 12 岁儿童的哮喘、湿疹和过敏性鼻炎的患病率呈现上升趋势（图 18.1）。国际儿童哮喘与过敏性疾病研究（ISAAC）迄今已经历了三个阶段。首先，研究通过比较全世界不同国家的患病率，发现说英语的地区过敏性疾病的患病率更高。在欧洲由北向南发病率逐渐减少，非洲更少，亚洲则由西向东降低。然而，近来许多发展中国家的发病率也增加了，但它主要集中在人群生活富裕的地方。

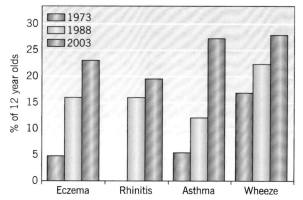

图18.1 使用相同的调查方法对南威尔士12岁的儿童3个年份的患病率研究数据。3种过敏性疾病的患病率都有所增加

摘自 Burr ML. Wat D. Evans C. Asthma prevalence in 1973, 1988 and 2003. Thorax 2006; 61 (4): 296-299.

注: Eczema= 湿疹; Rhinitis= 鼻炎; Asthma= 哮喘; Wheeze= 喘息

有关移民的研究表明,早期的生活环境对疾病的发生至关重要,例如一个从发病率低的国家移民到一个发病率高的国家的移民后代,其过敏性疾病的发病率远远高于他们成年后才移居的父母。西方的生活方式是其主要的原因,同时也与移民家庭是否使用当地语言有关。保留移民前国家的语言也就保留了移民前国家过敏性疾病的发病率。使用了当地的母语是生活方式改变的明确标志。

过敏进程

直到近一个多世纪,人们才知道过敏性疾病有家族易感性。例如 Morrill Wyman 在1872年就描述了自己家族存在秋季卡他症状的问题。罗伯特·库克（Robert Cooke）在1916年明确了这点,他与亚瑟·科克（Arthur Coker）一起根据希腊语"atopus"或"no place"创造了"atopy"这一词汇。人们也发现湿疹、哮喘和花粉症常常同时发生在一个人身上,并且在家族中存在各种过敏形式。因此出现了"过敏进程"的概念（这由 Fouchard 于1973年首次提出）,过敏进程是指婴儿期表现出特应性湿疹（通常与食物过敏有关）,然后在幼儿期得到改善,随后是哮喘,再之后是过敏性鼻炎（图18.2）。

哮喘发生在变应性鼻炎之前还是之后仍无法确定。然而,有关职业性过敏性疾病的研究表明,在过敏原致敏之后,鼻炎通常在由过敏反应引发的下呼吸道症状出现之前就已经出现了。但是,二者合并出现是最常见的。因此,英国的 ISAAC 第一阶段的研究

表明,在33%的12岁喘息者中,有14.4%的人还患有鼻结膜炎或湿疹,或两者兼有（图18.3）。

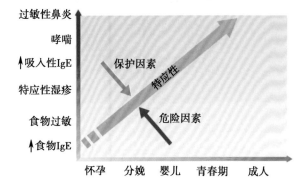

图18.2 特应性或过敏进程的变化图,显示在危险因素和保护因素的作用下,过敏性疾病从一个表型发展到另一个表型的进程

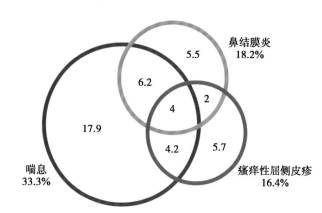

图18.3 根据 ISAAC 1 调查, Venn 图（文氏图）显示了英国12岁儿童三种常见过敏性疾病的患病率和合并症

摘自 Austin JB, Kaur B, Anderson HR, et al. Hay fever, eczema, and wheeze: a nationwide UK study（ISAAC, international study of asthma and allergies in childhood）. Arch Dis Child 1999; 81 (3): 225-230.

有研究发现在某些国家哮喘患病率的上升趋势有所下降,而食物过敏和严重过敏反应（anaphylaxis）的患病率却持续增加。目前就诊的过敏儿童的确表现出各种与食物过敏相关的临床症状,除了湿疹还有一系列的肠病,如嗜酸细胞性食管炎、小肠结肠炎。在不同环境中,每一种变态反应性疾病随时间而发生的细微变化表明:单一因素的影响已经无法解释变态反应性疾病在全球的流行病学变化。它受遗传因素和个体所处的环境,如饮食、气候、感染、过敏原暴露和污染物增多等多种因素的相互影响。

过敏进程的概念变得更加复杂,湿疹和哮喘或者二者都与基因多态性有关,独立于与过敏性免疫应答有关的机制。现已发现,湿疹（而不是鼻炎和哮喘）是既往未发生过敏原致敏的儿童5岁时可能会发

脚注:图18.1因版权问题,图片需要保留英文。

生过敏原致敏的独立预测因子。皮损现象与基因的多态性有关,例如影响上皮屏障功能的丝聚蛋白与湿疹和可疑过敏原致敏有关。这表明,一系列非过敏性诱发因素破坏了皮肤屏障,引发了皮肤炎症反应,才使过敏原进入从而导致致敏。因此,有湿疹史的儿童常常发生花生的急性严重过敏或哮喘及吸入物过敏。用于治疗湿疹的含有花生油的润肤膏会促使花生致敏的发生。此外,在对小鼠模型的研究中发现,皮肤暴露于某种过敏原下会引起致敏,当再次暴露于该过敏原时会进一步诱发全身过敏反应(图18.4)。

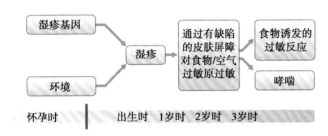

图18.4　由湿疹引发的皮肤屏障功能受损发展到食物过敏原和/或吸入性过敏原致敏进而发展到严重过敏反应和/或哮喘的过敏进程的概念图

除了炎性免疫应答,哮喘的基因多态性还对呼吸道的结构和功能产生影响。比如,ADAM33基因(一种整合素和金属蛋白酶)多态性与哮喘相关,它在气道上皮细胞、成纤维细胞和平滑肌中表达,但在炎性细胞中不表达。有趣的是,该基因在气道形成过程中首次表达,其多态性对胎儿的气道建模可能存在潜在

的影响。这表明在疾病进程中气道结构和功能的改变比过敏原致敏更基础、出现更早。然而,它与过敏的结合使得重症疾病发生的风险达到最高,并且它会从儿童期一直持续到成年(图18.5)。

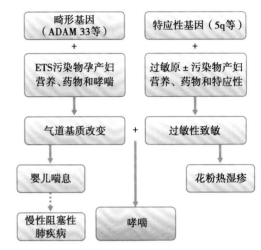

图18.5　基因与环境相互作用及各自分别对气道疾病、过敏和过敏性哮喘易感性的影响的假说

大量有关评估儿童期喘息表型的纵向队列研究,清楚地显示婴儿期短暂性喘息很常见,它与妊娠和怀孕期间吸烟有关,但与过敏无关;早期甚至中期和后期出现的持续性喘息常常与过敏原致敏有关。这些研究和对湿疹会造成抗原暴露产生致敏的观察(尽管湿疹和哮喘都是器官特异性缺陷的结果)表明,是变态反应增加了疾病的严重性和持续性(图18.6)。过敏原检测将有助于了解疾病预后和疾病治疗。

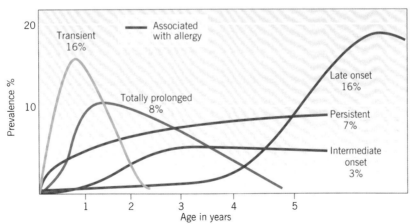

图18.6　英国Avon的纵向研究中描述了喘息的表型。分析了人群中的5种表型,会持续到儿童期以后的喘息表型主要与过敏有关;婴儿期一过性喘息与孕妇吸烟有关;婴儿早期持续性喘息多与呼吸道合胞病毒性细支气管炎有关

摘自 Henderson J, Granell R, Heron J, et al. Associations of wheezing phenotypes in the first 6 years of life with atopy, lung function, and airway responsiveness in mid childhood. Thorax 2008;63:974-980.

Age in years:年龄(岁);Allergy tests will facilitate prognosis and therefore treatment:过敏测试有助于预后和治疗;Prevalence:患病率;Transient:短暂性;Associated with allergy:伴随过敏;Totally prolonged:完全延长;Late onset:晚发;Persistent:耐药;Intermediate onset:中间发作

脚注:图18.6因版权问题,图片需要保留英文。

湿疹

　　患湿疹儿童通常是特应性体质,大多数湿疹儿童皮肤点刺试验呈阳性,并且血清总 IgE 水平增高。20%~50% 发展成为哮喘,50% 以上有过敏性鼻炎。然而,免疫病理学尚不清楚何种程度的过敏所引起的湿疹可以使过敏原只引起风团和红斑反应,而无湿疹的皮肤损害。有时可以通过"特应性斑贴试验"来重现皮损,将食物过敏原或吸入性过敏原作用于皮肤上 48 小时,在 24 小时后皮肤上出现的红斑、水疱与湿疹非常相似,虽然特应性斑贴试验并不增加特应性过敏诊断的灵敏性和特异性,但对找出明确的疾病诱因有所帮助。

　　皮肤损害病变的分布因年龄而异,婴儿早期通常出现在面部和躯干,但鼻部很少,儿童期逐渐向身体关节屈侧部位分布(图 18.7 和图 18.8)。

湿疹和过敏原回避

　　一些湿疹儿童会避食致敏食物,避免了饮食中的过敏原可以达到改善湿疹症状的目的。这常见于在 1 岁以下出现湿疹的儿童,但对年龄稍微大些的儿童效果甚微。尽管经设计严格的多个研究的数据表明饮食管理对湿疹儿童有一定的益处,但长期的全面性的研究结果并不理想。即使在患有重度湿疹和食物不耐受的高危发病家庭,高达 20% 的 3 岁以下的儿童和 50% 的 3 岁以上的儿童不能一直坚持避食。这表明只是简单地长期避食(例如只避食乳制品和鸡蛋)可

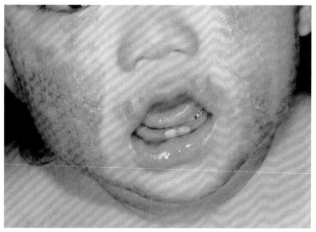

图 18.7　婴儿早期特应性皮炎发生的显著表现,主要分布在面部正中和口腔周围

摘自 Paller AS, Mancini AJ, Hurwitz clinical pediatric dermatology, 4th edn. Ontario:Elsevier;Ch. 3, Fig.3.3, July 2011 In press.

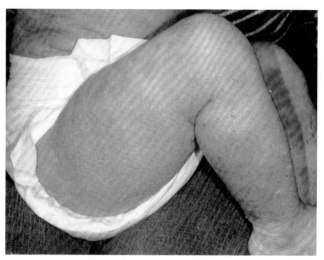

图 18.8　婴儿晚期特应性皮炎。从大约 8 个月大开始,由于爬行和暴露于刺激物以及变应原,婴儿的特应性皮炎,通常累及腿和手臂的伸肌表面

摘自 Paller AS, Mancini AJ, Hurwitz clinical pediatric dermatology. 4th edn. Ontario:Elsevier; Ch. 3, Fig. 3.5. July 2011 in press.

能会有益处。但是在那些确诊合并有胃肠道症状的过敏儿童更严格地避食很重要并且有效。湿疹患儿生长发育迟缓的不在少数,此类儿童很多的确对多种食物过敏。通过避免皮肤接触会导致湿疹加重的吸入性变应原,是否能达到湿疹的控制,目前尚无法得到证实。有 1~2 个采用防尘螨被套装置去避免户尘螨的试验发现这可以让湿疹症状有所改善。

管理方案

　　主要管理策略的重点是有效的皮肤护理,加强受损皮肤的屏障功能。这必须包括适当使用皮肤清洁剂,然后使用保湿剂,或者使用局部类固醇或其他免疫抑制剂(如他克莫司或匹美莫司)进行抗感染治疗。许多非特异性因素会破坏屏障功能,例如肥皂、洗衣粉和衣物柔软剂,感染以及人造或羊毛衣服对皮肤的刺激,这些都应该避免。可以通过局部免疫抑制剂来控制炎症的发展。食物过敏是使婴儿湿疹加重的常见原因,因此避免食用相关的过敏食物(鸡蛋和牛奶是最常见的)非常有效。食物过敏引起的其他过敏性疾病与湿疹并存在儿童中十分常见,比如食物引起的急性荨麻疹和血管性水肿,其通常使用过敏原检测(皮肤点刺试验或者 IgE 抗体检测)就能轻易地查出并确诊。还有食物过敏的胃肠病,常表现为生长发育不良,呕吐(有或没有胃食管反流),腹泻或肠蠕动障碍,而这些通常过敏原检测阴性,需要进行胃食管反流的检查,内镜检查或活检检查,最常发现的是嗜酸性粒细胞性炎症

反应,在这种情况下,试验性避食是寻找致敏食物的唯一方法。单独出现的湿疹可能也是如此,很多情况下过敏原检测缺乏灵敏性和特异性。

皮肤暴露于吸入性过敏原也可能会导致湿疹的加重,这种情况在花粉过敏患者中非常明显。加强局部治疗和常规的抗组胺药的治疗可以帮助减少急性荨麻疹的发生。如前所述,避免户尘螨可能是有益的,但是缺乏相关的研究证据。有效控制湿疹是否会影响以后的哮喘发生还不能确定。

哮喘

引用威廉·奥斯勒(William Osler)的话:"哮喘会一直延续到老年"。但他没有意识到哮喘可能会一直伴随至死亡。但是,同样可以认为这指出了哮喘是一种慢性病,其持续存在的时间远远不止儿童时期,常常持续到老年。人们一直误以为,儿童哮喘是一种自限性疾病,到了青春期就会自然改善,但目前很多纵向研究表明,很大比例的人的哮喘会持续存在的,虽然有部分人到了青春期哮喘有所减轻,但在这样的人群中,大部分人的哮喘症状在成年后还会再次出现。于是产生一种观念,早期干预也许是改变哮喘进程的最好机会。但是,令人遗憾的是,迄今为止,还没有任何治疗干预措施(在特定情况下可采用过敏原特异性免疫疗法除外)对改善疾病的自然进程有任何作用。墨尔本对哮喘的前瞻性研究随访时间最长,这项研究表明,儿童在早期至中期的间歇性喘息是一种自限性疾病,与成人期肺功能异常无关。对于早期严重频发的或长期发作的喘息且伴有婴儿湿疹的儿童,其预后较差。其他研究表明,儿童哮喘的肺功能降低和/或支气管反应性增高与成人期的肺功能异常有关。

哮喘的性别分布在整个儿童时期都在变化。在幼儿中,随着疾病严重程度的增加,男女比例逐渐提高。因此,儿童的重度持续性哮喘的男女比例为3∶1。相反,在成年时期,性别比显示女性的重度持续性哮喘更多。显然,在青春期,大多数男性可能会好转,而女性更容易一直持续或者出现新发哮喘。女性的新发哮喘与初潮较早,体重迅速增加和肥胖关系密切。青春期吸烟降低了儿童早期喘息患者哮喘症状改善的可能性,而成年初期吸烟增加了其哮喘复发的风险。

儿童哮喘的免疫病理学

儿童哮喘的支气管活检研究表明其与成人哮喘

患者的变化相似的是:上层上皮细胞脱落,肥大细胞和淋巴细胞数量增加,以及以嗜酸性粒细胞为主的炎性细胞的浸润。在中重度持续性哮喘的学龄期儿童中也观察到存在气道重塑。这包括网状层的增厚,固有层内胶原蛋白的增加,以及平滑肌的肥厚。这些变化与疾病持续时间或过敏状态无关。关于气道重塑出现的时间尚无法确定。一些研究表明,在疾病症状出现之前就已经发生气道重塑,而另一些研究则表明,气道重塑是在症状出现后才发生的。只有更大规模的纵向研究才能详细说明这个问题。但是能明确的是气道重塑过程不是嗜酸性细胞性炎症的结果,而是与炎症同时发生的,甚至可以认为是在炎症之前发生的。Norway 和 Perth(澳大利亚)的队列研究支持了后一种观点,该研究表明,在4周龄时肺功能下降和支气管高反应性与在6岁和10/11岁时发生的哮喘之间存在关联。然而,Tucson 的队列研究还显示,婴儿早期肺功能下降与病毒引发的喘息相关,但这与持续性哮喘关系不大。这些研究表明,真正的哮喘病患儿在婴儿期肺功能几乎正常,但到6岁时可以检测到其肺功能发生进行性下降(图18.9)。气道功能的减低与气道阻塞的症状同时发生,气道阻塞症状开始是发作性的,在学龄前逐渐变成持续性。

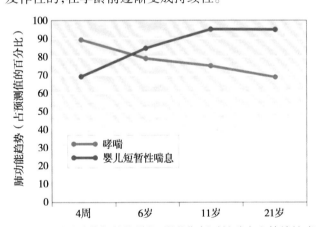

图18.9 预测随着年龄的增长,婴儿期暂时性喘息和持续性哮喘的儿童肺功能演变的示意图。许多纵向队列研究显示,随着年龄增长。婴儿短暂性喘息是因为其出生时就存在肺功能低下,但肺功能会随着肺的生长和小气道的肺泡的发育而增强。但是,这样的人成年后患肺部疾病的风险会增加。患哮喘的人可能早期气道结构和功能就与健康人有差异,并在生命的最初几年中肺功能呈下降趋势

在哮喘儿童的支气管灌洗中发现,儿童期与成年后炎性介质的改变是非常相似的。即使那些病情较重的婴儿,也主要以中性粒细胞浸润为主,并且中性粒细胞的多少与主要的中性粒细胞趋化因子白介素(IL)-8相关。此外,基质金属蛋白酶9(MMP-9)的水平升高,

它主要是由中性粒细胞产生的。基质金属蛋白酶Ⅰ组织抑制剂（TIMP-1）的水平升高可以预测喘息性婴儿喘息症状的持续性存在，并且它们的血清可溶性细胞内黏附分子Ⅰ（ICAM-1）水平也升高。在哮喘过程中另一个也增加的关键因子是转化生长因子β（TGF-β），因为它在刺激成纤维细胞活性和成肌纤维细胞生成方面起作用，这在气道重塑过程中很重要。对儿童喘息者进行的支气管灌洗和组织活检发现，嗜酸性粒细胞的存在更容易发生持续性喘息，但无论是儿童还是成人，中性粒细胞的存在都与严重程度的增加有关。

病毒感染与哮喘

很显然，呼吸道病毒感染是婴儿期和儿童期喘息恶化的主要诱因。毛细支气管炎最常见的诱因是呼吸道合胞病毒（RSV）感染，但它很可能被幼年期反复发作的喘息所掩盖，实际上对于大多数儿童而言，它与持续性哮喘无关。COAST研究显示，6岁以下儿童的哮喘常常与婴儿期鼻病毒引发的喘息有关（图18.10）。在过敏性致敏和接触相关变应原的同时，因鼻病毒感染致哮喘急性发作明显加大入院风险（图18.11）。鼻病毒通过与细胞内黏附分子1（ICAM-1）聚集而进入上皮细胞。由于过敏原致敏和暴露会使ICAM-1分子上调，这也许可以解释哮喘对这种病毒的独特易感性（图18.12a）。最近的研究表明，鼻病毒的一种特定亚型（C），与以后哮喘发生的高风险密切相关。

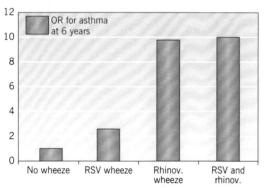

图18.10 病毒诱发的婴儿期喘息6年哮喘转归优势比（OR）。来自COAST的研究数据表明，鼻病毒（rhinov）而非呼吸道合胞病毒（RSV）是以后哮喘发生的主要感染因素（OR）

注：OR for asthma at 6 years=6岁哮喘OR值；No wheeze=无喘息；RSV wheeze=呼吸道合胞病毒喘息；Rhinov. Wheeze=鼻病毒喘息；RSV and rhinov.=呼吸道合胞病毒和鼻病毒

摘自Jackson DJ. Gangnon RE, Evans MD, et al. Wheezing rhinovirus illnesses in early life predict asthma development in high-risk children. Am J Respir Crit Care Med 2008；178（7）：667-672. Reprinted with permission of the American Thoracic Society. Copyright © 2008 American Thoracic Society.

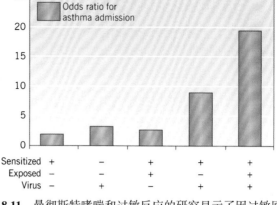

图18.11 曼彻斯特哮喘和过敏反应的研究显示了因过敏原致敏，过敏原暴露和病毒感染导致急性哮喘加重而入院的风险比。表明了过敏原致敏和过敏原暴露同时存在时增强了病毒感染导致哮喘严重恶化的可能性

注：Odds ratio for asthma admission=哮喘入院的比值比；Sensitized=致敏；Exposed=暴露；Virus=病毒

摘自Murray CS, Poletti G, Kebadze T, et al. Study of modifiable risk factors for asthma exacerbations：virus infection and allergen exposure increase the risk of asthma hospital admissions in children. Thorax 2006；61：376-382.

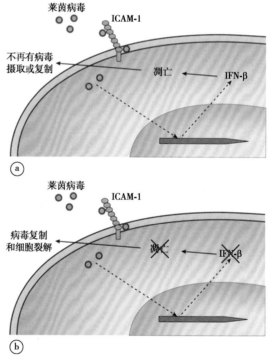

图18.12 鼻病毒引起的哮喘加重的解释机制

ⓐ 表示鼻病毒通过细胞内黏附分子1（ICAM-1）转移至气道上皮细胞的途径。即使在婴儿期，过敏性哮喘患者中其表达也会增加。正常的上皮细胞反应是干扰素-β（IFN-β）表达的增加，从而诱导细胞凋亡和促进病毒清除。ⓑ 干扰素-β无法产生会导致通过呼吸道传播病毒的进一步复制和细胞的破坏（摘自Wark PA, Johnston SL, Bucchieri F. et al. Asthmatic bronchial epithelial cells have a deficient innate immune response to infection with rhinovirus. J Exp Med 2005；201：937-947.）

脚注：图18.10因版权问题，图片需要保留英文。

脚注：图18.11因版权问题，图片需要保留英文。

另外,已经证明当患有哮喘的成人被鼻病毒感染时,其气道上皮细胞会无法产生 Ⅰ 型干扰素(IFNs),例如 IFN-β 和 Ⅲ 型 IFNs,它们使细胞凋亡的功能丧失和继而的细胞破坏,导致病毒不断增殖而不是被清除。这些观察结果清楚地说明了过敏、病毒和哮喘之间的关系(图 18.12b)。

过敏、过敏原回避和哮喘

过敏是儿童哮喘最显著的特点,有 80%~90% 的哮喘患儿皮肤点刺试验阳性和特异性 IgE 水平升高。屋尘螨是世界上大部分地区的哮喘病中最常见的过敏原,其次是猫、草和树的花粉以及狗。食物和霉菌过敏相对较少。但是,在世界某些地区(欧洲南部和美国南部),链格孢菌是重要的致敏因素。由于过敏和哮喘之间联系紧密,所以避免过敏原是哮喘管理的主要组成部分。但是,Cochrane 的两篇关于避免屋尘螨的综述表明,目前没有足够的证据表明任何能够减少屋尘螨过敏原暴露的化学和物理方法可以减轻哮喘的严重程度。确实,最近的综述也表明,没有任何理由去考虑进行下一步试验。但也有研究结果表明,用某些物理的回避方法在某些情况下可能有效。

采用单一措施(例如使用杀螨剂、防尘满床罩等)减少屋尘螨暴露缺乏足够的有效性是和居住在低过敏原环境中哮喘症状能发生显著改善的观察结果相比而言的。研究表明过敏性哮喘儿童移居到高海拔

地区,因为环境湿度低、无尘螨暴露或其他吸入性过敏原和污染物暴露,他们的哮喘症状明显改善。研究表明,它对螨抗原刺激产生的支气管高反应性可能有很好的预防保护作用,降低了 IgE 水平和减少许多炎症介质的产生(图 18.13,图 18.14)。关键问题是如何

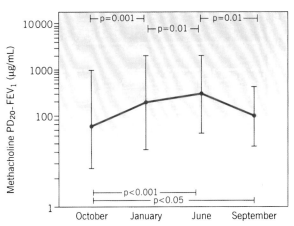

图 18.13　一项超过 12 个月的研究,让户尘螨过敏的儿童,从第一年 10 月至第二年 6 月到高海拔地区(Misurina)居住,之后在家居住到 9 月,期间进行乙酰甲胆碱激发试验,其 FEV_1 下降 20% 的乙酰甲胆碱的范围和中位数。这表明 PD_{20} 在无户尘螨接触的 8 个月内逐渐改善(增加),而在家的 3 个月却恶化了
注:Methacholine= 乙酰甲胆碱;October= 十月;January= 一月;June= 六月;September= 九月

摘自 Peroni DG, Boner AL, Vallone G, et al. Effective allergen avoidance at high altitude reduces allergen-induced bronchial hyperresponslveness. Am J Respir Cril Care Med 1994; 149(6): 1442-1446. Reprinted with permission of the American Thoracic Society. Copyright @ 1994 American Thoracic Society.

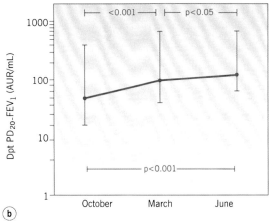

图 18.14　ⓐ 对一组户尘螨过敏的儿童进行的户尘螨激发试验,先用乙酰甲胆碱(三角形、蓝色线)和两天后用户尘螨(Dpt)进行激发(圆形、红色线),其 FEV_1 下降了 20% 的组胺(PD_{20})的剂量。10 月份,当孩子们首次进入高海拔中心(Misurina)时,螨虫暴露使支气管高反应性(BHR)增高,但在 5 个月(3 月)和 8 个月(6 月)后,接触螨虫后 BHR 升高的现象明显降低。ⓑ 使肺功能 FEV_1 下降 20% 的屋尘螨变应原剂量(Dpt PD_{20} FEV_1),随着在高海拔地区(Misurina)居住 8 个月的儿童的居住时间的变化而变化,这表明其对尘螨致敏的敏感性逐渐降低(即 PD_{20} 的增加)
注:March= 三月;Histamine= 组胺;Dpt bronchial challenge=Dpt 支气管激发

摘自 Peroni DG, Boner AL, Vallone G, et al. Effective allergen avoidance at high altitude reduces allergen-induced bronchial hyperresponsiveness. Am J Respir Crit Care Med 1994; 149(6): 1442-1446. Reprinted with permission of the American Thoracic Society. Copyright © 1994 American Thoracic Society.

脚注:图 18.13 因版权问题,图片需要保留英文。

脚注:图 18.14 因版权问题,图片需要保留英文。

在常规的室内环境中创造出这种环境。最近一项针对屋尘螨,猫和/或狗过敏的哮喘患者的卧室使用一种温控层流系统的研究表明,哮喘患者的生活质量得到显著改善,呼出气一氧化氮减少以及 IgE 水平下降。

没有任何研究证据推荐有其他形式避免过敏原的方法。但所有的指南均建议,对猫或狗过敏的患者,必须将宠物从患者家中移走。但是,灰尘中的动物过敏原可能要花几个月的时间才能清除。此外,有一些证据表明,高浓度的动物过敏原(尤其是猫)的暴露会改变免疫应答的模式并起到一定程度的保护作用。实际上,暴露强度与疾病结果之间的关系很复杂,而且显然不是线性的,很可能是钟形的,暴露程度很高或很低都可以提供一定程度的保护。

过敏原免疫治疗

另一种针对过敏原特异性管理哮喘的方法是过敏原免疫治疗。Cochrane 关于对哮喘患者进行皮下特异性免疫治疗(SCIT)的研究表明,与安慰剂组相比,实验组的哮喘症状,用药频率,以及气道对屋尘螨、草、树花粉、猫和狗过敏原刺激的高反应性都得到了明显的改善。其他过敏原的数据不是很清楚。然而,在哮喘管理指南中普遍关注的问题是,药物治疗之间没有正面比较,特别是在风险 - 获益方面。与治疗单纯过敏性鼻炎相比,哮喘患者的过敏原免疫治疗发生严重不良事件的风险更高。现已经证实舌下免疫疗法(SLIT)在治疗过敏性鼻炎方面具有疗效和较高的安全性,但对于哮喘患者的治疗而言,其治疗把握较低。

针对尘螨致敏的哮喘儿童的屋尘螨免疫治疗表明了其在哮喘症状控制方面效果显著。对哮喘药物需求的显著减少与治疗一段时间后变应原诱导的哮喘症状的减少相吻合(图 18.15)。有证据表明,对于季节性变应性鼻结膜炎,治疗 3 年之后停药,药效也会长期存在。

一项试验探讨了是否特异性免疫治疗将改变过敏性疾病的自然进程。它主要研究的是对不伴有哮喘的单纯过敏性鼻炎患儿进行花粉免疫治疗,这项研究未设置安慰剂对照,但是同时比较了进行皮下特异性免疫治疗的一组患儿和未使用任何治疗的患儿的情况,在 3 年治疗期间,治疗组患儿新发哮喘的比例下降。即使在停止治疗之后的一段时期,治疗的影响也在继续产生,治疗组的新发哮喘人数也较少。此外,研究还表明,与未治疗组相比,只对单一过敏原致

敏的患儿经过治疗后出现新过敏原过敏的概率下降。此研究表明,相比于已经发生和多种过敏原致敏已经出现时使用特异性免疫治疗,对单一过敏原致敏患者早期使用过敏原特异性免疫治疗产生的效益更长久。然而,对于多种过敏原致敏和使用安慰剂对照的患儿是否也能够产生相似的效果是我们所不知道的。

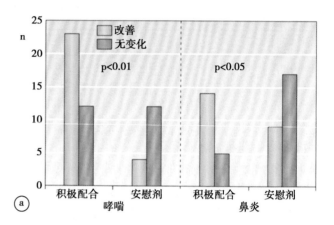

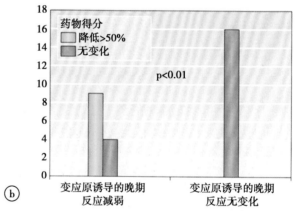

图 18.15 ⓐ 数据来自对户尘螨过敏所致哮喘的儿童进行户尘螨免疫治疗的双盲安慰剂对照试验。大多数积极配合治疗的儿童的哮喘和鼻炎症状均得到了显著的改善。ⓑ 户尘螨免疫治疗试验中最重要的临床变化主要发生在那些由户尘螨刺激引起迟发反应的儿童,明显降低了控制哮喘症状的药物评分(药物评分降低 >50% 的儿童比例)

摘自 Warner JO, Price JF, SooU1ill JF, et al. Controlled trial of hyposensi-tisation to Dermatophagoides pteronyssinus in children with asU1rna. Lancet 1978; ii(8096): 912-915.

抗 IgE 抗体治疗

通过使用抗 IgE 药物奥马珠单抗(omalizumab),证明了过敏以及 IgE 抗体在哮喘中的重要作用。这种治疗方式减少了血液循环中游离的 IgE,并降低了肥大细胞和嗜碱性粒细胞上的高亲和力 IgE 受体的密度,从而降低了肥大细胞和嗜碱性粒细胞的活化。这

种治疗方法还可以减少 IgE 引起的抗原呈递作用，从而导致 IgE 生产量缓慢下降。在患有严重哮喘的成人中进行的一系列安慰剂对照试验表明了它的益处。这种治疗方法用在 6 到 12 岁的儿童身上也会产生相同的反应。

管理方法

　　尽管药物治疗是哮喘管理的主要方法（图 18.16），但必须清楚过敏是哮喘严重程度和持续存在的重要因素。因此，患者和家长的愿望是，明确诱发因素，推荐回避措施。但许多医疗专业人员未能考虑到患者的需求和期望，尽管它已是循证医学证实的。明确可能引发哮喘症状的特定暴露因素可以改善医患关系，从而提高患者药物治疗的依从性。但是，必须承认目前的单一回避措施，特别是针对屋尘螨的措施，尚未取得值得信赖的研究结果。

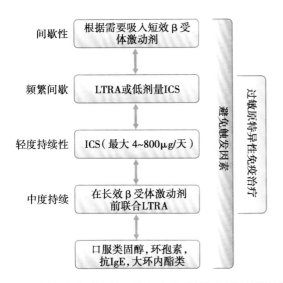

图 18.16　儿童哮喘治疗管理的方法表明任何严重级别的哮喘患儿都应避免过敏原，避免过敏原也是过敏原免疫治疗的前提。药物治疗仍然是主要的治疗管理方法（LTRA. 白三烯受体拮抗剂；ICS. 吸入皮质类固醇）

过敏性鼻炎与相关气道

　　过敏性鼻炎是一种十分常见的疾病，它在哮喘患者中的发生率非常高，两者形成了"联合气道"的概念，它假设许多下气道的炎症机制也会在鼻黏膜上发生。一些支持这个观点的研究发现，支气管灌洗中的炎性标志物在过敏性鼻炎患者的鼻灌洗中也存在。但不幸的是，过敏性鼻炎常常被忽略，尤其是在哮喘

儿童当中，因此，它的发病率的重要性完全被低估了。生活质量研究表明过敏性鼻炎对生活质量的影响与中重度哮喘相同甚至比使用低剂量吸入性糖皮质激素控制的哮喘更糟糕。过敏性鼻炎对夜间睡眠质量和日间注意力影响很大，容易使人倦意增加，使患儿学习效率受到影响（图 18.17）。此外，在儿童和成人中，过敏性鼻炎的发生与哮喘控制不佳有关。有限的研究表明有效治疗过敏性鼻炎能改善哮喘控制。

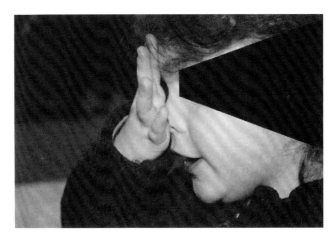

图 18.17　"变应性敬礼"是患者（尤其是儿童）的典型手势，因为产生大量的鼻涕需要频繁擦拭

摘自 Cauwenberge P, Watelet J-8, Van Zele T, et al. Allergic rhinitis. In: Laurent GJ, Shapiro SD, eds. Encyclopedia of respiratory medicine. New York: Elsevier; 2006: 80-91.

　　使用 SCIT 或 SLIT 免疫治疗对过敏性鼻炎有益，并且在治疗中占有一席之地，尤其是对树或草花粉过敏者。Cochrane 的研究表明它可以改善症状和提高药物评分。3 年的免疫治疗能够产生长久的疗效。相比之下，只使用药物治疗，尽管能够控制轻中度症状，但不会产生持久的疗效。然而，由于对治疗风险的担心，大多数指南推荐，免疫疗法只用于对常规抗组胺药和鼻用糖皮质激素治疗无效的患者。开发更安全的免疫疗法可能会改变其目前在治疗过敏性鼻炎中的位置。

　　过敏性鼻炎和哮喘的患者担心局部糖皮质激素的使用会对鼻部和支气管产生累积效应。因此出现不良反应，尤其是在生长发育方面。毫无疑问，中等剂量的吸入性糖皮质激素可以对儿童的生长发育产生影响。然而，对变应性鼻炎的良好控制能够改善对哮喘的控制。因此应该尽量减少鼻和下呼吸道的类固醇皮质激素的使用剂量，以避免不良反应的产生。白三烯受体拮抗剂（LTRAs）如孟鲁司特，能够同时治疗鼻炎和哮喘。

食物过敏

儿童食物过敏的发生率逐年增长,它影响着5%~10%的儿童,超过2%的儿童对花生和坚果过敏,这甚至会引起威胁生命的严重过敏反应发生(过敏性休克)。90%的食物过敏儿童主要是对八类食物过敏,包括蛋类、乳制品、花生、坚果、小麦、大豆、鱼或者贝类。对其他种类的食物过敏人数也在增加,如对芝麻和猕猴桃。在过去的5~10年中,花生过敏的患病率增加了1倍,而花生的致敏性增加了3倍。对儿童口腔过敏综合征的认识也越来越清楚,对桦树花粉过敏的人对各种水果和蔬菜中的热不稳定蛋白存在交叉反应。最近15年里,英国因为食物严重过敏反应而住院的人数上升了7倍。有严重的威胁生命的哮喘发作而进入重症监护室或者死亡的患者存在食物过敏的病例报道,但它们二者之间存在的因果关系还不能明确。不过在食物过敏患者中,由哮喘引发的威胁生命的严重过敏反应的风险是最高的。食物诱发的荨麻疹、血管性水肿和严重过敏反应的诊断通常很直观,详细的病史表明进食过敏食物后很快引起过敏反应发生,而且皮肤点刺试验和IgE抗体检测也能够帮助明确诊断。但另外一些情况是食物暴露和发生过敏反应的时间之间的关系不太明确,而过敏原检测结果模棱两可或令人困惑,食物过敏与湿疹和发病率渐增的肠病的关系就是这种情况。婴儿期开始出现的由食物过敏引起的嗜酸性食管炎或嗜酸性结肠炎过敏原检测通常是阴性的,因此只能通过进行诊断性的避食试验和食物激发试验诊断;食物斑贴试验不能明显提高诊断率。这些情况很可能不是由IgE介导的机制介导的,而是通过淋巴细胞释放的IL-5直接介导诱导的嗜酸性粒细胞活化所产生。但是,最近的研究表明,肠道内局部产生的IgE也可能参与过敏反应。

食物蛋白诱发的小肠结肠炎综合征(FPIES)是最近认识到的一种婴儿对牛奶、大豆、小麦或其他谷物过敏引起严重的呕吐和腹泻的症状综合征,它由非IgE介导。典型的症状通常会从出生的第一个月开始,婴儿生长发育迟缓,严重时可能会威胁生命,可能因摄入过敏食物,在几小时内会因肠液丢失而导致严重脱水和循环衰竭。从饮食中去除相关过敏蛋白后症状消失,再次进食相关过敏蛋白后约2小时症状重新出现,同时伴有外周血多形核白细胞计数升高。过敏反应通常在3岁时消失。

最近的观察研究提出了一个概念,即食物致敏的主要途径可能不是通过胃肠道。尽管花生作为婴儿早期断奶食品食用,但以色列儿童很少有花生过敏;可是生活在伦敦的犹太儿童花生过敏率相比生活在以色列的犹太儿童明显增高,尽管他们引入花生的时间比较晚。该观察结果表明,非食入性接触可能是引起过敏的最重要因素,尤其是在湿疹儿童中,通过皮肤接触可能是致敏的主要途径。

食物过敏的诊断

基于人群的研究表明,人们对食物过敏/耐受的认识是很普遍的,超过20%的人避食他们自认为会引起自己不良反应的食物。但真正由双盲安慰剂对照口服食物激发试验(DBPCFC)诊断的食物过敏只有5%左右。因此,其余是不会再次出现重复反应的"食物厌恶"。在临床实践中区分这种情况是必要的,但只有通过食物激发试验才能做到。区分食物不耐受和过敏也非常重要,一部分对食物产生不良反应的人群,多数发生的原因是毒素或药理学活性成分的作用。食物不耐受有时会产生与过敏反应相同的症状。鲭鱼中毒就是最好的例证:金枪鱼或同类鱼如果存储不当,将累积高水平的组胺,食入后会产生全身性类组胺反应(见第17章)。应明确区分毒性反应和食物本身引起的不良反应。也有患者对食物产生可重复的不良反应,但没有证据表明其与免疫机制有关。此类情况被归类为"食物不耐受",可能涉及代谢紊乱,只有DBPCFC才能可靠地诊断出这些情况。

食物的不良反应可反复出现,与免疫超敏反应有关,可以是IgE介导的也可以是非IgE介导的。皮肤过敏原点刺试验和IgE抗体检测能够明确诊断IgE介导的过敏疾病,但对结果的准确解释是至关重要的。有5%的假阴性率,灵敏度很少超过85%并且在不同种食物之间检测的灵敏度差别很大。点刺抗原提取液的质量和过敏原含量至关重要。所以对新鲜、未煮熟(与花粉交叉过敏相关)的蔬菜水果有过敏反应的口腔过敏综合征患者,通常用市售的食物提取液点刺不会发生阳性反应,使用新鲜水果蔬菜进行皮肤点刺试验灵敏度会提高得多。因此,临床医生对不同食物过敏检测试验的预测价值的掌握对食物过敏的诊断非常重要。非IgE介导的食物过敏可能是由于免疫复合物的形成、嗜酸性粒细胞或淋巴细胞的直接活化造成的。食物诱导的嗜酸细胞性食管炎就是嗜酸性粒细胞活化的结果,它通常在血液循环中测不到 IgE,皮肤过敏原点刺也是阴性(图 18.18)。

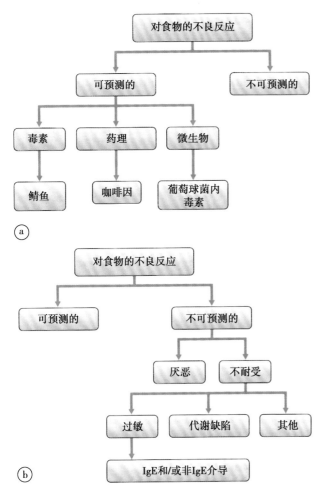

图 18.18 ⓐ 建议对食物诱发不良反应进行分类:食物不良反应(尽管有时很难与过敏反应相区分)是可以预测的,大多数人在暴露(进食)后都会发生。ⓑ 对仅在部分人群中发生的食物不良反应进行分类。食物不良反应对 15% 的人群产生了影响,是普遍存在的现象,而食物不耐受和食物过敏可通过双盲食物激发试验的重现性来区分。如果过敏与免疫超敏反应相关,则可能是由 IgE 或非 IgE 介导的

食物过敏的预防

迄今为止,我们建议对于有特应性家族史的婴儿,断奶前应该延迟摄入高致敏食物。然而,这似乎与当前食物过敏的发病率增加相矛盾。目前正在进行研究以确定引入过敏性食物的确切时间,这是至关重要的。如果在持续母乳喂养到断奶之间引入,则更有可能诱导产生食物耐受。有关乳糜泻(谷胶病、麦麸过敏症)的病例表明,在 4 个月龄之前引入小麦会大大增加疾病的患病率,但是如果将小麦引入推迟到

6 个月以后,发病率也会增加。这促使欧洲小儿胃肠病学,肝病学和营养学会建议应在 4~7 个月内逐渐引入面筋 - 最好是婴儿仍在母乳喂养时,因为这时是获得黏膜免疫耐受的最佳时机。

母乳喂养如何预防过敏发展的进程尚不清楚,系统性的综述表明,它确实减少了生命头两年的早期过敏表现,尤其是那些与食物过敏有关的症状。但是,超过该年龄还具有保护作用的研究相对较少。进行对照试验的可能性不大,因为母乳喂养不仅仅只对变应性疾病有益处,因此在对照试验中将儿童随机分配到非母乳喂养组是违反道德的。因此,很难排除潜在的混杂因素而对观察研究结果做出准确的解释。例如,有人建议延长母乳喂养时间可能会增加过敏的风险,但是,过敏性疾病风险最高的家庭可能会选择延长母乳喂养时间,因为他们认为这可能具有保护作用。现在也有研究表明,母乳成分的变化会影响预后。并且,已经发现,低水平的可溶性 CD14(是内毒素复合物的一部分,它诱导 Th1 免疫反应并抑制 Th2 免疫反应)和降低了的转化生长因子(TGF-β)的水平(调节性细胞因子)与随后发生湿疹的风险较高有关。此外,母乳中多不饱和脂肪酸含量的变化与不同的过敏症状有关。未来的研究需要注重提高母乳预防过敏性疾病的疗效。

由于对精确性和准确性的怀疑,有关含或不含有益生菌的水解配方奶对过敏性疾病的预防是否有效的一些研究受到阻碍。但是,有证据表明,深度水解的酪蛋白配方奶和益生元确实具有一定的保护作用。

食物过敏的治疗

主要的治疗管理是明确过敏食物,给予避食建议,需要具有小儿过敏专长的营养师的帮助。任何营养不足的儿童都需要适当的营养补给。维生素 D 的缺乏是越来越常见的,这也会增加过敏性疾病发生的可能性及其严重性。如果意外频繁地接触过敏食物,必须立即采取急救措施。这些包括,对大多数轻度过敏反应患者使用抗组胺药,对严重过敏反应患者使用自动注射肾上腺素装置(肾上腺素笔)。对患者进行携带、存放和使用肾上腺素笔的培训至关重要。目前,在研究中已采用通过对食物过敏原的逐步升级暴露来进行口服诱导耐受,它可能成为治疗某些食物过敏的一种方法。但对于对多种食物过敏的人来说,这种治疗不切实际。

患者教育和过敏性疾病

医患关系中医生对家长管理的模式已不再被接受，家庭完全有权力参与管理决策。这要求赋予家庭权利，在卫生专业人员的支持和帮助下处理儿童的情况。因此，现在的重点是共同协助，而非一味服从医生，这是需要患者、家属和临床医生共同管理和负责的。

应该为患者及其家属提供适当的培训和教育机会，使其对过敏性疾病的病因和治疗方法有最基本的了解。有强有力的证据支持使用行动计划书。虽然对于教育的作用不大，但已证明对哮喘、湿疹和过敏反应有益处。根据年龄、种族和其他因素，不同的人群和疾病组需要不同的方法。现代信息技术对孩子们特别有用，所以具有相当大的价值。

在提供支持、教育和训练时，让所有照顾孩子的人都参与十分重要。早期只针对家庭成员，但应包括祖父母和所有儿童的看护者。在学校，管理计划已被证实有益于哮喘儿童，尤其对容易发生急性食物过敏反应的儿童十分重要。它们包括需要避免的过敏原以及如何进行各种抢救治疗的建议。因此，应重点培训对急性发作的认识和如何使用自动注射装置和吸入装置对急性发作患者进行抢救。

重要信息汇总

■ 在过去 50 年里，儿童过敏性疾病的患病率逐渐增加，最初是吸入性过敏原引起的哮喘和鼻炎，但最近食物过敏也有所增加。以前主要发生在富裕的地区，但现在也扩展到发展中国家。

■ 不仅仅是这些疾病的患病率在逐年增加，变应原的多样性也在增加。

■ 鉴于目前还没有任何确切的证据表明有任何治疗措施可以改变变应性疾病的自然进程，更多的注意力都集中在过敏的早期起源上。

■ 这些研究强调了潜在的预防目标，但尚无可显著影响发病率的干预措施；避免接触过敏原为首要的预防措施在某些情况下是错误的，并且有人建议，尽早接触过敏原实际上更有可能产生耐受

性，因此，管理仍必须集中在降低疾病的严重程度和改善生活质量上。

■ 一旦出现过敏性疾病，在可以确定暴露与症状之间明确的因果关系时，避免过敏原是治疗的重点。

■ 药物治疗、抗感染治疗以及局部糖皮质激素的应用是主要的治疗手段。

■ 最大限度地对患者及家属进行教育，使家庭管理模式在治疗管理过敏性疾病中发挥积极作用。

拓展阅读

Bousquet J, Khaltaev N, Cruz AA, et al. Allergic Rhinitis and its Impact on Asthma (ARIA) 2008 update (in collaboration with the World Health Organization, GA(2) LEN and AllerGen) [Rreview]. Allergy 2008; 63(suppl 86):8–160.

British Thoracic Society, Scottish Intercollegiate Guidelines Network. British Guideline on the Management of Asthma. Thorax 2008; 63(suppl 4):1–121.

Erlewyn-Lajeunesse MDS, Hunt LP, Pohunek P, et al. Bronchoalveolar lavage MMP-9 and TIMP-1 in preschool wheezers and their relationship to persistent wheeze. Pediatr Res 2008; 64:194–199.

Håland G, Carlsen KC, Sandvik L, et al, ORAACLE. Reduced lung function at birth and the risk of asthma at 10 years of age. N Engl J Med 2006; 355(16):1682–1689.

Holt P, Naspitz C, Warner JO. Early immunological influences in prevention of allergy and allergic asthma. In: Johansson SGO, Haahtela T, eds. World Allergy Organization Project report and guidelines. Basel: Karger; 2004:102–127.

Lack G. Epimediologic risks for food allergy. J Allergy Clin Immunol 2008; 121:1331–1336.

Lieberman P, Nicklas RA, Oppenheimer J, et al. The diagnosis and management of anaphylaxis practice parameter 2010 update. J Allergy Clin Immunol 2010; 126(3):477–480.

McCann DC, McWhirter J, Coleman H, et al. A controlled trial of a school based intervention to improve asthma management. Eur Resp J 2006; 27:921–928.

Peroni DG, Boner AL, Vallone G, et al. Effective allergen avoidance at high altitude reduces allergen induced bronchial hyperresponsiveness. Am J Respir Crit Care Med 1994; 149:1442–1446.

Warner JO. Developmental origins of asthma and related allergic disorders. In: Gluckman P, Hanson M, eds. Developmental origins of health and disease. Cambridge: CUP; 2006:349–369.

第十九章　嗜酸性粒细胞增多症：临床表现和治疗选择

Charles W. DeBrosse 和 Marc E. Rothenberg

内容释义

嗜酸性粒细胞增多是过敏性疾病的特征之一。嗜酸性粒细胞增多症鉴别诊断的疾病谱广泛，需要对嗜酸性粒细胞增多症的患者进行全面的病史采集、体格检查和实验室评估。本章重点介绍常见病因所致嗜酸性粒细胞增多疾病的诊断和治疗。

概述

嗜酸性粒细胞性炎症是过敏性疾病的标志之一。受累组织内嗜酸性粒细胞浸润是过敏性鼻炎、哮喘和嗜酸性粒细胞性胃肠道疾病（EGIDs）等过敏性疾病的特征之一。嗜酸性粒细胞来源于骨髓，在骨髓内转录调控下成熟和增殖，这个过程主要由白介素 5（IL-5）趋化。在成熟和增殖后，嗜酸性粒细胞进入血液循环，受多种趋化物（包括趋化因子中的嗜酸性粒细胞趋化因子家族）的影响而发生聚集。嗜酸性粒细胞在局部或外周积聚，嗜酸性粒细胞增多症经常由 Th2 型炎症反应导致，并伴随着 IL-5、IL-4 和 IL-13 水平升高。除了特应性疾病，嗜酸性粒细胞增多还与自身免疫性疾病、寄生虫感染、恶性肿瘤、药物过敏、湿疹和多种肺部疾病（例如，变应性支气管肺曲霉菌病和嗜酸性粒细胞性肺炎）等相关。

外周血嗜酸性粒细胞增多的定义为血液中的嗜酸性粒细胞计数 >450 个 /μl（具体诊断值还取决于具体的实验室和所在地区规定），并且可以通过外周血涂片进行检测。血液中的嗜酸性粒细胞水平升高通常可分为轻度（450~1 500 个细胞 /mm^3）、中度（1 500~5 000 个细胞 /mm^3）和重度（>5 000 个细胞 /mm^3）。因为嗜酸性粒细胞增多症的鉴别诊断非常广泛（框 19.1），给过敏科医生和免疫科医生带来挑战。图 19.1 概述了诊断外周血嗜酸性粒细胞增多症的诊断流程。在本章节中，我们重点介绍最常见病因导致的嗜酸性粒细胞增多症的临床特征、诊断评估和治疗方法。

框 19.1　嗜酸性粒细胞增多症的鉴别诊断

寄生虫感染	阵发性血管水肿
嗜酸细胞增多综合征（HES）	嗜酸性粒细胞性肺炎（急性或慢性
哮喘	嗜酸性粒细胞增多症伴血栓形成）
湿疹	Churg-Strauss 综合征（变应性肉芽肿性血
系统性肥大细胞增多症	管炎）
嗜酸性粒细胞性胃肠道疾病（EGIDs）	变应性支气管肺曲霉病
药物超敏（DRESS 综合征，粒细胞输注）	免疫缺陷（高 IgE、Omenn 综合征、免疫抑
恶性肿瘤（CML、AML、ALL）	制）
间质性肾炎	

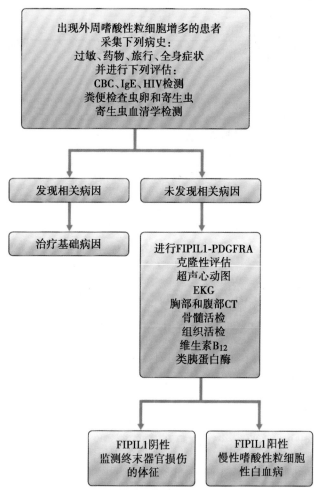

图 19.1 嗜酸性粒细胞增多症的诊断流程
概述了嗜酸性粒细胞增多患者的评估方法。在实验室检查之前，全面采集病史并进行体格检查。实验室检查发现最可能的诊断并排除或确诊恶性肿瘤性疾病。

高嗜酸性粒细胞综合征

1975 年 Chusid 等人首次报告高嗜酸性粒细胞综合征（hypereosinophilic syndrome，HES），这种综合征因为嗜酸性粒细胞增多而造成严重的临床后果。HES 的定义是一段时间内血液中的嗜酸性粒细胞数量持续 >1 500/μl，并且出现嗜酸性粒细胞介导的器官损伤。从临床角度来看，HES 通常累及皮肤、肺部、胃肠道和神经系统。但 HES 可以累及任何器官，并表现不同的临床征象。极少数情况下嗜酸性粒细胞可以浸润心肌，导致心内膜炎（Loeffler 心内膜炎）和 / 或心包积液。HES 有几种亚型，淋巴细胞性和骨髓增生性 HES 是最常见的两种亚型。

HES 的病因尚不完全清楚。某些 HES 患者是由于酪氨酸激酶持续激活导致，这种酪氨酸激酶由两种基因融合之后编码产生，FIPIL 和 PDGFRα，

可持续促进嗜酸性粒细胞的生长和存活。近期 HES 的多中心研究显示携带这种融合基因的患者比例较低（11%）并且几乎都是男性。在不携带新型融合基因的 HES 患者中，偶尔可发现异常 T 细胞群。研究者认为，这些 T 细胞可能分泌 IL-5 等嗜酸性粒细胞生长因子，造成外周血嗜酸性粒细胞增多。但是，绝大多数 HES 患者的基础病因尚不清楚。

HES 疑似病例的确诊需要多重评估，首先是确认出现持续性外周血嗜酸性粒细胞增多［全血计数（CBC）和分类计数］以及发现疑似的器官损伤。第二个重要的 HES 诊断环节包括排除常见的嗜酸性粒细胞增多的病因，特别是寄生虫感染。常见寄生虫感染的评估包括粪便中找虫卵和寄生虫以及滴度测定。另外，应通过骨髓活检排除慢性嗜酸性粒细胞性白血病的可能性。在 HES 患者中，血清维生素 B_{12} 和肥大细胞类胰蛋白酶水平经常升高，因此也应评估这些指标。有数据提示维生素 B_{12} 水平升高的患者往往患有骨髓增生性 HES。活检时采集的骨髓细胞也可用于检测 HES 相关性融合基因，FIPIL/PDGFRα。在疑似 HES 患者的初始评估中也可以进行其他检测［例如，胸部、腹部和盆腔 CT，乳酸脱氢酶（LDH），心肌肌钙蛋白和尿酸］来排除恶性肿瘤。T 细胞受体表型检测也有助于发现是否存在异常的 T 细胞亚群。IgE 和总免疫球蛋白检测有助于诊断，因为在淋巴增生性 HES 患者中，这两项指标往往升高。最后，考虑到发生 Loeffler 心内膜炎的风险，在出现持续性外周血嗜酸性粒细胞增多症的患者中，初始评估应包括超声心动图检查。

HES 的治疗一定程度上取决于诊断评估的结果。对于 FIPIL/PDGFRα 融合基因阳性的患者，甲磺酸伊马替尼可以非常有效地缓解疾病进展。目前报道中建议使用 100~400mg/d 的剂量进行治疗。但是，近期的一项小型研究显示，至少使用 400mg/d 剂量治疗的患者其复发可能性降低。研究者认为优化伊马替尼的剂量应个体化，并且密切监测患者的疾病复发情况。

对于 FIPIL/PDGFRα 融合基因阴性的患者，糖皮质激素是一线治疗。虽然目前对初始治疗或维持治疗的所需剂量尚未达成共识，但是专家建议使用一日一次的给药方案，起始剂量为按体重每次 1mg/kg 并在 3~6 个月内缓慢减量。然而，绝大多数 HES 患者在糖皮质激素停药后会复发。因此，许多患者需要终身服用小剂量糖皮质激素。考虑长期使用糖皮质激素

治疗可能带来的许多副作用,因此确定糖皮质激素使用的最低有效剂量十分重要。监测使用糖皮质激素的患者是否出现骨量减少、糖尿病和高血压也是治疗HES患者的重要组成部分。HES患者发生恶性肿瘤或累及其他器官系统的风险较小。所有HES患者都需要定期进行体格检查、CBC和其他任何临床所需要的检查来监测是否发生上述并发症。

美泊利单抗是HES治疗的一个重要进展,它是一种完全人源化的抗IL-5单克隆抗体。一项使用美泊利单抗治疗HES患者的多中心、双盲、安慰剂对照试验显示了非常好的治疗反应:95%的患者嗜酸性粒细胞计数降至600/μl以下,87%的HES患者能够降低所需的糖皮质激素剂量。在HES的治疗方法中,美泊利单抗似乎最为有效,但是目前此药只用于研究中(译者注:2019年美国和欧盟已授予美泊利单抗治疗HES的孤儿药资格)。可能有效的其他药物包括羟基脲、长春新碱、环孢素和干扰素α(IFN-α)。

哮喘

嗜酸性粒细胞性炎症、黏膜高分泌和气道高反应性是过敏性哮喘的经典特征。在过敏性哮喘的小鼠模型中,嗜酸性粒细胞通常会参与迟发反应。鉴于嗜酸性粒细胞在过敏原诱导的哮喘模型中相对含量高,因此嗜酸性粒细胞成为治疗干预的一个靶点。目前正在评估使用抗IL-5和抗IL-13单克隆抗体治疗哮喘。

使用靶向IL-5(一种嗜酸性粒细胞生长因子)的单克隆抗体进行的临床试验获得了有趣的结果。最初的临床试验没有根据是否出现痰嗜酸性粒细胞增多来区分患者,因此未显示抗IL-5治疗(美泊利单抗或瑞利珠单抗)可以改善患者结局。但在有痰嗜酸性粒细胞增多的患者中评价美泊利单抗疗效,可以显示哮喘急性发作次数减少。这些数据提示抗IL-5治疗可能在痰液嗜酸性粒细胞增多的这组哮喘患者中有效。这些结果也强调了哮喘具有异质性,以及根据是否存在痰液嗜酸性粒细胞增多对患者进行表型分类可以有助于临床诊疗。根据痰中嗜酸性粒细胞计数,至少有两种不同的哮喘表型,已经尝试根据这些表型指导哮喘治疗;Green等人的研究显示,与传统治疗相比,使用痰嗜酸性粒细胞计数作为哮喘控制的标志物可以减少哮喘急性发作和住院次数。

目前抗IL-13治疗哮喘有效性的临床试验还在进行中。IL-13是一种Th2细胞因子,能够通过上调嗜酸性粒细胞趋化因子-3增加嗜酸性粒细胞炎症。抗IL-13抗体有望作为维持药物用于哮喘治疗。

变应性支气管肺曲霉病

外周血嗜酸性粒细胞增多是变应性支气管肺曲霉病(allergic bronchopulmonary aspergillosis, ABPA)患者的常见表现。ABPA是对普遍存在的烟曲霉发生过敏反应所致;但是,其他曲霉和青霉菌也可以参与ABPA的发病过程。ABPA的典型临床症状包括呼吸困难、咳嗽咳痰和喘息。ABPA的典型临床表现是即使给予大量药物仍难以控制的哮喘症状。胸部X线检查经常可见一过性肺部浸润。胸部CT可显示中央型支气管扩张,这是ABPA的一个典型表现。框19.2总结了ABPA的临床特征。

框19.2　ABPA的临床特征

嗜酸性粒细胞增多
哮喘
胸部X线检查浸润的病史
中央型支气管扩张
总IgE升高
曲霉皮肤点刺试验阳性
曲霉沉淀素抗体阳性
曲霉血清特异性IgE升高

与其他嗜酸性粒细胞性疾病一样,口服糖皮质激素对ABPA治疗有效。但如果长期使用,糖皮质激素会导致糖尿病、高血压、骨密度降低和肾上腺功能不全。因此,ABPA和因其他疾病需要经常口服糖皮质激素的患者应定期评估这些并发症的发生情况。为了减少糖皮质激素的使用剂量,也可以给予ABPA患者经验性伊曲康唑治疗。理想状态下,清除气道中的曲霉可以减少气道嗜酸性粒细胞增多和改善症状。一项临床试验显示,使用伊曲康唑治疗6个月可以降低ABPA患者的总IgE、减少嗜酸性粒细胞水平并减少泼尼松的使用剂量。但尚不清楚是与清除曲霉相关,还是给予伊曲康唑会提高这些患者的泼尼松药物浓度。目前尚无在ABPA患者中使用抗IL-5单克隆抗体或抗IL-5受体治疗效果的数据。

嗜酸性粒细胞性肺炎

嗜酸性粒细胞性肺炎是一种罕见疾病，可表现为急性或慢性嗜酸性粒细胞性肺炎。目前对两种表现的病理生理学所知甚少。近期发表的一项研究显示急性和慢性嗜酸性粒细胞性肺炎患者的支气管肺泡灌洗液（BALF）中半乳凝素9（一种嗜酸性粒细胞趋化因子）的水平显著升高。虽然急性嗜酸性粒细胞性肺炎的发病机制尚不明确，但是研究显示抗生素使用和吸烟都与其发病有关。

对于急性嗜酸性粒细胞性肺炎患者，糖皮质激素是首选治疗，给予大剂量糖皮质激素后通常可以快速起效。

慢性嗜酸性粒细胞性肺炎的特征是发热、疲劳、咳嗽和胸部X线检查可见肺部浸润。CT扫描可发现非特异性表现，包括实变、磨玻璃样结节或胸膜下带状浸润。在临床上，嗜酸性粒细胞性肺炎患者通常是中年人，女性患病可能性高于男性。诊断慢性或急性嗜酸性粒细胞性肺炎的重要临床依据是BALF中的嗜酸性粒细胞数量增加（正常情况下嗜酸性粒细胞数量较少，通常为1%），嗜酸性粒细胞水平升高提示潜在的病理改变。从治疗角度看，泼尼松治疗嗜酸性粒细胞性肺炎可以快速起效；但是患者通常需要长期的糖皮质激素治疗，如果12个月内停药，绝大多数患者都会复发。如果不进行治疗，患者表现为慢性疾病过程中的反复急性加重。如果进行治疗，预后通常非常好。

药物过敏反应

发生药物过敏反应的患者经常出现嗜酸性粒细胞增多。药疹伴嗜酸性粒细胞增多和全身症状（drug rash with eosinophilia and systemic symptoms, DRESS）并不常见，但是是临床重要的药物免疫反应。发生DRESS的机制可能是迟发型Ⅳ型免疫反应。观察到DRESS的症状通常始于使用相关药物后1~8周可以支持这种判断。抗癫痫药物和抗菌药物（四环素类药物和磺胺类药物）最常导致DRESS。典型症状包括突出的药疹、发热、淋巴结肿大、咽炎和疲劳。有趣的是，仅有30%的DRESS患者会出现嗜酸性粒细胞增多，因此没有嗜酸性粒细胞增多不能排除DRESS诊断。重要的是，炎症反应可导致50%的DRESS患者发生肝炎，30%出现肾炎，也有罕见报告DRESS相关性严重器官损害导致死亡。因此，医师应意识到DRESS的危险性。

近期一些证据显示，混合感染或重新激活人疱疹病毒6（HHV-6）可能与部分患者发生DRESS有关。但数据有限，并且不是所有患者都会发生HHV-6重新激活。通常在停止使用相关药物后症状即可缓解。全身性糖皮质激素对DRESS治疗有效。

嗜酸性粒细胞性胃肠道疾病

嗜酸性粒细胞性胃肠道疾病（eosinophil-associated gastrointestinal disorders, EGIDs）是多种临床疾病的总和，嗜酸性粒细胞在胃肠道（GI）异常积聚是这些疾病的共同特征。25%~50%的EGIDs患者伴有血液嗜酸性粒细胞增多。嗜酸细胞性食管炎（eosinophilic oesophagitis, EoE）是最常见的EGIDs。EoE是一种新被认识的过敏性疾病，其诊断率在不断升高。发病率升高主要与对疾病的认识增加，内镜和活检使用率增加相关，这些检查是诊断此病的必需检查。

临床观察提示EoE的病因可能是由对食物或气传过敏原发生的过敏反应导致。患有EoE的儿童和成人经常对食物的皮肤和斑贴试验呈阳性，并且对气传过敏原的皮肤点刺试验（SPT）也呈阳性。EoE患者经常会伴发其他特应性疾病。近期的研究进展发现全基因组主要的易感性位点均与编码TSLP的基因相关，提示胸腺基质淋巴细胞生成素（thymic stromal lymphopoietin, TSLP）可能在EoE发病过程中发挥关键作用。虽然确切机制未知，但是TSLP可以通过增加树突状细胞的抗原提呈来增强Th2免疫应答。因此在EoE患者中，TSLP的单核苷酸多态性可能会导致抗原提呈增加。这也可以一定程度上解释为什么许多患者具有高度特应性，以及EoE与食物和气传过敏原的相关性。

多种其他Th2相关性细胞因子和过敏相关的趋化因子也参与了EoE的发病过程。特别是编码嗜酸性粒细胞趋化因子3（eotaxin-3）的基因在EoE患者的食管中表达上调。EoE患者的食管中的eotaxin-3的mRNA转录水平高于胃食管反流病（GERD）患者或正常对照者。另外，eotaxin-3的水平也与嗜酸性粒细胞水平相关。

EoE相关的炎症过程可导致食管出现多种组织学改变。在EoE患者中常见基底层增生、固有层纤维化、表面分层和嗜酸性粒细胞性小脓肿。重要的是，经过适当治疗后，这些表现似乎都可以逆转。

EoE 典型的症状随着年龄变化而有所不同（框 19.3），包括吞咽困难、食物嵌顿、胃烧灼感、胸痛、呕吐、腹痛和生长迟缓。根据临床症状，可能很难鉴别 EoE 和 GERD。相反地，患者也可能出现食管内嗜酸性粒细胞增加但却没有症状。因为就诊症状多种多样，患者经常在症状出现多年后才被诊断为 EoE。出现与 GERD 相似症状的患者，如果使用质子泵抑制剂（PPIs）治疗无效，则应进行食管胃十二指肠镜（EGD）活检，排除 EoE 的可能性。如果患者为男性或有特应性疾病的病史，更应该进行排查：75% 的 EoE 患者为男性，高达 2/3 的患者患有过敏性鼻炎。值得注意的是，EoE 患者内镜检查可见食管大体正常，因此食管活检对准确诊断 EoE 至关重要。出现严重吞咽困难和食物嵌塞也应高度怀疑 EoE 诊断。EoE 患者，特别是男性青少年，突发食物嵌顿的情况并不少见。有趣的是，在有无食管狭窄的情况下都可以发生食物嵌塞。

框 19.3　EoE 患者的常见症状

```
0~3 岁
呕吐
体重增加减少
喂食困难
4~8 岁
吞咽困难
胃烧灼感
腹痛
恶心
呕吐
>8 岁
食物嵌顿
吞咽困难
胃烧灼感
腹痛
```

为了促进对 EoE 的识别和准确诊断，2007 年根据专家意见和现有文献的综述制定了诊断共识指南（框 19.4）。根据这些指南，诊断 EoE 需要在食管活检时发现 >15 个嗜酸性粒细胞 /400× 高倍视野以及出现 GI 症状并且排除 GERD。如果 PPI 试验性治疗 6~8 周后嗜酸性粒细胞水平仍然升高或者患者 pH 探针检查为阴性，可以临床排除 GERD。

框 19.4　嗜酸细胞性食管炎（EoE）的诊断标准

- 出现上消化道症状
- 食管活检的嗜酸性粒细胞数量≥15 个 / 高倍视野（×400）
- 排除胃食管反流性疾病（pH 探针结果阴性或 6~8 周的试验性质子泵抑制剂治疗无效）

EoE 患者有几种有效的治疗方法。总的来说，治疗策略包括口服糖皮质激素或饮食干预。虽然现在还没有临床试验对疗效进行比较，但是消除致敏饮食似乎是最有效的治疗。多项无对照的临床试验显示使用消除致敏饮食治疗 EoE 的成功率很高。但是，虽然婴幼儿经常能够耐受要素饮食，但是儿童和成人通常难以耐受。幸运的是 EoE 患者还有其他的治疗选择。在开始消除致敏饮食或口服糖皮质激素治疗后，对患者进行 3 个月的随访，然后再次进行活检，确定食管炎症是否改善或缓解。

对于饮食治疗不成功或不愿意接受饮食治疗的患者，可以口服布地奈德和口服氟替卡松有效治疗。既往研究曾给予身高低于 1.5m 的患者布地奈德一次 1mg，一日一次治疗以及身高高于 1.5m 的患者一次 2mg，一日一次治疗。小型临床试验结果显示其治疗有效率可达 80%~85%。对于氟替卡松，常规处方 220μg 的吸入剂并建议患者使用一次两揿，一日两次。已经开始对美泊利单抗治疗 EoE 的效果进行研究。这些研究显示美泊利单抗治疗，患者食管嗜酸性粒细胞数量明显减少，但是只有少数患者的 EoE 完全缓解。目前抗 IL-13 治疗 EoE 正在进行 I 期临床试验以评估其治疗的安全性和疗效性。

重要的是，消化道的嗜酸性粒细胞疾病不仅限于食管。在消化道任何节段以及消化道壁全层嗜酸性粒细胞水平都可能升高。EGIDs 可能出现腹痛、呕吐、腹泻、体重减轻或腹胀症状。除 EoE 外的 EGIDs 的最初文献提示，这些疾病通常在 30~40 岁开始出现症状，但现在认为儿童期也可能发生 EGIDs。诊断取决于活检中发现嗜酸性粒细胞数量增加。除 EoE 以外的 EGIDs 的确诊标准尚不明确。但现已报告过儿童消化道内的嗜酸性粒细胞数量正常且没有明显消化道疾病表现的病例，可将其作为对照（表 19.1）。

与 EoE 相似，其他 EGIDs 也被认为与特应性有关。现有数据提示其他 EGIDs 患者使用要素饮食和糖皮质激素治疗也有效。但是，与 EoE 相比，人们对其他 EGIDs 患病率、自然病史或最常见的触发因素的了解很少。

表 19.1 胃肠道各段内的嗜酸性粒细胞水平 *

胃肠道节段	固有层		绒毛固有膜		表面上皮		隐窝 / 腺上皮	
	平均值	最大值	平均值	最大值	平均值	最大值	平均值	最大值
食管	N/A	N/A	N/A	N/A	0.03 ± 0.10	1	N/A	N/A
胃窦	1.9 ± 1.3	8	N/A	N/A	0.0 ± 0.0	0	0.02 ± 0.04	1
胃底	2.1 ± 2.4	11	N/A	N/A	0.0 ± 0.0	0	0.008 ± 0.03	1
十二指肠	9.6 ± 5.3	26	2.1 ± 1.4	9	0.06 ± 0.09	2	0.26 ± 0.36	6
回肠	12.4 ± 5.4	28	4.8 ± 2.8	15	0.47 ± 0.25	4	0.80 ± 0.51	4
升结肠	20.3 ± 8.2	50	N/A	N/A	0.29 ± 0.25	3	1.4 ± 1.2	11
横结肠	16.3 ± 5.6	42	N/A	N/A	0.22 ± 0.39	4	0.77 ± 0.61	4
直肠	8.3 ± 5.9	32	N/A	N/A	0.15 ± 0.13	2	1.2 ± 1.1	9

* 活检标本是从没有明显胃肠道疾病的儿童中获得的。上表列出了胃肠道各段的嗜酸性粒细胞数量的平均值。在健康状态下，除食管外，胃肠道各段都有嗜酸性粒细胞。表面上皮中也少见嗜酸性粒细胞。本表经授权转载自 OeBrosse CW, case JW. Putnam PE. et al. Quantity and distribution of eosinophils In the gastrointestinal tract of children. Pediatr Dev Pathol 2006；9：210-218.

N/A，不适用。

Churg-Strauss 综合征

Churg-Strauss 综合征（CSS）是一种自身免疫性血管炎，经常与外周血嗜酸性粒细胞增多有关，需要与其他类型血管炎相鉴别。CSS 的诊断标准不尽相同，但是，此病通常可分为多个阶段。典型的初始症状与过敏性鼻结膜炎和哮喘相似，终末阶段的特征是系统性血管炎。

CSS 相关的呼吸症状通常表现为难治性哮喘。但是，CSS 患者可能也会出现一过性肺部浸润，并可能出现与肺炎相似的临床表现。发展为血管炎是这种综合征的标志。CSS 可能出现多种皮肤表现，从紫癜到荨麻疹样病变，甚至出现斑丘疹。也有过 CSS 患者可发生小肠血管炎，以及消化道内可出现嗜酸性粒细胞性炎症的病例报告。

有趣的是，有报告显示使用白三烯调节药物和奥马珠单抗治疗后可发生 CSS。推测，之所以发生 CSS，可能与使用这些药物后，泼尼松的剂量会有所降低有关。但是，这些药物可能会导致少数患者发生 CSS 的可能性不能被完全排除。

泼尼松、硫唑嘌呤、氨甲蝶呤和静脉注射免疫球蛋白（IVIG）都可用于治疗 CSS。近期发表的数据支持抗 IL-5 对 CSS 有治疗作用。最新数据也提示新型抗 IL-5 受体 α 抗体也可用于治疗 CSS。这些新型治疗方法可以显著降低 CSS 患者中的血液嗜酸性粒细胞水平。

嗜酸性粒细胞性肾病

间质性肾炎是一种发生在肾脏间质中的炎症反应。常见的症状包括发热、关节痛、皮疹和肾衰竭。嗜酸性粒细胞增多和嗜酸性粒细胞尿与间质性肾炎的发生有关，但是出现这些表现的比例尚存争议。但是研究显示嗜酸性粒细胞尿的诊断特异性超过 80%。肾脏活检时可见嗜酸性粒细胞浸润也可提示此病。嗜酸性粒细胞在间质性肾炎发病中的具体作用尚不清楚。

药物是导致间质性肾炎的最常见病因。最常导致间质性肾炎的药物是 NSAID 类药物，多种青霉素和非青霉素类抗生素也与该病的发生相关。在大多数患者中，停用相关药物有效。使用糖皮质激素治疗间质性肾炎尚存争议，但已发表的报告显示泼尼松治疗后病情有改善。

嗜酸性粒细胞性皮肤病

在健康状态下，皮肤内通常没有嗜酸性粒细胞。但是，多种皮肤疾病会导致皮肤内出现嗜酸性粒细胞。这些皮肤疾病包括特应性皮炎和荨麻疹等常见疾病，也包括大疱性类天疱疮、发作性血管水肿和嗜酸性粒细胞性蜂窝织炎（Wells 综合征）。

Wells 综合征是一种临床表现与蜂窝织炎相似的少见疾病。可以通过皮肤活检发现火焰征和明显的嗜酸性粒细胞浸润进行诊断。重要的是，Wells 综合征患者活检并没有血管炎的证据。目前尚不清楚这种综合征的病因。虽然患者终生可能会多次发病,但急性发病时使用低剂量糖皮质激素治疗有效并且通常预后良好。但是医生应警惕有报告显示 Wells 综合征与骨髓增生状态有关。

免疫缺陷

罕见情况下,外周血嗜酸性粒细胞增多症可能提示免疫缺陷。Omenn 综合征是一种罕见的重症联合免疫缺陷病(severe combined immunodefciency, SCID),常染色体隐性遗传,与外周血嗜酸性粒细胞增多和淋巴细胞增多有关。其他症状包括湿疹样皮疹、淋巴结肿大、肺炎和慢性腹泻。Omenn 综合征由 RAG1 和 RAG2 基因突变导致。这些突变可导致 VDJ 重组改变和 T 细胞和 B 细胞成熟障碍。因此,Omenn 综合征儿童患者循环 T 细胞和 B 细胞缺失或水平非常低,继而发展为 SCID。因为 T 细胞和 B 细胞亚群减少,Omenn 综合征儿童的免疫球蛋白水平通常也非常低。Omenn 综合征也会出现免疫调节障碍。这些患者可能会出现明显的外周血嗜酸性粒细胞增多,可能由于调节性 T 细胞数量减少所致。

Omenn 综合征的评估通常包括 CBC 分类计数以及 T 细胞和 B 细胞表型分析。这些分析可发现外周血嗜酸性粒细胞增多以及 T 细胞和 B 细胞数量减少。总免疫球蛋白、CD45RA/RO 比值以及 RAG1 和 RAG2 突变的基因检测也可能有所帮助。近期研究发现,ARTEMIS、IL-7Rα 和 ADA 基因突变也可能参与了一种 Omenn 综合征样表型的发病过程。因此,对这些突变进行基因检测也可能有用。

Omenn 综合征患儿通常会出现严重的湿疹样皮疹、生长迟缓、腹泻和反复感染。Omenn 综合征通常在出生后 6 个月内诊断,并且可以致命,其根本性的治疗是骨髓移植。在骨髓移植前,给予 IVIG 可能对治疗或预防感染有益。在骨髓移植前,应密切监测患者是否出现感染征象。

除了 Omenn 综合征,其他原发性免疫缺陷也可能出现嗜酸性粒细胞增多。高 IgE 综合征和 HIV 患者也可能出现外周血嗜酸性粒细胞水平升高。因此,嗜酸性粒细胞增多的患者需要与这些免疫缺陷疾病进行鉴别。

寄生虫感染

在全球范围内,嗜酸性粒细胞增多最常见的病因是寄生虫感染。虽然发达国家的寄生虫感染发生率很低,但仍需要详细采集外周血嗜酸性粒细胞增多患者的病史信息,发现可能导致寄生虫感染的危险因素。

可导致嗜酸性粒细胞增多症的寄生虫感染主要是蠕虫类寄生虫,但也可能由其他类的寄生虫导致,如脆弱双核阿米巴和 *Isopora belli* 等原虫类和 *Toxicara canis* 等丝虫类寄生虫。为了检测寄生虫感染,外周血嗜酸性粒细胞增多的患者应进行粪便检查寻找虫卵和寄生虫。重要的是,粪类圆线虫感染的患者如果使用泼尼松,可能会发展为侵袭性和致命性的感染。如果怀疑嗜酸性粒细胞增多的患者存在寄生虫感染,应在开始激素治疗前仔细排除粪类圆线虫感染。如果无法排除,可以同时给予伊曲康唑经验性治疗。除了评估粪便中是否有虫卵和寄生虫,还可以测量许多寄生虫感染的滴度,包括粪类圆线虫感染。如果当地无法检测,可以通过疾病控制中心(CDC)进行滴度检测。

重要信息汇总

- 评估嗜酸性粒细胞增多的患者时应详细采集病史。
- HES 患者应密切监测是否出现器官损伤或恶性肿瘤的征象。
- 伴有嗜酸性粒细胞增多的药物反应通常可在停用相关药物后改善。
- EGIDs 患者可以使用糖皮质激素或饮食调节治疗。
- CSS 可导致明显嗜酸性粒细胞增多,需要与其他类型的血管炎进行鉴别。
- 排除粪类圆线虫感染非常重要,因为使用全身性糖皮质激素治疗导致的播散性感染可以致命。

拓展阅读

Cools J, DeAngelo DJ, Gotlib J, et al. A tyrosine kinase created by fusion of the PDGFRA and FIP1L1 genes as a therapeutic target of imatinib in idiopathic hypereosinophilic syndrome. N Engl J Med 2003; 348:1201–1214.

Eshki M, Allanore L, Musette P, et al. Twelve-year analysis of severe cases of drug reaction with eosinophilia and systemic symptoms: a cause of unpredictable multiorgan failure. Arch Dermatol 2009; 145:67–72.

Fletcher A. Eosinophiluria and acute interstitial nephritis.

N Engl J Med 2008; 358:1760–1761.

Furuta GT, Liacouras CA, Collins MH, et al. Eosinophilic oesophagitis in children and adults: a systematic review and consensus recommendations for diagnosis and treatment. Gastroenterology 2007; 133:1342–1363.

Green RH, Brightling CE, McKenna S, et al. Asthma exacerbations and sputum eosinophil counts: a randomised controlled trial. Lancet 2002; 360:1715–1721.

Klion AD, Bochner BS, Gleich GJ, et al. The Hypereosinophilic Syndromes Working Group: Approaches to the treatment of hypereosinophilic syndromes: a workshop summary report. J Allergy Clin Immunol 2006; 117:1292–1302.

Konikoff MR, Noel RJ, Blanchard C, et al. A randomized, double-blind, placebo-controlled trial of fluticasone propionate for pediatric eosinophilic esophagitis. Gastroenterology. 2006; 131:1381–1391.

Ogbogu PU, Bochner BS, Butterfield JH, et al. Hypereosinophilic syndrome: a multicenter, retrospective analysis of clinical characteristics and response to therapy. J Allergy Clin Immunol 2009; 124:1319–1325.

Rosenwasser LJ, Rothenberg ME. IL-5 pathway inhibition in the treatment of asthma and Churg-Strauss syndrome. J Allergy Clin Immunol 2010; 125(6):1245–1246.

Weller PF. Eosinophilia in travelers. Med Clin North Am 1992; 76:1413–1432.

第二十章　系统性肥大细胞增多症

Dean D. Metcalfe, Sarah Austin 和 Peter Valent

内容释义

肥大细胞增多症是指肥大细胞克隆增殖后的一种异质性系统性疾病,通常继发于干细胞因子受体 KIT 的突变激活。

概述

肥大细胞增多症是一组以肥大细胞在一个或多个器官病理性聚集为特征的疾病。部分患者可出现介质释放的症状,如潮红或过敏。任何年龄均可发病。其确切的发病率尚不明确。目前认为,肥大细胞增多症是造血系统克隆增生性疾病。最近,诸多分子水平的研究强调 KIT 基因活化性突变在肥大细胞增多症发病过程中所起的作用。系统性肥大细胞增多症(SM)的诊断非常具有挑战性,尤其在没有皮肤受累时,更是如此。

肥大细胞增多症可累及不同的器官,临床症状及体征多种多样,还可伴发其他血液系统疾病。因此,需要将其进行分类,以便于评估治疗及预后。大部分肥大细胞增多症患者病程呈惰性表现(惰性系统性肥大细胞增多症)(表 20.1,讨论如下),仅需要对症治疗肥大细胞介质释放所致症状。这些患者通常寿命正常。相反,侵袭性肥大细胞增多症可能致残,甚至危及生命。儿童时期发病的肥大细胞增多症通常到成年可消退,而成人发病者通常会持续存在。目前有新的替代指标协助诊断。

表 20.1　WHO 肥大细胞增多症分类

分类名称	亚型
皮肤型肥大细胞增症(CM)	色素性荨麻疹(UP)=斑丘疹型皮肤肥大细胞增多症(MPCM)
惰性系统性肥大细胞增多症(ISM)	冒烟性系统性肥大细胞增多症(Smouldering SM) 单纯的骨髓肥大细胞增多症
系统性肥大细胞增多症伴非肥大细胞性血液系统克隆增生性疾病(SM-AHNMD)	系统性肥大细胞增多症伴急性髓系白血病(SM-AML) 系统性肥大细胞增多症伴骨髓增生异常综合征(SM-MDS) 系统性肥大细胞增多症伴骨髓增生性疾病(SM-MPD) 系统性肥大细胞增多症伴慢性粒单核细胞白血病(SM-CMML) 系统性肥大细胞增多症伴非霍奇金淋巴瘤(SM-NHL)
侵袭性系统性肥大细胞增多症(ASM)	淋巴结亚型
肥大细胞白血病(MCL)	粒细胞缺乏的肥大细胞白血病
肥大细胞肉瘤	
皮外肥大细胞瘤	

SM,系统性肥大细胞增多症;AML,急性髓系白血病;MDS,骨髓增生异常综合征;MPD,骨髓增生性疾病;CMML,慢性粒单核细胞白血病;NHL,非霍奇金淋巴瘤。

发病机制

人类肥大细胞起源于 CD34⁺ 骨髓多能干细胞。肥大细胞前体离开骨髓进入外周血,然后迁移至外周组织,在干细胞因子(SCF)及细胞因子 IL-4、IL-6、IL-9 和神经生长因子(NGF)的刺激下,在组织内发育为成熟的肥大细胞。SCF 是 KIT 的配体。KIT 是一种酪氨酸激酶生长因子受体(图 20.1),通过转导细胞内信号通路,促进肥大细胞增殖和发育。

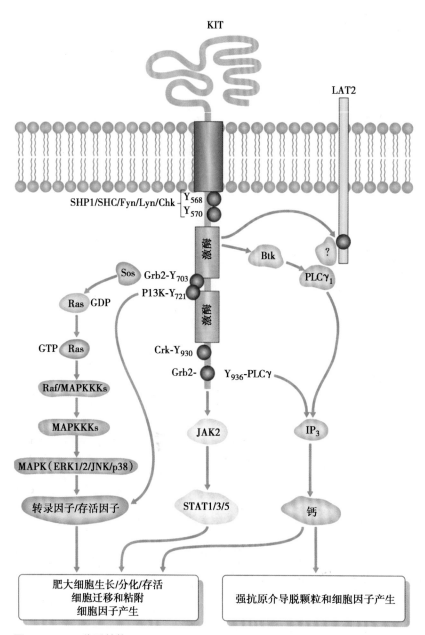

图 20.1 KIT 分子结构

KIT 是一个酪氨酸激酶生长因子受体,包括细胞外部分、跨膜部分和细胞内部分。细胞内部分包含一个激酶结构域。在激酶结构域和跨膜部分之间为近膜结构域,该部分可调节酪氨酸激酶结构域的酶活性。细胞外部分包含 5 个免疫球蛋白样的结构域。前两个结构域参与 KIT 和配体 SCF 的结合。与配体结合后,两个 KIT 受体通过第 4 个免疫球蛋白样结构域结合形成二聚体,这样可激活细胞内部分酪氨酸激酶的活性,从而导致受体的自我磷酸化。磷酸化的受体变成对接位,以转导和调节下游信号和适配蛋白。

在肥大细胞增多症患者可检测到 KIT 酪氨酸激酶结构域突变,并认为这些突变导致患者肥大细胞异常增殖。KIT D816V 突变是肥大细胞肿瘤最常见的突变点(框 20.1)。KIT D816V 突变可发生于各型肥大细胞增多症,该事实支持其他位点突变可能参与肥大细胞增多症发病的假说。

肥大细胞增多症患者的症状及体征是由肥大细胞浸润及其介质合成与释放增加所致(表 20.2)。值得注意的是,尽管肥大细胞可以介导过敏性疾病,但肥大细胞增多症患者出现 IgE 介导的过敏并没有增加。

框 20.1　肥大细胞增多症伴 KIT 突变位点

- KITD816V:见于各类型肥大细胞增多症,>80% 的 SM 可发生
- KITD816Y:见于 SM、SM-AHMD,发生率 <5%
- KITF522K:见于 SM,发生率 <5%
- FIP1L1/PDGFRA:系统性肥大细胞增多症伴嗜酸细胞增多症(SM with eosinophilla, SM-HES),发生率 <5%
- PRKG2-PDGFRB:系统性肥大细胞增多症伴嗜碱性粒细胞增多症,罕见
- 色素性荨麻疹伴 GIST[※] / 系统性肥大细胞增多症:各类型发生率 <1%

[※] GIST,胃肠道间质性肿瘤

表 20.2　人类肥大细胞产生的主要介质 [※]

分类	介质	生理效应
已合成的介质	组胺,肝素,中性蛋白酶(类胰蛋白酶和糜酶),羧肽酶,组织蛋白酶 G,主要碱性蛋白,酸性水解酶,过氧化物酶,磷脂酶	血管舒张,血管收缩,血管再生,有丝分裂,疼痛,炎症,组织损伤与修复,蛋白合成与降解,脂质 / 蛋白多糖水解,花生四烯酸生成
脂质介质	LTB_4,LTG_4,PGE_2,PGD_2,PAF	白细胞趋化作用,血管收缩,血管舒张,支气管收缩,血小板活化
细胞因子	TNF-α,TGF-,IFN-α,IFN-β,IL-1α,IL-1β,IL-5,IL-6,IL-13,IL-16,IL-18	炎症,白细胞迁移与增殖
趋化因子	IL-8(CXCL8),I-309(CCL1),MCP-1(CCL2),MIP-1αS(CCL3),MIP1β(CCL4),MCP-3(CCL7),RANTES(CCL5),嗜酸性粒细胞趋化因子(CCL11),MCAF(MCP-1)	炎细胞组织浸润
生长因子	SCF,M-CSF.GM-CSF,bFGF,VEGF,NGF,PDGF	细胞增殖,血管舒张,血管再生

[※] 仅为示例。许多介质仅在人类肥大细胞系或人类肥大细胞原代培养物发现,可能不能在人体组织肥大细胞内合成。

临床表现

常见的临床表现

有 2/3 的肥大细胞增多症发生于儿童时期,其次好发于 35~45 岁。虽然已报道 50 多例家族性皮肤型肥大细胞增多症,但绝大多数患者没有家族史。本病男女发病率基本相当。

肥大细胞增多症的临床症状根据受累器官不同而多样,可累及皮肤、胃肠道、淋巴结、肝、脾及骨髓。本病一般不累及呼吸系统、生殖系统及内分泌系统。

肥大细胞增多症可出现潮红发作和 / 或致死性低血压。饮酒、昆虫叮咬、应用某些药物或造影剂可触发低血压,部分患者没有触发因素,也可自发出现低血压(表 20.3)。头痛及轻度疲劳是本病的常见症状。病程较长的患者可能出现体重减轻、发热及多汗,但

这些症状主要见于侵袭性肥大细胞增多症或伴血液系统疾病的患者。部分患者可出现一些慢性症状,如注意力不集中、健忘、烦躁和抑郁。

侵袭性系统性肥大细胞增多症患者常出现血细胞减少,包括贫血、血小板及中性粒细胞减少。这些患者还经常出现中性粒细胞增多症、单核细胞增多症和嗜酸性粒细胞增多症。侵袭性肥大细胞增多症或病程较长伴大量肥大细胞浸润的惰性系统性肥大细胞增多症[冒烟性系统性肥大细胞增多症(Smouldering SM,SSM)]可出现中央及外周淋巴结病。

腹痛是最常见的胃肠道症状,其次为腹泻、恶心和呕吐。腹部症状的发病机制是多因素的。有证据表明,大部分消化不良性腹痛的患者胃酸分泌增多。研究表明,小部分患者存在吸收不良。这种吸收不良一般不严重,主要表现为轻度脂肪泻,伴 d- 木糖和维生素 B_{12} 吸收受损。

表 20.3 触发介质释放的因素示例 [※]

触发因素	示例	建议
某些药物	非甾体抗炎药,硫胺素,酒精,麻醉剂,射线照相染料,某些全麻用药(诱导剂、麻醉剂和肌肉松弛剂)	某些患者应用非甾体抗炎药可能诱发肥大细胞脱颗粒,有研究证明,一些患者应用非甾体抗炎药治疗有效。如需要进行影像学研究,患者应预防性应用 H_1 和 H_2 受体拮抗剂和糖皮质激素
毒液	昆虫,蛇	慎重应用昆虫叮咬毒液免疫疗法
聚合物	右旋糖酐,明胶	
物理刺激	热,冷,摩擦,日晒	
情绪因素	精神压力,焦虑	
过敏 [※※※]	饮食,吸入剂	回避已知过敏原

[※] 触发因素因人而异。应将敏感因素列入医疗警报设备或警示卡。
[※※※] 适用于明确过敏原的患者。

病程较长的伴大量肥大细胞浸润的系统性肥大细胞增多症患者可出现轻度肝大,转氨酶可正常或轻度升高。侵袭性肥大细胞增多症可伴肝纤维化、肝硬化、腹水及门静脉高压。有研究报道,系统性肥大细胞增多症出现脾大,主要见于大量肥大细胞浸润或侵袭性肥大细胞增多症患者。

很多研究报道,本病出现骨骼肌肉疼痛。肥大细胞增多症患者的骨骼病变包括骨质疏松和骨硬化。脊椎压力性骨折可能是本病的首发表现。侵袭性肥大细胞增多症患者可能出现骨溶解。

肥大细胞增多症分类

肥大细胞增多症分类详见表 20.1。局限于皮肤的肥大细胞增多症为"皮肤型肥大细胞增多症"(CM),包括3个亚型。目前,最常见的亚型为"斑丘疹型皮肤肥大细胞增多症"(MPCM)或"色素性荨麻疹"(UP)(图 20.2 和图 20.3)。"弥漫性皮肤肥大细胞增多症"(DCM)和皮肤肥大细胞瘤少见,在儿童期发病。"持久性发疹性斑状毛细血管扩张"(TMEP)是一种罕见的皮肤型肥大细胞增多症,主要见于成人。

系统性疾病以多种器官受累为特征,包括骨髓、骨骼系统、脾脏、肝脏、淋巴结和胃肠道。

惰性系统性肥大细胞增多症是最常见的系统性肥大细胞增多症,多为良性病程。冒烟性系统性肥大细胞增多症为广泛的系统病变,但无侵袭性肥大细胞增多症或系统性肥大细胞增多症伴非肥大细胞系血液系统克隆增生性疾病的证据。系统性肥大细胞增多症伴非肥大细胞性血液系统克隆增生性疾病(SM-AHNMD)、侵袭性肥大细胞增多症(ASM)和肥大细胞白血病(MCL)预后较差。

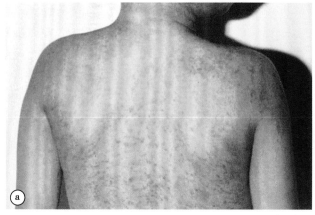

图 20.2 儿童皮肤型肥大细胞增多症色素性荨麻疹皮损
ⓐ 典型色素性荨麻疹的皮损;ⓑ 一个儿童的色素性荨麻疹,皮损大小不一,较典型皮损稍大。

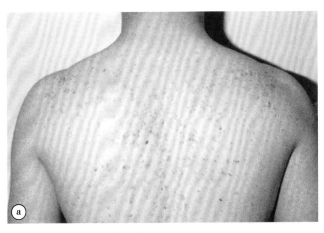
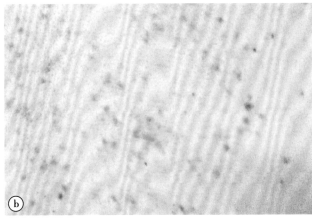

图 20.3 成人色素性荨麻疹皮损
ⓐ 典型色素性荨麻疹的皮损；ⓑ 皮损特写。

诊断

系统性肥大细胞增多症应进行全面评估，按具体标准进行诊断。全面检查包括骨髓活检并行免疫组化染色［CD34，类胰蛋白酶（图 20.4），CD25，CD30］，骨髓细胞学检查（肥大细胞形态及百分比）（图 20.5），*KIT* 突变分析，如方法学可行，应行骨髓流式细胞学检查，骨髓细胞基因学检查，全血细胞计数，血清类胰蛋白酶。这些检查需咨询血液学家。判断疾病严重程度，需行肝、脾及淋巴结超声，怀疑局灶性骨病变时行骨密度检测及骨 X 线检查，怀疑胃肠道受累时行胃肠道检查并咨询胃肠病学家。

判断不同类型系统性肥大细胞增多症，需与其他不同疾病进行鉴别（表 20.4）。当患者没有皮肤损害时，进行鉴别诊断非常重要。系统性肥大细胞增多症可与其他疾病并存，这可能使治疗变得更复杂。比如，伴肥大细胞增多性疾病时，过敏会变得更严重。另外一个例子，伴系统性肥大细胞增多症时，骨质疏松常难以治疗。低级别系统性肥大细胞增多症可能被疑诊为胃肠道系统、内分泌系统或神经系统疾病，尤其在没有皮损时，更易被误诊。高级别系统性肥大细胞增多症经常不伴发皮肤损害，可能被疑诊为其他骨髓系统肿瘤，如髓系增生性肿瘤、髓系白血病或骨髓增生异常综合征。系统性肥大细胞增多症可与这些疾病并存，这种情况称为系统性肥大细胞增多症伴非肥大细胞性血液系统克隆增生性疾病。其他高级别肥大细胞增多症患者可能被疑诊为淋巴结病、实体瘤转移、多发骨髓瘤、严重的肝病或严重的胃肠道疾病。

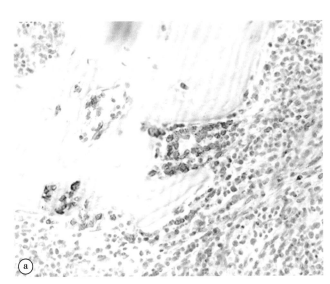
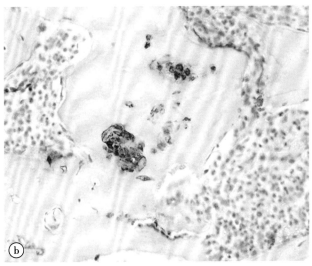

图 20.4 （ⓐ、ⓑ）一个侵袭性系统性肥大细胞增多症患者的骨髓切片；类胰蛋白酶染色

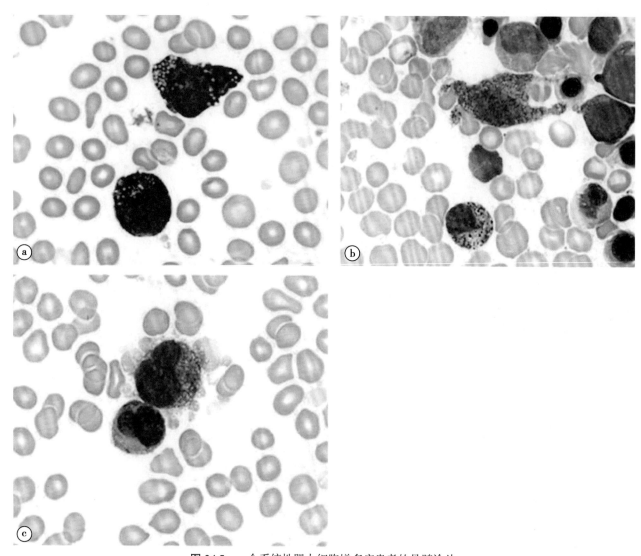

图 24.5　一个系统性肥大细胞增多症患者的骨髓涂片
ⓐ 呈圆形的成熟组织肥大细胞（ISM）；ⓑ 梭形肥大细胞（ISM）；ⓒ 双叶核肥大细胞（ASM 中的肥大细胞前体）。

表 20.4　低级别（惰性）SM 和高级别 SM 的鉴别诊断

诊断	主要鉴别诊断	触发因素及主要检查
低级		
单纯骨髓肥大细胞增多症（BMM）	昆虫毒液过敏	特异性 IgE，
	特发性骨质疏松	T 评分
	肥大细胞增生	反应条件
	骨髓增生异常综合征或系统性肥大细胞增多症伴骨髓	发育不良，CFU
	增生异常综合征	
惰性系统性肥大细胞增多症（ISM）	皮肤型肥大细胞增多症	骨髓浸润
	SM-AHNMD	WHO 标准
中间型系统性肥大细胞增多症（SSM）	ISM，SM-AHNMD，MPN	WHO 标准
	恶性淋巴瘤[※]	LN 组织学
高级		
侵袭性系统性肥大细胞增多症（ASM）	MCL，SM-AHNMD，SSM	WHO 标准
	恶性淋巴瘤[※]	LN 组织学
	肿瘤转移	组织学
	原发性肝病或胃肠道疾病	组织学

续表

诊断	主要鉴别诊断	触发因素及主要检查
肥大细胞白血病（MCL）	ASM，SM-AHNMD，AML	WHO 标准
	肿瘤转移	组织学
	原发性肝病或胃肠道疾病	组织学
SM-AHNMD		
SM-MPN，SM-CMML	MPN，CMML，AML	WHO 标准
SM-MDS，SM-AML	MDS，AML，CMML	WHO 标准
SM-CEL，SM-HES	CEL，MPN-eo，HES，NHL，ALL	WHO 标准
SM-NHL，SM 伴多发骨髓瘤	NHL，多发骨髓瘤，MGUS	

* 淋巴结肿大的患者，还需考虑（并存的）恶性淋巴瘤或霍奇金淋巴瘤。肿瘤性肥大细胞常表达 CD30，这非常重要。

SM，系统性肥大细胞增多症；WHO，世界卫生组织；AHNMD，非肥大细胞性血液系统克隆增生性疾病；MPN，骨髓增生性肿瘤；CMML，慢粒单核细胞白血病；AML，急性髓性白血病；CEL，慢性嗜酸性粒细胞白血病；HES，特发性嗜酸细胞增多综合征；NHL，非霍奇金淋巴瘤；MGUS，不确定的临床意义的单克隆丙种球蛋白病；CFU，集落形成单位。

疑诊系统性肥大细胞增多症的患者在最终诊断确立前，需要做一些检查进行评估。通常这些检查需逐步进行，并与血液学家共同分析。在行有创性检查前，最重要的化验为血清类胰蛋白酶。血清类胰蛋白酶升高或有其他系统性肥大细胞增多症征兆的患者，需行骨髓和外周血检查来诊断系统性肥大细胞增多症。然后，根据有无非肥大细胞性血液系统克隆增生性疾病的证据，按照 WHO 标准确定系统性肥大细胞增多症亚型。需要注意的是，系统性肥大细胞增多症伴非肥大细胞性血液系统克隆增生性疾病是一个笼统的诊断。这些患者需根据 WHO 标准进行详细的系统性肥大细胞增多症及非肥大细胞性血液系统克隆增生性疾病的检查，以明确亚型（比如 ISM-CEL）。然后，针对明确受累的器官进行检查。对于疑诊侵袭性系统性肥大细胞增多症或肥大细胞白血病的患者，最重要的是明确受累器官是否有肥大细胞浸润，有无受累器官功能障碍或功能衰竭。最后，检查患者是否存在相关合并症，如并存的过敏。

肥大细胞疾病患者的最终诊断应细化至系统性肥大细胞增多症亚型，如合并非肥大细胞性血液系统克隆增生性疾病，也需诊断至亚型。另外，最终诊断应报告有无严重的介质相关症状。对于侵袭性系统性肥大细胞增多症患者，最终诊断中应报告骨髓涂片中肥大细胞百分比。这非常重要，因为骨髓涂片中肥大细胞数目少的患者（<5%）较肥大细胞数目多的患者（5%~19%，这些患者常在短时间内进展为肥大细胞白血病）预后好。骨髓涂片中肥大细胞百分比增加到 20% 以上者，是进展为肥大细胞白血病的标志。

最终报告还应包括 *KIT* 突变结果。是否检测到 *KIT* D816V 突变，如果没有，是否检测到其他位点突变。这也很重要。

管理

肥大细胞增多症的自然病程，因年龄及疾病亚型不同而不同。儿童患者，皮肤型肥大细胞增多症多可自行消退，而系统性肥大细胞增多症会持续至成年。成年患者，惰性系统性肥大细胞增多症大部分相对稳定，进展缓慢，少数可进展为侵袭性系统性肥大细胞增多症。侵袭性系统性肥大细胞增多症患者，如 SM-AHNMD，经常发展，需针对肥大细胞浸润及伴发的血液系统疾病进行干预治疗。

管理目标

避免触发因素及抗介质的对症治疗（表 20.3 和表 20.5），是肥大细胞增多症的基础治疗。伴皮肤损害的患者，需进行皮肤护理，保湿。目前，没有选择性减少肥大细胞浸润的有效治疗方法。细胞减少性治疗可用于侵袭性系统性肥大细胞增多症、肥大细胞白血病和肥大细胞增多症伴血液系统疾病。

表 20.5 肥大细胞增多症的治疗

累及系统	症状	管理
皮肤	皮肤型肥大细胞增多症	■ H_1 和 H_2 抗组胺药 ■ 局部糖皮质激素 ■ 难以控制的症状可考虑 PUVA
心血管系统	低血压/过敏	■ 肌内注射肾上腺素 ■ 对于经常出现危及生命症状的患者进行预防治疗,可用 H_1 和 H_2 抗组胺药,可联合糖皮质激素
胃肠道	腹痛	■ H_2 抗组胺药 ■ +/− 白三烯受体拮抗剂
	消化性溃疡病 GERD	■ H_2 抗组胺药 ■ +/− 质子泵抑制剂
	腹泻	■ H_2 受体阻滞剂 +/− 质子泵抑制剂 ■ +/− 白三烯拮抗剂 ■ +/− 抗胆碱能药物
	吸收不良	■ 色甘酸钠 ■ 糖皮质激素
	腹水	■ 糖皮质激素 ■ 腔静脉分流 ■ 克拉屈滨或干扰素 -α
骨骼肌肉系统	骨质疏松 骨质疏松症	■ 补充钙剂和维生素 D ■ 双膦酸盐类药物(当 T 评分 <2 时) ■ 克拉屈滨或干扰素 -α
	骨痛	■ 非甾体抗炎药或阿片类药物(如能耐受) ■ 严重局限性骨痛可放疗

PUVA,补骨脂素紫外线 A 疗法;GERD,胃食管反流病。

患者教育

让所有患者理解需要进行的全部检查和根据结果判断所需治疗方案及疾病的预后是非常重要的。较罕见的患者应转诊到有专家的医疗中心。患者必须接受关于本病症状、并发症和管理方面的教育。让皮肤型肥大细胞增多症患者家长了解本病可自行好转,可能会令家长安心。

管理计划

在确立最终诊断及系统性肥大细胞增多症的亚型和所有危险因素后,需建立管理计划。让患者及医

生了解触发介质相关症状及过敏的因素(表 20.3),并严格避免触发因素非常重要。对于有症状或有高危因素的患者,如果发现特异性 IgE 升高和过敏,应给予特定的免疫疗法。无论有无症状,所有患者均需要(预防性)抗组胺药(表 20.5)。大部分患者应用抗组胺药可控制症状。抗组胺药不能控制症状的患者,应考虑用抗介质药物,如糖皮质激素。针对介质相关症状,应用细胞减少性药物或(KIT)靶向药物是不规范的。但是,高级别伴大量肥大细胞浸润和过敏的系统性肥大细胞增多症患者,发生致命性过敏反应的风险很高,应在疾病进展前,尽早咨询血液学专家,应用细胞减少性药物。

对于高级别患者(侵袭性系统性肥大细胞增多症或肥大细胞白血病),通常给予细胞减少性药物,干扰素 -α 或化疗药。中间型系统性肥大细胞增多症或缓慢进展的侵袭性肥大细胞增多症患者应用克拉屈滨(cladribine)可长期持续起效。但用现有的细胞毒性药物治疗快速侵袭性肥大细胞增多症和肥大细胞白血病,通常不能持续起效。伊马替尼(imatinib)、米哚妥林(midostaurin)或达沙替尼(dasatinib)等 KIT 靶向药物也是如此。伊马替尼对 KIT D816V 突变无效,绝大部分系统性肥大细胞增多症的患者均表达该突变,而对伊马替尼耐药。理论上,米哚妥林可以克服耐药问题。但是,高级别患者主要为 KIT 以外的致癌分子和相关的(更恶性的)亚克隆片段。

对快速进展的侵袭性肥大细胞增多症和肥大细胞白血病患者,通常给予多种化疗药联合治疗,一些表现为可预测(好的)反应的患者,如患者合适、年轻、健康,且有合适供者,应考虑干细胞移植。然而,干细胞移植并不能治愈所有患者,接受治疗的患者死亡率也很高。总之对于高级别的肥大细胞增多症没有令人满意的治疗方法。

紧急情况的治疗

肥大细胞增多症可能伴发急症,这对患者、家属和医务人员来说都是一个挑战。最重要的急症是自发的低血压伴介质释放症状(过敏性休克),治疗参考不伴肥大细胞增多症的严重过敏反应患者的过敏反应。为了证明肥大细胞释放介质是急症发生的基础,通常检测急症发生过程中及症状消失后的这些患者类胰蛋白酶水平是很有意义的。

另外一个急症是高级别患者胃肠道出血。尤其是侵袭性肥大细胞增多症和肥大细胞白血病的患者,

血小板减少和凝血功能障碍持续进展,经常发生致命性出血。胃肠道局部肥大细胞浸润可加重这种情况。对于这类患者,应给予浓缩血小板、凝血活性药物、肝素拮抗剂、大剂量抗组胺药,并根据情况,给予质子泵抑制剂,尽快止血。

第三个急症是由于严重的骨质疏松导致的椎体骨折。最重要的干预措施为根据骨密度检查情况,尽早使用双膦酸盐类进行预防。

病情控制效果评估

对于系统性肥大细胞增多症的患者而言,控制疾病进展非常重要。对于惰性系统性肥大细胞增多症的患者,应随访全血细胞计数、血清类胰蛋白酶水平、骨密度检查。在一定时间内监测疾病相关检查和临床症状非常必要。对于稳定的 SSM 患者,应每 6~12 个月检查一次。对于侵袭性系统性肥大细胞增多症和肥大细胞白血病患者,需要频繁复诊,其频率应根据临床病程、治疗和其他情况而定。这些患者,最重要的随访检查为血清类胰蛋白酶水平。同样的,血清类胰蛋白酶水平是证明惰性系统性肥大细胞增多症患者(稳定在较低水平)和 SSM 患者(高但较稳定)病情稳定的重要指标。SSM 患者,即使不接受治疗的情况下,其高类胰蛋白酶水平(>1 000ng/mL)可能稳定数十年。其他可提示病情控制的参数包括全血细胞计数、血生化、T 评分和脾脏超声。

小结

肥大细胞增多症是一组以肥大细胞在一个或多个器官异常增生和聚集为特征的疾病,临床表现和严重程度多样。男女均可发病,大部分为散发病例。本病的异质性强烈提示本病在发展过程中不仅累及一个组织,可出现多组织受累。目前认为,肥大细胞增多症是血液系统克隆增生性疾病,大多数患者预后良好。系统性肥大细胞增多症的诊断具有挑战性,尤其是不伴皮肤受累或伴非肥大细胞性血液系统克隆增生性疾病时,更是如此。

本病的部分表现是由肥大细胞产生的介质引起的,这些介质可以导致各种各样局部或系统症状。肥大细胞增多症可累及不同器官,出现各种各样的临床表现、症状,并可伴发其他血液系统疾病。对于惰性肥大细胞增多症,主要是对症治疗。在分子水平,最近研究着力于 *KIT* 激活性突变在肥大细胞增多症的

病因学所起的作用。这些发现为本病治疗策略的发展提供了理论基础。

重要信息汇总

- 肥大细胞增多症是肥大细胞克隆增生性疾病,其诊断应遵循严格的标准。不能仅凭血清类胰蛋白酶水平诊断或除外系统性疾病。
- 肥大细胞释放介质可导致潮红发作,甚至严重过敏反应。然而,一些患者没有症状。
- 肥大细胞增多症大部分为对症治疗。仅侵袭性发展的患者需要包括酪氨酸激酶抑制剂在内的细胞减少性药物治疗。
- 儿童皮肤型肥大细胞增多症可能会自行消退。成人皮肤型肥大细胞增多症可持续存在,并伴发系统病变。
- 对于骨髓受累的肥大细胞增多症患者,应与血液学家共同治疗。
- 对肥大细胞增多症患者,必须告知本病的预后,并进行仔细的随访。

拓展阅读

Bodemer C, Hermine O, Palmérini F, et al. Pediatric mastocytosis is a clonal disease associated with D816V and other activating c-KIT mutations. J Invest Dermatol 2010; 130:804–815.

Brockow K, Jofer C, Behrendt H, et al. Anaphylaxis in patients with mastocytosis: a study on history, clinical features and risk factors in 120 patients. Allergy 2008; 63(2):226–232.

González de Olano D, Alvarez-Twose I, Esteban-López MI, et al. Safety and effectiveness of immunotherapy in patients with indolent systemic mastocytosis presenting with Hymenoptera venom anaphylaxis. J Allergy Clin Immunol 2008; 121:519–526.

Horny HP, Metcalfe DD, Bennett JM, et al, eds. WHO classification of tumours of haematopoietic and lymphoid tissues. London: IARC; 2008:54–63.

Kluin-Nelemans HC, Oldhoff JM, Van Doormaal JJ, et al. Cladribine therapy for systemic mastocytosis. Blood 2003; 102:4270–4276.

Lim KH, Tefferi A, Lasho TL, et al. Systemic mastocytosis in 342 consecutive adults: survival studies and prognostic factors. Blood 2009; 113:5727–5736.

Ma Y, Zeng S, Metcalfe DD, et al. The c-KIT mutation causing human mastocytosis is resistant to STI571 and other KIT kinase inhibitors; kinases with enzymatic site mutations show different inhibitor sensitivity profiles than wild-type kinases and those with regulatory type mutations. Blood 2002; 99:1741–1744.

Metcalfe DD. Mast cells and mastocytosis. Blood 2008; 112:946–956.

Nagata H, Worobec AS, Oh CK, et al. Identification of a point mutation in the catalytic domain of the protooncogene c-kit in peripheral blood mononuclear cells of patients who have mastocytosis with an associated hematological disorder. Proc Natl Acad Sci (USA) 1995; 92:10560–10564.

Niedoszytko M, de Monchy J, van Doormaal JJ, et al. Mastocytosis and insect venom allergy: diagnosis, safety and efficacy of venom immunotherapy. Allergy 2009; 64:1237–1245.

Peavy RD, Metcalfe DD. Understanding the mechanisms of anaphylaxis. Curr Opin Allergy Clin Immunol 2008; 8(4):310–315.

Schwartz LB. Diagnostic value of tryptase in anaphylaxis and mastocytosis. Immunol Allergy Clin North Am 2006; 26(3):451–463.

Ustun C, Corless CL, Savage N, et al. Chemotherapy and dasatinib induce long-term hematologic and molecular remission in systemic mastocytosis with acute myeloid leukemia with KIT D816V. Leuk Res 2009; 33:735–741.

Valent P, Akin C, Escribano L, et al. Standards and standardization in mastocytosis: consensus statements on diagnostics, treatment recommendations and response criteria. Eur J Clin Invest 2007; 37(6):435–453.

Valent P, Sperr WR, Schwartz LB, et al. Classification of systemic mast cell disorders: delineation from immunologic diseases and non mast cell lineage hematopoietic neoplasms. J Allergy Clin Immunol 2004; 114:3–11.

Verstovsek S, Tefferi A, Cortes J, et al. Phase II study of dasatinib in Philadelphia chromosome-negative acute and chronic myeloid diseases, including systemic mastocytosis. Clin Cancer Res 2008; 14:3906–3915.

71